临床护理指南丛书

名誉总主编　成翼娟　李继平
总　主　编　胡秀英　宁　宁

泌尿外科护理手册

第 2 版

主　编　刘　玲　何其英　马　莉

科学出版社

北　京

内 容 简 介

　　本书为《临床护理指南丛书》之一，分为7篇，共37章。内容包含了疾病的病因、病理、诊断要点、治疗方法、护理问题、护理目标、术前及术后的护理、并发症的预防及处理、特别关注、前沿进展、知识拓展等；编写结构上紧密结合最新的泌尿外科疾病诊断治疗指南，包括肿瘤、结石、损伤、感染与炎症、其他疾病等，按照系统解剖自上而下的顺序，包括肾上腺、肾脏、输尿管、膀胱、前列腺、尿道、阴茎及阴囊、输精管等疾病的护理。同时增加了泌尿系统疾病常见症状、常见检查及操作、泌尿新业务和新技术的护理内容。另外，本书还将泌尿伤口造口及日间手术护理融入其中，并附以典型护理案例分析，配以相应的图片，使得全书内容更为清晰易懂，以帮助读者更好地理解相关内容，加深印象。

　　本书适合广大护理同仁阅读，尤其适用于各级泌尿外科护理人员阅读。

图书在版编目（CIP）数据

泌尿外科护理手册 / 刘玲，何其英，马莉主编. — 2版. — 北京：科学出版社，2015.9

（临床护理指南丛书 / 胡秀英，宁宁总主编）

ISBN 978-7-03-045564-2

Ⅰ. 泌… Ⅱ. ①刘… ②何… ③马… Ⅲ. 泌尿外科 – 护理学 – 手册 Ⅳ. R473.6-62

中国版本图书馆CIP数据核字（2015）第207755号

责任编辑：董　林　戚东桂　孙岩岩 / 责任校对：郑金红

责任印制：赵　博 / 封面设计：黄华斌

科学出版社 出版

北京东黄城根北街16号

邮政编码：100717

http://www.sciencep.com

北京凌奇印刷有限责任公司印刷

科学出版社发行　各地新华书店经销

*

2011年1月第 一 版　　开本：787×960 1/32

2015年9月第 二 版　　印张：24 7/8

2025年1月第十一次印刷　　字数：540 000

定价：88.00元

（如有印装质量问题，我社负责调换）

《临床护理指南丛书》编委会

名誉总主编 成翼娟 李继平

总主编 胡秀英 宁 宁

编 委（按姓氏汉语拼音排序）

陈 红（四川大学华西医院）

陈 林（四川大学华西医院）

陈茂君（四川大学华西医院）

陈云涛（北京大学口腔医院）

陈正香（南京大学医学院附属鼓楼医院）

邓立梅（四川大学华西口腔医院）

刁永书（四川大学华西医院）

董 艳（首都医科大学附属北京同仁医院）

董颖越（北京协和医院）

杜春萍（四川大学华西医院）

方进博（四川大学华西医院）

冯 灵（四川大学华西医院）

符 琰（四川大学华西医院）

付红英（贵州省人民医院）

甘 露（北京大学口腔医院）

龚 姝（四川大学华西医院）

辜德英（四川大学华西医院）

何其英（四川大学华西医院）

何为民（四川大学华西医院）

胡秀英（四川大学华西医院）

黄　浩（四川大学华西医院）

黄　燕（四川大学华西第二医院）

黄桂玲（武汉大学中南医院）

黄雪花（四川大学华西医院）

贾晓君（北京大学人民医院）

江　露（陆军军医大学西南医院）

姜文彬（青岛大学附属医院）

蒋　艳（四川大学华西医院）

蒋玉梅（西安交通大学第一附属医院）

雷春梅（西安交通大学第一附属医院）

冷亚美（四川大学华西医院）

黎贵湘（四川大学华西医院）

李　卡（四川大学华西医院）

李　敏（中国医科大学附属第一医院）

李　燕（泸州医学院附属医院）

李　芸（四川大学华西医院）

李春蕊（中日友好医院）

李俊英（四川大学华西医院）

李小麟（四川大学华西医院）

李秀娥（北京大学口腔医院）

李尊柱（北京协和医院）

梁　燕（四川大学华西医院）

廖　燕（四川大学华西医院）

廖天芬（四川省人民医院）

林　英（上海交通大学附属第一人民医院）

刘　俐（四川大学华西医院）

刘　玲（四川大学华西医院）

刘　霆（四川大学华西医院）

刘晓艳（四川大学华西医院）

刘智平（重庆医科大学附属第一医院）

卢　敏（中国人民解放军成都军区总医院）

卢嘉渝（中国人民解放军成都军区总医院）

罗春梅（陆军军医大学第二附属医院）

吕嘉乐（香港东区尤德夫人那打素医院）

马　婕（空军军医大学口腔医院）

马　莉（四川大学华西医院）

马青华（四川省人民医院）

倪　钊（美国杜克大学护理学院）

宁　宁（四川大学华西医院）

彭莉萍（华中科技大学协和深圳医院）

钱卫红（广州军区武汉总医院）

秦　年（四川大学华西医院）

任建华（四川大学华西第二医院）

申文武（四川大学华西医院）

史晓娟（空军军医大学西京医院）

宋　敏（中国人民解放军成都军区总医院）

宋晓楠（北京协和医院）

孙丽华（贵阳医学院附属医院）

唐承薇（四川大学华西医院）

田永明（四川大学华西医院）

童莺歌（杭州师范大学护理学院）

万群芳（四川大学华西医院）

王　英（四川大学华西医院）

王春丽（北京大学口腔医院）

王海玲（首都医科大学宣武医院）

王黎梅（浙江省嘉兴市第一医院）

王丽香（中国人民解放军成都军区总医院）

王晓云（山西省人民医院）

王颖莉（四川大学华西医院）

文　秀（澳门镜湖护理学院）

文艳秋（四川大学华西医院）

吴小玲（四川大学华西医院）

武仁华（四川大学华西医院）

鲜均明（四川大学华西医院）

向明芳（四川省肿瘤医院）

谢双怡（北京大学第一医院）

谢徐萍（四川大学华西医院）

徐玉斓（浙江大学医学院附属邵逸夫医院）

许瑞华（四川大学华西医院）

严　红（北京大学口腔医院）

杨　蓉（四川大学华西医院）

杨　旭（北京协和医院）

杨玲凤（中南大学湘雅医院）

杨小莉（四川大学华西医院）

游　潮（四川大学华西医院）

游桂英（四川大学华西医院）

余　蓉（四川大学华西医院）

余春华（四川大学华西医院）

袁　丽（四川大学华西医院）

曾继红（四川大学华西医院）

曾子健（香港微创泌尿中心）

张　琳（北京大学口腔医院）

张明霞（北京大学人民医院）

张铭光（四川大学华西医院）

赵佛容（四川大学华西口腔医院）

甄立雄（澳门仁伯爵综合医院）

周昔红（中南大学湘雅二医院）

周莹霞（上海交通大学医学院附属瑞金医院）

朱　红（四川大学华西医院）

邹树芳（泸州医学院附属医院）

总编写秘书　陈佳丽　吕　娟

《泌尿外科护理手册》（第2版）
编写人员

主　编	刘　玲	何其英	马　莉
副主编	何　玮	蒋　平	万　蓬
编　者	（按姓氏汉语拼音排序）		

蔡曾琴	陈　叶	但　丹
邓　兰	邓钰涵	范冬萍
奉　琴	高梦雨	苟　淼
郭良芳	何　玮	何其英
黄　宇	黄秀娟	黄映勤
贾晓君	蒋　平	蒋玉梅
李　丽	李红艳	李丽晶
李雪黎	李雨洁	李玉芬
李正欢	廖　堃	廖　艳
刘　玲	刘　艳	刘任平
罗　敏	罗文秀	罗远清
吕嘉乐	马　莉	马　瑞
欧阳晓雨	彭胤琼	钱卫红
冉　磊	宋晓楠	汤亚箐
唐　澜	万　蓬	汪　宇
王　婷	王光碧	王晓莉

王志红　　邬惠林　　伍晓梅
谢双怡　　胥国薇　　徐苓俣
许　婷　　杨　洋　　杨清荣
杨秋香　　叶　鑫　　余呷淼
曾子健　　张　丽　　甄立雄
钟莉慧　　钟尤玉　　周　娟
周　艳　　朱　玲
秘书　杨　洋　　李玉芬

《临床护理指南丛书》前言

《临床护理指南丛书》（第1版）作为口袋书，小巧、实用，便于护理人员随身携带并查阅。本套丛书是在查阅大量国内外文献的基础上，结合作者丰富的临床护理经验编撰而成，贴近临床并适用于临床。自出版以来，本套丛书受到国内各大医院的临床护理工作者及护理院校师生的欢迎与追捧，获得了广大读者的肯定。为适应医学科学技术与临床护理工作的不断发展与变化，提升丛书质量，使丛书能够更好地为专科护理人员服务，满足不断增长的临床护理工作者的需求，我们对《临床护理指南丛书》中业界评价较高、读者反响较好的分册进行了再版。

《临床护理指南丛书》（第2版）共包含24个分册，内容涵盖了临床护理的各个专科，包括内科、外科、妇科、口腔等各临床护理领域。随着疼痛作为第五大生命体征的确立，全国各层次医院疼痛关爱病房的建立，疼痛护理已成为临床护理工作中不可分割的一部分，基于此，第2版新增《疼痛科护理手册》，以指导临床护理，促使疼痛护理更加规范、加速疼痛专科护理人才向专业化转型及学科发展。各分册在遵从丛书编写基本要求的基础上，遵循"专病专护"原则，结合各专科特色并融入快速康复理念，不断关注学科前沿进展，站在护理的角度辅以图文并茂的方式全面系统地展开了全书的编撰工作。

在编写形式上，本套丛书结构层次清晰，文字简洁、精练，紧密结合临床护理工作实际，以患者为中心，以具体疾病护理为纲，要点式地重点介绍护理措施，特别注意描述护理关键环节、难点及其对策和护理细节。在结构体系上彻底改变了护理学专业多数教辅资料按照护理程序编写的共同模式，根据医护人员的临床思维，在综合以往各专科护理常规与理论的基础上，发展符合现代临床需要的科学模式。本丛书的一大亮点还在于，遵循"科学、实用，通俗、易懂"的基本原则，兼顾不同地区、不同层次临床医护人员对各专科常见疾病、多发疾病临床护理的认识，同时结合案例、图片等多种编撰和展现形式，进一步提高本套丛书的可读性与临床实用性。整套丛书内容简要而不失详尽，浅显易懂又全面丰富，既包含临床知识技能，又纳入许多相关知识或科普故事，让全书不致过于严肃死板，读者在丰富临床理论之余，还能了解更多其他知识，使得临床各专科护理的学习变得更为生动有趣，提高读者学习阅读的积极性。

本丛书作为临床专科护理指南，对从事临床一线护理工作的护理同仁具有较大的参考价值，同时还可作为各级医院各专科新手岗前培训、规范化培训、继续教育及临床实习辅导丛书，从而从各个层次的专科人才培养着手，提高各专科临床护理水平，促进护理质量的进一步提高。

参加编写《临床护理指南丛书》（第2版）的作者除四川大学华西医院护理专家外，还有来自全国多家医学院校及医疗机构的临床护理专家，她们多在临床一线工作，在繁忙的临床和管理工作之余完成了本套丛书的编写工作，在此向她们表示衷心的感谢。

　　全体编者均以高度认真负责的态度参加了本丛书编撰工作，但由于编写时间仓促且涉及众多专科领域，各专科编写人员思维方式、知识层次、经验积累存在差异，因此书中难免存在不足之处，敬请广大读者给予批评指正！

编　者

2015 年 6 月

前　言

本书是《临床护理指南丛书》中的《泌尿外科护理手册》（第2版）。随着泌尿外科疾病临床诊治技术的飞速发展，泌尿外科亚专业的不断细化，泌尿外科护理紧跟泌尿学科发展步伐，不断向专业化、亚专业化及专业领域内精细化发展。为使更多的临床泌尿外科专科护士能够在繁忙的临床工作之余，迅速又全面地了解泌尿外科学科的发展，以及泌尿外科护理新业务新技术的开展，特再版此书。

本书分为7篇，共37章。本书秉承了第一版的特点，内容包含了疾病的病因、病理、诊断要点、治疗方法、护理问题、护理目标、术前及术后的护理、并发症的预防及处理、特别关注、前沿进展、知识拓展等；编写结构上紧密结合最新的泌尿外科疾病诊断治疗指南，包括肿瘤、结石、损伤、感染与炎症、其他疾病等，按照系统解剖自上而下的顺序，包括肾上腺、肾脏、输尿管、膀胱、前列腺、尿道、阴茎及阴囊、输精管等疾病的护理。同时根据临床护士需求反馈，增加了泌尿系统疾病常见症状、常见检查及操作、泌尿新业务和新技术的护理内容。另外，本书还紧跟国际护理新模式，依托中-德国际伤口治疗师培训学校及四川省伤口造口专科培训基地、泌尿日间手术开展的优势，将泌尿伤口造口及日间手术护理融入其中，并附以典型护理案例分析，配以相应的图片，使得全书内容更为清晰易懂，以帮助读者更好地理解相关内容，加深印象。

本书是中国香港、澳门及内地10所大型医院泌尿专科护理同仁通力合作的产物，适合各级医院的临床护理人员，尤其适合泌尿专科的护理同仁使用。

本书的再版，首先要感谢科学出版社的真诚信任与委托，其次要感谢所有参编作者的精诚奉献，尤其华西医院泌尿外科全体医护人员的鼎力支持与合作。本书查阅了大量的国内外相关专著及文献，引用了部分新观念、新技术和新理论，在此，对这些文献的作者表示最诚挚的谢意。最后，感谢华西医院护理部领导的关心与全力支持。

本书的参编人员多在临床一线工作，在繁忙的工作之余完成了本书的编写。尽管我们做了最大的努力，但难免有疏漏和不足之处，殷切希望各位读者和护理同仁提出宝贵意见和建议，使之不断完善。

刘 玲

2015 年 4 月

目　　录

第四篇　泌尿系统感染与炎症的护理

第五篇　前列腺增生及排尿功能障碍的护理

第六篇　泌尿系统其他疾病的护理

第七篇 其 他

第一篇 泌尿系统肿瘤的护理

第一章 肾脏肿瘤的护理

第一节 肾癌的护理

【概述】

肾脏是赤褐色成对的器官，外形似蚕豆状，分别位于腹膜后紧贴腹后壁腰部脊柱两侧，垂直长度为 $10 \sim 12cm$，左右横径为 $5 \sim 7cm$，前后径 3cm，重 $135 \sim 150g$，男性略重于女性。肾脏是泌尿器官，主要生理功能为生成尿液，排泄某些代谢产物；调节水、电解质及酸碱平衡，维持内环境的稳定。肾脏也有内分泌功能，可分泌、活化及代谢多种激素。

肾肿瘤在我国泌尿外科肿瘤中居第二位，仅次于膀胱肿瘤，约占成人全身肿瘤的 2%。但在小儿恶性肿瘤中达 20%，是儿科常见的恶性肿瘤之一。肾脏肿瘤中肾癌占 80% 左右，发病率男女比例约为 2：1，发病随年龄增长而增加。肾母细胞瘤 95% 以上为小儿肿瘤，男女发病率相似。

【病因】

肾肿瘤病因至今尚不清楚，流行病学家曾进行过大

1

量的调查，发现可能与以下因素有关，如吸烟、肥胖、职业、经济文化背景、高血压、输血史、糖尿病、放射、药物、饮酒、食物、家族史等。

【病理】

肾肿瘤的病理类型复杂，种类繁多，2004年世界卫生组织（WHO）依据肾肿瘤组织形态学、免疫表型、遗传学的特点，结合临床表现及影像学改变，将肾肿瘤分为以下九类：

1. 肾细胞肿瘤 有肾透明细胞癌、肾乳头状腺癌、肾髓质癌等。

2. 后肾肿瘤 有后肾腺瘤、后肾腺纤维瘤、后肾间质瘤。

3. 肾母细胞性肿瘤 有肾母细胞瘤（Wilms瘤），肾源性残余。

4. 间叶性肿瘤 有透明细胞肉瘤、儿童期骨化性肾肿瘤、血管肉瘤、骨肉瘤、错构瘤、淋巴管瘤、孤立性纤维性肿瘤等。

5. 间叶和上皮混合性肿瘤 有囊性肾瘤、混合性上皮间质瘤、滑膜肉瘤。

6. 神经内分泌肿瘤 有类癌、成神经细胞瘤、嗜铬细胞瘤等。

7. 淋巴造血组织肿瘤 有淋巴瘤、白血病、浆细胞瘤。

8. 生殖细胞肿瘤 有畸胎瘤、绒毛膜癌。

9. 转移性肿瘤 肾癌播散转移有三种途径：直接播散、淋巴转移与血行转移。其中，肺和骨骼是常见的转移部位。

【诊断要点】

1. 临床表现 肾癌的临床表现是多样化的，早期的临床表现缺乏特异性，既往经典的血尿、腰痛、腹部肿块"肾癌三联征"的临床出现率现已经不到15%，诊断到这些时患者往往已为晚期。

肾癌还有两类临床表现，一类是副瘤综合征（10%～40%）：发热、消瘦、红细胞沉降率增快、贫血、红细胞增多症、高血压、肝功能损害、高血钙等。另一类是肾癌的转移症状（30%）：肺转移引起的咯血、骨转移继发的病理骨折、脊椎转移引起的神经病变、肾静脉癌栓引起的精索静脉曲张等。

2. 辅助检查

（1）实验室检查：尿常规、尿细胞学检查、尿素氮、肌酐、肝功能、全血细胞计数、血红蛋白、血钙、血糖、红细胞沉降率、碱性磷酸酶和乳酸脱氢酶。

（2）影像学检查

1）B型超声波检查。

2）胸部X线片。

3）腹部X线片及静脉尿路造影。

4）CT。

5）磁共振成像。

6）彩色多普勒检查。

7）肾血管造影。

（3）核医学检查：正电子发射断层成像（PET）或PET-CT、肾显像、核素骨显像。

（4）组织学检查。

3. 肾肿瘤分期 肾癌TNM分期及临床分期见表1-1。

表 1-1 2010 年美国癌症联合委员会（AJCC）肾癌的 TNM 分期

分期	标准
原发肿瘤（T）	
T_X	原发肿瘤无法评估
T_0	无原发肿瘤的证据
T_1	肿瘤局限于肾脏，最大径≤7cm
T_{1a}	肿瘤最大径≤4cm
T_{1b}	4cm＜肿瘤最大径≤7cm
T_2	肿瘤局限于肾脏，最大径＞7cm
T_{2a}	7cm＜肿瘤最大径≤10cm
T_{2b}	肿瘤局限于肾脏，最大径＞10cm
T_3	肿瘤侵及肾静脉或除同侧肾上腺外的肾周围组织，但未超过肾周围筋膜
T_{3a}	肿瘤侵及肾静脉或侵及肾静脉分支的肾段静脉（含肌层的静脉）或侵犯肾周围脂肪和（或）肾窦脂肪（肾盂旁脂肪），但是未超过肾周围筋膜
T_{3b}	肿瘤侵及横膈膜下的下腔静脉
T_{3c}	肿瘤侵及横膈膜上的下腔静脉或侵及下腔静脉壁
T_4	肿瘤浸透肾周筋膜，包括侵及邻近肿瘤的同侧肾上腺
区域淋巴结（N）	
N_X	区域淋巴结无法评估
N_0	没有区域淋巴结转移
N_1	有单个区域淋巴结转移
N_2	一个以上区域淋巴结转移
远处转移（M）	
M_X	无法评估远处转移
M_0	无远处转移
M_1	有远处转移

【治疗】

手术治疗

（1）根治性肾切除术：适应证为局限于肾周筋膜以内的肿瘤，肾癌根治性切除术和肾盂癌根治性切除术切除范围不同，后者包括输尿管全长及输尿管开口处部分膀胱壁。

（2）保留肾单位的肾癌切除术：适应于＜4cm（亦有主张＜3cm）的小肾癌、双侧肾癌、孤立肾肾癌或对侧肾功能低下时，手术方式可采取肾部分切除术或肿瘤剜除术。

（3）肾动脉栓塞治疗：对于已有转移灶的肾癌、不能耐受手术治疗但伴有严重血尿、腰痛的患者，肾动脉栓塞术可作为缓解症状的一种姑息性治疗方法。

（4）放疗：肾癌属于对放射线不敏感的肿瘤，单纯放疗不能取得较好的效果，但对局部肿瘤复发、区域或远处淋巴结转移、骨骼或肺转移的患者，姑息治疗可达到缓解疼痛、改善生存质量的目的。

（5）化疗：对肾细胞癌的治疗效果较差，联合化疗可提高疗效。以顺铂为主的联合化疗方案对晚期肾盂癌有一定疗效。

（6）靶向治疗：近年来国内外研究表明，分子靶向药物能显著提高转移性肾癌患者的生存期。

（7）免疫治疗：用于转移性肾癌及肾癌术后的辅助治疗，长期疗效尚不能确定，患者对此类药物具有良好的耐受性，但治疗费用昂贵、毒性反应大。

（8）其他治疗：射频消融、冷冻消融、高强度聚焦超声可以用于不适合手术的小肾癌患者的治疗。

【主要护理问题】

1. 知识缺乏 与缺乏疾病的相关知识有关。

2. 疼痛 与疾病本身、手术创伤有关。

3. 营养失调：低于机体需要量 与肿瘤代谢产物影响中枢神经系统导致食欲差有关。

4. 焦虑/恐惧 与病程长、害怕手术、担心预后有关。

5. 部分自理能力缺陷 与手术及术后卧床有关。

6. 潜在并发症 出血、感染、下肢深静脉血栓。

【护理目标】

（1）患者了解疾病的相关知识。

（2）患者主诉疼痛减轻或消失。

（3）患者营养状况得到改善或维持。

（4）患者焦虑/恐惧程度减轻，配合治疗及护理。

（5）患者在住院期间基本生活需要得到满足。

（6）术后未发生相关并发症，或并发症发生后能得到及时治疗与处理。

【术前护理措施】

1. 心理护理

（1）与患者及家属沟通交流，耐心仔细讲解其手术的必要性、手术方法及注意事项。鼓励患者表达自身的感受。

（2）疏导患者，减轻其内在的压力。教会患者自我放松的方法。

（3）树立和增强其战胜疾病的信心，积极配合手术。介绍成功病例，鼓励患者的家属及朋友给予患者更多的关心及照顾。

2. 营养

（1）根据情况给予高蛋白、高热量、高维生素、低脂、易消化、少渣食物。

（2）必要时遵医嘱静脉补充热量及其他营养。

3. 病情观察

（1）注意观察生命体征变化、尿量、尿色。

（2）注意观察对侧肾功能、电解质的变化。

（3）消瘦患者注意观察皮肤状况并加强护理。

（4）及时准确给予患者药物治疗，并观察用药后的效果及副作用。

4. 术前常规准备

（1）饮食：戒烟、酒及避免刺激性食物，多饮水，多吃蔬菜及粗纤维食物。

（2）防止受凉和呼吸道感染。

（3）保持大小便通畅，进行卧床排便训练。

（4）查看患者的各项术前检查结果。

（5）术前1日行抗生素敏感试验（敏试）、肠道准备、配血等。

（6）术前8小时禁食，4小时禁水，必要时留置胃管。

（7）术晨更换清洁病员服，据条件及情况可指导患者穿抗血栓梯度压力袜（表1-2）和给予患者术中易受压处皮肤贴膜保护。

（8）术晨遵医嘱建立静脉通道。

表1-2 抗血栓梯度压力袜使用及护理

穿着方法	将手伸进压力袜直到脚后跟处；抓住压力袜跟部中间，将压力袜由内向外翻出，小心套在脚上和后跟处，确保脚后跟正好位于压力袜跟部；开始将压力袜拉过脚踝和小腿；对于膝长型压力袜，跟部应位于脚踝以下2.5～5cm处；对于腿长型压力袜，织法变化的地方应位于膝盖以下2.5～5cm处，防滑袜应位于大腿根部（注意：任何情况下请勿翻转跟部，请勿将压力袜任何其他的部分覆盖在膝盖上）
禁忌证	下肢皮炎、静脉结扎、坏疽、最近接受过皮肤移植、严重的动脉供血不足、由充血性心力衰竭引起的下肢大面积水肿或肺水肿、下肢严重畸形、怀疑有深部血栓形成等

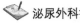

续表

压力袜的护理	测量患者小腿尺寸，选择合适的压力袜
	每4小时检查一次压力袜是否在合适的位置
	每8小时脱下压力袜检查皮肤情况后立刻将袜子穿上（30分钟以内）
	当患者出现下肢红热、肿胀、疼痛、浅静脉曲张以及胸闷、胸痛和体温升高时及时通知医护人员
	压力袜可在术前、术中或术后使用，穿着时间最好持续到术后8周

【术后护理措施】

1. 外科术后护理常规　见表 1-3。

表 1-3　常规护理内容

麻醉术后护理常规	了解麻醉及手术方式、术中情况、手术切口和引流管情况
	持续心电监护及吸氧
	严密监测生命体征
	床挡保护，预防坠床
伤口观察及护理	观察伤口渗血、渗液情况，若有异常及时通知医生
	观察腰部体征，有无腰痛、腰胀等
各管道观察及护理	输液管保持通畅，留置针妥善固定，注意观察穿刺部位皮肤
	尿管按照尿管护理常规进行，观察尿量以判断肾功能的情况
	引流管参照引流管护理相关要求，具体护理措施详见表 1-4
疼痛护理	评估患者疼痛情况，注意检查管道是否通畅，避免对管道牵拉造成疼痛
	有镇痛泵（PCA）的患者，评价镇痛效果
	疼痛评分 ≥ 4 分时，遵医嘱给予镇痛药物，用药后及时进行效果评估

续表

基础护理	提供安静、舒适的环境
	做好晨晚间护理、口腔护理、尿管护理，保持皮肤清洁、定时翻身等，定时巡视患者，满足患者基本生活需要

2. 引流管护理 见表1-4。

表1-4 引流管护理内容

固定	妥善固定引流管
	做好引流管标识
	告知患者正确放置引流管的重要性
	若引流管不慎脱出，应立即通知医生进行处理
通畅	勿折叠、扭曲、压迫管道，定时挤捏，保持引流通畅
观察并记录	观察引流液性状、颜色及量；若出现引流液由暗红变为鲜红，或者量由少变多、血压下降、心率增快等提示有出血的现象时，应引起重视，立即通知医生
更换引流袋（瓶）	无异常情况不需要更换引流袋（瓶），遇特殊情况必须更换引流袋（瓶）时，严格遵循无菌操作原则，检查管路标识并注明更换日期和时间。倾倒引流液时也应注意无菌观念

3. 饮食护理 见表1-5。

表1-5 患者饮食护理

时间	进食内容	备注
术后当天至肛门排气	禁食	—
肛门排气后或术后2～3日	清淡易消化饮食，少食多餐	术后第2～3日如肛门仍未排气则可以尝试让患者进少量水，无不适后逐渐开始进术后流食，以刺激胃肠功能的恢复，但需注意循序渐进的原则

4. 体位与活动 见表1-6。

表1-6 患者体位与活动

时间	体位与活动
全麻清醒前	平卧位，头偏向一侧
全麻清醒后	低半卧位，根治性肾切除术患者尽量患侧卧位
术后第1日	半卧位为主，床上活动。肾部分切除术或肿瘤剜除术绝对卧床2周，卧床期间做好各种并发症的预防护理
术后第2日	协助室内活动，适当增加活动度。注意肾部分切除术或肾脏肿瘤剜除术需遵医嘱指导活动

注：活动能力应当根据患者个体化情况及伤口引流液情况，循序渐进，劳逸结合，逐渐增加活动范围和活动量。避免没有准备而突然站立。感觉头晕、心慌、出虚汗、极度倦怠时应及时休息，不可勉强活动。对于年老或体弱以及伤口引流量较多者，应当相应推后活动进度。

5. 健康宣教 见表1-7。

表1-7 术后患者的出院宣教

饮食	清淡易消化的优质动物蛋白、高微量元素、高维生素和高纤维素饮食。避免进食辛辣、高脂肪、高胆固醇的食物，避免烟、酒及浓茶。多食用增强机体抗癌功能的食物如黄豆、蘑菇等
活动	适当活动，循序渐进，肾部分切除或肾脏肿瘤剜除术的患者需绝对卧床2周。避免重体力劳动，生活有规律，保持心情愉快
并发症观察	观察体温、伤口及小便情况，告知患者有异常时应及时就诊，慎用对肾功能有损伤的药物
复查	术后1个月门诊随访，以后每3个月复查一次，连续2年。遵医嘱行后续治疗

【并发症的处理及护理】

并发症的处理及护理见表1-8。

表 1-8　常见并发症的处理及护理

常见并发症	临床表现	处理
出血	引流管有新鲜血液流出 伤口敷料持续有新鲜血液渗出 引流量由少变多，腰腹部丰满或出现其他异常	通知医生，吸氧、心电监护，建立两条静脉通路，加快输液速度，遵医嘱予止血药，并观察用药后反应 必要时输血 安抚患者和家属 保守治疗无效者应及时行再次手术
感染	体温升高，血象升高，伤口红、肿、热、痛，甚至有脓性分泌物，进展到感染性休克时，可有血压下降、心率加快、意识障碍等休克表现	严格无菌操作原则，对症治疗，合理应用抗生素，加强伤口管理
深静脉血栓	患者出现一侧或双侧肢体肿胀、疼痛、肢体活动障碍、皮肤温度发生变化时可高度怀疑深静脉血栓的形成	术后 6～10 小时协助患者交替活动双下肢，次日行踝关节伸屈运动，从足部至大腿部自下向上的挤压运动，并配合深呼吸和咳嗽锻炼 协助患者在病情允许情况下尽快床上或下床适当活动 怀疑发生血栓后应立即嘱患者平卧并制动患肢，报告医生行 B 超或 CT 等检查，及时给予溶栓、抗凝治疗 给予患者穿抗血栓梯度压力袜及每日两次足底泵按摩治疗。患者下肢血栓已经形成，禁止穿抗血栓梯度压力袜和足底泵按摩治疗

【特别关注】

（1）心理护理。

（2）术后并发症的预防和早期发现及处理。

【前沿进展】

随着影像学技术的发展，无症状的小肾癌及偶发肾癌明显增加，同时，腹腔镜设备的改进及医生手术技巧的提高，为选择性地开展腹腔镜保留肾单位手术（laparoscopic nephron-sparing surgery，LNSS）治疗小肾癌患者提供了新思路，是现代微创外科治疗肾肿瘤的最新进展。

腹腔镜保留肾单位手术的不断改进，大量的临床文献报道证明，LNSS既能在保证患者良好的无瘤生存率的同时，最大限度地保存残肾的功能，其手术效果及患者的预后与根治性肾切除相当。已逐渐被世界泌尿外科界公认并得到开展。与开放手术相比，LNSS具有创伤小、并发症少、恢复快、住院时间短等特点，有望代替传统开放手术而成为治疗小肾癌的新"金标准"。

靶向治疗，是在细胞分子水平上，针对已经明确的致癌位点（该位点可以是肿瘤细胞内部的一个蛋白分子，也可以是一个基因片段），来设计相应的治疗药物，药物进入体内会特异性地选择致癌位点与之结合来发生作用，使肿瘤细胞特异性死亡，而不会波及肿瘤周围的正常组织细胞，所以分子靶向治疗又被称为"生物导弹"。

近年来国内外研究表明，较传统的细胞因子治疗，分子靶向药物更能显著提高转移性肾癌患者的客观反应率，延长无进展生存期和总生存期。2006年起美国国家综合癌症网络（NCCN）、欧洲泌尿外科协会（EAU）将分子靶向治疗药物（索拉菲尼、舒尼替尼、替西罗莫斯、贝伐珠单抗联合干扰素α、帕唑帕尼、依维莫斯、阿昔替尼）作为转移性肾癌的一、二线治疗用药。

【知识拓展】

"舒尼替尼"靶向药物治疗

目前肾靶向药物的应用逐渐增多，根据肾癌病理类型、药物疗效和不良反应等方面来为患者选择适合的靶向药物。由于个体差异的存在，不同的患者对治疗的反应不同，表现在治疗后效果和不良反应的差异上。如果在开始治疗前能够有一些指标来指导我们去选择合适的靶向药物，以及用来预测疗效及不良反应的严重程度，那么我们可以根据每位患者治疗前的这些指标来指导其用药，从而达到个体化靶向治疗的目的。

肾癌的主要病理类型为透明细胞癌，靶向药物通常对于透明细胞型肾细胞癌的疗效较好。而对于不是特别多见的非透明细胞癌，特别是集合管癌以及合并肉瘤分化的肾癌，单用靶向药物效果不好。对于病灶单一尤其是有肺转移的患者，通常靶向药物的疗效都相对较好，疗效优于病灶比较多的患者。而对于晚期癌症患者来说，索拉非尼与舒尼替尼的治疗益处相当，大部分患者接受靶向治疗后，疾病能得到控制或者肿瘤缩小。在通常情况下，接受舒尼替尼治疗后患者肿瘤缩小的概率可能高于索拉非尼，因此对于肿瘤负荷较大、有压迫症状的患者，可以优先考虑选择舒尼替尼治疗来缓解症状。

推荐舒尼替尼用量 50mg，每天一次，4/2 方案，即治疗 4 周停 2 周为 1 个周期，常见不良反应为手足综合征、腹泻、乏力、发热、高血压、肝毒性、白细胞减少、血小板减少、贫血等。出现与药物相关的不良反应，应及时对症处理，必要时调整药物剂量和治疗方案，甚至终止治疗，开始应用舒尼替尼治疗时应该每天监测血压，如未出现高血压或血压稳定后可视情况减少监测频率。定期监测血常规，及时发现血小板减少，调整舒尼替尼的剂量。在治疗初期的几个周期内，每周期（42天）至少监测2次血常规，一般在服药的第3～4周。治疗初还要每月随访至少一次，监测尿常规、肝肾功能、甲状腺功能，如病情稳定且未出现严重的副作用，可延长至每2个周期（84天）随访一次，做相应的检查。治疗期间每3～6个月进行1次超声心动图检查，以了解有无心功能的下降。如出现活动后气短的症状，应随时做超声心动图检查。

（贾晓君）

第二节　肾盂癌的护理

【概述】

肾盂癌（carcinoma of renal pelvis）是发生于肾盂、肾盏的恶性肿瘤。发病率仅次于肾癌，在肾肿瘤中居第二位，并且发病率正逐年上升，其原因可能与发病者增多或检出率提高有关。我国肾盂癌发病率可达20%，较西方国家高，多发生于40岁以上中老年人，男性多于女性。肾盂癌多单侧发生，以尿路上皮癌最为多见，鳞状细胞癌和腺癌少见。

【病因】

病因未明，可能与以下因素有关：

1. 巴尔干肾病　又称"多瑙河地方性家族性肾病"，为慢性弥漫性间质性肾炎，病理上以间质炎症细胞浸润、纤维化及肾小管萎缩为主要病变；临床上可见轻度尿化验异常及浓缩功能障碍，而后可出现肾小管性酸中毒。巴尔干肾病起病隐匿，进展缓慢，数年后发展为尿毒症。巴尔干肾病患者罹患肾盂癌的概率要远高于一般人群。肿瘤常多发，且双侧病变的发生率也较高。

2. 吸烟 是引发肾盂肿瘤最重要的危险因素。吸烟者的发病率约为非吸烟者的 3 倍。

3. 镇痛药 长期大量使用镇痛药，特别是非那西汀，是引发肾盂癌的另一危险因素。服用镇痛药的男性发生肾盂肿瘤的概率可增加 4 ～ 8 倍，女性为 10 ～ 13 倍。

4. 职业接触 最危险的职业是化工、石油化工、塑料工业，此外还有接触焦炭、煤、沥青及焦油等。

5. 其他 其他危险因素包括使用二氧化钍、环磷酰胺治疗，乳头坏死，尿路感染和结石等。

【病理】

WHO 肾肿瘤组织学分类 1998 年版肾盂肿瘤包括肾盂上皮性肿瘤（良、恶性）、非上皮性肿瘤、杂类肿瘤和瘤样病变。肾盂肿瘤 90% 以上为移行细胞癌，0.7% ～ 7% 为鳞状细胞癌，腺癌极为少见。移行细胞癌的组织学特点与膀胱移行细胞癌类似，癌细胞的分化和基底的浸润程度有很大差异。转移方式包括直接侵犯周围组织、上皮种植、淋巴转移或血行转移等。鳞状细胞癌和腺癌多与长期尿石梗阻和感染等刺激有关。

【诊断要点】

1. 临床表现

（1）血尿：为间歇性、无痛性全程肉眼血尿或镜下血尿。为本病最常见症状，可发生于 56% ～ 98% 的患者。

（2）疼痛：偶有血块堵塞输尿管出现肾绞痛，但多为腰部钝痛。

（3）晚期表现可有低热、消瘦、高血压、红细胞沉降率增高或贫血等症状。肿瘤转移至膀胱时可出现膀胱刺激征。

2. 辅助检查

（1）尿细胞学检查：尿脱落细胞检查可发现癌细胞，但是分化良好的肿瘤细胞学检查常为阴性。

（2）超声波检查：是简单、有效、无创的检查手段，可以区分尿路上皮肿瘤与阴性结石，但诊断上尿路肿瘤的价值有限。

（3）膀胱镜检查：可检查膀胱内是否同时发生肿瘤，观察患侧输尿管口有无喷出血性尿液。

（4）静脉尿路造影（IVU）、逆行尿路造影：尿路造影是诊断肾盂输尿管肿瘤的基本方法，主要通过肾盂肾盏充盈缺损、破坏、受压等间接征象来了解肾盂占位性病变的存在，具有空间分辨率高、简便、易行等优点。

（5）CT：可用于诊断和分期。检查可以发现肾盂内占位性病变，还能显示肾盂输尿管扩张积水的程度，并且增强 CT 还能反映肾功能损害的程度。

（6）CT 尿路成像（computed tomography urography，CTU）：具有扫描时间短、图像分辨率高、多种成像方式、多方位观察病变、对肾积水 IVU 显影不清或不显影者仍可显示、可直接显示管腔内肿瘤影像、无需肠道准备和腹部加压等优点。在很多情况下可以取代传统的 IVU 影甚至逆行尿路造影。

（7）磁共振尿路成像：即 MRU，MRU 检查无须使用外部造影剂，单纯利用自身水信号衰减时间成像，具有多参数及多层面成像的特点，对微小病变检出率高，三维立体地显示整个泌尿系统图像，无 X 线辐射，在某些情况下可以取代逆行尿路造影。

（8）输尿管镜检查：适用于怀疑肾盂肿瘤，而IVU、CT及彩超等不能确诊者。此检查可确定治疗方案，同时也会损伤尿路上皮黏膜引起肿瘤种植，必须严格掌握适应证。

【治疗】

1. 手术治疗

（1）根治性肾输尿管全切除术：是传统的基本治疗方法，包括开放性肾输尿管全切除术和腹腔镜肾输尿管全切除术及腹腔镜联合开放手术。切除范围包括患侧肾、输尿管全长及输尿管开口处的膀胱壁。

（2）肾盂肿瘤的开放性保留肾单位手术：肾盂切开切除肿瘤和肾部分切除术，适用于孤立肾、同时发生的双侧肿瘤、易多中心复发的肿瘤。

2. 内镜治疗

输尿管镜和输尿管肾盂镜、经皮肾镜等适用于较小的肿瘤、孤立肾、双侧肾病变及肾功能减退的患者。

3. 辅助治疗

包括灌注治疗、放射治疗、全身化疗。辅助治疗的目的是防止肿瘤复发或远处转移，提高术后生存率。

【主要护理问题】

1. 低效性呼吸形态（术后6小时内） 与麻醉及插管有关。

2. 清理呼吸道低效 与术后伤口疼痛、咳嗽无力有关。

3. 疼痛 与手术、管道牵拉等有关。

4. 舒适度的改变 与疼痛、管道牵拉有关。

5. 焦虑/恐惧 与血尿、担心预后有关。

6. 生活自理能力缺陷 与术后伤口疼痛及各种管道

限制有关。

7. 知识缺乏　与缺乏疾病相关知识有关。

8. 潜在并发症　出血、感染、气胸、漏尿、高碳酸血症、皮下气肿等。

【护理目标】

（1）持续氧气吸入，呼吸状态改善或正常。

（2）患者能有效排痰，呼吸道通畅。

（3）患者疼痛消除或缓解，学会自我调节方式。

（4）协助患者取舒适体位，做好心理安慰，患者舒适度提高。

（5）患者焦虑/恐惧程度减轻，配合治疗及护理。

（6）患者住院期间基本生活需要能得到满足。

（7）患者获得相关的疾病知识，积极配合治疗。

（8）术后无相关并发症发生，或并发症发生后能得到及时治疗与处理。

【术前护理措施】

1. 心理护理

（1）解释手术的必要性、手术方式及注意事项。

（2）教会患者自我放松的方法。

（3）针对个体情况进行针对性心理护理。

（4）鼓励患者家庭和社会给予患者关心与支持。

2. 营养支持　给予高蛋白、高热量、高维生素、营养丰富的食物。

3. 病情观察及护理

（1）鼓励患者多饮水，保持排尿通畅。

（2）贫血伴有头晕的患者应告知患者及其家属做好防止跌倒的安全防范。

（3）倾听患者主诉，密切观察尿液性状的改变并做好相关记录。

4. 特殊检查及准确留取标本的相关指导

（1）静脉肾盂造影：检查前一天进行肠道准备，口服缓泻剂。避免灌肠，以免造成肠道积气，影响摄片效果。检查前一天晚十点后开始禁食，检查后鼓励患者多饮水，以利造影剂的排出，减少不良反应。

（2）尿脱落细胞：留取清晨新鲜尿液的沉渣涂片染色，镜下检查肿瘤细胞，连续3天。

（3）膀胱镜检查：检查后鼓励患者多饮水，观察排尿情况及尿液性状。少量淡血性尿视为正常现象，嘱卧床休息，多饮水，若血尿严重并出现尿潴留者，应予留置导尿，遵医嘱应用抗生素及止血药。

5. 术前常规准备

（1）协助完善相关术前检查：血常规、胸部X线片、心电图、B超、膀胱镜检查、肝肾功能检查、凝血功能检查等。

（2）术前宣教并记录，遵医嘱准备术中带药及影像资料。

（3）遵医嘱术前一天行肠道准备，术前禁食8小时，禁饮4小时。

（4）术前一天遵医嘱行药敏试验，并记录结果。

（5）术晨更换清洁病员服、床单、被套；建立静脉通道，遵医嘱补液等。

（6）术晨与手术室人员进行患者、药物等相关信息核对，做好详细交接后送入手术室。

【术后护理措施】

1. 外科术后护理常规　见表1-9。

表 1-9 肾盂癌患者术后护理

护理措施	常规护理内容
麻醉术后护理常规	了解麻醉和手术方式、术中情况、切口和引流情况 持续低流量吸氧 持续心电监护 床挡保护防坠床 严密监测生命体征
伤口观察及护理	观察伤口有无渗血、渗液,伤口敷料是否干燥、固定,如有异常及时通知医生处理
各管道观察及护理	静脉通道:留置针局部皮肤情况;留置针是否妥善固定、是否通畅;敷贴有无卷边、污染;标识是否规范 其他管道护理原则:保持管道及引流袋固定、通畅,无扭曲、打折;观察管道处敷料或皮肤,观察引流液的颜色、性状、量并记录 术后留置导尿管,时间为 1 周左右(视尿液颜色及伤口愈合情况而定) 经常挤压创腔引流管,保持引流管引流通畅,创腔引流管一般于术后 2～3 天拔除,盆腔创腔引流管一般于术后 5 天左右拔除(视引流量多少而定,排除漏尿情况)
疼痛护理	评估患者疼痛情况,根据疼痛程度给予相应的护理措施 放松疗法:轻音乐、看电视剧等,转移注意力 心理护理:倾听、安慰、鼓励等 有镇痛泵的患者:应妥善固定导管,注意检查管道是否通畅 遵医嘱给予镇痛药物 提供安静、舒适的环境
基础护理	做好晨晚间护理、皮肤护理、尿管护理,协助或督促患者翻身和床上活动等

2. 饮食护理　见表 1-10。

表 1-10　患者饮食护理

时间	进食内容	进食量
术后肛门排气前	禁食、禁饮	—
肛门排气后当天	饮水、术后流质饮食	少食多餐，循序渐进，以
肛门排气后第 1 天	术后半流质、软食	不引起不适为原则，注
肛门排气后第 2 天	普食	重营养

3. 体位与活动　见表 1-11。

表 1-11　患者体位与活动

时间	体位与活动
全麻清醒前	平卧位，头偏向一侧
全麻清醒后	低半卧位
术后第 1 天	半卧位为主，床上肢体活动，患侧卧位与平卧位交替
术后第 2 天	半卧位为主，可在搀扶下沿床边活动
术后第 3 天起	室内活动，适当增加活动度

注：活动能力应当根据患者手术方式、个体化情况及伤口引流液情况，循序渐进。对于年老或体弱及伤口引流量较多者，应当相应推后活动进度。

4. 健康宣教　见表 1-12。

表 1-12　肾盂癌术后患者的出院宣教

饮食	饮食规律，少食多餐，进食营养丰富、容易消化的食物 忌食刺激性、坚硬食物，忌烟酒。多饮水，保持每日尿量在 2500～3000ml
活动	适当参加锻炼；避免剧烈运动，注意保护健侧肾脏，预防外 力冲击，保持心情愉悦
用药	出院需继续口服药物者，予药物相关知识宣教

自查	自我观察尿液颜色、性质、量，若出现肉眼血尿或尿量明显异常时，应及时来院就诊
复查	术后3个月复查肾功能，定期复查B超、膀胱镜、胸部X线片、血常规、尿常规、肾功能等
其他	有尿意时及时排尿，不要憋尿

【并发症的处理与护理】

并发症的处理及护理见表1-13。

表1-13　并发症的处理及护理

常见并发症	观察及护理
出血	密切观察生命体征、伤口渗血情况及各引流管引流液的颜色、性质、量并做好记录 妥善固定各引流管，保持引流管通畅，防止折叠、受压、堵塞和脱出 术后引流液量突然增多，颜色鲜红，应及时报告医生处理，同时采取各种相应的护理措施 遵医嘱常规应用止血药
漏尿	密切观察伤口渗液情况，引流液量逐渐增多，颜色变浅为淡红色或转为淡黄色，呈尿液样，提示有尿瘘的可能，应及时换药，保持伤口敷料干燥；保持引流管通畅；遵医嘱应用抗生素；增加营养；延长伤口引流管置管时间
高碳酸血症	密切观察患者的意识、面色和呼吸情况。常规予持续低流量吸氧至次晨，并鼓励患者深呼吸以提高氧分压，促进二氧化碳排出，必要时可进行血气分析检查
皮下气肿	密切观察切口周围皮肤情况，有无捻发音。皮下气肿可自行吸收，一般不需特殊处理
穿刺孔感染	严格无菌操作；密切观察腹腔镜穿刺口情况，如有异常及时通知医生并配合处理

【特别关注】

1. 随访 由于肾盂癌向心性、多发性的发病特点，术后预防性治疗及随访尤为重要。

术后预防性治疗及随访注意事项叙述如下。术后24小时内进行膀胱内抗癌药物灌注，常用的灌注药物有吡柔比星、丝裂霉素等，向患者说明药物的治疗目的及不良反应，以消除其顾虑，使其积极、主动地配合治疗。

2. 定期复查

【前沿进展】

经尿道钬激光联合后腹腔镜治疗肾盂癌技术

钬激光是一种新型医用激光，传递钬激光能量的光纤直径为200～1000μm，能够用于膀胱镜、硬性及软性输尿管镜，可在泌尿系统的任何部位进行治疗。有报道认为，输尿管镜配合钬激光治疗局部低度恶性的上尿路移行细胞癌是一种安全而有效的方式，肿瘤大小和位置不影响治疗方式的选择。经尿道钬激光联合后腹腔镜在肾盂癌治疗中具有以下优点：①只做3个小切口即可切除患肾、输尿管全长及部分膀胱，达到根治术的目的；②简化了操作步骤，减少了麻醉及手术时间，创伤小，并发症少，术后恢复快；③提前阻断输尿管，减少了膀胱内种植转移的机会；④能够同时治疗其他膀胱内疾病。为Ⅰ、Ⅱ期肾盂癌手术治疗的标准术式之一，值得推广。

【知识拓展】

保留尿管固定新进展

临床上使用气囊导尿管，普遍因为气囊的存在而忽略了外固定。气囊可以避免导尿管自内向外滑脱，但不能阻止体外的尿管进入尿道从而将聚集在尿道口的细菌带入造成逆行感染。美国 CDC 也明确指出,必须将导尿管在患者大腿内侧或腹部进行外固定,以避免因为患者体位的改变造成导尿管不同程度的移动,加速细菌上行感染,防止导尿管反复移动造成尿道、膀胱损伤诱发机械性炎性反应的发生。传统的固定方法是用胶布将导尿管固定在大腿内侧上 1/3 处,引流管经大腿下方固定于床边。此法因导尿管固定在大腿内侧,大腿活动易牵拉导尿管移动刺激尿道造成患者不适。另外,导尿管从大腿下方通过易受粪便的污染增加尿路感染率,胶布在患者翻身活动时易脱落,从大腿下方经过的引流管因受压容易造成引流不畅及大腿皮肤压痕。

　　针对上诉弊端,改良式的尿管固定方法应运而生。方法一,以棉质寸带为材料,围绕患者腹部 1 周在一侧髂前上棘处打一死结,然后在打结处将导尿管"Y"形端尿袋与导尿管连接处用寸带打一活结固定。此种改良方法使用棉质寸带系在下腹部,并且固定在导尿管的分叉处预留出足够的活动长度,这样即使尿管在前下腹部左右移动也不会直接造成导尿管在尿道内移动,在意外牵拉导尿管时很大程度上腹部可起到缓冲作用,有效避免尿管随着大腿活动而移动刺激尿道,减少粪便污染导管外壁和导管受压的机会。但此方法需要注意寸带的松紧度,以两指能插入为宜,且须按时松解腹部寸带并观察局部皮肤情况。方法二,采用从大腿上方绕行的外固定方法,将尿管外固定在下腹壁或者腹股沟外侧区,可增加患者舒适度,并有效地降低泌尿系统感染的机会,对于经尿道电切手术起到压迫止血的作用,同时减少皮肤压痕、导管扭曲折叠引流不畅的不良事件发生率。

(李正欢)

第三节 肾错构瘤的护理

【概述】

肾错构瘤又称肾血管平滑肌脂肪瘤（angiomyolipoma of kidney，AML），是一种良性肿瘤。过去认为发病率较低，但随着医学影像学的发展，目前已不少见。本病可以是单独疾病，也可是结节性硬化症（tuberous sclerosis，TS）的一种表现。国外报告肾血管平滑肌脂肪瘤患者合并结节性硬化症者约占 50%，我国比较少见，占 20% ～ 30%。肾血管平滑肌脂肪瘤可为多病灶，约 15% 发生于双肾。目前临床上发现的肾血管平滑肌脂肪瘤往往为体检偶然发现，80% 为女性患者，通常在 40 岁以上出现症状，近年来此病发病年龄有年轻化的发展趋势。肾错构瘤发展缓慢，是肾脏自发破裂的常见原因。肿瘤较大时可出现压迫症状，表现为腰痛。若自发破裂出血，可突发剧烈腰腹痛，大量出血以至休克，慢性出血可伴有低热症状。

【病因】

肾错构瘤可能来源于血管周围的上皮样细胞，由于女性多发且在青春期前极为罕见，因而推测其生长是激素依赖性的。合并结节性硬化症的肾错构瘤是一种以智力减退、癫痫和面部蝴蝶状皮脂腺瘤等为特征的常染色体显性遗传病。结节性硬化症临床上可累及多个系统和器官，在肾脏的病变包括 3 种：①错构瘤；②肾囊肿；③肾细胞癌。结节性硬化症中肾细胞癌的发生率非常低，与正常人群类似，目前的影像学检查可较容易诊断，肾囊肿发生于 20% 的结节性硬化症患者，往往随年龄的增长而趋于稳定。肾错构瘤最为常见，2/3 结节性硬化症患者伴有双肾多发肾错构瘤，具有出现临床症状和生长迅速的特点。在成人结节性硬化患者中，肾错构瘤自发性破裂出血是死亡的首要原因。散发性肾错构瘤病因尚不清楚。合并结节性硬化症者为染色体变异引起，分为 TSC1 和 TSC2 两种亚型，分别定位于 9q34 和 16p13 上。

【病理】

肾错构瘤病理切片可见其起源于中胚层，由不同比例的异常厚壁血管、平滑肌组织和大量成熟脂肪组织构成。通常呈膨胀性缓慢生长，不侵及肾盂肾盏，边缘清楚，可向外突出，引起肾包膜下和肾周出血。脂肪含量较多时，肿瘤剖面呈黄色；以血管组织和平滑肌为主时，肿瘤剖面呈灰色。镜下可见血管壁不均匀增厚，平滑肌细胞增生活跃，还可见成熟脂肪细胞。肿瘤与正常组织边界清楚，部分可见纤维性包膜。

【诊断要点】

1. 临床表现

（1）早期一般无症状，肿瘤直径通常＜4cm，多在体检时偶然发现。

（2）肿瘤过大时，直径通常＞4cm，可伴有腰痛、腹部慢性胀痛、钝痛或隐痛、血尿，可触及肿块。

（3）当肿瘤破裂大出血时，可发生急性腹痛，腰部肿块增大及低血容量性休克，此时必须立即急诊手术切除或介入性肾动脉栓塞。

（4）肾错构瘤还有些更隐蔽的表现，包括高血压和贫血。妊娠也可增加此病的出血危险，也是影响临床决策的因素。

2. 辅助检查

（1）X 线：腹部平片和尿路造影一般无异常发现。

肿瘤较大时,尿路造影可显示为压迫邻近肾盂和肾盏,致肾盏变形,分离移位。

(2)B超:肿瘤较小时肾外形无明显变化,肿瘤较大时常使肾变形,肾窦偏移。肾错构瘤表现为脂肪与周围组织声阻差很大,声束在声阻差大的物质间可产生强回声反射。肾癌不含脂肪组织,超声检查回声低于肾实质,两者容易区分。

(3)CT:是肾错构瘤主要的影像学诊断方法。肿瘤的典型 CT 表现为肾内边缘清晰的肿块或结节。是肾错构瘤主要的影像学诊断方法。

(4)磁共振成像(MRI):肾错构瘤的 MRI 信号特征和肿瘤成分有关,多数病灶内可见 T_1WI 与 T_2WI 均呈高信号的脂肪组织。增强扫描时,肿块中的非脂肪成分出现强化。

【治疗】

1. 保守治疗 对于直径< 4cm 的无症状患者建议定期观察,监测肿瘤变化,每年进行一次 CT 或 B 超检查即可。对直径< 4cm 的症状持续存在者,可行动脉栓塞治疗。

2. 手术治疗

(1)肿瘤直径> 4cm 而没有症状或症状轻微需要干预,合并结节性硬化症或多发病灶的患者,应每半年检查 1 次,如发现肿瘤逐渐增大或出现明显症状,则可考虑行栓塞术或保留肾单位的部分切除术。

(2)肾错构瘤并发破裂出血者,需急诊行手术治疗或行选择性动脉栓塞。根据病史、肿瘤的部位及大小、患者的状况施行肿瘤剜除术、肾部分切除术或肾切除术。

3. 介入治疗 肾错构瘤较大且症状较明显者,应行肿瘤剜除术或肾切除术。合并结节性硬化症、双肾病变、肾功能不全者及合并泌尿系统或内科疾病导致肾损害的患者,应优先考虑行介入性肾动脉栓塞术。如果栓塞无效，再行手术治疗。

【主要护理问题】

1. 焦虑/恐惧　与担心病情发展、手术及预后有关。

2. 舒适度的改变　与肾错构瘤的症状，卧床时间长，栓塞术后患肢制动等因素有关。

3. 疼痛　与肿瘤压迫肾脏和周围组织以及肾破裂出血有关。

4. 有皮肤完整性受损的危险　与卧床时间长、活动受限等有关。

5. 组织灌注不足　与肾错构瘤破裂出血有关。

6. 知识缺乏　与缺乏肾错构瘤相关知识有关。

7. 自理能力缺陷　与疼痛、卧床、手术等有关。

8. 潜在并发症　出血、伤口及肺部感染、下肢静脉血栓、迟发性出血等。

【护理目标】

（1）患者焦虑/恐惧程度减轻。

（2）患者不适感减轻或消失。

（3）患者自诉疼痛减轻或消失。

（4）患者未发生皮肤受损。

（5）患者有效循环得到维持。

（6）患者了解并能复述疾病相关知识。

（7）患者住院期间基本生活需要得到满足。

（8）术后未发生相关并发症，或并发症发生后能得到及时治疗与处理。

【术前护理措施】

1. 心理护理

（1）对患者或家属提出的问题和要求予以耐心、细致的解答。

（2）用通俗易懂的语言讲解疾病的相关知识，并说明治疗的方法及预后。

（3）生活上给予必要的帮助和指导，以减轻患者不必要的心理负担，避免不良刺激诱发导致出血加重，稳定患者情绪，保持周围环境安静，增加其对治疗的信心，主动配合治疗。

2. 病情观察及护理

（1）观察生命体征，监测血压脉搏的变化。若出现血压下降、脉搏细速、面色苍白等症状应警惕休克。做好紧急手术前的准备。

（2）观察患者局部症状。肾错构瘤破裂出血可分为3种类型：瘤体内出血、肿瘤向集合系统破裂出血、肿瘤向肾破裂形成肾周和腹膜后血肿。肿瘤出血刺激后腹膜常会出现肾区疼痛，有时伴有恶心。查体肾区肿胀，有急腹症表现，观察有无肉眼血尿。

（3）倾听患者主诉。患者主诉疼痛加剧或伴有其他如心慌、恶心等症状时，应给予高度重视。分析是否因出血而引起上述症状。

3. 活动与体位

（1）患者肿瘤无明显症状或不伴出血时可进行日常活动，避免外力打击和重体力劳动。

（2）肿瘤有少量出血且肿瘤直径＜6cm者，需卧床休息，由医护人员协助患者进行床上活动。

（3）大量出血或肿瘤直径＞6cm的患者需绝对卧床休息，取健侧卧位或平卧位，为维持腹腔内压力的稳定，可用腹带给予包扎。

4. 饮食与排泄　饮食以少量多餐为原则，给予患者高营养、易消化的粗纤维饮食，多食新鲜蔬菜和水果。

避免便秘，必要时给予缓泻剂，消除因便秘加大腹压而诱发肿瘤出血的因素。深入细致地了解患者饮食排便习惯，及时给予指导。鼓励患者多饮水。

5. 术前常规准备

（1）协助完善相关术前检查：心电图、胸部 X 线片、血液检查、B 超及 CT 检查等。

（2）术前健康宣教，遵医嘱准备术前及术中所需药品及物品。

（3）术晨协助患者更换清洁病员服。

（4）术晨与手术室人员进行患者、药物及物品交接，核对后，送入手术室。

【术后护理措施】

1. 泌尿外科术后护理常规 见表 1-14。

表 1-14 常规护理内容

麻醉术后护理常规	了解麻醉和手术方式、术中情况、切口和引流情况
	持续低流量吸氧
	持续心电监护，监测生命体征，特别是心率和血压的变化，警惕出血的发生
	床挡保护，防坠床
伤口观察及护理	观察伤口有无渗血、渗液。若有，应及时报告医生并更换敷料，保持敷料清洁、干燥、固定
	观察有无腹痛、腹胀等腹部体征
各管道观察及护理	定时巡视，保持输液管路通畅，妥善固定留置针，注意观察穿刺部位皮肤
	导尿管每日消毒 2 次，观察尿液的颜色、性质、量并做好记录，拔管后注意观察患者自行排尿情况
	妥善固定创腔引流管并经常挤压，以保持引流管的通畅。
	准确记录引流量并观察其性质、颜色及量的变化
	创腔引流管一般术后 2～3 天拔除（根据引流量决定）

续表

疼痛护理	评估患者疼痛情况
	有镇痛泵患者，应妥善固定导管并注意检查管道是否通畅，评价镇痛效果是否满意
	必要时遵医嘱给予镇痛药物
	提供安静、舒适的环境，保证良好的睡眠质量
皮肤护理	保持床单位清洁干燥和皮肤清洁
	定时协助翻身，若为肾部分切除术者，可取健侧卧位与平卧位交替，动作宜轻柔。有条件者予气垫床预防压疮
基础护理	做好晨晚间护理、尿管护理、定时翻身、雾化吸入、双下肢气压治疗、患者清洁等护理工作

2. 饮食护理 术后禁食 6 小时，6 小时后可少量饮水，开始饮水 50ml/h，3～4 小时后无恶心、呕吐、腹胀等不适症状进术后流质饮食；逐渐过渡为术后半流质饮食、软食及普食。饮食要注意循序渐进，营养丰富。

3. 体位与活动 见表 1-15。

表 1-15 患者体位与活动

时间	体位与活动
全麻清醒前	平卧位，头偏向一侧
全麻清醒后	肾全切除者：患者生命体征平稳，一般手术 6 小时后，可采取患侧卧位或半卧位，以减轻腹胀，有利于伤口引流和机体恢复，术后 24～48 小时后鼓励下床活动
	肾部分切除、肿瘤剜除者：绝对卧床 1～2 周，以平卧位为主，鼓励肢体主动运动。健侧卧位与平卧位交替翻身
术后 2 周后	肾部分切除患者可在搀扶下床旁坐或沿床缘活动，循序渐进地增加活动量，以慢步走为佳，避免迟发性出血

注：活动能力应当根据患者个体化情况循序渐进。对于年老或体弱的患者，应当相应推后活动进度。

4. 健康宣教 见表 1-16。

表 1-16 术后患者的出院宣教

饮食	多食高蛋白、高热量、富含维生素、高纤维、易消化的食物，忌辛辣刺激饮食，保持大便通畅，多饮水
活动	适当活动，避免劳累，出院 3 个月内避免剧烈运动和重体力劳动，避免增加腹压的因素，预防外力冲击伤
自我监测	观察小便颜色、性质及量，若有异常及时就诊
孤立肾的自我保护	改变饮食结构，预防泌尿系统结石的形成。避免使用对肾脏有毒副作用的药物
复查	定期复查肾功能、尿常规、B 超、CT 等

【并发症的处理及护理】

并发症的处理及护理见表 1-17。

表 1-17 并发症的处理及护理

常见并发症	临床表现	处理
早期出血	短时间内引出鲜红色血液 > 200ml，连续 3 小时引流量 ≥ 100ml/h，且引流管温暖或 8 小时引流量 ≥ 400ml；伤口敷料持续有新鲜血液渗出；腰腹部出现局部胀痛、饱满，压痛较明显；出现脉搏细速、血压下降、皮肤湿冷等休克症状	绝对卧床，禁止翻身，床旁持续心电监护，密切观察生命体征，应用止血药物，保守治疗症状未缓解且加重者，应紧急行手术探查，予术中止血；出血量少或出血得到控制后，输液速度应适当控制，避免单位时间内液体量过多，使肾脏负担过重而增加出血

续表

常见并发症	临床表现	处理
漏尿	是肾部分切除术后的常见并发症，伤口渗液增多，肾周引流或腹膜后引流管液量逐渐增多，颜色变浅为淡红色或转为淡黄色，呈尿液样，提示有尿瘘的可能	保持伤口敷料干燥；保持引流管通畅，检验引流液及尿液的肌酐清除率，鉴别是否漏尿；保持各引流管引流通畅，防止扭曲、受压；遵医嘱应用抗生素；加强营养，补充足够的热量和蛋白质；延长创腔引流管置管时间
疼痛护理	主诉伤口疼痛，患侧腰部胀痛	有镇痛泵患者，妥善固定导管并注意检查管道是否通畅；评价镇痛效果是否满意；重视患者主诉，结合生命体征，排除出血；必要时遵医嘱给予镇痛药物；提供安静舒适的环境
感染	体温升高，血象升高，伤口红、肿、热、痛，可有脓性分泌物，甚至进展到感染性休克	严格执行无菌操作；保持床单位清洁、干燥；遵医嘱合理使用抗生素，预防肺部及泌尿系统感染，增强抵抗力；对症治疗
迟发性出血	无明显诱因或活动后出现全程肉眼血尿或伴有血块，严重者可出现尿潴留；患侧腰部胀痛，持续性疼痛	加强心理护理，缓解患者及家属的紧张情绪；绝对卧床，鼓励多饮水以起到内冲洗的目的；保持排尿通畅，排尿困难者，予留置三腔导尿管持续膀胱冲洗；做好外出检查的准备工作；密切观察生命体征变化并做好记录；遵医嘱应用止血药、抗生素、输血治疗，症状加重者，做好介入栓塞或急诊手术的准备工作
肾衰竭	少尿甚至无尿	严密观察并准确记录尿量变化定期检测肾功能

【特别关注】

（1）肾部分切除、肿瘤剜除术后的体位与活动。

（2）保持引流管通畅，密切观察引流液的量及性状。

（3）保守治疗患者的疾病知识宣教。

（4）出院健康教育。

【前沿进展】

机器人辅助腹腔镜肾部分切除术会成为"金标准"

达芬奇机器人手术系统（Da Vinci surgical system, DVSS）在泌尿外科应用广泛，尤其适合于包括机器人辅助腹腔镜肾部分切除术在内的重建手术。DVSS 的独特优势有：① DVSS 采用双摄像头、双通道光源独立采集同步视频信号来提供放大 10 ～ 12 倍的三维立体手术视野，机械臂摄像头更加稳定；② DVSS 的每个工作手臂具有 6 个关节 7 个方向自由度，每个关节的活动范围超过 90°，可以在手术医生指腕的控制下模拟人手进行灵活的深部手术操作，可实现各种动作的精确重复与定位，还可以进行动作的 1：1、3：1、5：1 等精细化比例操作；③人机分离，远程遥控，便于操作，极大降低了术者的疲劳度；④通过机器人手臂操作，滤除生理震动，避免了人的呼吸和生理颤抖对操作的影响，增强了手术的稳定性和安全性。虽然目前国内开展机器人手术的单位仍然较少，但是结合国内外机器人手术的发展趋势，我们有理由认为机器人辅助腹腔镜肾部分切除术在不远的将来会成为治疗局限性肾肿瘤的"金标准"。

【知识拓展】

结节性硬化症

结节性硬化症（tuberous sclerosis，TS）是一种自然

突变率高且外显率不一的常染色体显性遗传性神经皮肤综合征，除骨骼肌、周围神经及脊髓外，所有分化于3个胚层的组织或器官，如脑、皮肤、肾脏、眼、肺、心脏、肝脏、骨骼等均可以累及，临床表现多种多样，且易漏诊、误诊。发病率为 1/30 000～1/5800，有阳性家族史者占14%～50%，而临床上散发病例较多见。面部蝴蝶状皮脂腺瘤、癫痫和智力减退为 TS 的三大主症。TS 在肾脏病变中的发生率可达40%～80%，随着年龄的增长，肾脏肿瘤的体积可增大，数目可增多。大部分的肾脏肿瘤为良性错构瘤，但是也可发生恶变。据文献报道肾脏疾病已成为成人 TS 最常见的死亡原因。

在治疗方面，由于本病是遗传性疾病，目前尚不能从根本上彻底治愈，临床上主要以对症治疗，预防并发症为主。有癫痫发作者给予抗癫痫治疗，婴儿痉挛期可采用氢化可的松 4～8 mg/（kg·d）口服，2周后逐渐减量，有合并多囊肾者注意血压变化。有皮肤血管瘤可用 CO_2 激光、磨削术或液氮冷冻治疗。有运动、智力发育落后者应早期干预，进行康复治疗，伴肾血管平滑肌脂肪瘤者可行肿瘤切除。本病死亡的主要原因为肾衰竭、心力衰竭、癫痫持续状态及呼吸衰竭等并发症。

（苟　森）

第二章　输尿管肿瘤的护理

【概述】

输尿管肿瘤较少见，占上尿路肿瘤的 1%～3%，但近年来，输尿管移行细胞癌发病率在升高，多见于 40～70 岁的人群，男：女约为 3：1，50%～73% 发生于输尿管下 1/3，占输尿管肿瘤的 90% 以上。输尿管肿瘤按肿瘤性质可分为良性和恶性，其中恶性肿瘤占大多数。良性输尿管肿瘤见于息肉、乳头状瘤、炎性假瘤、肾源性腺瘤、子宫内膜输尿管异位症等，恶性输尿管肿瘤多见于移行细胞癌。

【病因】

输尿管移行细胞癌的发病原因尚未完全明确，除了年龄、种族等外，目前可能的危险因素有吸烟、滥用镇痛药、接触化学致癌物、某些中药等，主要分为以下七类：

1. 化学致癌物　联苯胺、油漆、农药和制革等都可能是输尿管致癌的原因。饮用咖啡、长期从事化学石油工业、煤炭开采、塑料加工业的危险性明显增加，而长期暴露于沥青、石油等危险性更高。

2. 吸烟　吸烟者的风险是不吸烟者的 3 倍。

3. 药物　某些止痛药和含马兜铃酸的中药，可并发肿瘤。

4. 多器官并发倾向　肾盂癌患者发生输尿管癌的概率明显高于常人。

5. 癌肿种植瘤　肿瘤细胞可由肾盂随尿液下流而种植。

6. 慢性刺激　尿道结石所致的炎症等。

7. 家族性发病现象 可能与梅毒感染、代谢异常和接触致癌物质有关。

【病理】

移行上皮（变移上皮）癌呈绒毛乳头状，细胞核浓染，核分裂，移行上皮向鳞状上皮化生，形成鳞状上皮细胞癌或癌珠。输尿管移行细胞癌可以通过直接浸润、种植、淋巴或血行扩散，常有早期淋巴转移。鳞状细胞癌和腺癌多与长期尿石梗阻和感染等有关。

根据肿瘤来源，输尿管肿瘤可大致分为三类：

1. 输尿管上皮来源 良性的如移行细胞乳头状瘤，恶性的如移行细胞癌、鳞状细胞癌、腺癌等。

2. 输尿管上皮以外的输尿管及周围组织来源 良性的如纤维瘤、平滑肌瘤等，恶性的如纤维肉瘤、平滑肌肉瘤等。

3. 输尿管以外的器官或组织来源 均为恶性肿瘤，如转移性肉瘤、转移性癌等。

输尿管肿瘤分期：分期的原则是癌肿是否侵及输尿管平滑肌、是否蔓延到周围组织、有无远处转移，具体详见表2-1。

表 2-1 输尿管肿瘤分期

病变范围	国际抗癌协会分期	Jewett 分期
原位癌	Tis_0	
黏膜乳头状癌	Ta_0	
浸润固有层	T_1	A
浸润浅肌层	T_2	B_1
浸润深肌层	T_{3a}	B_2
浸润肌层外脂肪	T_{3b}	C
浸润附近脏器	T_4	D

【诊断要点】

1. 临床表现

（1）血尿：为早期症状，占56%～98%，多为无痛性全程肉眼血尿或镜下血尿，常间歇性反复出现，有时尿中可见条索状血块，可连续几天出血，出血停止后，尿液又变为正常尿色，活动和劳累后可诱发出血。

（2）疼痛：30%～90%患者患侧腰部疼痛，为腰部或输尿管方向的放射性钝痛或胀痛。如果输尿管肿瘤形成的血块下行可引起肾绞痛，血块堵塞可发生剧烈绞痛。如果肿瘤扩散至盆腔或腹部器官引起疼痛，常是广而固定的刀割样痛，常是晚期发生。

（3）肿块：为癌肿阻塞输尿管所致，临床上肿瘤本身难以扪及，可发生肾积水而扪及包块，可有脊肋角压痛。

（4）其他：有尿频、尿痛等膀胱刺激症状。食欲减退、体重减轻、乏力、骨痛等全身症状较为少见。

2. 辅助检查

（1）尿常规检查：可查见红细胞。

（2）尿液脱落细胞学检查：应用流式细胞仪（FCM）可以敏感地发现肿瘤细胞，但不能确定肿瘤部位。

（3）静脉尿路造影（IVU）：可显示输尿管有偏心性或中心性充盈缺损，表面毛糙、凹凸不平，形状不完整或呈长圆形，病变处输尿管轮廓消失；梗阻上方有不同程度积水，肿瘤下方呈杯口状。高分级的肿瘤可引起肾不显影或者严重的积水。

（4）B超：一般只能发现肾积水和较大的转移灶。有时可见肿瘤实性团块回声，病变输尿管上方扩张。

（5）逆行尿路造影：可显示肿瘤下方输尿管扩大呈

杯口状，对确诊有重要意义。

（6）输尿管镜检查：可直接观察到肿瘤的形态、位置及大小，并可取活组织做病理检查，86% ～ 92% 的患者可以确诊。

（7）膀胱镜检查：可见患侧输尿管口喷血并可观察膀胱内有无肿瘤。

（8）CT、MRI 检查：可发现输尿管肿瘤，并可了解肿瘤浸润范围并进行分期。

【治疗】

输尿管肿瘤以手术治疗为主，可采用根治性肾输尿管切除术、保守性切除术和输尿管镜、经皮肾镜、腹腔镜根治性肾输尿管切除术、化疗等治疗。

1. 输尿管镜 适用于孤立肾或对侧肾脏功能严重受损、双侧肾脏功能好、肿瘤分化好的表浅肿瘤（$T_1 ～ T_2$），输尿管镜视野较好且能触及癌肿者。输尿管镜可以对肿瘤进行激光切割、电切除术、电凝术或电切与激光联合治疗。术后输尿管支架留置 4 ～ 6 周，定期输尿管镜或膀胱镜检查。输尿管下段肿瘤可以通软镜逆行治疗，上段肿瘤可选择逆行或顺行。

2. 经皮肾镜 主要治疗输尿管上段较大的肿瘤，能够获得更多的标本使分期更准确，经皮肾通道还可以用于辅助化疗或电切、激光治疗。

3. 开放式根治性肾输尿管切除术 是传统的治疗方法，适用于输尿管上段体积大、级别高的浸润性肿瘤。多发、体积较大、复发快的非浸润性输尿管上段肿瘤也可行根治性手术。切除范围：该侧肾脏及全部输尿管，并包括输尿管管口周围的膀胱黏膜。

4. 保守性切除术 适用于低分级低分期的肿瘤、双侧肿瘤、孤立肾或有肾衰竭、全身情况较差者。可采用输尿管肿瘤局部切除再吻合或输尿管膀胱再植术。病变在输尿管上段,手术切除后行肾盂输尿管再吻合术。输尿管下段肿瘤需输尿管末端及膀胱袖口状切除,再将输尿管膀胱再植。如术后膀胱输尿管缺口较长,可行输尿管膀胱瓣成形、输尿管皮肤造口或回肠膀胱术。

5. 腹腔镜根治性肾输尿管切除术 腹腔镜手术不需显露整个泌尿道,大大减少了手术的并发症,减轻患者术后恢复的负担。

6. 化学治疗 晚期的输尿管肿瘤可考虑化学治疗。手术后辅以化疗也可提高五年生存率。

【主要护理问题】

1. 疼痛 与血凝块、肿瘤引起梗阻或手术创伤有关。

2. 舒适的改变 与疼痛及卧床、各种管道限制有关。

3. 排尿型态改变 与血尿、留置尿管等有关。

4. 焦虑/恐惧 与担心预后、害怕手术有关。

5. 知识缺乏 与缺乏输尿管肿瘤疾病相关知识有关。

6. 生活自理能力缺陷 与术后卧床、疼痛、各种管道限制有关。

7. 潜在并发症 出血、感染、气胸、漏尿等。

8. 睡眠型态紊乱 与疼痛、担心预后等有关。

【护理目标】

(1)患者疼痛减轻或消失。

(2)患者舒适度提高。

(3)患者耐受保留尿管且保持引流通畅。

(4)患者主诉焦虑/恐惧的程度减轻。

(5)患者能了解输尿管肿瘤疾病的相关知识。

（6）患者住院期间基本生活需要得到满足。

（7）患者未发生相关并发症或发生后能得到及时处理。

（8）患者睡眠型态紊乱得到纠正，睡眠质量提高。

【术前护理】

1. 心理护理　多数患者随着疾病症状的出现或不断加重出现紧张、不安、焦虑、悲观、绝望等各种负面情绪，精神、心理压力大，渴望早日解除病痛，但又担心手术安全及预后效果等出现厌食、睡眠不佳等状况，从而影响生活质量。应与患者多沟通交流，取得患者信任，认真倾听其诉说心中的不安与顾虑，根据患者的具体情况，耐心讲解输尿管肿瘤的相关知识及所要接受的治疗措施、手术方式等，做好宣教工作，提高医患信任度，增加患者对治疗的信心。观察患者的言行、表情、睡眠等情况，适时进行心理疏导，取得患者的主动配合，以最佳的身心状态迎接手术。

2. 饮食指导　增加能量摄入，鼓励患者进食易消化、营养丰富的食品，改善全身营养状况，提高免疫能力，增强机体抵抗力。在无禁忌证的情况下，嘱患者多饮水，达到冲洗的目的。

3. 病情观察及护理

（1）观察患者排尿情况，有无血尿，血尿颜色、量及有无血凝块，有无尿频、尿急等膀胱刺激症状。血尿患者注意观察生命体征，必要时遵医嘱使用止血药物并观察效果。

（2）观察患者有无疼痛以及疼痛的部位、性质和程度。若患者出现肾绞痛，遵医嘱给予药物止痛并评估效果。

（3）观察患者重要脏器的功能情况，有无转移灶以及消瘦、乏力、贫血等恶病质表现。

4. 术前常规准备

（1）完善术前血液常规检查及心、肺、肝、肾功能检查，对其身体功能做出判断，评估患者能否耐受手术。

（2）术前一周停用抗凝药物。为减少或避免术后并发肺部感染，术前戒烟。增加肺活量，指导患者进行间断深呼吸、有效咳嗽咳痰等训练，防止术后肺部感染和肺不张等。

（3）术前遵医嘱给予相应的抗生素敏试并记录结果。

（4）肠道准备：根据手术方式选择相应的肠道准备，术前禁食 8 小时，禁饮 4 小时。

（5）术晨更换清洁的病员服，取下金属物品，取下活动性义齿，女性患者可将长发向两边扎起，增加术后平卧位的舒适度，保持头发的整洁。

（6）术晨对患者术中带入药物等相关信息进行核对后，将患者送入手术室。

【术后护理】

1. 外科术后护理常规　见表 2-2。

表 2-2　常规护理内容

麻醉术后护理常规	全麻术后采取去枕平卧位，头偏向一侧；持续低流量吸氧；根据患者情况安置心电监护，严密监测生命体征及病情变化；床挡保护预防坠床；保持病室的光线、湿度、温度适宜以及床单位的干净、整洁
伤口观察及护理	观察伤口有无渗血渗液，如有渗湿，应及时更换敷料，保持伤口敷料的干燥清洁；观察伤口处体征，有无腰痛、腰胀、腰部隆起等

续表

各管道观察及护理	静脉通道保持通畅,静脉留置针妥善固定,注意观察穿刺部位皮肤有无红肿热痛、渗血渗液等;引流管护理见表2-3
疼痛护理	评估患者疼痛情况,采用疼痛评分法,疼痛轻微患者可给予安慰、心理护理、听音乐、按摩、理疗、推拿等转移注意力、缓解疼痛,疼痛重者遵医嘱给予镇痛药物;有镇痛泵患者,注意检查管道是否通畅,评价镇痛效果是否满意;提供安静舒适的环境
基础护理	做好晨晚间护理、口腔护理、皮肤护理、管道护理,协助定时翻身拍背,保持患者床单位清洁、干燥、舒适

2. 引流管护理 见表2-3。

表2-3 引流管护理内容

固定	妥善固定各引流管,做好各引流管标识
	若引流管不慎脱出,应立即通知医生,并进行相应处理
通畅	定时挤捏管道,使之保持通畅
	勿折叠、扭曲、压迫管道
观察并记录	观察伤口有无渗血、渗液,动态观察引流液的颜色、量、性质并做好记录
无菌原则	每周更换引流瓶或引流袋1～2次,更换时注意无菌原则,预防感染
双J管护理	若留置双J管者,应做好相应指导:不做剧烈活动,避免伸展运动及上举、扭腰及突然下蹲动作,不提重物,以免双J管移位或引起出血
	减少引起腹压增高的因素,如预防便秘,避免剧烈咳嗽
	多饮水,达到内冲洗的目的
	勤解小便,不憋尿,定时排空膀胱等

3. 饮食护理 肛门排气后,从术后流质、半流质、软食逐渐过渡到普食,进高维生素、营养丰富的易消化

饮食，多饮水，预防便秘和尿路感染。

4. 体位与活动 见表 2-4。

表 2-4 体位与活动

时间	体位与活动
全麻清醒前	去枕平卧位，头偏向一侧
全麻清醒后当日	低半卧位，协助床上活动
术后第 1 日	半卧位为主，增加床上运动
术后第 2 日	半卧位为主，适当床旁活动，可在搀扶下适当室内活动
术后第 3 日起	适当增加活动度

注：活动能力应当根据患者个体化情况，循序渐进，对于年老体弱患者应当相应推后活动进度。有留置双 J 管者避免剧烈、大幅度的活动，以免双 J 管移位或出血。

5. 健康宣教 见表 2-5。

表 2-5 输尿管肿瘤术后患者的出院宣教

饮食	病情许可时，应指导患者多饮水，每日尿量达到 2000～3000ml注意观察尿色，如出现血尿，不要过分紧张，应注意血尿的持续时间及血尿的程度指导患者加强营养，摄入足够多的热量，进易消化饮食。多食水果、蔬菜和薯类，同时注意补充膳食纤维，保持大便通畅，预防便秘，戒烟酒
活动	指导患者积极乐观地生活和工作，树立战胜疾病的信心。根据身体情况选择适宜的体育锻炼。留置双 J 管的患者，嘱不做四肢及腰部同时伸展的运动，不做突然下蹲动作及用力扭腰动作，若发生移位，告知医生给予必要的处理
随访与复查	行肾切除术的患者注意保护健侧肾脏的功能，定期复查肾功能，尽量避免使用对肾脏有损害的药物，避免外伤。行膀胱灌注化疗的患者，讲解膀胱灌注的重要性和必要性，告知膀胱灌注的流程安排及必要性，确保患者能够坚持膀胱灌注化疗

续表

随访与复查	定期复查胸部X线片、B超、肾功能等，必要时复查膀胱镜，以便早期发现肿瘤复发的可能 留置双J管患者的护理：一般情况下，双J管在1个月后拔除，在此期间，应指导患者进行自我观察及护理

【并发症的处理及护理】

并发症的处理及护理见表 2-6。

表 2-6　并发症的处理及护理

常见并发症	临床表现	处理
出血	引流液颜色由暗变红，或量由少变多，伤口敷料持续有新鲜血液渗出，患者脉搏增快、血压下降、面色苍白、出冷汗、尿量减少等	密切监测生命体征尤其是脉搏、血压的变化，保持伤口引流管引流通畅，观察引流液的颜色、量及性状。如发现异常，及时告知医生，遵医嘱应用止血药并评估效果，必要时遵医嘱给予输血，应用升压药。保守治疗无效时，手术止血，做好术前准备，监测血常规的变化
漏尿	创腔引流液量多，术后早期引流出大量淡血性液体，敷料处渗液较多，2～3天后仍然有较多淡黄色液体流出，且患者主诉腹胀、腹痛或腰部胀痛	密切观察引流情况，发现漏尿症状，应及时告知医生进行必要的处理
气胸	呼吸困难、胸痛、胸闷、血氧饱和度低	注意观察患者有无呼吸困难、胸闷、胸痛等主诉，密切观察患者血氧饱和度，若有气胸的可能时，应及时告知医生并行相应的检查及处理

续表

常见并发症	临床表现	处理
腹腔脏器损伤	腹痛伴压痛、反跳痛	注意观察患者的腹部体征，观察患者有无腹痛伴反跳痛等，如有则及时告知医生进行处理，严重者行手术治疗

【特别关注】

（1）心理护理。

（2）各引流管的观察及护理。

（3）并发症的观察和护理。

【前沿进展】

继发性输尿管恶性肿瘤

继发性输尿管恶性肿瘤较少见，报告的文献单侧为10%，双侧为46%。输尿管可以被邻近组织如原发性肾癌、卵巢癌和子宫颈癌等侵袭，最多见的有胃肠道、前列腺、肾和乳腺的肿瘤及淋巴瘤。输尿管位于腹膜后，腹膜后是恶性肿瘤转移的好发部位之一，转移途径有血行转移、淋巴转移和直接侵犯、种植。一般认为癌瘤发生腹膜后淋巴结转移属晚期，预后差。标准为转移癌侵及输尿管壁，紧贴着输尿管周围的淋巴结结缔组织。输尿管转移癌往往伴有泌尿系器官和（或）泌尿系统外其他组织器官的多处转移。

【知识拓展】

癌是危害人类生命的疾病杀手中的"首席杀手"，属于恶性肿瘤中最常见的一类，所以人们往往用"癌症"来泛指恶性肿瘤。其实，在我国殷墟甲骨文中就有"岩"

字，古语"癌"与"岩"相通，意为癌肿坚硬如石头。研究表示遵循以下 6 条饮食规律可降低罹患癌症的风险：

（1）多吃果蔬，特别是绿叶蔬菜，有助于降低总体患癌风险。

（2）多吃豆制品，降低乳腺癌的风险和复发的可能。

（3）限制或杜绝奶制品，降低前列腺癌的风险。

（4）限制或杜绝乙醇，降低患口腔癌、咽癌、喉癌、食管癌、结肠癌、直肠癌和乳腺癌的风险。

（5）不吃加工肉类，降低患结肠癌和直肠癌的风险。

（6）杜绝烧烤、油炸的肉类，降低患结肠癌、直肠癌、乳腺癌、前列腺癌、肾癌和胰腺癌的风险。

（奉　琴）

第三章　膀胱肿瘤的护理

【概述】

膀胱肿瘤是泌尿外科临床上最常见的肿瘤，男性膀胱癌的发病率几乎是女性的 3 倍。在我国男性膀胱癌发病率居全身恶性肿瘤的第七位，女性居于第十位后，可发生在任何年龄，但主要发病年龄是在中年以后，其是一种直接威胁患者生命的疾病。

【病因】

膀胱癌的病因复杂，其发生是多因素、多步骤的病理变化过程，既有内在遗传因素也有外在环境因素。目前比较明确的危险因素是吸烟和长期接触工业化学产品。其他可能的致病因素有：①慢性感染；②滥用含有非那西汀的止痛药；③应用化疗药物环磷酰胺；④近期及远期的盆腔放疗史；⑤咖啡；⑥长期饮用砷含量高的水和含氯消毒水；⑦人造甜味剂；⑧染发；⑨遗传。

【病理】

膀胱癌包括尿路上皮（移行细胞）癌、腺细胞癌和鳞状细胞癌，其次还有较少见的小细胞癌、转移性癌、混合型癌和癌肉瘤等。膀胱尿路上皮癌最为常见。

膀胱肿瘤的转移途径包括经淋巴道、血行、直接扩散及肿瘤细胞直接种植等。最常见的是淋巴道转移。

【诊断要点】

1.临床表现

（1）血尿：绝大多数患者的首发症状是间歇性、

无痛性肉眼血尿；如肿瘤出血较多时，亦可出现全程血尿。

（2）膀胱刺激症状：肿瘤坏死，或肿瘤发生在膀胱三角区及膀胱颈部附近，可出现尿频、尿急、尿痛等膀胱刺激症状。

（3）排尿异常：肿瘤过大或肿瘤发生在膀胱颈部或出血严重形成血凝块时，可以发生排尿困难、排尿中断甚至尿潴留。

（4）疼痛：晚期肿瘤侵犯膀胱周围组织或有盆腔淋巴结转移者，则有膀胱区疼痛。

2. 辅助检查 ①尿常规；②尿脱落细胞检查；③膀胱镜检查；④肿瘤标志物检测；⑤影像学检查，如 B 超、IVU、CT、MRI 检查等；⑥诊断性经尿道电切术。

【治疗】

需根据肿瘤复发或进展的风险制订治疗方案。

1. 手术治疗

（1）经尿道膀胱肿瘤切除（TUR-BT）术（图 3-1）：适用于单个或为数不多、直径不超过 2cm、有蒂的非肌

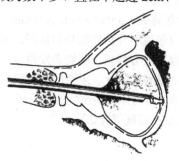

图 3-1 经尿道膀胱肿瘤切除术

层浸润性膀胱癌。首次电切肿瘤切除不完全、标本内无肌层、高级别肿瘤、T_1 期肿瘤者，建议术后 2～6 周再次行 TUR-BT 术。

（2）经尿道激光手术：应用于临床的有钬激光、绿激光，但术前需进行肿瘤活检便于进行病理诊断。

（3）全膀胱根治性切除术及尿流改道术：适用于多发的、特别巨大的膀胱肿瘤及浸润肌层经尿道不可能切除者，肿瘤侵犯前列腺尿道、反复复发的高度恶性肿瘤、肿瘤发生于膀胱颈或后尿道等。

1）不可控尿流改道（incontinent diversion）：输尿管皮肤造口术（ureterocutaneostomy）适用于预期寿命短、有远处转移、姑息性膀胱全切、肠道疾病无法利用肠管进行尿路改道或全身状况不能耐受手术者。回肠膀胱术（Bricker operation）是不可控尿流改道的常用方法，手术方式相对简单、安全、有效，主要的缺点是需腹壁造口、终生佩戴集尿袋。

2）可控膀胱腹壁造口术：由肠管做成可控性膀胱，由患者定期经腹壁输出道导尿。由于该术式并发症发生率高，已趋于淘汰。

3）原位新膀胱（orthotopic neobladder）：先决条件是完整无损的尿道和外括约肌功能良好，术中尿道切缘阴性。前列腺尿道有侵犯、膀胱多发原位癌、骨盆淋巴结转移、高剂量术前放疗、复杂的尿道狭窄及不能忍受长期尿失禁的患者为原位新膀胱的禁忌证。

（4）其他：膀胱部分切除术等。

2. 化疗

3. 放疗

4. 免疫疗法

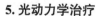

5. 光动力学治疗

一、经尿道膀胱肿瘤切除（TUR-BT）术的护理

【主要护理问题】

1. 焦虑 与患者对手术治疗及预后缺乏信心有关。

2. 舒适改变 与手术、留置尿管及膀胱冲洗等有关。

3. 知识缺乏 与缺乏疾病相关知识有关。

【护理目标】

（1）患者焦虑减轻，能积极配合治疗。

（2）患者不适症状减轻，舒适感增加。

（3）患者了解膀胱肿瘤疾病的相关知识。

【术前护理措施】

1. 心理护理 讲解膀胱手术的必要性、手术方式及注意事项，鼓励患者表达自身感受，教会患者自我放松的方法。针对个体情况进行针对性心理护理，鼓励患者家属和朋友给予患者关心和支持。

2. 术前常规准备

（1）术前行抗生素敏试。

（2）协助完善相关术前检查，如心电图、B超、胸部X线检查、出凝血试验等。

（3）遵医嘱术前1天进行肠道准备。

（4）向患者讲解手术的方法及手术前后注意事项。

（5）术晨更换清洁病员服。

（6）术日与手术室人员核对患者相关信息后送患者入手术室。

【术后护理措施】

1. 术后常规护理 见表 3-1。

表 3-1 常规护理内容

麻醉术后护理常规	了解麻醉和手术方式、术中情况和引流情况 持续心电监护 持续低流量吸氧 监测生命体征 床挡保护避免坠床
各管道观察及护理	密切观察膀胱冲洗液的颜色、性状，保持引流通畅，如有异常及时通知医生，及时处理；注意观察引流管有无扭曲、打折及脱出；尿管按照尿管护理常规进行
饮食护理	术后 6 小时后进半流食或普食；嘱患者多饮水，保持每日尿量在 2000 ～ 3000ml，并保持大便通畅
基础护理	做好晨晚间护理及患者清洁等工作

2. 体位与活动 见表 3-2。

表 3-2 患者体位与活动

术后 6 小时	去枕平卧位，头偏向一侧
术后 6 小时以后	自动体位
术后第 1 日	可在室内适当活动

3. 健康宣教 见表 3-3。

表 3-3 TUR-BT 术后患者的出院宣教

饮食	进食清淡易消化的饮食，多饮水，保持每日尿量为 2000 ～ 3000ml

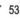

继续治疗及复查	定时膀胱灌注药物化疗，密切观察小便性状、量、颜色等；向患者及家属讲解继续治疗的目的、意义及注意事项，出院后定期到门诊复查，如膀胱镜检查等

二、尿流改道与回肠膀胱术的护理

【主要护理问题】

1. 焦虑 与患者对手术治疗及预后缺乏信心有关。

2. 营养失调：低于机体需要量 与长期血尿、癌肿消耗及手术创伤有关。

3. 自我形象紊乱 与术后尿流改道有关。

4. 自理能力缺陷 与术后管道限制、不能独立护理腹壁造口等有关。

5. 清理呼吸道低效 与全麻术后痰液黏稠不易咳出有关。

6. 皮肤完整性受损的危险 与长期佩戴尿路造口袋有关。

7. 疼痛 与手术创伤有关。

8. 知识缺乏 与缺乏相关术后康复知识有关。

9. 潜在并发症 肠梗阻、肠瘘、尿瘘、感染等。

【护理目标】

（1）患者焦虑明显减轻，能积极接受手术。

（2）患者水、电解质失衡及贫血得以纠正，机体抵抗力增加。

（3）患者对自我形象有健康、现实的认识。

（4）患者在住院期间基本生活得到满足，在护士和家属的协助下可进行腹壁造口的护理。

（5）患者能正确有效地咳嗽、咳痰，保持呼吸道通畅。

（6）住院期间患者造口周围皮肤完好。

（7）患者疼痛减轻，舒适感增加。

（8）患者已经了解膀胱肿瘤疾病的相关知识。

（9）未发生相关并发症或并发症发生后能得到及时处理。

【术前护理措施】

1. 心理护理

（1）讲解膀胱癌手术的必要性及注意事项，术后腹壁造口的相关知识等。

（2）鼓励患者表达自身感受。

（3）教会患者自我放松的方法。

（4）针对个体情况进行针对性心理护理。

（5）鼓励患者家属和朋友给予患者关心与支持。

2. 造口定位 术前选择造口位置对造口者是非常重要的，所以应根据患者造口手术的类别、患者腹部的形状，与患者一同选择一个适合的造口位置。通常回肠造口（泌尿造口）位于右下腹部（图 3-2）。

（1）理想的造口位置应具备以下特点

1）患者能自我看见，便于自己护理。

2）有足够平坦的位置粘贴造口袋。

3）不会有渗漏情况。

4）不影响生活习惯及正常活动。

5）造口位于腹直肌内，因腹直肌有肌鞘固定，造口开口于此可减少造口旁疝、脱垂等并发症的发生。

（2）肠造口应避开的部位：手术切口、陈旧的瘢痕、肚脐、皮肤皱褶、腰部、髂骨、肋骨、腹直肌外、现有疝气的部位、慢性皮肤病（如牛皮癣）等。

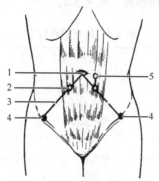

图 3-2　预计造口位置

1.脐；2.连线中上 1/3 处；3.连线中下 1/3 处；4.髂前上棘；5.上移造口

3. 胃肠道准备　术前 3 天进少渣、半流质饮食，术前 2 天进流质饮食，术前 1 天禁食，静脉补充水、电解质、维生素等营养物质，术前禁水 4 小时；胃管：术日晨遵医嘱留置胃管；灌肠：术前 1 天全肠道灌洗，术前晚及术晨清洁灌肠；药物准备：术前 3 天遵医嘱口服肠道抗菌药物，以抑制肠道细菌。

4. 术前常规准备

（1）术前行抗生素敏试。

（2）协助完善相关术前检查：如心电图、B 超、出凝血试验等。

（3）指导患者正确咳嗽、咳痰的方法。

（4）术晨更换清洁病员服。

（5）术日与手术室人员核对患者相关信息后送患者入手术室。

【术后护理措施】

1. 术后常规护理 见表 3-4。

表 3-4 常规护理内容

麻醉术后护理常规	了解麻醉和手术方式、术中情况、切口和引流情况
	持续低流量吸氧
	持续心电监护
	严密监测生命体征
	床挡保护防止坠床
伤口、造口观察及护理	观察伤口有无渗血、渗液,若有,应及时更换敷料
各管道观察及护理	妥善固定双侧输尿管支架管及回肠膀胱引流管
	各引流袋上贴标签,并标明各管道的名称、安置时间以明确区分
	准确及时记录 24 小时出入量
	观察引流液的颜色和性质变化并记录
	引流袋低于盆腔平面以下,以利于引流及防止逆行感染
	胃管护理见表 3-5
	引流管护理见表 3-6
疼痛护理	评估患者疼痛情况
	有镇痛泵患者,注意检查管道是否通畅,评价镇痛效果是否满意
	遵医嘱给予镇痛药物
	提供安静、舒适的环境
基础护理	做好晨晚间护理、造口护理、定时翻身、雾化吸入、患者清洁等工作

2. 胃管的护理 见表 3-5。

表 3-5 胃管护理内容

通畅	妥善固定，定时挤捏管道，保持通畅
	勿折叠、扭曲、压迫管道
	及时倾倒胃液，保持有效负压
固定	每班检查胃管安置的长度
	每日更换固定胃管的胶布，并注明日期和时间
	胶布注意正确粘贴，确保牢固
	告知患者胃管的重要性，切勿自行拔出
观察并记录	观察胃液性状、颜色、量；正常情况下引流液为草绿色，若引流液异常，应通知医生，给予止血、制酸等药物，观察安置胃管处鼻黏膜情况，调整胃管角度，避免鼻黏膜受压
	观察患者腹部体征，有无腹胀不适等
	标签贴于各引流袋上，并标明安置时间、更换时间以明确区分
拔管	肛门排气后或遵医嘱拔管

3. 创腔引流管的护理 见表 3-6。

表 3-6 创腔引流管护理内容

保持通畅	定时挤捏管道，保持通畅
	保持适宜的引流管长度，避免折叠、扭曲、压迫管道
无菌操作	每周无菌操作下更换引流瓶 1～2 次，标明安置时间、更换时间以明确区分
妥善固定	妥善固定于床旁，确保牢固
	引流袋低于盆腔平面以下，以利于引流及防止逆行感染
	告知患者引流管的重要性，切勿自行拔出
观察记录	观察引流液的性状、颜色、量；正常情况下，早期引流液为暗红色，后期为血清样淡红色。若短时间内引流出大量鲜红色引流液，伴血压下降、心率增快，甚至出现休克症状，应通知医生，给予止血药物、补液，必要时手术止血

续表

观察记录	观察患者下腹部体征，有无腹部胀痛 观察患者酸碱、水电解质变化
拔管	创腔引流管一般于术后 3～5 日拔除

4. 饮食护理 见表 3-7。

表 3-7 患者的饮食护理

时间	进食内容
术后当天至肛门排气	禁食
拔除胃管当天	盐开水或温开水
拔除胃管 1～2 日后	术后流质饮食
拔除胃管 3～5 日后	半流食
拔除胃管 6 日后	软食为主
10 日以后	逐步过渡至正常饮食

注：胃肠功能恢复进展个体差异很大，应当根据患者个体情况，循序渐进。

5. 体位与活动 见表 3-8。

表 3-8 患者的体位与活动

时间	体位与活动
全麻清醒前	去枕平卧位，头偏向一侧
全麻清醒后手术当日	低半卧位，侧卧位
术后第 1 日	半卧位为主，活动四肢，增加床上运动
术后第 2 日	半卧位为主，在搀扶下适当下床沿床缘活动
术后第 3 日起	适当增加活动度

注：活动能力应当根据患者个体情况，循序渐进。

6. 造口护理

（1）造口的观察（表 3-9）

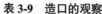

表 3-9　造口的观察

造口的活力	肠造口的活力是根据颜色来判断的。正常造口的颜色为粉红色，表面平滑且湿润。如果造口颜色苍白，可能患者的血红蛋白含量低；造口暗红色或淡紫色可能是术后早期缺血的表现；若外观局部或完全变黑，表示造口发生了缺血坏死。水肿是术后常见的现象，一般在术后 2～4 周内逐渐回缩至正常
造口的高度	造口高度记录为平坦、回缩、突出或脱垂等。理想的高度为 1～2cm，这样在粘贴造口用品时能较好地将肠造口周围皮肤保护紧密，防止排泄物对肠造口边缘皮肤的不良刺激
造口的形状	造口的形状可以为圆形、椭圆形或不规则形，检查造口周围黏膜皮肤连接的缝线，评估是否有皮肤黏膜分离、感染
造口周围皮肤的评估	正常的造口，周围皮肤是健康和完整的，与相邻的皮肤表面没有区别。若造口周围皮肤损伤，则表现为红斑、损伤、皮疹或水疱
造口功能恢复的评估	泌尿造口术后即会有尿液流出，最初 2～3 天尿液呈淡红色，之后会恢复正常黄色。造口同时会伴有黏液排出，这是肠道黏膜的杯状细胞分泌黏液所致
其他	泌尿造口者睡觉时最好接床边尿袋，防止尿液过满逆流而影响肾功能，也避免影响造口袋粘贴的稳固性；泌尿造口者更换造口袋最好选择在清晨进食之前，避免换袋过程中尿液流出影响造口袋的粘贴及稳固性；造口袋中的尿液超过 1/3～1/2 时就要排放或更换

（2）造口袋的更换方法（图3-3）

| 备齐所需物品(造口产品、剪刀、卡尺、温水、小毛巾) | ⇒ | 除去原有的底盘(撕离时要用另一只手按着皮肤,从上到下,以免损伤皮肤) | ⇒ | 将小毛巾浸湿,清洁造口及周围皮肤,然后擦干皮肤 |

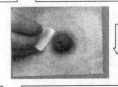

| 用造口卡尺测量造口的大小,一般开口要比造口本身大约2mm | ⇒ | 用剪刀将造口底盘中心孔剪至合适大小 | ⇒ | 撕去造口底盘背面保护纸,从下到上,贴在造口的位置上,轻按底盘使其紧贴于皮肤之上 |

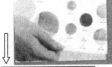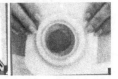

关闭造口袋的活塞,将造口袋与造口底盘扣好

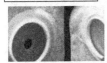

图3-3 造口袋的更换方法

7. 健康宣教 见表3-10。

表3-10 回肠膀胱术后患者的出院宣教

饮食	加强营养,多饮水,保持每日尿量在2000ml以上,防止尿路感染和结石的形成
运动	根据术前的爱好与身体的耐受力,选择一些力所能及的运动,避免贴身的运动,如摔跤;避免增加腹压的活动如举重运动,减少造口旁疝的发生;进行某些球类运动或会有轻微碰撞的运动时,如篮球等,可能需要佩戴肠造口护罩来保护造口,以免肠造口意外受损。避免重体力劳动,尤其是术后第一年

续表

衣着	避免穿紧身衣裤（裙），以免摩擦或压迫造口，影响肠造口的血液循环
沐浴	每次沐浴时在造口底板的边缘贴上防水胶布，以免沐浴时水渗入底板，影响造口底板的稳固性。沐浴后用软布将造口袋外层的水珠抹干或更换另一干净造口袋，也可以佩戴浴盖进行沐浴，沐浴后装上造口袋
旅行	旅行时要注意携带比平常数量多的造口用品，将造口用品放在随身行李内，以便随时更换，养成随身自备一瓶矿泉水的习惯，既可以保证饮水，也可在有意外时用于清洁造口及造口周围皮肤
复查	定期门诊复查，复查胸部X线片、B超、尿常规、肾功能、静脉肾盂造影及尿囊造影等

三、可控性回结肠膀胱术

【主要护理问题】

1. 焦虑 与患者对手术治疗及预后缺乏信心有关。

2. 营养失调：低于机体需要量 与长期血尿、肿瘤消耗及手术创伤有关。

3. 自我形象紊乱 与术后尿流改道有关。

4. 自理能力缺陷 与术后管道限制或不能独立完成间歇导尿有关。

5. 清理呼吸道无效 与全麻术后痰液黏稠不易咳出有关。

6. 疼痛 与手术创伤有关。

7. 知识缺乏 与缺乏疾病相关知识有关。

8. 潜在并发症 肠梗阻、尿瘘、感染等。

【护理目标】

（1）患者焦虑明显减轻，能积极接受治疗。

（2）患者水、电解质失衡及贫血得以纠正，机体抵抗力加强。

（3）患者对自我形象有健康、现实的认识。

（4）患者在住院期间基本生活得到满足，在住院期间间歇导尿的患者在护士及家属的帮助下能自行操作。

（5）患者能正确有效地咳嗽、咳痰，保持呼吸道通畅。

（6）患者疼痛减轻，舒适感增加。

（7）患者已经了解膀胱肿瘤疾病的相关知识。

（8）未发生相关并发症或发生并发症后能得到及时处理。

【术前护理措施】

1. 心理护理

（1）讲解可控性回肠膀胱术相关知识、注意事项等。

（2）鼓励患者表达自身感受。

（3）教会患者自我放松的方法。

（4）针对个体情况进行针对性心理护理。

（5）鼓励患者家属和朋友给予患者关心和支持。

2. 胃肠道准备　术前1天行肠道准备，术前晚清洁灌肠，禁食8小时，禁饮4小时，术前半小时留置胃管。药物准备，术前3日遵医嘱口服肠道抗菌药物，以抑制肠道细菌。

3. 术前常规准备

（1）术前行抗生素敏试。

（2）协助完善相关术前检查：如心电图、B超、胸部X线检查、出凝血试验等。

（3）备皮：术前半小时备皮，范围为上至双侧乳头，下至双侧大腿上外1/3处，包括会阴部，两侧备至腋

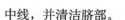

中线，并清洁脐部。

（4）指导患者正确咳嗽、咳痰的方法。

（5）术晨更换清洁病员服。

（6）术日与手术室人员进行患者、药物核对后，送入手术室。

【术后护理措施】

1. 术后常规护理 见表 3-11。

表 3-11 常规护理内容

麻醉术后护理常规	了解麻醉和手术方式、术中情况、切口和引流情况
	持续低流量吸氧
	持续心电监护
	严密监测生命体征
	床挡保护防止坠床
伤口观察及护理	观察伤口有无渗血、渗液，若有，应及时更换敷料
各管道观察及护理	妥善固定胃管、双侧输尿管支架管、创腔引流管于床旁，将标签贴于引流袋上，并标明各管道的名称、安置时间，以明确区分并妥善固定，防止扭曲、脱落
	准确及时记录 24 小时出入量，注意观察引流液的颜色和性质变化
	引流袋低于盆腔平面以下，以利于引流及防止逆行感染
	引流袋每周更换 1～2 次，并标明更换时间
胃管护理	胃管护理内容见表 3-5
疼痛护理	评估患者疼痛情况
	有镇痛泵患者，注意检查管道是否通畅，评价镇痛效果是否满意
	遵医嘱给予镇痛药物
	提供安静、舒适的环境
基础护理	做好晨晚间护理、定时翻身、雾化吸入、患者清洁等工作

2. 饮食护理 术后拔除胃管后可少量饮水，如无不适后可进流食，无腹胀可进软食。逐步过渡到易消化的普通食物。

注意：胃肠功能恢复进展个体差异很大，应当根据患者个体情况，循序渐进。

3. 体位与活动 见表3-12。

表3-12 患者体位与活动

时间	体位与活动
全麻清醒前	去枕平卧位，头偏向一侧
全麻清醒后手术当日	低半卧位，侧卧位
术后第1日	半卧位为主，增加床上运动
术后第2日	半卧位为主，在搀扶下适当下床沿床缘活动
术后第3日起	适当增加活动度

注：活动能力应当根据患者个体情况，循序渐进。

4. 间歇导尿 教会患者自我导尿的方法，一般2～3小时导尿一次，逐渐延长间隔时间至每3～4小时导尿一次。清洁间歇导尿流程见图3-4。

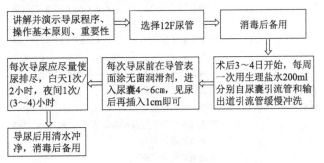

图3-4 清洁间歇导尿流程

5. 健康教育 见表3-13。

表3-13 可控性回肠膀胱术术后患者的出院宣教

饮食	加强营养，多饮水，保持每日尿量在2000ml以上，防止尿路感染和结石的形成
导尿	讲解定时规律导尿的重要性，插管前清洁双手，导尿管用后冲洗干净，消毒后备下次使用。插管时动作轻柔自然，可更换导管位置和角度，尽量减少残余尿量。用生理盐水每周冲洗尿囊一次，清除黏液及沉淀物，预防感染
造口护理	指导患者和家属学会造口护理，造口周围经常清洗，保持皮肤清洁干燥，可用消毒纱布覆盖造口
运动	避免贴身的运动，如摔跤；避免举重运动，减少造口旁疝的发生；进行某些球类运动或会有轻微碰撞的运动，如篮球等，可能需要佩戴肠造口护罩来保护造口，以免造口意外受损；避免重体力劳动，尤其是术后第一年
衣着	避免穿紧身衣裤（裙），以免摩擦或压迫造口，影响肠造口的血液循环
沐浴	淋浴即可
旅行	旅行时要注意携带比平常数量多的导尿用品，养成随身自备一瓶矿泉水的习惯，这样既可以保证饮水，也可在有意外时用于擦洗造口及周围皮肤
复查	定期门诊复查，复查胸部X线片、B超、尿常规、肾功能、静脉肾盂造影及尿路造影等

四、原位新膀胱术患者的护理

【概述】

膀胱癌或其他膀胱疾病需行全膀胱切除的患者，常常面对着如何做尿流改道的问题，常用的尿流改道手术有：回肠膀胱术和Indiana膀胱术，这些手术方法并不能完全满足患者的需要，因为这些手术方法仍需腹壁造口或插导尿管，患者丧失尿道排尿功能，承受巨大的生理和心理压力。原位新膀胱术是指全膀胱切除后，采用约 40cm 回肠重新制作一个新膀胱。新膀胱与尿道吻合，由尿道外括约肌控制，患者能从尿道自控排尿，术后无须腹壁造口，无须佩带尿袋，排尿功能可接近正常人。与以往的各种尿流改道术相比，该术式极大地提高了患者的生活质量。适用于符合单纯膀胱全切或根治性膀胱全切指征，同时膀胱颈及后尿道无肿瘤浸润的患者。

【主要护理问题】

1. 焦虑/恐惧　与患者对手术的恐惧，担心预后有关。

2. 舒适的改变　与手术后伤口疼痛、留置各种引流管等有关。

3. 部分自理能力缺陷　与术后卧床和留置治疗性管道有关。

4. 知识缺乏　与患者缺乏相关疾病知识有关。

5. 潜在并发症　出血、感染、尿失禁、排尿困难、电解质紊乱等。

【护理目标】

（1）患者焦虑/恐惧程度减轻，配合治疗及护理。

（2）患者主诉不适感减轻或消失。

（3）患者日常生活需要得到基本满足。

（4）患者在住院期间了解手术前后的疾病相关知识。

（5）术后未发生相关并发症，或并发症发生后能得到及时的治疗与处理。

【术前护理措施】

1. 心理护理

（1）主动关心患者，鼓励患者表达内心感受，耐心倾听患者诉求。

（2）耐心与患者交谈，掌握患者思想动态，针对患者心理情况给予疏导。

（3）向患者说明原位新膀胱术的安全性、有效性及术后生活质量等。

（4）教会患者自我放松的方法，如深呼吸、外出散步、听音乐、看书等。

（5）和患者家属进行沟通，鼓励家属多陪伴患者，给予患者心理支持。

2. 胃肠道准备

（1）饮食：术前3日进少渣、半流质饮食，术前2日进流质饮食，术前1日禁食，静脉补充水、电解质、维生素等营养物质，术前禁水4小时。

（2）胃管：术前半小时留置胃管。

（3）灌肠：术前1日全肠道灌洗，术前晚及术晨清洁灌肠。

（4）药物准备：术前3日遵医嘱口服肠道抗菌药物，以抑制肠道细菌。

3. 术前常规准备

（1）术前行抗生素敏试。

（2）协助完善相关术前检查，如心电图、B超、胸部X线、出凝血试验等。

（3）备皮：术前半小时备皮，范围为上至双侧乳头，下至双侧大腿上外1/3处，包括会阴部，两侧备至腋中线，并清洁脐部。

（4）指导患者正确的咳嗽、咳痰的方法。

（5）术晨更换清洁病员服。

（6）术日与手术室人员进行患者、药物核对后，送入手术室。

【术后护理措施】

1. 术后护理常规 见表 3-14。

表 3-14 常规护理内容

麻醉术后护理常规	了解麻醉和手术方式、术中情况、切口和引流情况；持续低流量吸氧；持续心电监护；床挡保护防止坠床；严密监测生命体征
伤口观察及护理	观察伤口有无渗血、渗液，若有，应及时更换敷料
各管道观察及护理	引流管护理详见表 3-15；疼痛护理，评估患者疼痛情况，有镇痛泵患者，注意检查管道是否通畅，评价镇痛效果是否满意；遵医嘱给予镇痛药物；提供安静、舒适的环境
基础护理	做好晨晚间护理、尿管护理、定时翻身、雾化吸入、患者清洁等工作

2. 引流管护理 见表 3-15。

表 3-15 引流管护理内容

胃管护理内容	
通畅	保持胃管通畅，勿打折、压迫管道 及时倾倒胃液，保持有效负压
固定	每班检查胃管留置长度并记录，并检查胶布粘贴是否牢固；告知患者切勿自行拔出胃管，若胃管不慎脱出，立即通知主管医生及时处理
观察并记录	观察胃液的性状、颜色、量；观察患者腹部体征，有无腹胀
拔管指征	胃肠功能恢复后，即肛门排气后，可拔管

续表

三腔导尿管及膀胱造瘘管	
通畅	保持管道通畅，勿打折、压迫管道
观察并记录	术后要持续膀胱冲洗以利肠黏液的排出，以防止引流管堵塞、尿液排出不畅等并发症的发生
	观察引流液的性状、颜色、量；观察患者下腹部体征，有无腹胀
双输尿管支架管	
通畅	保持管道通畅，勿打折、压迫管道
固定	妥善固定管道，防止扭曲、脱落
观察并记录	观察引流液的性状、颜色、量
创腔引流管	
通畅	保持管道通畅，勿打折、压迫管道
固定	妥善固定，防止扭曲脱落
观察并记录	观察引流液的性状、颜色、量

3. 饮食护理　术后拔除胃管后可少量饮水，如无不适后可进流食，无腹胀可进软食，逐步过渡到易消化的普通食物。

注意：胃肠功能恢复进展个体差异很大，应当根据患者个体情况，循序渐进。

4. 体位与活动　见表 3-16。

表 3-16　患者体位与活动

时间	体位与活动
全麻清醒前	去枕平卧位，头偏向一侧
全麻清醒后手术当日	低半卧位，侧卧位
术后第 1 日	半卧位为主，增加床上运动
术后第 2 日	半卧位为主，在搀扶下适当下床沿床缘活动
术后第 3 日起	适当增加活动度

注：活动能力应当根据患者个体情况，循序渐进。

5. 排尿功能的训练 见表3-17。

表3-17 患者术后排尿功能的训练

保留导尿管的膀胱训练	术后2周左右开始，采用定时开放导尿管，每半小时开放导尿管放尿（约储尿50ml），以后逐渐延长，当膀胱容量达150ml左右时可拔管。在开放导尿管时，患者要做排尿动作，用手掌按压下腹部，使尿液流出，同时做收缩肛门括约肌及仰卧抬臀的动作，每日训练4～6次，每次30分钟，这些训练有利于建立排尿功能
拔除尿管后的排尿训练	术后3周左右，导尿管拔出后，开始进行新膀胱排尿功能锻炼
	锻炼腹肌：每天4～6次，每次10分钟，收缩腹肌，保持3秒钟，目的是加强腹肌和膈肌的收缩力，排尿时增加腹压，排尿动力增大
	有规律地收缩盆底肌：每天3～4次，每次10～20分钟，吸气时收缩肛门，保持3秒钟，呼气时放松
	在收缩肛门括约肌的同时，使尿道括约肌也得到收缩、舒张锻炼，从而加强尿道外括约肌的张力，达到防治尿失禁的目的。开始阶段腹压不足时可采取下蹲式排尿，使残余尿量减少
夜间锻炼	嘱患者傍晚后尽量少饮水，患者可以用闹钟定时，每隔3小时排尿1次，每次排尿应尽量排空膀胱

6. 健康宣教 见表3-18。

表3-18 原位新膀胱术后患者的出院宣教

休息	劳逸结合，散步、慢跑、太极拳都是不错的康复活动
饮食	多进食新鲜水果蔬菜，少食辛辣刺激食物，戒烟酒，保持大便通畅

续表

排尿训练	每次排尿尽可能地排净膀胱内的尿液。将手掌置于腹部膀胱最高点位置，收缩腹肌，间歇性憋气用力或靠腹压排尿。排尿时随下降的膀胱用掌心压迫膀胱向下做环行按摩，手法不宜过重以免损伤新膀胱，膀胱下降至耻骨联合时，可用手掌向下轻压膀胱，起到刺激和压迫膀胱排尿的作用，必要时可采用蹲位或坐位排尿姿势，争取将尿液排尽，最大限度减少并发症的发生。术后夜间可控性相对较差，可能是入睡后尿道括约肌张力下降，可有尿床现象的发生，可以适当增加夜间排尿次数来纠正
定时排尿	因新膀胱充盈有时尿意不明显，应定时排尿，饮水多时每 2 小时 1 次，平时每 3～4 小时 1 次
复查	定时复查肝肾功能、血常规等

【并发症的处理及护理】

并发症的处理及护理见表 3-19。

表 3-19 并发症的处理及护理

常见并发症	临床表现	处理
尿失禁	尿液不自主地流出	排尿功能训练，定时排尿，一般每 3～4 小时 1 次
电解质紊乱	高氯酸中毒、低钠血症，出现虚弱、厌食、呕吐、呼吸困难等症状	定时复查肾功能、电解质

【特别关注】

（1）患者心理护理。

（2）手术前胃肠道准备。

（3）手术后引流管的护理。

（4）手术后造口的护理和指导。

（5）手术后间歇性导尿的护理和指导。

（6）手术后排尿功能的练习和指导。

（7）出院健康教育。

（8）随访复查。

【前沿进展】

成纤维细胞生长因子受体3（fibroblast growth factor receptors-3，FGFR-3）是酪氨酸激酶受体，是成纤维细胞生长因子受体（fibroblast growth factor receptors，FGFRs）家族的一员，通过与其相应成纤维细胞生长因子（fibroblast growth factor，FGF）的结合，在组织器官发育及损伤修复过程中发挥着十分重要的作用。近年来，经过研究发现FGFR-3的基因突变在膀胱癌中也有相当高的突变表达。

FGFR-3靶向治疗，小分子抑制剂及抗体在多发性骨髓瘤治疗中被成功应用来抑制体内外细胞的增殖和诱导细胞周期停滞、凋亡、分化。一些研究已经评估了FGFR-3作为靶向治疗在泌尿系统上皮癌治疗的一种可能性。随着进一步对FGFR-3的研究，在膀胱癌致病机制上又发现了一些新的分子途径，这些都有助于膀胱癌多靶点治疗的研究。

【知识拓展】

肿瘤化疗患者的饮食

化疗药物易引起造血功能下降、白细胞减少、消化功能紊乱、肝肾功能损害等副作用，导致患者出现免疫功能下降、厌食、恶心、呕吐、胃部不适和食欲大减等症状。选择适宜的饮食，可有效降低药物的副作用和协助治疗。

化疗期间的饮食宜：

1.清淡易消化　多食各种蔬菜、水果、豆类、粗粮、富含硒的食品，如富硒矿泉水、富硒鸡蛋等；烹调注意色、香、味俱佳；多采用煮、炖、蒸等烹饪手法，不吃油煎食物；每日饮水不少于 1500ml，加快体内化疗毒物的排出。

2. 高蛋白高热量 以鸡蛋、牛奶、猪肉、豆制品等优质蛋白为主，补充适量香蕉、芒果等高热量的水果。

3. 恢复造血功能、提高免疫力 食用香菇、冬菇、金针菇、银耳、黑木耳、灵芝、甲鱼、薏苡仁、黄芪等可升白细胞的食物，同时配以枸杞、牛奶、胡萝卜、莲子、苦瓜、冬瓜、山楂等改善肝肾功能的食物。

（谢双怡）

第四章　前列腺肿瘤的护理

【概述】

前列腺癌是发生于老年男性前列腺的恶性肿瘤。前列腺癌的发病率有明显的地域和种族差异。在世界范围内，前列腺癌发病率位居男性所有恶性肿瘤的第二位。在美国，前列腺癌的发病率已经超过肺癌，成为首位危害男性健康的肿瘤。亚洲前列腺癌的发病率远远低于欧美国家，但近年呈现上升趋势。在我国，随着生活方式的西化，人口老龄化及诊断水平的提高，近年来前列腺癌发病率迅速增长。

【病因】

前列腺癌病因尚未明确，可能与以下因素有关：

1. 年龄因素　年龄是最明显的危险因子，随着年龄增长，前列腺癌发病率也明显升高。

2. 遗传因素　遗传是另一个重要危险因子，如果一个直系亲属患前列腺癌，其本人患前列腺癌的危险性会增加 1 倍。

3. 种族因素

4. 饮食与环境因素　常见的危险因素包括高动物脂肪饮食、红色肉类的消耗量、吸烟量、白酒饮用量、低植物摄入量、肥胖等。

5. 性活动因素　首次遗精年龄越小，危险性越大；再婚者危险性最高。

6. 其他的危险因素　与体内维生素 D、维生素 E、胡萝卜素、硒等水平低下关系密切。在职业方面，从事镉

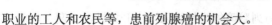

职业的工人和农民等，患前列腺癌的机会大。

【病理】

前列腺癌的病理学诊断包括定性、分级和分期。为了治疗方案的制订和预后的判断，分为癌前病变和前列腺癌。

癌前病变主要有两类：①前列腺上皮内瘤；②不典型腺瘤样增生。

前列腺癌分为四大类型：①潜伏癌；②偶发癌；③隐匿癌；④临床癌。

【诊断要点】

1. 临床表现

（1）早期：无明显症状。

（2）肿瘤侵犯尿道膀胱：尿路梗阻或尿路刺激症状，也可出现急性尿潴留、血尿、尿失禁等症状。

（3）晚期：发生骨转移时，可出现骨骼疼痛、病理性骨折、贫血、脊髓压迫等症状，甚至下肢瘫痪；淋巴结转移时，局部淋巴结肿大；内脏转移时，可出现恶心、呕吐、黄疸、肝功能异常、咳嗽、咯血、呼吸困难等症状；恶病质时出现极度消瘦、严重贫血等。

2. 辅助检查 ①直肠指检（DRE）；②前列腺特异性抗原（PSA）③经直肠超声检查（TRUS）；④前列腺穿刺活检；⑤计算机断层成像（CT）；⑥磁共振成像（MRI）；⑦全身核素骨显像检查（ECT）；⑧潜在前列腺癌诊断标志物：尿液前列腺癌抗原3（PCA-3）。

【治疗】

1. 等待观察和主动监测 对于等待观察治疗的患者必须密切观察随诊，主动监测的患者必须严密随访，积极监测疾病发展进程。

2. 前列腺癌根治性切除术 开放性经会阴、经耻骨后前列腺癌根治术；腹腔镜前列腺癌根治术；机器人辅助前列腺癌根治术。

3. 前列腺癌的外放射治疗

4. 前列腺癌近距离照射治疗

5. 新辅助激素治疗

6. 前列腺癌内分泌治疗

7. 前列腺癌的化疗

【主要护理问题】

1. 自卑 / 焦虑 / 恐惧 与患者对癌症的恐惧、担心预后有关。

2. 营养失调：低于机体需要量 与恶性肿瘤所致的机体消耗增加及摄入不足有关。

3. 舒适的改变 与疼痛、活动受限等有关。

4. 睡眠形态紊乱 与尿频、疼痛、尿失禁、尿路刺激症状有关。

5. 自我形象紊乱 与手术去势治疗、尿失禁等有关。

6. 排尿型态改变 与安置保留尿管、尿失禁有关。

7. 清理呼吸道低效 与全麻术后痰液黏稠、无力咳嗽等有关。

8. 知识缺乏 与缺乏前列腺癌相关知识有关。

9. 潜在并发症 出血、感染、直肠损伤、尿失禁、阴茎勃起功能障碍、膀胱尿道吻合口狭窄、深部静脉血栓、尿瘘、尿道狭窄等。

【护理目标】

（1）患者焦虑 / 恐惧程度减轻，配合治疗及护理。

（2）患者营养状况得到改善或维持。

（3）患者主诉不适感减轻，舒适度增加。

（4）患者睡眠状况得到改善。

（5）患者对自我形象有健康、现实的认识。

（6）患者排尿形态改变的危险性降低。

（7）患者能正确有效地咳嗽、咳痰，保持呼吸道通畅。

（8）患者了解前列腺癌相关信息及康复知识，能积极配合治疗和护理。

（9）术后未发生相关并发症，或并发症发生后及时得到治疗与处理。

【术前护理措施】

1. 心理护理

（1）讲解前列腺癌相关知识、手术的必要性、手术方式、注意事项等，向患者介绍康复良好的病例以增强患者康复的信心。

（2）鼓励患者表达自身感受。

（3）教会患者自我放松的方法。

（4）针对个体情况进行个性化心理护理。

（5）鼓励患者家属和朋友给予患者关心和支持。

2. 营养支持

（1）根据情况给予高蛋白、高维生素、适当热量、低脂、易消化的少渣食物。

（2）不能进食者遵医嘱静脉补充营养。

（3）严重贫血者遵医嘱输血。

3. 特殊检查注意事项

（1）PSA 检测：①无须抽取空腹血检查；②在直肠指检之前；③前列腺直肠指检后一周；④膀胱镜检查、导尿等操作 48 小时后；⑤射精 24 小时后；⑥前列腺穿刺 1 个月后；⑦无急性前列腺炎、尿潴留等疾病。

（2）前列腺穿刺活检：在 MRI 之后进行，以免影响 MRI 的结果。

4. 病情观察及护理

（1）观察并记录患者排尿情况。

（2）消瘦、尿失禁患者注意观察皮肤状况并加强护理。

（3）有骨转移患者注意安全护理，防止骨折的发生。

（4）观察患者的情绪、心理状态及对待疾病的态度。

5. 术前常规准备

（1）协助完善相关检查，如心电图、B 超、出凝血试验、输血全套、PSA、前列腺穿刺活检等。

（2）指导患者正确的咳嗽、咳痰方法。教会患者提肛运动的方法。

（3）术前行抗生素敏试，术前备好术中用药。

（4）术前遵医嘱抽取合血，以备术中用血。

（5）遵医嘱行肠道准备。

（6）更换清洁病员服。

（7）术日与手术室人员进行患者相关信息核对后，送患者入手术室。

【术后护理措施】

1. 外科术后护理常规　见表 4-1。

表 4-1　常规护理内容

麻醉术后护理常规	了解麻醉和手术方式、术中情况以及切口与引流情况
	严密监测生命体征
	持续心电监护
	持续低流量吸氧
	床挡保护防止坠床

续表

伤口观察及护理	观察伤口有无渗血、渗液，若有，应及时通知医生并更换敷料 观察腹部体征，有无腹痛、腹胀等症状
各管道观察及护理	尿管护理见表4-2；创腔引流管护理见表4-3
疼痛护理	评估患者疼痛状况，遵医嘱给予镇痛药物；使用镇痛泵患者，注意检查管道是否通畅，评价镇痛效果是否满意；提供安静、舒适的环境
基础护理	协助患者取舒适体位，做好口腔护理、尿管护理及皮肤护理

2. 尿管护理 见表4-2。

表4-2 尿管护理内容

固定	妥善固定于床旁
通畅	做好尿管引流标识 定时挤捏管道，使之保持通畅 勿折叠、扭曲、压迫管道 及时倾倒尿液，保持有效引流
清洁	告知患者尿管的重要性，不能过度牵拉，切勿自行拔出 若尿管不慎脱出，立即通知医生，遵医嘱按照无菌操作原则重置尿管 随时清除尿道口的分泌物，保持会阴部的清洁干爽 尿管护理每日2次 每周更换引流袋1～2次
观察并记录	观察小便性状、颜色及量 观察患者下腹部体征，有无腹胀
拔管	一般术后视病情2～3周即可拔管，拔管后注意观察患者自行排尿情况

3. 创腔引流管护理 见表 4-3。

表 4-3 创腔引流管护理内容

固定通畅	妥善固定
	做好引流管标识
	告知患者创腔引流管的重要性，切勿自行拔出
	若引流管不慎脱出，通知主管医生立即处理
	定时挤捏管道，随时保持通畅
	勿折叠、扭曲、压迫管道
	定时倾倒引流液，保持有效引流
观察并记录	观察引流液性状、颜色及量
	观察患者切口周围体征，有无胀痛、局部丰满
拔管	引流管一般术后 2～3 天即可拔除。拔管后密切观察切口有无渗出，以及渗出液的性状、颜色及量，敷料浸湿及时更换

4. 饮食护理 术后禁食，肛门排气后无腹胀，开始饮水 50ml/h，3～4 小时后无恶心、呕吐、腹胀等不适症状，可进术后流质饮食；逐渐过渡为术后半流质饮食、软食及普食。饮食要注意循序渐进，营养丰富。

5. 体位与活动 见表 4-4。

表 4-4 患者体位与活动

时 间	体位与活动
全麻清醒前	去枕平卧位，头偏向一侧
全麻清醒后手术当日	低半卧位、侧卧位
术后第 1 日	半卧位为主，床上活动
术后第 2 日	半卧位为主，增加床上自主活动
术后第 3 日起	适当床旁活动

注：活动能力应当根据患者个体化情况，循序渐进，对于年老或体弱的患者，应当相应减慢活动进度。

6. 健康宣教　见表 4-5。

表 4-5　前列腺癌术后患者的出院宣教

饮食	避免高脂饮食，尤其是动物脂肪、红色肉类。坚持低脂肪饮食，多食豆类、谷物、蔬菜、水果等。适当补充钙和维生素 D、维生素 E、胡萝卜素。控制食物摄入总热量和脂肪量
活动	根据体力，适当锻炼。保持情绪稳定，心情愉快。做提肛运动，每个动作持续 3～10 秒，每次 10～20 分钟，每天 3～6 次。以增强盆底肌肉张力，促进尿道括约肌功能的恢复
复查与随访	PSA、DRE 等检测，2 年内每 1～3 个月一次，2 年后每 3～6 个月一次，5 年后每年 1 次
后续治疗	遵医嘱完成放疗、化疗、内分泌治疗等后续治疗

【并发症的处理及护理】

前列腺癌术后并发症的护理见表 4-6。

表 4-6　并发症的处理及护理

常见并发症	临床表现	处理
出血	创腔引流管持续有新鲜血液流出，2 小时内引出鲜红色血液 > 100ml 或 24 小时 > 500ml	严密监测生命体征 保守治疗：应用止血药物；床旁牵拉固定尿管，压迫止血
	伤口敷料持续有新鲜血液渗出	静脉补充液体或输血治疗
	伤口局部胀痛、丰满	保守治疗无效者再次手术
感染	体温升高	观察体温变化
	血象升高	抗感染治疗
直肠损伤	急性腹膜炎的症状	及时更换伤口敷料
	伤口局部红肿、疼痛	加强营养支持
	伤口渗液增加伴臭味	充分引流
	伤口有肠液渗出	抗感染
		再次手术修补

续表

常见并发症	临床表现	处理
膀胱尿道吻合口瘘及尿道狭窄	尿流变细 射程变短 尿流中断	观察排尿情况 定期尿道扩张 必要时再次手术 避免持续用力牵引尿管
尿失禁	尿液不自主地流出	坚持盆底肌的康复锻炼 保持会阴的清洁干燥 生物反馈和电刺激治疗等
深部静脉血栓和肺栓塞	下肢肿胀、疼痛 皮温下降 感觉降低 呼吸困难和气促、胸痛、晕厥、烦躁不安、惊恐甚至濒死感等	术中、术后避免使用止血药 术后早期活动四肢，预防性使用气压式血液驱动仪按摩四肢 发生栓塞后患肢制动、抬高使患者安静，予保暖、吸氧、镇静、止痛等 必要时使用抗凝剂
尿瘘	疼痛、下腹部丰满 尿管引流尿量少	半卧位促进引流 如有膀胱冲洗应低压、慢速冲洗，如有异常应停止膀胱冲洗 保持局部有效引流
皮下气肿和高碳酸血症	肩背酸痛、胸腹胀痛 疲乏、烦躁、呼吸浅快	被动运动，促进血液循环 持续低流量吸氧
性功能障碍	阴茎勃起障碍	术中保护神经血管束 术后应用药物磷酸二酯酶五型抑制剂（PDE5-I）预防或治疗

【特别关注】

（1）心理护理。

（2）前列腺癌术前特殊检查的护理。

（3）术后并发症的预防、观察及处理。

（4）健康宣教。

【前沿进展】

1. 前列腺癌治疗新进展　前列腺癌是目前在全球范围内最常见的男性恶性肿瘤之一。根据患者的全身情况、肿瘤进展情况不同，其治疗方法也不尽相同。目前常用的治疗方法包括：主动监测、前列腺癌根治性切除术（开放手术、腹腔镜手术、机器人手术）、前列腺癌外放射治疗、前列腺癌近距离照射治疗、前列腺癌冷冻治疗、前列腺癌的高能聚焦超声、组织内肿瘤射频消融、内分泌治疗（包括手术去势、药物去势、单一抗雄激素治疗、最大限度雄激素阻断治疗、新辅助内分泌治疗、间歇性内分泌治疗、辅助内分泌治疗）、化疗。

2. 前列腺癌骨相关不良事件新进展　骨转移是晚期前列腺癌患者常见的并发症，超过 70% 的进展期前列腺癌患者有骨转移。骨相关不良事件包括骨痛、病理性骨折、骨髓压迫症、高钙血症等，严重影响患者的生活质量与生存期。目前常用的治疗前列腺癌骨相关不良事件的治疗方法包括双膦酸盐、地诺单抗、镭 -223 氯化物。目前双膦酸盐是治疗前列腺癌骨相关不良事件的一线选择，地诺单抗为新 IgG2 单克隆抗体，其效果与唑来膦酸相当。镭 -223 氯化物不仅可降低骨相关不良事件的发生，而且可显著延长患者的生存期。

【知识拓展】

微创手术的机器人时代

手术机器人是一种自动的、位置可控的、具有可编程能力的多功能机械手。在人的控制下，机械手借助计算机能够施行外科手术、靶点定位、药物注入、损毁病灶等任务。近年来，结合尖端的自动化机械技术、远程通信技术和计算机技术的机器人辅助腹腔镜手术的诞生，克服了传统腹腔镜镜头的不稳定性，手术视野没有立体感、操作空间狭小、直器械无内腕、自由度小等不足，使手术更加完美。

机器人手术的主要优点：

第一，图像稳定。使用机器人控制腹腔镜，其操作完全按照术者指令行事，不存在常规腹腔镜手术时助手疲劳后出现术野不稳定的问题。普通腹腔镜尤其是进行精细操作时，镜头距离术野很近，镜头稍有移动即会移出术野，移动监视器上就会出现大幅度抖动，机器人手术可完全避免这些情况。

第二，可进行精细操作。机械手臂增加了活动的自由度，大大提高了手术医生的操作能力，在原来手伸不进的区域，机器人手臂可以在360°的空间下灵活穿行，完成转动、挪动、摆动、紧握等动作，且机械手上有稳定器，具有人手无法比拟的稳定性及精确度。

第三，节省人力。机器人控制的腹腔镜手术通常由术者一人即可完成，即所谓的一个医生的手术。当然，有时需要一个助手更换器械。

第四，术者舒适度高。较传统手术方式，机器人手术的术者不需要站立，而是坐在舒适的椅子上，可以从容不迫地进行细致的操作，不易疲劳。

第五，促进遥控手术的诞生与发展。机器人手术专家的操作可以通过卫星系统传递到潜艇、遥远偏僻地区或国外。2001年通过机器人完成一次横跨大西洋的手术，这次手术的外科医生盖勒在纽约西奈山医院，而患者则远在法国的斯特拉斯堡医院，距离间隔6230公里，纽约的医生遥控引导着斯特拉斯堡的一个机器人，为一位68岁高龄的老太太施行胆囊切除术，时间约45分钟，术后患者恢复正常。

机器人手术的工作程序：通过机器人进行手术时，首先在腹壁上打几个直径1～2cm的小孔。机器人的3个机械臂通过这些小孔插入患者体内。这时，手术视野图像通过机械镜放大20倍后在监视器上显示出来。医生通过三维成像系统看清解剖结构，确认手术部位，进行外空间手术操作。机器臂与操作者之间通过电路相连。主刀医生在控制台控制机器人手臂的运作，另一名医生在患者旁边协助。医生控制台有三维视觉系统和动作定标系统，医生手臂、手腕和手指的运动通过传感器在电脑中精确记录下来，并且同步翻译给机器人手臂，按照指令在患者体内完成同样的操作，这其中，动作定标系统和振动消除系统保证了机器人手臂可以在狭小的手术视野内进行精确操作。

在美国泌尿外科领域，有50%的患者选择达芬奇机器人手术，美国85%以上的前列腺癌根治术使用达芬奇手术机器人完成。国内因医疗费用相对较高，机器人手术仅在极少数大医院开展。

（黄映勤）

第五章　阴茎肿瘤的护理

【概述】

阴茎肿瘤在我国是常见病，阴茎癌是阴茎肿瘤中最常见的恶性疾病，发病年龄多在30岁以上，在男性恶性肿瘤的发病率中占有相当高的比例，20世纪50年代以前，阴茎癌曾居泌尿生殖系统肿瘤的第一位，50年代居第二位，仅次于膀胱肿瘤。近年来，随着生活水平的提高，卫生状况的改善，阴茎癌的发病率已有明显降低的趋势，大多数阴茎肿瘤以包皮过长、包皮垢和不良卫生习惯为诱发因素。另外，关于阴茎癌和性伴侣的子宫颈癌或疱疹病毒感染的关系各家报告不一，无确切证据显示阴茎癌为性传播疾病，阴茎癌与梅毒、腹股沟淋巴肉芽肿或软下疳等性病之间无明确的病因关系。

【病因】

本病发生与包茎及包皮过长有密切关系，新生儿或幼儿行包皮环切术能有效防止此病。长期包皮垢及炎症刺激是阴茎癌的重要致病因素。人乳头瘤病毒16型及18型与阴茎癌发病密切相关。有些癌前期病变，阴茎乳头状瘤、尖锐湿疣、阴茎白斑、增殖性阴茎红斑等均有癌变的可能。除此之外，吸烟、外生殖器疣、阴茎皮疹、性伙伴数量与阴茎癌的发病可能也有一定的关系。

【病理】

病变多发生于阴茎头、包皮内板和冠状沟处，多数为鳞状上皮癌，呈红色斑块状突起或成菜花样突起，有脓性渗出及恶臭味，阴茎肿瘤主要是通过淋巴结转移。晚期腹股沟淋巴结转移使淋巴结增大、质硬，甚至固定或形成溃疡、易出血。广泛的淋巴结转移可引起下肢水肿。阴茎癌的病理分类可分为原位癌、乳头状癌和浸润癌三类。原位癌常在阴茎头部，局部呈红色斑块状突起，有脱屑与糜烂。乳头状癌像菜花样突出，伴脓性渗出物和恶变，质地脆弱容易出血，浸润癌酷似湿疹，有硬块状基底，中央呈溃疡伴脓性渗出。

【诊断要点】

1.病史　多见于有包茎或包皮过长病史的中老年人，或由阴茎尖锐湿疣转变而成。

2.临床表现　早期常以无痛性结节或硬块开始，继而逐渐增大，形成溃疡，有恶臭脓性分泌物，或呈菜花样改变。乳头状癌开始为丘疹或疣状，晚期呈菜花状增生。浸润癌初起表面光滑、色红、坚硬、轻度隆起，向内生长，边缘卷起。可有腹股沟淋巴结肿大，或者甚至有压痛。初起全身症状不明显，后期可见饮食乏味、消瘦、疲乏等全身症状。

3.辅助检查　活体组织病理切片可明确诊断，超声、CT、MRI 等有助于了解肿瘤深度、范围及有无淋巴结转移等。有腹股沟淋巴结转移时，必须行盆腔扫描；盆腔淋巴结转移，应行腹腔淋巴结扫描；对所有淋巴结转移患者，应行胸部影像检查；有转移症状者，如骨痛，可行相应的影像检查（如骨扫描）。

【治疗方法】

阴茎肿瘤的治疗方法，除良性肿瘤和阴茎头及包皮的小肿瘤可用放疗、激光、冷冻或化疗药物霜剂治疗方法外，均需施行手术治疗。

根据肿瘤浸润范围和淋巴结转移情况，选择合适的手术方式。

1.包皮环切术 局限于包皮或阴茎头的早期阴茎癌，深部没有浸润，没有淋巴结转移，可行包皮环切术或局部切除术。

2.阴茎部分切除术 局限于阴茎头或阴茎前段，无淋巴结转移，可距肿瘤 2cm 水平做阴茎部分切除术。

3.阴茎全切除术 浸润性阴茎癌，肿瘤累及阴茎 1/2 以上，若行阴茎部分切除术后不能保留有功能的阴茎残端，应行阴茎全切和会阴部尿道重建。

4.区域淋巴结清扫术 当肿瘤位于阴茎根部或涉及整个阴茎时、阴茎癌有腹股沟淋巴结转移时，根据阴茎肿瘤的治疗原则应做根治性阴茎切除术，以及双侧腹股沟和髂血管旁淋巴结清扫术。

【主要护理问题】

1.疼痛 与疾病、手术有关。

2.舒适的改变 与疼痛、术后管道留置等有关。

3.部分自理能力缺陷 与留置管道及伤口疼痛有关。

4.预感性悲哀 与担心疾病预后及手术后生活质量有关。

5.有皮肤完整性受损的危险 与卧床活动受限及疾病本身有关。

6.排尿型态的改变 与留置尿管有关。

7.知识缺乏 与缺乏阴茎癌相关疾病知识有关。

8.焦虑/恐惧 与担心手术及效果有关。

9.潜在并发症 出血、感染、尿道外口狭窄、皮下气肿、皮瓣坏死、淋巴漏、下肢深静脉血栓等。

【护理目标】

（1）患者逐渐适应，疼痛感减轻。

（2）患者不适感减轻或消失。

（3）患者的日常生活需求得到满足。

（4）患者心理压力减轻，得到家属及社会支持，能积极配合治疗及护理。

（5）患者在住院期间皮肤除疾病本身外未发生破损。

（6）患者逐渐适应尿管的安置。

（7）患者及家属掌握疾病的相关知识。

（8）患者焦虑/恐惧感减轻或消失。

（9）术后未发生相关并发症，或并发症发生后能得到及时治疗与处理。

【术前护理措施】

1. 心理护理

（1）解释手术的必要性、手术方式和注意事项。

（2）鼓励患者表达自身感受。

（3）介绍相同病例，使患者恢复自信心，面对现实，积极配合治疗。

（4）加强患者的心理护理，鼓励患者家属以正确的态度对待患者，让患者感到亲人的关心和照顾。

（5）提供隐蔽的环境，保护患者的自尊心，消除自卑心理。

（6）多与患者沟通交流，安慰疏导患者，使患者对医护人员产生信任感。

2. 病情的观察及护理

（1）注意观察患者情绪、心理状况。

（2）观察阴茎病变处有无溃烂、恶臭等。

（3）局部护理：每天用聚维酮碘溶液加生理盐水浸泡2～3次以上，每次5～10分钟，浸泡后换清洁衣裤，如渗湿也应及时更换，保持会阴部清洁干爽。

3. 术前常规准备

（1）协助完善相关术前检查：如心电图、B超、胸部X线片、出凝血时间、生化检查等。

（2）做好会阴部局部的准备。

（3）严重者术前静脉应用抗生素控制局部炎症，减少术后感染的机会。

（4）肠道准备：术前一天按手术方式，遵医嘱行肠道准备。术前禁食8小时，禁饮4小时。

（5）给患者提供安静的病室环境，保证睡眠，以保障能顺利手术。

（6）术晨准备：更换清洁病员服，测量生命体征，遵医嘱准备带入手术室的抗生素，取下义齿、眼镜、手表等。

（7）术日与手术室人员核对患者信息、药物等后，送患者入手术室。

（8）手术前备皮：备皮范围上至脐，下至大腿上1/3，左右到腋后线。

【术后护理措施】

1. 外科术后护理常规　见表5-1。

表5-1　常规护理内容

全麻术后护理常规	了解麻醉和手术方式、术中情况、切口和引流情况
	持续低流量吸氧
	根据患者情况安置心电监护，严密监测生命体征
	床挡保护防止坠床

续表

伤口观察及护理	观察伤口有无渗血、渗液，若有，应及时更换敷料 阴囊、阴茎切口局部有无血肿、皮下气肿发生 腹腔镜腹股沟淋巴结清扫术患者卧床休息，术后2 　日下肢制动，腹股沟术野区0.5kg盐袋压迫2日， 　期间每4小时取下盐袋20分钟，保持有效压迫
各管道观察及护理	尿管按照尿管护理常规进行 腹股沟低压引流管的妥善固定，保持引流通畅，准 　确记录引流量
疼痛护理	评估患者疼痛情况 有镇痛泵患者，注意检查管道是否通畅，评价镇痛 　效果是否满意 遵医嘱给予镇痛药物 提供安静、舒适的环境
基础护理	做好晨晚间护理、皮肤护理等，满足患者生活需要

2. 心理护理

（1）解释各种治疗和护理操作的目的及意义。

（2）多和患者接触，了解并安慰患者，消除其内心的羞愧和恐惧，保护患者的自尊心。

（3）及时恰当地向患者讲解术后可能出现的不适及心理反应。

（4）做好家属的思想工作，争取家庭与社会的支持。

3. 阴茎血液循环的观察及护理

（1）告诉患者及家属切忌过度活动及触摸伤口。

（2）采用轻换药、轻包扎、轻翻身，避免一切物品碰撞伤口。

（3）使用床上支被架，防止盖被压迫阴茎引起疼痛及影响血液循环。

（4）术后应用镇静剂，以防止阴茎勃起，避免术后出血和张力过大，影响伤口愈合。

4. 饮食护理 术后 6 小时可进食少量容易消化的食物，无腹胀可进食普通饮食。腹腔镜腹股沟淋巴结清扫术后至肠道通气后方可开始进食，先进食水，无不适后可进食流食，逐步过渡到普食。注意指导患者进食富含纤维素饮食，多饮水，保持大便通畅，避免用力排便时导致伤口渗血。会阴尿道造口者术后宜进少渣半流质饮食，术后 3 日避免大便。

5. 体位与活动 术后早期下床活动，以减少并发症的发生。行腹腔镜腹股沟淋巴结清扫术需卧床 1 周，双下肢制动体位，保持屈曲状态，减轻伤口张力，注意保持有效吸引，观察记录引流液的量、性质、颜色，防止皮下积液；注意观察皮瓣血运情况，防止皮瓣坏死。

6. 健康宣教 见表 5-2。

表 5-2 阴茎肿瘤患者的出院宣教

饮食	饮食规律，少食多餐，以营养丰富、易消化饮食为主。忌刺激性食物和烟酒，忌食霉变食品，保持大便通畅
活动	术后 1 个月恢复工作，3 个月内避免重体力劳动及剧烈活动，可适当参加体育活动，做到劳逸结合；避免阅读、观看不健康的书籍及影视
复查	为防止阴茎勃起造成出血（阴茎部分切除患者），可口服镇静药物。定期复查，并确定后续治疗方案

7. 阴茎肿瘤的预防 积极治疗慢性阴茎头包皮炎。凡有包茎或包皮过长者，应劝其施行包皮环切术，且越早越好，加强卫生宣传，经常翻转包皮清洗包皮垢。

避免生殖器发炎、阴茎肿瘤，需要在房事前注意清洗外阴，在性生活后及时擦掉精液。另外，养成小便前洗手的习惯，有效地防止外部病菌进入生殖器。

做到早发现早治疗，才能减少和避免阴茎肿瘤的复发。

【特别关注】

（1）心理护理。

（2）阴茎肿瘤的局部观察及护理。

（3）体位与活动。

（4）健康宣教。

【前沿进展】

据美国有线电视新闻网（CNN）报道，南非斯泰伦博斯大学和 Tygerberg 医院的医生宣布，2014 年 12 月进行的阴茎移植手术获得成功，这在人类历史上尚属首次。患者在接受了长达 9 小时的阴茎移植手术后，如今各项功能获得全面康复，包括泌尿和生殖功能，主治医生估计至少要到 2016 年 12 月患者才能恢复完全。这是一个巨大的突破，证实阴茎移植手术是完全可行的。2006 年中国也进行了一次阴茎移植手术，尽管医学上并未发生排斥反应，但患者还是因严重的心理问题使得手术以失败告终。心理因素是所有移植手术成功的重要部分，移植等待的过程中会产生很多的焦虑和紧张情绪，一旦接受移植，对排斥反应的担忧让人非常紧张。我们要意识到患者是一个整体，生理和心理方面都要考虑。移植过程中所采用的手术技巧及心理治疗对器官的顺利移植具有重要的指导意义。

阴茎癌的恶性程度不高，且可早期发现，手术疗效不错，故五年生存率不低，然而，客观地说，阴茎癌的淋巴结转移率也不低，为 30% ～ 60%，有些即使腹股沟淋巴结未肿大者，也可能发生远处转移，而阴茎癌为男性患者，因属于体表肿瘤，故很少有人会耐着性子长期治疗，再加上阴茎癌多为高分化鳞癌，对化疗不敏感，疗效甚差。因此，生物靶向制剂作为一类既服用方便，又确实有效，且不良反应相对较少，还可调整全身状态的理想方法，在西医手术配合放疗结束后，常可起到主要治疗手段的作用。特别对于中晚期阴茎癌患者，生物靶向制剂更可彰显其比较独特的治疗效果，是中晚期阴茎癌患者的有效治疗手段之一。

（蒋　平　伍晓梅）

第六章　睾丸及附睾肿瘤的护理

【概述】

睾丸位于阴囊内，左右各一，是微扁的椭圆体，表面光滑，分内、外侧面，前、后缘和上、下端。前缘游离；后缘有血管、神经和淋巴管出入，并和附睾和输精管下段（睾丸部）相接触。睾丸随着性成熟迅速生长，老年人的睾丸随着性功能的衰退而萎缩变小。附睾为一对细长的扁平器官，主要由附睾管组成。

睾丸肿瘤并不常见，仅占全身恶性肿瘤的1%，附睾肿瘤极为少见。根据世界各地统计资料，睾丸肿瘤的发病有地区和种族差异，欧美发病率较高，中国较低。睾丸肿瘤具有以下特征：① 20世纪70年代以后治疗上有突破性进展，使病死率从50%降至10%左右。②是15～35岁男性最常见的癌，因为年轻，所以患者能承受手术、放疗、化疗等严格的综合治疗。③有分化的倾向，自发的或治疗后由恶性变为良性，如转移癌经化疗后转为良性畸胎瘤。若能弄清其分化机制，有可能使恶性肿瘤分化为良性肿瘤。④从血液中可以查出该肿瘤分泌的标志物，其他肿瘤不常见。

【病因】

睾丸、附睾肿瘤病因不明，大概与以下因素有关。

1. 先天性因素

（1）隐睾：通常情况下，睾丸会降到阴囊。如果睾丸不降到阴囊而滞留于腹腔或腹股沟处时，男性患睾癌的概率就会大大增高，隐睾患者睾丸肿瘤发生率较正常人群高 18 ～ 40 倍，约 30% 的睾丸肿瘤患者有隐睾。

（2）睾丸发育异常：睾丸发育异常的男性易患睾丸肿瘤。

（3）遗传因素：研究表明，睾丸肿瘤的发生与遗传因素有关，有单侧睾丸肿瘤病史者另一侧睾丸肿瘤患病率增加，家族中有睾丸肿瘤病史者患此病的概率升高。

（4）先天性睾丸发育不全综合征（Klinefelter 综合征）：患有 Klinefelter 综合征（一种性染色体异常，症状为男性激素水平低，不育，乳房丰满，睾丸小）的人易患睾丸肿瘤。

2. 后天因素　可能与损伤、感染、性激素及营养因素有关。

【病理】

原发性睾丸肿瘤包括生殖细胞肿瘤和非生殖细胞肿瘤两大类，前者占 95% 以上，后者不到 5%。非生殖细胞肿瘤虽少见，但种类繁杂，主要包括支持细胞瘤、间质细胞瘤和支持细胞 - 间质细胞瘤等功能性肿瘤，以及间皮瘤、腺癌、横纹肌肉瘤、黏液性囊腺瘤、纤维上皮瘤、黑素神经外胚瘤、淋巴瘤等附属组织肿瘤。

生殖细胞肿瘤包括精原细胞瘤、胚胎癌、畸胎瘤、绒毛膜上皮癌和卵黄囊肿瘤五种细胞类型；分单纯型和混合型两大类，前者包含一种肿瘤成分，后者包含两种或两种以上肿瘤成分；单纯型约占 60%，混合型约占 40%。

精原细胞瘤约占睾丸生殖细胞瘤的 60%，发病高峰年龄为 30 ～ 50 岁。85% 的患者睾丸明显肿大，肿瘤局部侵犯力较低，肿瘤一般有明显界限。精原细胞瘤发展较慢，一般先转移至腹膜后淋巴结，后期也可发生广泛血行播散。精原细胞瘤分三个亚型：①典型精原细胞瘤，约占 80%，生长较慢，预后好；②间变型精原细胞瘤，约占 10%，恶性程度较高，预后比典型精原细胞瘤差；③精母细胞性精原细胞瘤，约占 10%，多见于 50 岁以上患者。

成人胚胎癌约占睾丸肿瘤的 20%，好发于 30 岁以下男性。其恶性度高，原发肿瘤体积小，但局部破坏力强，早期发生腹膜后淋巴结和血行转移，预后较精原细胞瘤差。

畸胎瘤约占睾丸肿瘤的 10%，可发生于任何年龄，但多见于 40 岁以下男性。原发肿瘤体积大，常与精原细胞瘤、胚胎癌及绒毛膜癌合并存在。成人畸胎瘤即使组织学呈良性表现，亦应按恶性肿瘤处理，因其中约 30% 的患者最终死于远处转移，儿童及幼儿畸胎瘤由成熟成分构成，预后差。

绒毛膜上皮癌约占睾丸肿瘤的 1%，易早期血行播散，预后较差。

卵黄囊肿瘤好发于儿童及青少年，病程进展快，可使肿瘤发生出血、坏死等。

附睾肿瘤可分为良性肿瘤和恶性肿瘤，前者主要有纤维瘤、脂肪瘤等，后者主要有横纹肌肉瘤、平滑肌肉瘤和纤维肉瘤等，其中横纹肌肉瘤最为常见。

【诊断要点】

1. 临床表现

（1）睾丸肿大：大多数患者睾丸呈不同程度肿大，有的睾丸甚至完全被肿瘤取代，质地坚硬，弹性消失。典型症状为逐渐增大的无痛性睾丸肿块，可伴有疼痛或坠胀感。早期表面光滑，晚期表面可呈结节状，可与阴囊粘连，甚至破溃，阴囊皮肤可呈暗红色，表面常有血管迂曲。透光试验检查时，不透光。若为隐睾肿瘤，多于腹部、腹股沟等处扪及肿块，而同侧阴囊是空虚的，部分患者同时伴有鞘膜积液。

（2）疼痛：近 90% 的患者睾丸感觉消失，无痛感。所以一般认为肿瘤是无痛性阴囊肿块。值得注意的是，在临床还可以见到急剧疼痛的睾丸肿瘤，但往往被认为是炎症，发生疼痛的原因是肿瘤内出血或中心坏死，或因睾丸肿瘤侵犯睾丸外的组织而发生疼痛。

（3）转移症状：睾丸肿瘤以淋巴结转移为主，常见于髂内动脉、髂总动脉、腹主动脉旁及纵隔淋巴结，转移灶可以很大，腹部可以触及，患者诉腰、背痛。

（4）乳房女性化：5% 的患者出现，主要见于能产生雌激素的睾丸肿瘤。

2. 辅助检查　①胸部与骨骼 X 线检查；②B 超检查；③CT、MRI 检查；④放射性核素扫描；⑤静脉尿路造影；⑥活组织病理检查；⑦肿瘤标志物：甲胎蛋白（AFP）、绒毛膜促性腺激素（hCG）、乳酸脱氢酶（LDH）是睾丸肿瘤的三种主要标志物，有助于睾丸肿瘤早期诊断、判断疗效和术后随访。

3. 鉴别诊断

（1）睾丸附睾炎。

（2）阴囊血肿。

（3）睾丸扭转。

（4）鞘膜积液。

（5）附睾结核。

【治疗】

1. 手术　根治性睾丸切除术、腹膜后淋巴结清扫术等，但无论哪种类型的睾丸肿瘤，都不应先行针吸活检或经阴囊切口手术，以避免精索残端切除不全、局部复发、切口种植及淋巴转移途径发生改变给放疗带来困难。

2. 化疗　效果好，对精原细胞瘤有较好的疗效，对胚胎癌和绒毛膜上皮癌也有效，腹膜后大块肿瘤，未超过横膈亦可化疗，等肿瘤缩小再做腹膜后淋巴结清除术。Ⅲ期患者以化疗为主。几种药物联合应用，疗效更佳。

3. 放疗　应用高剂量Ｘ线破坏癌细胞的方法。这种疗法通常用来治疗精原细胞瘤，但是有时也用来杀死手术后残留细胞。放疗的同时还用来治疗发生睾丸外转移的癌症。精原细胞瘤对放疗很敏感，对肿瘤较大或有淋巴转移者可于术前进行，非精原细胞瘤与精原细胞瘤类似。

【主要护理问题】

1. 预感性悲哀　与患者对疾病的认识和手术有关。

2. 焦虑　与手术及担心预后有关。

3. 知识缺乏　与缺乏疾病相关知识有关。

4. 营养失调：低于机体需要量　与恶性肿瘤所致的消耗增加及摄入不足有关。

5. 部分自理能力缺陷　与手术及治疗有关。

6. 潜在并发症　出血、感染、淋巴漏、下肢深静脉血栓形成。

【护理目标】

（1）患者能接受疾病的事实并能正确面对手术，配合治疗及护理。

（2）患者对术后的恢复有信心，能得到家人的关心及支持。

（3）患者及家属能正确配合治疗，对疾病相关知识有一定的了解或掌握。

（4）患者营养状况得到改善或维持。

（5）患者日常生活需要得到满足。

（6）术后未发生相关并发症，或并发症发生后能得到及时治疗与处理。

【术前护理措施】

1. 心理护理

（1）向患者及家属讲解疾病相关知识，如手术的必要性、手术方式、注意事项等。

（2）主动介绍责任护士，避免频繁更换，多与患者交流，提高其对医护人员的信任度。动员家属给患者心理支持，尤其是配偶，多给予关心和爱护，同时鼓励患者表达自身感受，注意倾听患者的心理疑惑，并耐心解释，使患者减少对手术的恐惧，增强信心。

（3）教会患者自我放松的方法：读书、看报、听音乐、观看自己喜欢的电影及电视等。

（4）根据个体情况进行针对性心理护理：睾丸切除术后身体的缺如和性功能的下降是患者术后担心的重点（尤其是年轻的患者），应给予耐心的劝导和安抚，指导患者的配偶在心理护理过程中发挥独特的作用，从而使患者认识到自己的重要性，增加社会责任感，树立战胜疾病的信心。

（5）工作中避免一些容易引起患者误会的语言和手势，若涉及有关患者的隐私或需保密的问题，忌在一旁窃窃私语，引起患者不必要的猜测，增加患者的心理负担。

2. 营养

（1）指导患者进高蛋白、高热量、高维生素饮食：如各种瘦肉、蔬菜、水果等。

（2）遵医嘱给予静脉补充热量及营养：如脂肪乳、氨基酸等。

3. 胃肠道准备 未涉及胃肠道的手术方式，术前禁食8小时，禁饮4小时。涉及胃肠道的手术，术前1日清洁灌肠一次，其余按未涉及胃肠道手术方式准备。

4. 体位训练 术前训练患者卧床，用枕头或垫子垫衬腘窝处以减少过多活动，从而减少对伤口的牵拉和降低缝线张力。

5. 病情观察及护理

（1）消瘦患者注意观察皮肤状况并加强护理。

（2）注意观察患者的营养状况。

6. 术前常规准备

（1）协助完善相关术前检查：心电图、B超、出凝血试验等。

（2）术前行抗生素皮试，术晨遵医嘱带入术中用药。

（3）术晨更换清洁病员服。

（4）术晨建立静脉通道。

（5）术晨与手术室人员进行患者、药物核对后，送入手术室。

（6）手术前备皮：以切口为中心，周围 15～20cm，去除阴毛；术前晚及术晨用温水及肥皂清洁外阴、阴囊及腹部，包皮应翻转并洗净包皮垢。

【术后护理措施】

1. 外科术后护理常规 见表 6-1。

表 6-1 常规护理内容

麻醉术后护理常规	了解麻醉和手术方式、术中情况、切口和引流情况
	持续低流量吸氧
	持续心电监护
	床挡保护防坠床
	监测生命体征

续表

伤口观察及护理	观察伤口有无渗血、渗液，若有浸湿及时更换敷料
	观察腹部体征，有无腹胀、肠麻痹等
各管道观察及护理	保持尿管引流通畅，勿折叠、弯曲，每日行尿道口护理两次，观察尿液的颜色、性状及量，发现异常及时处理
	若有胃管，则应保持胃管引流通畅，观察引流液的颜色、性状及量，并注意患者的主诉，及时发现问题及时处理
	观察创腔引流液的颜色、性状和量，是否出现淋巴漏或乳糜腹水形成
疼痛护理	动态评估患者疼痛情况
	有镇痛泵（PCA）患者，注意检查管道是否通畅，评价镇痛效果是否满意
	遵医嘱给予镇痛药物
	提供安静舒适的环境
基础护理	做好口腔护理、尿管护理、定时翻身、雾化吸入、患者清洁等工作

2. 饮食护理 单纯性睾丸切除术及根治性睾丸切除术，术后 6 小时可进少量水，无不适可逐渐恢复至正常饮食。腹膜后淋巴结清扫术，在肠蠕动恢复并拔出胃管后开始进水进食，并逐渐过渡到普通饮食。

3. 体位与活动 见表 6-2。

表 6-2 患者体位与活动

时间	体位与活动
全麻清醒前	去枕平卧位，头偏向一侧
全麻清醒后手术当日	低半卧位或侧卧位
术后第 1 日	半卧位为主，增加床上运动，在体力允许的情况下可在搀扶下下床活动

续表

时间	体位与活动
术后第 2 日	半卧位为主,可在搀扶下适当进行室内活动
术后第 3 日起	适当增加活动度

注:活动能力应当根据患者个体化情况,循序渐进,对于年老或体弱的患者,应当相应推后活动进度。

4. 健康宣教 见表 6-3。

表 6-3 睾丸、附睾肿瘤术后患者的出院宣教

饮食	饮食规律,少食多餐,以营养丰富、易消化饮食为主 忌刺激性食物和烟酒
活动	根据体力,适当活动,劳逸结合,生活规律,保持心情愉快
复查	术后放、化疗期间定期门诊随访,检查肝功能、血常规等 术后体检及检查肿瘤标志物的时间:术后 2 年内每 3 个月复查一次,5 年内每半年复查一次,5 年以后每年复查一次;至少每年复查胸部 X 线片、腹部 CT 各一次 自我检查阴囊内有无异常包块

【并发症的处理及护理】

并发症的处理及护理见表 6-4。

表 6-4 并发症的处理及护理

常见并发症	临床表现	处理
出血	创腔引流管持续有新鲜血液流出,2 小时内引出鲜红色血液 > 100 ml 或 24 小时 > 500 ml;伤口敷料持续有新鲜血液渗出;患者脉搏增快、血压下降、贫血貌	及时更换伤口敷料并加压包扎 遵医嘱用止血药,加快静脉液体滴注速度 必要时使用升压药、输血等 无效时应及时再次手术

续表

常见并发症	临床表现	处理
感染	伤口红、肿、热、痛 伤口有脓性液体渗出 创腔引流管有脓性液体引出 体温升高 血象升高	密切观察体温变化，高热时行物理降温，遵医嘱用退热药或抗生素治疗，必要时做血培养 伤口敷料渗湿及时更换，并注意观察伤口愈合情况 保持会阴部清洁、干燥 注意观察创腔引流液或伤口渗液的性状，充分引流
淋巴漏	伤口敷料渗出及创腔引流液为米白色或黄色液体 生化检验引流液性质	密切观察引流液的颜色及性状，及时通知医生 保持皮肤清洁干燥，勤翻身，保持皮肤完整性 加强营养，鼓励患者进高蛋白饮食：如各种瘦肉、鱼肉、蛋类、蛋白粉等
深静脉血栓形成	单侧下肢或双侧下肢不同程度的肿胀、疼痛	早期协助并鼓励活动下肢，卧床时间长者可使用防血栓弹力袜或下肢气压治疗以预防深静脉血栓的形成 密切观察患者下肢静脉血液循环情况，早期发现肿胀、疼痛等不适及时行血管彩超检查并遵医嘱用药，要求患者绝对卧床休息，患肢制动，并观察足背动脉搏动情况及患侧下肢温度

【特别关注】

（1）患者的心理状况。

（2）术后健康宣教。

（3）术后并发症的观察及处理。

【前沿进展】

近年来，睾丸肿瘤的生存率从 20 世纪 60 年代的 60% ～ 65% 提高到 90 年代的 90% 以上，而睾丸肿瘤治愈率的提高则依赖于早期诊断，正确判断和病理分期，早期治疗，包括化疗结合手术及放疗的综合治疗，以及严格的随访及挽救治疗。

随着科学的发展，社会的进步，人们生活水平的不断提高使得肿瘤患者对生活质量的要求也越来越高，且睾丸肿瘤好发于青年男性，对以后生活质量提出了更高的要求，但是在大多数的患者中，他们往往不能正确地评估和认知自己的能力，美国的心理学家提出应用自我效能理论来克服患者的心理障碍。自我效能是一种心理上的行为方式，包含着人类的动机、健康状况和个人的成就。自我效能是通过人们的成功经验而形成的，人们通过对事件的亲身经历而获得自我效能。人们的成功经验可以增强自身的自我效能，失败的经验不利于自我效能的提高。自我效能也可以间接地获得，如对他人行为的观察、劝说或鼓励等。据研究发现，肿瘤患者的自我效能极低，自我调节能力差，导致了患者的生活质量不高，心理状态不佳，我们可以通过各种方式提高患者的自我效能，提高患者的生活质量，让患者对生活充满信心，对未来有展望。

【知识拓展】

司马迁（公元前 145 或公元前 135—公元前 87？），字子长，西汉夏阳（今陕西韩城，一说山西河津）人，中国古代伟大的史学家、文学家、思想家，被后人尊为

"史圣"。他最大的贡献是创作了中国第一部纪传体通史《史记》（原名《太史公书》）。《史记》记载了从上古传说中的黄帝时期到汉武帝元狩元年长达3000多年的历史。

汉武帝时，司马迁因李陵事件触怒了汉武帝并处以死刑，在当时，基本有三种途径可以免死。第一种途径，祖上有功于国家，有先皇颁发的丹书铁券，这时候拿出来，可以免死。第二种途径，家里有钱，可以多捐，然后免死。这是汉武帝时期的特殊政策。由于对外战争消耗巨大，国家财政紧张，犯人交钱免罪成为一项增加财政收入的重要措施。第三种途径，就是接受宫刑，可以代替死罪。但是这样做，终生抬不起头来，让人觉得为了求生而自甘低贱。司马迁的祖上没有功劳，家里也没有那么多的钱，他只有第三条道路可走，就是接受宫刑。当然，这也需要胆量。因为，在当时的医疗条件下，宫刑的死亡率很高。在接受宫刑之后，司马迁能不能存活下来，这也是个未知数。但是他别无选择，除非他放弃《史记》的写作。接受宫刑，又称作下蚕室，也就是行刑后，要将受刑人像蚕一样养起来，以提高受刑人存活的概率。司马迁就有幸活了下来，并完成了名传千古的《史记》。

（郭良芳　刘　玲）

第二篇 泌尿系统结石的护理

第七章 肾脏结石的护理

【概述】

所谓的泌尿系统结石（又称尿路结石），即尿液中的矿物质结晶体在泌尿系统沉积，是泌尿系统的常见疾病之一。尿路结石按部位可分为上尿路（肾和输尿管）结石和下尿路（膀胱和尿道）结石。肾结石又是尿路结石中最常见的疾病，它们的体积小至沙粒般，大至高尔夫球大小，更甚者可以整个肾充满结石。较小的结石可以随尿液排出体外，但如果直径增加到数毫米，可能堵塞输尿管造成梗阻，肾脏压力增加而引起剧烈腰痛，有时疼痛会延伸至下腹部或腹股沟。肾结石的成因和胆结石不同。

【病因】

结石的形成是由无机盐类堆积而成，多发生于20～55岁的人群，男性多于女性，最先也最常发生在肾脏，其后随着尿流而流至泌尿系统其他位置。而结石的病因可分为原发性和继发性（常见于前列腺增生症而引致的膀胱结石）。一般形成结石的因素可包括以下几种。

1. 年龄与性别　一般而言，男性结石发生率是女性的 2～3 倍，而 30～50 岁的中年男性则为高危患者。

2. 种族　许多种族尿路结石发生率较低，如北美印第安人、黑色人种、以色列人。相反，在中亚高加索地区则较高。

3. 地理环境 研究指出，结石的成分可能会因为地理位置的不同而不同。如英国、苏丹、中国以草酸钙及磷酸钙混合的成分居多。在以色列则以尿酸结石居多。此种因地理位置不同，多半与当地的温度、湿度及饮食习惯有关。

4. 季节因素 尿路结石在夏季较为常见（7～9月），这是因为气温高时，排汗量增加，尿量相对减少，尿液的浓度提高，使得尿液容易形成结晶变成结石。

5. 职业与生活型态 调查发现，从事劳动工作、外勤人员、职业司机等职业的人群较易患结石。主要是工作环境的温度较高、排汗量增加、缺少饮水所致。结石与饮水量有着密切关系，每天摄水充足的人尿中的饱和浓度下降，结晶形成机会减少，造成结石的概率也就随着减少。一般人的观念总以为摄取过量的钙会加速肾结石产生。然而有充分的证据指出，对许多肾结石患者而言，低钙饮食和高结石率有关联；反之亦然。

6. 其他 如长期因工作憋尿，或是因病（如脊椎损伤、卒中、前列腺增生症）排尿不尽的患者也容易形成尿路结石，多以膀胱结石为主。此外能分解尿素的细菌中，最常见的是变形杆菌（*Proteusmirabilis*），其他尚有克列勃菌（*Klebsiella*）、沙雷菌（*Serratia*）、普罗维登斯菌（*Providencia*）等属的细菌。

【病理】

（1）盐类和有机化合物浓度增加，可能因液体的摄取较少或水分丧失过多，如流汗、呕吐、腹泻等。

（2）尿液酸碱值：pH的变化与饮食及服用治疗消

化性溃疡的酸、碱性药物有关，尿素分解细菌会使尿液呈强碱性。pH 大于 7.0 时，磷酸钙会形成；磷酸铵镁在 pH 为 7.2 或更高时会沉淀；pH 低于 7.0 时，胱胺酸、尿酸最不易溶解。

（3）结石大小和位置会引发泌尿道的病理变化，如泌尿道发生阻塞时，会使得膀胱内流体静力压上升、输尿管扭曲及纤维化、肾积水（尿液积在肾脏中无法排到膀胱里）等，又如阻塞性肾结石会引起尿潴留和感染。

（4）结石的特性和种类：见表 7-1 和图 7-1。

表 7-1　结石的特性和种类

特性	磷酸钙结石	磷酸铵镁结石	草酸钙结石	胱胺酸结石	尿酸结石
颜色	黄色或橘色	黄色	桑葚色	黄棕色	黄色或红棕色
质地	柔软或坚硬	脆	粗糙而坚硬	蜡状外观	小而硬
尿液 pH 的影响	碱性尿易形成	碱性尿易形成	不受影响	酸性尿易形成	酸性尿易形成

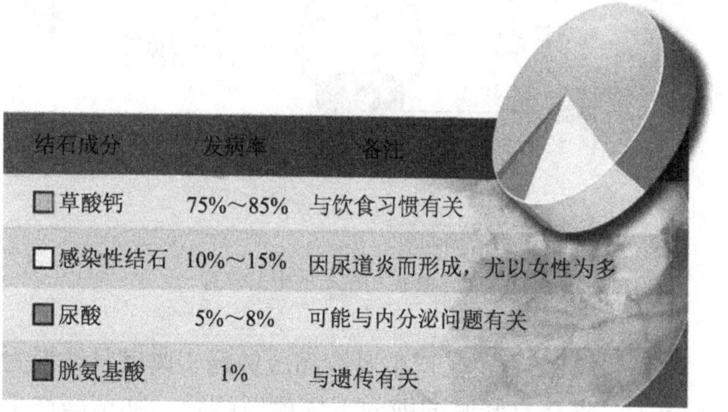

结石成分	发病率	备注
■ 草酸钙	75%～85%	与饮食习惯有关
□ 感染性结石	10%～15%	因尿道炎而形成，尤以女性为多
■ 尿酸	5%～8%	可能与内分泌问题有关
■ 胱氨基酸	1%	与遗传有关

图 7-1　结石的种类

【诊断】

1.临床表现 常见症状是腰痛和血尿，此外还可有发热、肾积水、无尿、肾功能不全等表现。

（1）疼痛：40%～50%的肾结石患者有腰痛症状，常表现为腰部的酸胀、钝痛。当肾结石移动卡在肾盂输尿管连接部或输尿管时，造成急性阻塞或痉挛而阻断了尿液的流动，肾脏内的尿液无法排出积聚于肾脏，导致肾脏积水，肾脏内压急剧上升，同时由于结石刺激输尿管管壁，因而加剧输尿管的蠕动，在这双重影响下，使得患者的下腹部或腰部突然剧痛，这就是尿路结石的肾绞痛发作了，疼痛可呈间歇性。结石的阻塞位置不同（图7-2），亦会引起不同部位的疼痛。

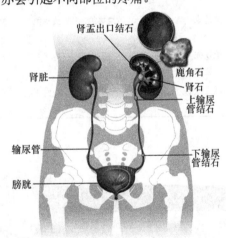

图 7-2 常见的结石的阻塞位置

1）肾脏结石：会产生肾绞痛或钝痛（典型肾结石为钝痛），疼痛自肾脏向前向下辐射至膀胱，甚至会产生恶心、呕吐及血尿等肾肠反射现象，此种情况是因为肾脏与胃、胰脏、结肠的解剖位置相近。

2）输尿管结石：会出现急性且极痛苦的输尿管绞痛，且会辐射至大肠与生殖器。当阵发性疼痛出现时，患者会想排尿，且都是小量血尿。这是结石随尿液流动时，磨损泌尿道黏膜产生的。

3）膀胱结石：会使膀胱产生刺激性的症状，若结石阻塞膀胱颈，则会产生尿潴留。

（2）血尿：常常在腰痛后发生，当结石随着尿液沿输尿管下降时划伤管壁，输尿管绞痛之后即引起出血，有时出现肉眼的血尿，但大多是镜下血尿。

（3）排尿型态改变：如结石位于下段输尿管或膀胱内，容易使得膀胱受到刺激，会引起尿急、尿频、排尿困难、血尿、尿潴留等症状。另外，若是尿道结石，如果是部分阻塞，会觉得排尿疼痛且尿柱变细、难解，如果完全阻塞，则可能会排尿困难，形成急性膀胱尿潴留。

（4）感染：结石阻塞后降低血流也降低液体的流动而增加感染的危险。肾盂肾炎常会合并结石而发生；当有感染时，患者会有发热、寒战、全身不适、脓尿现象产生。

（5）排石：常在肾绞痛发作后出现。患者尿中排出结石时，应进行结石成分分析，以利于预防和治疗。

（6）无尿和急性肾功能不全：结石阻塞引起尿路急性完全性梗阻，可出现水肿、呕吐、恶心等无尿和急性肾功能不全的表现。

（7）肾积水和慢性肾功能不全：长期慢性梗阻可能造成患侧肾积水和肾实质萎缩。

2. 辅助检查

（1）肾、输尿管及膀胱平片（kidney ureter bladder

position，KUB position）：该检查不能显示透光结石，如尿酸结石和黄嘌呤结石，在 KUB 上不显影称为透 X 线结石或阴性结石。理论上约 9 成的结石可在 X 线检查中看见，但由于腹部肠内有空气和大便，加上每个人的泌尿系统位置都有差异，所以实际能见的为 7 ～ 8 成，甚至只有 6 ～ 7 成（图 7-3 ～图 7-5）。

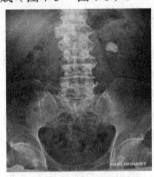

图 7-3　腹部 X 线片示左侧有 2 粒肾结石

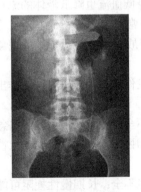

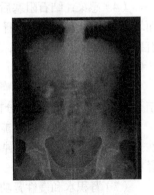

图 7-4　左侧肾脏内的 8cm 的结石经不适当的震波碎石后碎裂，而周围亦有很多碎石

图 7-5　鹿角形肾结石占据右边大半个肾脏

（2）超声波扫描：是指利用超声波生成人体组织结构的影像，又称为超声波检查（图 7-6、图 7-7）。

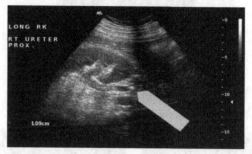

图 7-6 超声波示右侧上输尿管结石

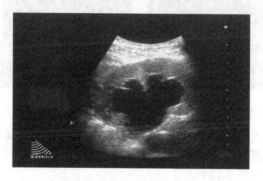

图 7-7 超声波示严重肾积水

（3）静脉尿路造影（IVU）：是一个动态的摄影检查过程，必须先照一张肾脏、输尿管、膀胱的 X 线片，再静脉注射显影剂（含碘），依注射后 5 分钟、10 分钟、30 分钟分别照 X 线片，并可能依每位患者不同的病情需要加照不同体位或延长时间、排尿后等 X 线片。全程为 30 ～ 40 分钟（图 7-8 ～图 7-10）。

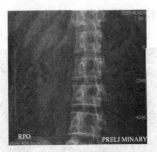

图 7-8　注射显影剂 0 分钟

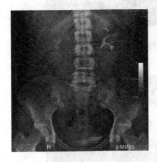

图 7-9　注射显影剂 5 分钟

图 7-10　注射显影剂 12 分钟

（4）计算机断层扫描（CT）：是一种影像诊断学的检查。这一技术曾被称为计算机轴切面断层影像（图 7-11～图 7-13）。

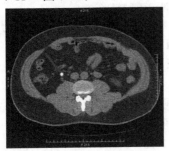

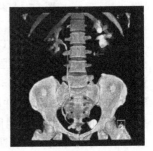

A

B

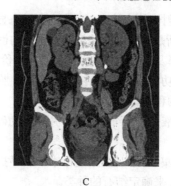

C

图 7-11 计算机扫描清楚显示结石的位置

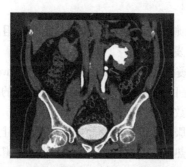

图 7-12 计算机扫描的影像重组功能示左边输尿管结石引至左边
肾积水,显影剂亦因此未能排出

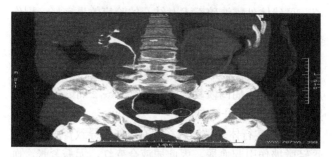

图 7-13 输尿管出口膀胱交界处被结石(圆圈)严重阻塞,肾功能受
损显影剂也因此未能排出

（5）放射性核素检查：肾图和肾动态显像可以评价肾功能，判断是否存在尿路梗阻及梗阻的性质等，对手术方案的选择及治疗效果的评价具有一定价值。

（6）肾功能检查：包括血中尿素氮、血肌酐，以确定肾脏损坏的程度。

（7）尿液分析及细菌培养：用来协助确定泌尿系统是否有感染。

（8）收集 24 小时的尿液标本：以寻找、分析沉渣里的结晶成分来确定结石的种类。

【治疗】

治疗原则包括有效祛除结石、解除梗阻、保护肾功能、预防复发。

1. 体外震波碎石术（extracorporeal shock wave lithotripsy, ESWL） 是目前最被广泛应用于尿路结石的治疗方式。但是仍有少数特例需要排除体外震波的治疗。例如，凝血功能异常或服用抗凝血药物而未停药 3 日以上者、严重尿路感染或高热者、结石颗粒太大者、肾结石超过 2.0cm 或妊娠妇女。此外 X 线片上结石不明显者，因为定位的困难度增加，都有必要审慎评估体外震波的适用性。

虽然体外震波碎石术对结石的治疗效果良好，副作用少，但仍有些手术的注意事项须事先告知患者留意。

（1）术后可能会造成皮下微血管破裂，引起皮肤淤青，部分肌肉肿胀充血会引起酸痛。通常无需特殊处理，皮肤淤青约 1 周内恢复，酸痛也会 1～2 周内消失，必要时可服用适量止痛剂。

（2）实行体外震波碎石术有可能会导致肾脏或输尿管轻微挫伤引起血尿，因此尿液会变红，无需紧张，血尿会在 24 ～ 72 小时消失。

（3）小碎石在排出过程中可能会刺激输尿管，引起肾绞痛，可用适当止痛剂及大量饮水来控制。

2. 输尿管肾镜碎石术（ureterorenoscope lithotripsy, URSL） 尿路结石往往会引起肾积水、尿路感染或泌尿道梗阻等现象，这些病变也都可透过输尿管镜检查获得正确的诊断，并接受良好的治疗。例如，肾积水的患者可以在体内放置双 J 管迅速引流；尿路息肉或怀疑有癌症病变者，可在手术当中同时做切片检查或息肉切除；肾盏、肾盂或输尿管狭窄者，可同时将狭窄处切开以利结石排出、消除肾积水及治疗尿路感染。

将直径只有 0.2 ～ 0.3cm 的半硬式细长输尿管镜（图 7-14）从尿道伸入膀胱、输尿管和肾脏，输尿管镜的前端内置具放大功能的镜头，可以将泌尿系统一览无遗（图 7-15），再配合钬激光碎石机（图 7-16）或其他篮子（图 7-17），可以将结石击碎，或是直接取出结石分析其成分（图 7-18）。

逆行性输尿管镜手术的好处是能有效击碎结石、排除结石，并能彻底检查整个泌尿系统，同时予以矫治；同时完全没有伤口，对身体的损伤极少，患者恢复迅速。目前更有最新的软式输尿管肾脏纤维镜（图 7-19）。软式输尿管肾脏纤维镜的前端可以经手控弯曲，通过扭曲或困难探察的输尿管，轻巧灵活地到达泌尿系统困难探视的角落。可以用以诊断不明原因的血尿、尿路上皮细胞癌或其他肿瘤；治疗输尿管狭窄、肾脏憩室结石、困难的肾盏结石、体外震波碎石术治疗无效结石及上尿路肿瘤烧灼或切片等。

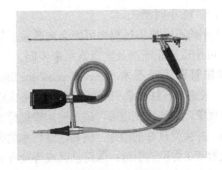

图 7-14　输尿管镜

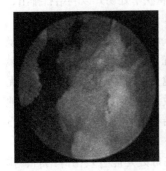

图 7-15　输尿管镜下图像

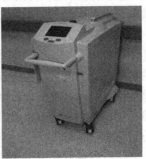

图 7-16　钬激光碎石机

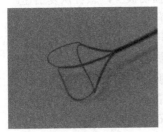

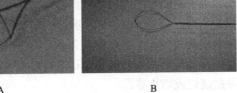

A

B

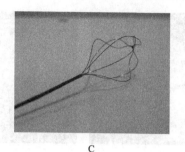

C

图 7-17　篮子

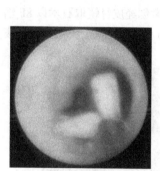

图 7-18　结石

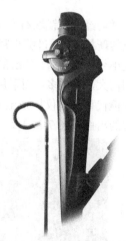

图 7-19　软式输尿管肾脏纤维镜

3. 经皮肾镜取石术（percutaneous nephrolithotomy，PCNL）　于 1976 年由 Fernstrom 与 Johannson 完成首例，到 1980 年早期已是一台趋近成熟的手术。根据美国泌尿科医学会专家意见，在处理感染性鹿角状的结石或直径 ≥ 2.0cm 结石时（图 7-20、图 7-21），首先应采取 PCNL 治疗，术后如有残余结石，可视残余结石大小，再使用体外震波碎石术作为辅助治疗方式。

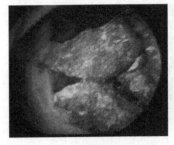 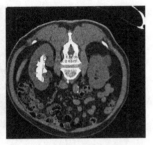

图 7-20　鹿角状的结石（1）　　图 7-21　鹿角状的结石（2）

微创经皮肾镜取石术（MPCNL）是由传统方法改良而成的新技术，透过缩小肾穿刺造瘘通道直径，用输尿管镜或小号肾镜取石，传统的经皮肾镜常扩张至 26 ～ 30F，故创伤大，出血多，而采用微创经皮肾镜取石术以 8F 输尿管镜代替肾镜仅扩张至 16 ～ 18F，减少了创伤和造瘘引起的出血（图 7-22）。

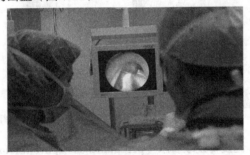

图 7-22　微创经皮肾镜

与 ESWL 和开放手术相比，PCNL 的优点是：能直视下发现结石并碎石取石；可一次将结石击碎、实时全部取出；操作可以随时停止、分期进行；可与 ESWL 配合治疗结石；损伤比开放手术小，也比反复多次 ESWL

小，术后痛苦小、恢复快，并发症也少。

治疗可作为直接溶石治疗，也可作为预防性治疗。泌尿专科医生会根据诊断及检查结果提供最有效的治疗方案（图7-23）。

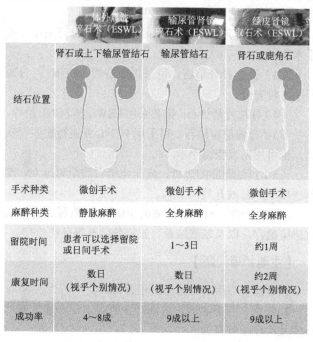

	体外冲击波碎石术（ESWL）	输尿管肾镜碎石术（ESWL）	经皮肾镜取石术（ESWL）
结石位置	肾石或上下输尿管结石	输尿管结石	肾石或鹿角石
手术种类	微创手术	微创手术	微创手术
麻醉种类	静脉麻醉	全身麻醉	全身麻醉
留院时间	患者可以选择留院或日间手术	1～3日	约1周
康复时间	数日（视乎个别情况）	数日（视乎个别情况）	约2周（视乎个别情况）
成功率	4～8成	9成以上	9成以上

图7-23 结石治疗方案

4. 开放性手术或腹腔镜手术取石 近年来，开放性手术取石明显减少，主要用于经 ESWL、PCNL 和 ICRS 治疗失败者；存在尿路狭窄，需在取石同时行尿路成形手术者；结石导致肾功能丧失而行肾切除者。手术方法包括肾盂切开取石术、肾盂肾实质联合切开取石术、肾实质切开取石术、肾部分切除术、肾切除术、肾盂输尿管连接部成形术等。

5. 特殊情况的治疗

（1）鹿角形肾结石：是指充满肾盂和至少1个肾盏的结石。大多数情况下，PCNL为首选的治疗手段。体积小的鹿角形肾结石可考虑单用ESWL治疗。

（2）马蹄肾肾结石：可采用PCNL，也可采用开放手术取石。

（3）孤立肾肾结石：可采用微造瘘MPCNL，分两期手术较安全。

（4）移植肾肾结石：推荐采用ESWL和PCNL治疗。

（5）肾盏憩室结石：可采用PCNL或逆行输尿管软镜，也可用后腹腔镜手术。

（6）过度肥胖的患者：皮肤至结石的距离过大，推荐选用PCNL或开放性手术。

6. 药物治疗 对于肾绞痛的止痛治疗，有尿路感染的抗感染治疗，以及尿酸结石、胱氨酸结石等药物治疗。

【**主要护理问题**】

1. 疼痛 与疾病、排石过程有关。

2. 焦虑 与患者因疼痛而产生恐惧，担心病情的严重性及治疗细节有关。

3. 排尿型态障碍 与结石引起阻塞及手术后留置尿管、肾造瘘管有关。

4. 潜在并发症 与结石导致阻塞、肾积水、感染有关。

5. 潜在并发症 出血、肾实质损伤、狭窄，周围脏器损伤，与手术本身有关。

6. 知识缺乏 与缺乏预防结石及治疗的相关知识有关。

7. 部分生活自理缺陷 与疾病、手术后管道限制等有关。

【护理目标】

（1）患者诉疼痛缓解或减轻，舒适度增加。

（2）患者焦虑缓解。

（3）患者自诉排尿型态改善。

（4）患者无并发症出现，或并发症发生后能得到及时有效的处理。

（5）患者了解疾病相关知识，并有一定的疾病防治知识，能遵从新的饮食计划。

（6）患者生活需求得到满足。

【非手术治疗护理措施】

1. 肾绞痛发作期的护理　患者应卧床休息，遵医嘱使用解痉、止痛药物，必要时静脉补液，使用抗生素等。

2. 促进排石　鼓励督促患者多饮水，使每日尿量保持在 2000ml 以上，在病情允许的情况下下床活动，适当做些跳跃、改变体位的活动以促进结石的排出。

3. 病情观察　监测血常规、尿常规、体温变化、尿液性状，如有尿路感染遵医嘱及时治疗。密切观察尿液中有无结石。

4. 体外震波碎石的护理

（1）平日有服用高血压药物者，请当日以少量开水服用。

（2）要实行体外震波碎石术当日最好空腹禁食。如有禁食，糖尿病患者应暂停当日服用降血糖药物。

（3）术后可能有头晕、呕吐、倦怠的现象，此乃麻醉止痛剂的关系，大约两小时后可消退。如果欲进食，建议先喝点温开水，无不适反应即可恢复正常饮食。

（4）术后需要多喝水，若无特殊疾病限制，建议每日尿量在 2000ml 以上。

（5）尿路结石因为位置的关系，有时需要姿势引流，如下肾盏的结石可抬高臀部、头低脚高（膝胸卧式）合并背部叩击的方式或身体倒立来辅助排出。适当的运动如跳绳（原地跳跃）、慢跑等，有助于碎石后结石颗粒早日排出。

（6）碎石后务必遵照医师指示返回门诊追踪检查，切勿以为不痛、已排出小碎石就已治愈，有时石头能残存体内，阻塞尿路造成肾积水，长期会影响肾功能，导致肾萎缩。

（7）患者接受体外震波碎石后，若有发生严重腰部剧烈疼痛、畏寒高热、无尿、严重血尿不止等异常现象，请立即回医院门诊或急诊室就医。

【术前护理措施】

1. 心理护理

（1）解释手术的必要性、手术方式及注意事项。

（2）针对个体情况进行个性化心理护理。

（3）鼓励患者的家属和朋友给予患者关心和支持。

2. 病情观察及护理观察

观察患者的腰部症状、尿液及体温情况，必要时遵医嘱使用抗生素控制感染，鼓励患者多饮水以达到冲洗的目的。

3. 术前常规准备

（1）协助完善相关术前检查：B 超、心电图、肝肾功能检查、出凝血试验等。

（2）术前 1 日行做抗生素皮试，根据皮试结果及医嘱带入术中用药。

（3）术前一晚过度紧张或疼痛的患者，可遵医嘱给予适当的镇静、解痉治疗。

（4）术前 8 小时禁食，4 小时禁饮，术晨备皮，更换清洁病员服。

（5）术晨与手术室人员进行患者、药物及相关信息核对后，送入手术室。

【术后护理措施】

1. 外科术后护理常规 见表 7-2。

表 7-2 常规护理内容

麻醉术后护理常规	了解麻醉及手术方式、术中情况、手术切口和引流情况
	持续心电监护及吸氧
	床挡保护防坠床
	严密监测生命体征
伤口观察及护理	观察伤口渗血、渗液情况，如有异常及时通知医生
	观察腰部体征，有无腰痛、腰胀等
各管道观察及护理	输液管保持通畅，留置针妥善固定，注意观察穿刺部位皮肤
	尿管按照尿管护理常规进行，观察排石情况
	创腔引流管参照引流管护理相关要求（表 7-3）
	肾造瘘管遵医嘱夹闭数小时后开放，妥善固定，保持通畅，密切观察引流液的性状及量，术后 1 日可复查 KUB，如无残余结石，可遵医嘱拔除肾造瘘管
疼痛护理	动态评估患者疼痛的时间、部位、程度、性质等
	疼痛时，鼓励患者卧床休息，安排适当卧位，并教导深呼吸以缓解疼痛
	教导患者缓解疼痛的技巧，如分散注意力、肌肉放松、音乐治疗等
	告知患者疼痛无法缓解时，需告知医护人员，强调止痛剂其作用是舒缓疼痛，而因此导致成瘾的概率并不高

疼痛护理	如果符合需要即可遵医嘱给予止痛药，并观察及记录用药后的效果及副作用，提供安静、舒适的环境
	有镇痛泵患者，评价镇痛效果是否满意
基础护理	做好晨晚间护理、尿管护理、患者皮肤清洁、定时翻身等工作

2. 创腔引流管护理 见表 7-3。

表 7-3 创腔引流管护理内容

通畅	定时挤捏管道，使之保持通畅
	勿折叠、扭曲、压迫管道
固定	告知患者引流管放置的重要性
	若引流管不慎脱出，应立即通知医生，由医生或在医生指导下重置引流管
观察并记录	观察引流液性状、颜色、量及患侧肾功能情况；如果突然出现引流液由暗红变为鲜红，或者量由少变多、血压下降、心率增快等情况时提示有出血的现象，应引起重视，立即通知医生
无菌	无异常情况下不需更换引流袋，遇特殊情况必须更换引流袋时，应严格遵循无菌原则操作，倾倒引流液时也需注意无菌观念，并做引流标识

3. 饮食护理 见表 7-4。

表 7-4 患者饮食护理

时间	进食内容	备注
PCNL 术后 6 小时内 / 开放手术肛门未排气前	禁食	—

续表

时间	进食内容	备注
PCNL 术后 6 小时以后 / 开放手术 肛门排气后	清淡易消化饮食，少 食多餐 宜根据结石成分调节 饮食结构	开放手术术后第 2～3 日如肛门 仍未排气则可以尝试让患者进 少量水，无不适后逐渐开始饮 食，以刺激胃肠功能的恢复， 但需注意循序渐进的原则

4. 体位与活动　见表 7-5。

表 7-5　患者体位与活动

时间	体位与活动
全麻清醒前	平卧位，头偏向一侧
全麻清醒后手术当日	低半卧位或侧卧位，以利于引流
术后第 1 日	半卧位为主，床上肢体运动
术后第 2 日	半卧位为主，增加床上活动
术后第 3 日起	协助室内活动，适当增加活动度

注：活动应当根据患者手术情况、个体化情况及伤口引流液情况而定，循序渐进。对于年老或体弱及伤口引流量较多者，应当相应推后活动进度。PCNL 术后出血多的患者应限制活动以减少出血，肾实质切开取石的患者，应绝对卧床 2 周。

5. 健康宣教　见表 7-6。

表 7-6　肾结石患者的出院宣教

饮食	清淡易消化饮食，多饮水，根据结石成分调整饮食种类
活动	根据手术情况和个体情况适当活动，劳逸结合，生活规律
并发症观察	观察排尿情况，如有尿液异常、腰痛、尿路刺激症状、发热、 血压高等异常表现时应及时就诊
复查	术后 1 个月门诊随访 以后 3 个月至半年复查排泄性尿路造影，以了解肾功能的 恢复情况。行尿液检查、B 超检查，观察有无结石复发、 残余结石情况及肾积水恢复情况等

【并发症的处理及护理】

并发症的处理及护理见表 7-7。

表 7-7 常见并发症的处理及护理

常见并发症	临床表现	处理
出血	引流管突然有新鲜血液流出，伤口敷料持续有新鲜血液渗出，引流量由少变多，患者脉搏增快，血压下降，尿量减少等休克症状	保守治疗：用止血药，用升压药物，加快输液速度。保守治疗无效者应及时再次手术
感染	体温升高，血象升高，伤口红、肿、热、痛，甚至有脓性分泌物，进展到感染性休克时，可有血压下降、心率加快、意识障碍等表现	严格无菌操作，对症治疗，合理应用抗生素，加强伤口管理
结石复发	再次出现结石的症状	以饮食饮水预防为主，复发后按结石再次寻求治疗

【特别关注】

（1）术前控制或预防尿路感染。
（2）术后根据手术情况而采取相应护理措施。
（3）并发症的观察及预防。
（4）健康教育。

【前沿进展】

α 受体阻滞剂治疗输尿管下段结石

输尿管下段结石的治疗原则是祛除结石，解除梗阻，保护肾功能。治疗方法包括：无创伤的保守治疗，微创的体外冲击波碎石，输尿管镜取石术及创伤较大的开放手术。有专家认为，对反复发作的肾绞痛给予保守治疗，

35% ～ 45% 直径＜ 6mm 的下段输尿管结石可随尿液排出，而直径＞ 8mm 的下段输尿管结石很难自主排出。亦有专家指出，对于直径＜ 8mm 的下段输尿管结石首先应给予保守治疗，只有在保守治疗失败时，才进一步给予经输尿管镜碎石术或体外震波碎石术（ESWL）治疗。药物排石疗法（MET）在近年来受到临床关注并应用于临床，主要包括钙通道阻滞剂、α1 受体阻滞剂、激素（性激素或者糖皮质激素）、前列腺素合成酶抑制剂，其中 α1 受体阻滞剂被证实能有效治疗输尿管下段结石，同时其副作用发生率低，程度轻，安全性高而不影响用药的依从性，是最具应用前景的排石药物。

　　肾结石经输尿管排至膀胱受 3 个因素的影响：平滑肌的扩张、黏膜下层水肿及疼痛。对于排石起决定作用的是结石的大小及形状，但结石的位置和数量也很重要。经过 ESWL 治疗后的鹿角形结石排出相当困难。泌尿系统结石的排出不仅与结石位置和形状有关，同时与输尿管和逼尿肌的收缩强度及位于其平滑肌的肾上腺受体的刺激有关。有关结石的最近研究表明，输尿管存在 α 和 β 受体，主要是 α 受体，α 受体可分为 α1 和 α2 受体，根据受体的选择性分布，α1 又可进一步分为 3 个亚型，α1A 位于近端尿道、前列腺和膀胱出口中，α1B 位于血管平滑肌中，α1D 分布于逼尿肌和远程输尿管中，其中 α1D 受体对逼尿肌收缩和远端输尿管痉挛作用最强。α1 受体阻滞剂可抑制远端输尿管张力，降低其蠕动频率和幅度，增加结石上方的压力，在结石周围建立一个压力梯度，最终形成一个较强的推力，促使结石排出。萘哌地尔与 α1D 受体结合力最强，能够促进下段输尿管结石排出，萘哌地尔是血管活性药物，短期内用药可避免发生明显不良反应。通过观察，仅少量患者出现轻微头晕、乏力症状。所以输尿管结石 MET 时间不宜过长，以两周为宜，以防发生输尿管绞痛、尿路感染及肾功能损害。

综上所述，萘哌地尔治疗输尿管下段结石安全、经济、有效。易于门诊使用，又无较高的技术要求，可作为输尿管下段结石治疗的一线用药。

【知识拓展】

尿石症的医学历史

尿石症在我国古代医书《黄帝内经》和华佗的《中藏经》中已有记载，被称为"淋"、"石淋"和"砂淋"，表示经尿道排出砂石，其辨证施治方剂至今仍用于临床。19 世纪中叶，德国 Simon 首次成功地实施了肾切除术治疗肾结石。19 世纪末，由于膀胱镜和 X 线诊断技术的发明和应用，尿路结石的手术从此能在诊断明确的基础上实施，随之出现了各种尿路取石的方法。在 20 世纪 70年代末、80 年代初，尿路结石的治疗有了重大的突破，包括 1976 年瑞典 Fernstrom 和 Johansson 首次采用经皮肾镜取石术（percutaneousnephrolithotomy，PCNL）去除肾结石；1980 年德国 Chaussy 开始采用体外震波碎石术（ESWL）治疗尿路结石获得成功。不久，这两种技术在我国北京、上海、广州等地相继开展，并在全国各地迅速推广和发展。

（曾子健　吕嘉乐）

第八章　输尿管结石的护理

【概述】

泌尿系统结石是指在泌尿道形成结石的情况，其发生率受年龄、地域、性别等因素影响而有所不同，一般来说，中国泌尿系统结石的发生率为 1%～5%，而输尿管由于解剖结构上相对狭窄，是泌尿系统结石常见的阻塞部位，其中最常见的部位包括肾盂输尿管接合处、输尿管跨过髂血管处及输尿管膀胱连接部。然而，90% 以上的输尿管结石源自肾脏，原发的输尿管结石则较少见。

【病因】

1. 遗传　遗传引起的肾小管疾病可能会导致某些结石，而某些基因亦可能与钙或磷的代谢异常有关，容易造成结石。

2. 代谢障碍　结石形成常与机体对钙、草酸、尿酸等代谢问题有关。

3. 饮食　由于饮食可影响尿液成分，因此会影响结石的形成。

（1）水：由于尿量主要受水分摄取影响，水分摄入量不足是结石的主要成因，足够的水分可以避免尿液过度饱和。

（2）钙：研究发现，低钙的摄取提示有可能会更容易形成结石，这可能是由于低钙饮食会令草酸的吸收及尿液排出增加，或与牛奶中含某些结石保护因子有关，但这可能只限于奶类制品的钙，因为钙片的摄取反而可能会增加结石的风险，但这些仍需进一步研究。

（3）草酸盐：草酸盐摄取过量可能与结石形成有关，其中某些物质代谢后会增加尿草酸的排泄（如维生素C），因此摄取过量会提高结石的风险。

（4）钠：钠摄入上升会使钙结石形成的风险增加，钠可能会妨碍尿钙的重吸收，增加尿钙排泄。

（5）嘌呤：尿酸是嘌呤代谢的最终产物，饮食中的摄取是其中一个来源，高尿酸尿症是尿酸结石的危险因素，同时亦可促进尿酸钙结石的形成。

（6）药物：某些药物自身结晶化或改变尿液成分而容易形成结石。

4. 排尿 当尿量少于1L/d，结石形成的风险明显较高，水分摄取不足与流汗过多会令尿液浓缩，较易形成结晶，因此某些长时间流汗的职业或干旱地区的结石比例可能会较高。另外，由于泌尿道狭窄等引起长时间的尿潴留会阻碍结晶排出，容易引发结石。

5. 活动下降 如长期卧床使钙从骨骼游离至血中而造成高血钙，可能会引致结石。

6. 尿路梗阻、感染和异物 是诱发结石的主要局部因素，而梗阻、感染和结石等因素可以相互促进。

【病理】

结石的形成包含一系列复杂的过程，简单来说，通常是由于溶解在肾小球过滤液中的某些离子或分子过度饱和，当尿路梗阻使过滤液滞留、尿液酸碱度改变或尿路中存在某些物质时都会促使结晶的形成，结晶形成后便会随着尿液流出，或停留在泌尿道某处继续增大及集结，从而形成结石。泌尿系统结石有可能会使泌尿道阻塞而导致泌尿系统感染、肾积水或肾功能受损。

不同种类的结石形成的机制有所不同，欧洲泌尿外科学会对常见的结石分为四大类。

1. 非感染性结石

（1）草酸钙结石：是常见的泌尿系统结石，占所有结石的 40%～60%，主要是由于尿液中的钙及草酸过度饱和引起的，尿钙过高主要因为肠道对钙的吸收增加及肾的重吸收下降，而尿草酸过高是由于代谢异常生成过多、肠道吸收异常（如炎症性肠病）及摄取过量引起的。

（2）磷酸钙结石：占所有结石的 10%～20%。一般由于尿液酸碱度升高而导致的磷酸钙过度饱和引起。

（3）尿酸结石：占所有结石的 10%～15%。高尿酸尿症、尿液酸碱度偏低及尿量偏少是形成尿酸结石的决定因素，主要是由于嘌呤食物摄取过多或尿酸代谢异常等情况引起。

2. 感染性结石 常见为磷酸铵镁结石，占所有结石的 10%～15%，主要是由于泌尿系统感染引起。

3. 遗传性结石 常见的有胱胺酸结石，一般是由于染色体隐性遗传而引致肾小管对胱胺酸等氨基酸重吸收减少，令尿液中胱胺酸的排泄增加，由于胱胺酸溶解度低，容易造成结石。

4. 药物性结石 占所有结石的不到 1%，主要可分为两大类。

（1）药物结晶化：药物本身是结石的成分，在尿液中形成结晶并导致结石，常见于尿液中浓度较高而溶解度较低的药物，包括抗生素［如阿莫西林（amoxicillin）、头孢曲松（ceftriaxone）］、治疗 HIV 感染的药物［如茚地那韦（indinavir）］、降尿酸药［如别嘌醇（allopurinol）］、氨苯蝶啶（triamterene）和三硅酸镁（magnesium trisilicate）等。

（2）药物改变尿液成分：这些药物在代谢过程中导致尿液中成分的改变，从而诱发结石形成，常见的包括乙酰唑胺（acetazolamide）、维生素 C、维生素 D 和托吡酯（topiramate）等。

【诊断要点】

1. 临床表现　常与结石大小及活动度、梗阻、炎症与水肿的出现有关。

（1）疼痛：是最常见的症状，多为突发性的疼痛，常出现在晚间或清晨的静止情况下。当输尿管受结石阻塞时，可引致输尿管积水和扩张，发生典型的输尿管绞痛，呈阵发性的挛缩及剧烈的绞痛，而结石移动时，容易出现持续加重。疼痛与输尿管结石的位置有关，但不能做准确的预测，上、中输尿管结石时腰部可出现胀痛、压痛和叩痛，下输尿管结石时腰部疼痛可放射至腹部，甚至会阴（如阴囊、睾丸或外阴）。

（2）排尿异常

1）血尿：约 90% 的患者会出现血尿，其中 10% 为肉眼血尿，是由于结石摩擦使输尿管破损所致。

2）排石：患者可能主诉排尿时发现结石。

3）混浊：当出现感染时尿液可能出现混浊及伴有臭味。

（3）胃肠反应：输尿管与胃肠道位置相近，同受腹腔神经丛支配，因此输尿管绞痛常引起强烈的恶心、呕吐、腹胀、腹部不适、腹泻等胃肠反应。

（4）生命体征的变化：结石梗阻导致继发感染而体温升高，而呼吸、脉搏和血压亦可能因感染及疼痛而上升，但极度疼痛时血压可能下降并出现休克。

（5）全身症状：因疼痛引致皮肤苍白、湿冷。

2. 辅助检查

（1）影像学检查

1）超声扫描（ultrasound scanning，US）：由于安全、便宜、可重复，是最基本及首要的结石影像学诊断检查方法，可检测不透射线的结石、肾实质的变化及集尿系统的受阻情况。

2）无显影增强计算机断层扫描（non-contrast-enhanced computer tomography，NCCT）：是诊断泌尿系统结石的"金标准"。可以确定结石的大小、密度、内部结构及结石与皮肤的距离。

3）计算机断层扫描伴显影增强（contrast-enhanced computer tomography，CECT）：在显影剂的帮助下可在NCCT的显影基础上显示集尿系统的解剖结构。

4）肾、输尿管及膀胱平片（KUB平片）：可显影大部分含钙量较高的结石，有助于区分透射线结石和不透射线结石，但已考虑行NCCT时不应进行此检查。

5）静脉尿路造影（intravenous urography，IVU）：可显示尿路阻塞情况及功能，但已逐渐被NCCT取代。

（2）实验室检查

1）尿液检查：包括红细胞、白细胞、亚硝酸盐、酸碱度、结石成分分析等。

2）血液检查：包括血常规、血清钙、尿酸值及肌酐等。

【治疗】

1. 疼痛　缓解疼痛是治疗的第一步。

（1）非甾体抗炎药（nonsteroidal anti-inflammatory drug，NSAID）：是治疗结石引起的急性绞痛的首选药物，比阿片类药物有更好的镇痛效果，一般在短期内不需要进一步的镇痛，但需注意潜在出血的危险，因此可能延迟体外震波碎石的治疗，常用的有双氯芬酸钠（diclofenac）

和吲哚美辛（indomethacin）等。

（2）阿片类镇痛药（opioid）：是治疗结石引起的急性绞痛的二线药物，为阿片受体激动剂，作用在中枢神经系统的阿片受体，能缓解疼痛感，但注意这类药物[特别是哌替啶（pethidine）]比NSAID更容易出现呕吐情况，并且常常在用药后仍需要进一步的镇痛，常用的包括喷他佐辛（pentazocine）及曲马多（tramadol）等。

2. 感染 在结石治疗前应先控制感染情况，一般先用广谱抗生素，当有细菌培养及药敏分析结果时再选用针对的抗生素。定期抽取血液中药物浓度以评价剂量是否恰当。若患者有严重的感染和泌尿系统梗阻，应考虑放置支架或引流管引流。

3. 结石治疗

（1）保守治疗：在初次诊断有输尿管结石的患者，如果结石少于10mm、疼痛控制理想、无感染指征及有足够的功能性肾储备时，可采取观察与定期评估作为初始治疗方案，亦可以在观察期间加用药物排石治疗（medical expulsive therapy，MET）帮助排石，MET可通过抑制钙离子通道或阻断α1受体以放松输尿管平滑肌，以助排出结石，一般建议使用α1受体阻滞剂，常用的有坦索罗辛（tamsulosin）。

（2）积极治疗：适用于自然排石可能性低的结石、镇痛后仍有持续疼痛、有持续阻塞或肾功能不全的患者。绝大部分输尿管结石可通过体外震波碎石术取得满意疗效，某些较大的结石可能需要进行经皮肾镜取石术，而个别患者仍需要以开放手术取石，但现今腹腔镜手术已可作为几乎所有的开放手术的替代方法。

1）体外震波碎石术（extracorporeal shock wave lithotripsy，ESWL）：一般为＜10mm结石的一线输尿管结石的积极治疗方案，与其他积极治疗相比其并发症相对较少，通过水和软组织传送高能量的压力或冲击波，当冲击波遇到不同强度的物质（如结石）时会使波型压缩，导致物质表面破裂，针对结石重复释放冲击波可将其粉碎成小碎片并通过尿液排出体外。在ESWL后可合并MET以提高排石率。

2）输尿管肾镜（ureterorenoscope，URS）：一般为> 10mm结石的一线输尿管结石积极治疗方案，URS一般通过用输尿管镜进入输尿管以结石钳或结石篮网完全清除结石，而较大的结石可采用激光碎石。禁忌证较少，包括有麻醉禁忌及未经治疗的尿路感染。现今，大多认为URS的常规支架置入是不需要的，但当患者有高并发症风险（如碎石残留、出血、穿孔、尿路感染或妊娠）时，应考虑支架的置入。

3）输尿管结石的开放手术和腹腔镜治疗：由于高侵入性，通常只用于特殊情况；有很高的结石清除率，特别是对于输尿管上段结石，相比ESWL及URS，腹腔镜治疗的结石清除率是最高的，适用于较大较硬的输尿管结石、其他治疗方案无效或同时有其他情况需要进行手术时。

4）化学溶石（chemolysis）：可用作某些结石的一线治疗或与其他外科治疗合并使用，单独使用时需较多时间，包括经皮和口服两种，经皮介入溶石技术相对复杂，而且有一定风险，因此临床上较少用；口服化学溶石剂通过碱化尿液对尿酸结石有效，用药时每天需定时测试尿液酸碱度，应维持于6.5～7.2。

【主要护理问题】

1. 急性疼痛　与结石摩擦、输尿管梗阻及治疗创伤有关。

2. 排尿型态障碍　与结石阻塞引致尿少、感染或肾功能受损有关。

3.组织灌注量不足 与输尿管绞痛引起的呕吐、腹泻有关。

4.焦虑 与患者对手术恐惧、担心预后有关。

5.知识缺失 与患者缺乏疾病预防与治疗知识有关。

6.潜在危险性出血 与治疗创伤有关。

7.潜在危险性感染 与尿路梗阻、治疗创伤及留置尿管有关。

8.潜在并发症 与尿路梗阻、治疗创伤有关。

【护理目标】

（1）患者疼痛减轻或缓解。

（2）患者排尿型态改善。

（3）患者恢复体液及电解质平衡。

（4）患者焦虑情况减轻或缓解，配合治疗与护理。

（5）患者了解结石的预防和治疗。

（6）患者未出现治疗创伤引起的出血，或出血发生后能得到及时治疗及处理。

（7）患者未出现尿路梗阻、治疗创伤及留置尿管引起的感染。

（8）患者未出现相关的并发症，或并发症出现时能得到及时治疗与处理。

【术前护理措施】

1.疼痛护理 见表 8-1。

表 8-1　疼痛护理

疼痛评估	密切监测患者疼痛的加重及缓解因素（P）、性质（Q）、部位（R）、程度（S）、时间（T）等，并了解患者疼痛的经验及处理
心理支持	给予心理支持，安抚患者，稳定情绪

续表

舒适体位	协助患者采取舒适体位，如活动能减轻疼痛则协助患者移动
辅助疗法	教导患者减轻疼痛的辅助疗法，如治疗性触摸、呼吸技巧、音乐治疗、冥想及针灸等
药物治疗	定时按医嘱予药物治疗，观察并记录疗效及副作用

2. 促进排石

（1）鼓励每天摄取 3L 或以上的液体以避免尿液过度饱和，且提高尿路内静水压，以促进结石的排出。若合并发热、呕吐等现象，应再增加液体摄入，必要时可静脉输液。如有肾绞痛、肾功能不全或肾积水时，则应限制水分摄入，以免病情加剧。

（2）记录出入量及排尿型态。

（3）教导患者以纱布或过滤器过滤尿液，排出的血块亦应压碎，以便观察结石排出情况；便盆周围应特别留意是否有附着的结石，滤出的小结石应送检以便针对治疗。

（4）鼓励患者在疼痛缓解时适当运动，促进结石排出；长期卧床的患者可多翻身及进行全关节活动。

（5）按医嘱予 MET 或口服化学溶石药物，观察并记录疗效及副作用。

3. 体外震波碎石术术前护理

（1）评估患者是否有 ESWL 的禁忌证，包括妊娠、有出血倾向、未受控制的尿路感染、严重的骨骼畸形、重度肥胖、结石附近有动脉瘤和结石远端有阻塞等。

（2）评估患者是否有心脏起搏器，装有植入式心脏复律除颤器的患者必须特别小心，ESWL 期间应暂时重设为除颤模式，然而，对于新一代的仪器可能没有需要。

（3）评估患者对碎石术的了解，解释相关治疗及注意事项，签署手术同意书。

（4）评估患者是否服用影响凝血功能的药物及其剂量，根据药物种类术前停止服用的时间不同，如华法林（warfarin）需最少停药5天。

（5）根据麻醉方法不同，一般术前禁食8小时。

（6）碎石前通常会给予低剂量的麻醉或镇静剂，教导患者如感觉疼痛应告知医护人员，需要时使用止痛剂，以限制疼痛引起的移动和过度呼吸，从而提高治疗效果。

（7）治疗过程中，需监测患者的心电图、生命体征、血氧及疼痛情况。

（8）解释在治疗过程中需维持姿势且保持呼吸稳定，其间可能会有轻微的冲击波声音并会感到轻微震动。

（9）注意患者有无焦虑情况，给予心理支持。

4. 输尿管镜、开放和腹腔镜取石术的术前护理

（1）评估患者对手术的了解程度，解释手术的必要性、手术方式、潜在并发症及注意事项，取得手术和麻醉同意书。

（2）教导患者术后疼痛控制、有效咳嗽、伤口及尿管护理等注意事项。

（3）注意患者心理状况，予针对性的心理支持及护理，鼓励患者表达自身感受、教导患者自我放松的方法，并鼓励家属及朋友给予关心和支持。

（4）协助完成术前各种检查，如心电图、胸片、血液检查等。

（5）维持良好的营养及水化情况。

（6）根据麻醉方式予术前禁食。

（7）协助患者更换手术服。

（8）术晨KUB摄影定位，并尽量不活动，保持结石位置。

（9）术前按医嘱予预防性抗生素以控制及预防术后

感染。

【术后护理措施】

1. 体外震波碎石术术后护理

（1）注意并发症的出现及护理（表8-3），并做相应的健康教育。

（2）告知患者在治疗一侧的背部可能有轻微淤血。

（3）告知患者碎石可能会陆续排出，过程中可能有腰骶酸痛和轻微腹部不适，给予疼痛护理（见表8-1）。

（4）如有剧烈输尿管绞痛、寒战、发热、大量血尿及血块，或8～12小时内出现尿量减少等异常情况应立即就医。

（5）提供患者预防泌尿系统结石复发的知识，见表8-5。

（6）出院后的延续性护理能确保治疗有效及无相关并发症出现，了解患者对泌尿系统结石症状、用药、治疗、并发症及预防复发的认知情况，并能评估患者对预防结石复发的自我管理情况，以给予相应护理措施。

2. 输尿管肾镜、开放和腹腔镜取石术术后护理

（1）留置导尿管护理：术后可能会留置导尿管，应注意相关护理，见表8-2。

（2）疼痛护理见表8-1。

（3）观察伤口及敷料渗血、分泌物情况，需要时应及时更换，预防感染；留意有无腹痛、腹胀及板状腹等情况。

（4）注意引流管的固定，避免牵拉、扭曲及受压，观察引流液的量、性质及颜色。

（5）出院健康教育

1）教导患者观察尿液及伤口的情况，发现异常或有发热、腹痛、输尿管绞痛等情况应立即就诊。

2）如术中放置支架的患者，会于术后 4～6 周后在膀胱镜下拔除。强调说明拔除双 J 管的原因及重要性。

3）进行预防泌尿系统结石复发的一般性健康教育（表 8-5），同时亦应针对不同种类结石做饮食指导：草酸钙结石应避免高草酸盐的食物，包括菠菜、红茶、速溶咖啡、花生、坚果、巧克力、小麦胚芽、全麦面包、豆类、李子；尿酸结石避免高嘌呤饮食，包括沙丁鱼、内脏、肉类提取物（如肉汁、肉汤、鸡精）、豆类、菇类、芦笋、西兰花、菠菜、海产类（如干贝、蛤蜊、草虾、蚌）、啤酒。

3. 尿管护理 见表 8-2。

表 8-2　导尿管护理

观察及记录	首 24 小时内应每小时观察尿液颜色、性质、量；正常情况下术后尿液多为淡红色，之后逐渐变淡、变清。如术后 24 小时仍有严重血尿或伴血块，须通知医生，给予相应处理 监测出入量是否平衡 观察患者有否膀胱胀满、腹部不适、腹胀及腹痛等情况，可能提示尿管阻塞 观察尿袋及引流管内是否有粉末样结石沉积或排出 监测生命体征、尿液分析及培养结果，以及时发现感染情况
通畅	保持尿管的通畅，避免扭曲和阻塞，如有血块堵塞应及时进行膀胱冲洗或更换尿管，以免膀胱受压或出现尿潴留
清洁	每天至少进行会阴冲洗 2 次，及时清除分泌物，保持清洁
固定	保持尿管和尿袋的密闭状态，尿管应妥善固定，指导患者更换体位时要注意保护尿管，勿使尿管扭曲及过度牵拉，导致尿管与尿袋分离，容易感染，并会引起不适及尿道损伤
避免反流	保持尿袋低于其引流管的水平，移动患者时，应夹住尿袋引流管以避免尿液回流入膀胱
液体摄入	维持足够的入量，以预防感染及阻塞
拔管	根据患者情况决定拔管时间，一般于术后 3～5 天拔除

【并发症的处理及护理】

1. 体外震波碎石术（ESWL）常见并发症护理 见表 8-3。

表 8-3 体外震波碎石术常见并发症护理

并发症	临床表现	处理
与结石碎片相关的并发症，如石街（指结石碎片或碎石在输尿管积累和不能在合理时间内排出，并干扰排尿）	腰部疼痛、发热、恶心、呕吐、膀胱刺激症状，也有可能无症状	KUB 摄影可确诊石街形成 疼痛护理，见表 8-1 监测生命体征，需要时可予物理降温及按医嘱予退热药物治疗 监测尿液颜色、性质、量，以纱布过滤尿液，观察碎石排出情况 注意患者恶心、呕吐症状，协助口腔清洁，并观察有否脱水及水电解质紊乱的情况，有需要时可予按医嘱予止吐药物及输液治疗 按医嘱予 MET，有需要时应行支架置入、URS 或 ESWL 等进一步治疗。 根据尿液培养结果按医嘱予抗生素治疗
感染	菌尿症、轻度发热、尿液混浊	监测生命体征、尿液颜色、性质、量、尿路刺激症状、血尿常规及培养报告 根据尿液培养结果按医嘱予抗生素治疗 需要时可予物理降温（包括多饮水、冰敷）及按医嘱予以退热药物、补液治疗

续表

并发症		临床表现	处理
组织受损	皮下血肿	少数患者于治疗部位出现皮下血肿	监测并记录血肿位置及大小 鼓励患者多休息会自然痊愈 可在血肿部位进行局部冷敷
	血尿	术后3天内有轻度血尿	观察并记录尿液颜色、性质、量及生命体征,如有排尿不畅、大量血尿、血块等症状,应及时处理 监测生命体征、出入量及血常规检验结果。留意有否头晕、面色苍白、烦躁、皮肤湿冷等出血性休克情况 教导患者血尿是术后十分常见的并发症,一般5~6天内消失,但放置支架的患者通常在支架放置期间都会有血尿的情况。嘱患者多饮水

2. 手术并发症护理 见表8-4。

表8-4 手术并发症护理

常见并发症	临床表现	处理
尿路阻塞	术后未能排尿,尿少	观察患者尿量及出入量情况 评估患者疼痛部位 如怀疑为输尿管阻塞,应限制喝水,因为大量液体摄入反而会停止输尿管蠕动 过滤尿液中的碎石,并送检验 行 KUB 摄影监测排石情况

续表

常见并发症	临床表现	处理
出血	伤口出血 血尿	密切观察生命体征及出入量。留意有无头晕、面色苍白、烦躁、皮肤湿冷等出血性休克情况 观察并记录尿液颜色、性质、量，如有大量血尿、血块等症状，应及时处理 观察并记录伤口及敷料渗血情况，注意有无腹痛、腹胀及板状腹等症状 没有阻塞的情况下，嘱患者多饮水 有时需按医嘱给予止血剂
感染（包括伤口及尿路感染）	发热 伤口出现红、肿、热、痛及异常分泌物 菌尿症、尿液混浊	密切监测生命体征及有无烦躁、面色苍白、肢端湿冷、心率增快等感染性休克的症状。留意血常规检验结果 发热可能为尿路阻塞的症状，评估是否阻塞的情况，并应观察尿液颜色、性质、量、气味、尿常规和培养报告、尿路刺激症状等 观察伤口红、肿、热、痛及分泌物颜色、性质、量、培养报告，应遵无菌原则更换敷料。留意腹部体征，是否存在腹痛、腹胀等 根据培养结果按医嘱予以抗生素治疗 需要时可予以物理降温(包括多饮水、冰敷)及按医嘱予以退热药物、补液治疗
输尿管穿孔	腹部剧痛	怀疑输尿管穿孔时应及时通知医生 监测患者尿量及疼痛情况，予以疼痛护理，见表8-1 应按医嘱给予抗生素以防感染 一般放置支架4周以促进输尿管愈合

续表

常见并发症	临床表现	处理
麻痹性肠梗阻	腹胀、恶心、呕吐肠鸣音减弱或消失	持续评估肠蠕动及排气情况，亦可予以腹部 x 线片检查以评估梗阻情况 肠蠕动未恢复前，应予以禁食，需要时可予以胃肠减压 给予静脉补液以维持营养，排气后才可以口服补充营养 鼓励患者早期活动以加快肠道功能恢复

【预防】

预防泌尿系统结石的一般措施（表 8-5）。

表 8-5 预防泌尿系统结石的一般措施

液体摄取	保证液体摄入量在 2.5 ～ 3.0L/d 喝水时间应平均分配 饮用酸碱度中性饮料 保持尿量在 2.0 ～ 2.5L/d 维持尿比重＜ 1.010
饮食	均衡的饮食，避免过量摄取维生素补充剂 含丰富的蔬菜和纤维 正常的钙摄取量：1 ～ 1.2g/d 限制氯化钠摄取量：4 ～ 5g/d 限制动物蛋白摄取量：0.8 ～ 1.0g/（kg·d）
生活方式	BMI：18 ～ 25kg/m² 压力管理 进行充分的体育锻炼 平衡过多的体液丢失

【特别关注】

（1）预防泌尿系统结石的健康教育。

（2）输尿管绞痛的评估、治疗及护理。

（3）术后并发症的早期观察及处理。

（4）针对个体习惯及不同的结石成分进行健康教育，以预防结石复发。

【前沿进展】

1. 输尿管结石积极治疗的选择　现今输尿管结石的治疗方法主要为 ESWL 和 URS，而过去对于两者的疗效一直有不同意见。然而，根据欧洲泌尿外科学会的统计分析，虽然比较这两种治疗的随机对照试验不多，发现两种方法治疗于不同部位结石的无石率不同，治疗＜10mm 近段输尿管结石 ESWL 优于 URS，而治疗＞10mm 近段输尿管结石 URS 则优于 ESWL，近段输尿管结石 URS 的无石率与结石大小关系不大，而 ESWL 的无石率与结石大小呈负相关；虽然未有足够证据显示输尿管镜软硬度对近段输尿管结石的疗效，但发现无论软镜、硬镜或半硬镜治疗近段输尿管结石都有良好的无石率，且可能会随着输尿管软镜技术的改善而提高；至于中段输尿管结石 URS 与 ESWL 的无石率区别不显著；而治疗远段输尿管结石，不论大小，ESWL 均优于 URS。

因此，欧洲泌尿外科学会建议具体治疗方法选择如下：①直径＜10mm 近段输尿管结石首选 ESWL，次选 URS；＞10mm 结石可选择 URS（逆行或顺行）或 ESWL，对输尿管上段 L_4 以上、＞15mm 的嵌顿性结石、ESWL 无效或输尿管置镜失败的输尿管结石可经皮顺行 URS；②对＜10mm 远段输尿管结石均可选择 ESWL 或 URS，＞10mm 结石首选 URS，次选 ESWL。然而，实际治疗方法除了应根据结石的大小和位置选择，还应把现有的设备和患者的偏好纳入考虑。

2. 结石形成风险评估　　根据统计，对于尿路结石的患者来说，若患者是不接受任何预防治疗，则患者在5年内复发机会约为50%。因此，当每位患者结石排出时均应做结石形成风险评估，行准确的结石分析和基本代谢评估。结石分析方法推荐选择红外光谱法或X线衍射。基本评估包括：尿沉渣/试纸法检查红细胞、白细胞和亚硝酸盐、pH、尿培养或镜检。血液分析包括：红细胞计数、血肌酐、尿酸、钙、钠、钾、C反应蛋白（CRP）。高风险结石形成患者需行特殊代谢评估，该结石类型包括：草酸钙、磷酸氢钙、尿酸、尿酸铵、鸟粪石、胱氨酸、黄嘌呤、2,8-二羟腺嘌呤、药物结石、未知成分。特殊代谢评估依据结石成分收集24小时尿液钙、草酸、枸橼酸、尿酸、钙、镁、钠、磷、胱氨酸含量、测定尿量、pH和尿比重等。血液分析包括：血肌酐、尿酸、钙、钠、钾、氯、甲状旁腺激素等。

【知识拓展】

根据记录，泌尿系统结石的历史最早可追溯至7000年前。考古学家从埃及一具公元前4800年的16岁男性木乃伊上发现泌尿系统结石，表明泌尿系统结石这个问题早在古代已经存在，而结石所带来的痛苦从古到今都一直困扰着人类，而文艺复兴三杰之一的米开朗基罗便是其中一位。

米开朗基罗（Michelangelo di LodovicoBuonarrotiSimoni）（1475—1564）是世界上最著名的艺术家之一，同时亦是一位低调的解剖学家，他年轻时已对解剖学十分着迷，并与几名解剖学家交往甚密，其中包括当时著名的外科医生及解剖学家科隆博（Realdo Colombo），这无疑为他生动传神的人体刻划风格奠下基础。然而，他的一生直至死亡前都被泌尿系统结石所困扰，他甚至透过本身对解剖学的认识，把肾脏的功能及结构融入梵蒂冈西斯廷礼拜堂《创世纪》壁画其中的《神分水陆》创作表达上，同时在画中亦透露了自己因泌尿系统结石导致的绞痛而饱受痛苦。

　　从米开朗基罗与侄儿及朋友的书信往来中得知他一直反复受泌尿系统结石的情况困扰，而书信中亦提及当时他的饮食护理。他在 1549 年 3 月 15 日与侄儿的书信中提及："虽然医生未能确诊，但根据暂时的诊断，他们说我患上了结石。"他在 23 日时又提到当时一直在喝某种水来治疗他的疾病："自那时起，我就开始喝某一种水，喝完以后我开始排出一些白稠的尿液，而当中亦有些碎石，我现在感觉好很多了。"从之后的书信中显示他一直都以那种水做结石的治疗，而那水相信是指当时泌尿系统结石患者常饮用的意大利翡无极泉水，根据研究指出由于泉水中含有腐殖酸，能分解草酸钙、磷酸钙及尿酸盐结石，但基于人体研究设计上的不足，加上相关的研究有限，未能定论该泉水是否能有效治疗泌尿系统结石或预防复发。无论如何，水分的摄取与泌尿系统结石的形成呈反比关系，欧洲泌尿外科学会及美国泌尿外科学会均强调患者液体摄取的重要性，其摄入量应至少足以维持 24 小时尿量达到 2.5L/d。因此，当时米开朗基罗暂时的症状缓解有可能与水分摄取增加有关，这显示了当时人们可能已注意到水在泌尿系统结石饮食护理上的重要性。

（甄立雄　罗文秀）

第九章　膀胱结石的护理

【概述】

膀胱结石分为原发性膀胱结石和继发性膀胱结石。原发性膀胱结石多由于营养不良引起,多见于10岁以下的男孩,主要分布于经济落后区。目前儿童膀胱结石呈下降趋势。继发性膀胱结石多见于50岁以上老年人,男性多于女性,比例大约为10∶1。在经济发达地区,膀胱结石主要发生于老年男性,且多患前列腺增生症或尿道狭窄;而在贫困地区,则多见于儿童,女性少见。随着社会经济的发展,膀胱结石的总发病率已明显下降。

【病因】

原发性膀胱结石与以下因素有关:①营养不良和低蛋白饮食;②小儿膀胱结石与婴幼儿喂养方式有关。

继发性膀胱结石与以下因素有关:①下尿路梗阻,如尿道狭窄、前列腺增生、膀胱颈部梗阻、膀胱膨出、憩室、肿瘤等;②肾脏、输尿管结石排至膀胱;③膀胱异物;④尿路感染;⑤神经源性膀胱;⑥膀胱或尿道畸形;⑦代谢性疾病;⑧肠道膀胱扩大术后;⑨在血吸虫病流行区,可见以虫卵为核心的膀胱结石。

【病理】

由于结石对膀胱黏膜的刺激,局部黏膜血管增多,充血明显;继发感染时,膀胱黏膜溃疡形成及出血;结石长期阻塞膀胱出口，可致膀胱小梁、小房或憩室形成，还可损害膀胱输尿管的抗反流机制，导致双侧输尿管扩张和肾积水，使肾功能受损；膀胱结石长期慢性刺激，有使膀胱壁发生癌变的可能。

【诊断要点】

1. 临床表现

（1）尿痛：下腹部和会阴部钝痛或剧烈疼痛，常因活动和强烈运动而诱发或加剧。

（2）排尿障碍：结石嵌于膀胱颈口，出现排尿困难、排尿滴沥状、尿流中断、急性尿潴留。

（3）终末血尿：结石刺激膀胱黏膜引起充血、溃疡，导致血尿。

（4）膀胱刺激症状、血尿和脓尿：膀胱结石合并感染时出现。

（5）结石继发于前列腺增生、神经性膀胱功能障碍、尿道狭窄等疾病时，可伴有相应疾病症状。

2. 辅助检查

（1）B超检查：可了解结石大小、位置、形态和数目，还可了解双肾和输尿管有无结石。

（2）腹部X线检查：显示出结石的大小、数目、形状和位置。

（3）膀胱镜检查：是诊断膀胱结石最可靠的方法。

（4）腹部双合诊检查：对于较大的膀胱结石男性经直肠和下腹部、女性经阴道和下腹部双合诊检查，可摸到结石。

（5）实验室检查：尿中白细胞、脓细胞、红细胞增多。

【治疗】

膀胱结石的两个治疗原则，一是取出结石；二是去除结石形成的原因。

1.体外震波碎石　主要用于小儿原发性结石和成人原发性结石≤3cm的患者。

2.腔内手术　所有类型的膀胱结石均可采用腔内手术治疗。常见的手术方法有以下几种。

（1）经尿道激光碎石术。

（2）经尿道气压弹道碎石术。

（3）经尿道机械碎石术。

（4）经尿道膀胱超声碎石术和经尿道液电碎石术。

虽然腔内手术有较广泛的适应证，但也有相对禁忌证：①严重的尿道狭窄；②合并膀胱挛缩；③伴有严重的出血倾向；④泌尿系统急性感染；⑤严重的全身性感染；⑥不能耐受手术者；⑦合并多发性憩室的患者为机械碎石的禁忌证。

3.开放手术　耻骨上膀胱切开取石术。开放手术取石不应作为膀胱结石的常规治疗方法，仅适用于需要同时处理膀胱内其他病变时。

【主要护理问题】

1.舒适的改变　与疼痛有关。

2.焦虑/恐惧　与患者担心手术有关。

3.排尿障碍　与结石阻塞膀胱出口有关。

4.知识缺乏　与患者缺乏对疾病的认识和了解有关。

5.潜在并发症　尿潴留、出血、感染、膀胱穿孔等。

【护理目标】

（1）患者疼痛程度减轻或消失。

（2）患者焦虑、恐惧程度减轻，积极配合治疗及护理。

（3）患者排尿困难症状缓解。

（4）患者知晓疾病的治疗、护理等方面的相关知识。

（5）未发生相关并发症，或并发症发生后能得到及时治疗与处理。

【术前护理措施】

1. 心理护理

（1）讲解膀胱结石的相关知识及注意事项，消除患者的顾虑，使其能够积极配合治疗和护理。

（2）针对个体情况进行针对性心理护理。

（3）鼓励患者家属和朋友给予患者关心和支持。

2. 饮食护理　普通饮食，多饮水，保持尿量在2000～3000ml/d，达到膀胱内冲洗，减轻膀胱刺激症状。

3. 病情观察及护理

（1）观察并记录患者下腹部体征。

（2）观察患者排尿情况，包括排尿时伴随症状及尿液的颜色、性状及量等。

4. 术前常规准备

（1）术前禁食8小时，禁饮4小时。

（2）术前遵医嘱行抗生素敏试准备，术晨准备术中用药。

（3）协助完善术前检查，如心电图、B超、胸部X线片、出凝血试验等。

（4）术晨更换清洁病员服。

（5）术晨与手术室人员进行患者信息、药物核对后，送入手术室。

【术后护理措施】

1. 外科术后护理常规 见表 9-1。

表 9-1 外科术后护理常规

项目	常规护理内容
麻醉术后护理常规	了解麻醉和手术方式、术中情况、切口和引流情况 持续低流量吸氧及心电监护，严密监测生命体征 床挡保护防坠床 腰麻、硬膜外麻醉患者，去枕平卧 6 小时
伤口观察及护理	观察伤口有无渗血、渗液，若有，应及时通知医生并更换敷料。观察下腹部体征，有无腹痛、腹胀等
各管道观察及护理	输液管保持通畅，留置针妥善固定，注意观察穿刺部位皮肤有无红肿 尿管按照尿管护理常规进行，腔内手术一般术后 3～5 日拔除尿管，开放手术一般 7～10 日拔除尿管。拔管后注意关注患者排尿情况。保持尿道口和会阴部的清洁，避免感染
持续膀胱冲洗及护理	腹腔引流管参照腹腔引流管护理相关要求 开放手术行低压、缓慢膀胱冲洗 观察冲洗液的颜色、性状及量，根据冲洗颜色调节冲洗速度。观察及处理膀胱痉挛，保持引流管固定通畅，可遵医嘱使用解痉药。观察腹部体征，有无腹痛、腹胀等，记录尿量
疼痛护理	评估患者疼痛情况，提供安静舒适的环境，给予心理安慰，转移病员注意力等，必要时给予镇痛药物
基础护理	做好口腔护理、尿管护理、定时翻身、雾化吸入、指导咳痰、患者清洁等工作

2. 饮食护理 腔内手术术后 6 小时内禁食禁饮；6 小时后饮水，如无恶心、呕吐等不适症状，则可开始进食普

食，多食易消化、富含纤维素的食物，如芹菜、韭菜、香蕉等。鼓励患者多饮水，多排尿，以利于膀胱内血块和结石碎渣的排出。

开放手术后禁食禁饮，肛门排气后开始饮水 50ml/h，1～2 小时后无恶心、呕吐等不适症状进流质饮食、半流质饮食、软食与普食。饮食要注意营养丰富。

3. 体位与活动 见表 9-2。

表 9-2 患者体位与活动

时间	体位与活动
全麻清醒前	去枕平卧位，头偏向一侧
全麻清醒后—膀胱冲洗时	床上自动体位，半卧位为主，增加床上四肢运动
停止膀胱冲洗后	适当病室内活动

注：活动能力应当根据患者个体化情况循序渐进，对于年老体弱患者应减慢活动进度。

4. 健康宣教 见表 9-3。

表 9-3 膀胱结石术后患者的出院指导

饮食	多饮水，保持尿量在 2000～3000ml/d
	根据患者结石成分分析，做好相应的饮食指导
	草酸盐结石的患者，宜少吃土豆、菠菜等，口服维生素 B_6，口服氧化镁
	磷酸盐结石患者宜低磷低钙饮食，口服氯化铵
	尿酸盐结石的患者，宜进食肝、肾及豆类，口服枸橼酸合剂或碳酸氢钠
活动	根据体力，适当活动
复查	定期复查

【并发症的处理及护理】

并发症的处理及护理见表 9-4。

表 9-4　并发症的处理及护理

常见并发症	临床表现	处理
出血	膀胱冲洗引流液为红色或鲜红色	静脉滴注或肌内注射止血药
	膀胱冲洗液的颜色由浅变深或由暗红变为鲜红	加快冲洗速度；冲洗液中加入去甲肾上腺素
	尿液颜色为鲜红色或伴大量的血凝块	保守治疗无效者应及时行再次手术
	伤口敷料持续有新鲜血液渗出	
感染	尿液混浊	抗感染治疗
	尿路感染症状	多饮水，达到内冲洗的目的
	血象增高	
	小便常规异常	加强尿管护理和会阴部护理
	体温升高	必要时膀胱冲洗
穿孔与尿液外渗	膀胱区丰满	半卧位
	下腹部胀痛	低压膀胱冲洗或停止膀胱冲洗
	尿量减少或冲洗液呈负数	局部引流
尿潴留	尿液不能自尿道排出	安置保留尿管或膀胱穿刺造瘘

【特别关注】

（1）膀胱结石术后饮食及活动指导。

（2）术后并发症的观察及处理。

【前沿进展】

临床护理路径能使服务对象获得最佳的持续改进的照顾品质。有研究人员通过对膀胱结石患者制订出一套临床护理路径，路径如下：由医务人员及内镜室人员在充分了解患者需求的基础上，并结合患者的具体情况，制订出适合该类患者的临床护理路径表，护理人员根据路径表，对患者从入院到出院实施连续的、动态的、有针对性的、规范的指导。然后，运用评价指标及统计学方法对平均住院日、平均住院费用、健康意识、患者满意度、临床疗效进行分析。临床护理路径的实施，可以优化护理流程，增强护理工作的预见性和计划性，使护理人员工作时有章可循，有据可依，有效地提高护理质量和对患者的告知水平，使患者从中受益，避免护理缺陷。临床护理路径的实施可以促进护患沟通，使患者及家属事先了解整个护理流程及其治疗、护理的相关信息，主动参与到自己疾病的治疗护理方案中，对疾病治疗和康复有了时间的概念，更好地理解检查的必要性，手术的风险性，体现"以人为本"，提高患者满意度。临床护理路径的实施，可以规范医护人员行为，提升团队协作精神。临床护理路径的设计和修改是通过医生、护士及其他相关人员等共同进行的，不同学科的专业人员共同讨论决定患者诊疗护理过程中的问题，排除了不同专业之间的障碍，增强了各专业之间的交流，可为患者提供最佳的服务。临床护理路径的实施，可以缩短平均住院日，降低医疗费用，减轻患者负担。患者入院后，医务人员以最快的速度、在最短的时间内完成必要的检查和治疗，把患者等待时间降到最低，同时通过健康指导，让其主动参与到护理活动中，加快康复，充分体现了高品质、高效率、低成本的健康服务模式。临床护理路径的实施，可以提高患者健康意识及服务满意度。路径日程表的制订，详细规定了患者术前、术后每天的护理、治疗等情况，使健康教育制度化、具体化，从一定程度上改善医患、护患关系，避免医疗纠纷的发生，提高患者的满意度。

【知识拓展】

在泌尿系统结石中,文献报道最早的结石是膀胱结石。近30年来,泌尿系统结石的形成与食物结构的改变有密切关系,膀胱结石发病率逐渐降低。结石以晶体成分命名,晶体成分的含量达95%称为纯结石,根据结石的化学性质可分为酸性结石(尿酸等)、碱性结石(碳磷灰石等)和中性结石(草酸钙等)。

(王 婷)

第十章　尿道结石的护理

【概述】

尿道结石（urethral calculi）占泌尿系统结石的 0.3%，较为少见。因男性、女性尿道生理结构的不同，绝大部分尿道结石患者为男性，女性仅在尿道憩室、尿道异物和尿道阴道瘘等特殊情况下才会出现。尿道结石多由膀胱结石落入尿道引起。前尿道结石可沿尿道扪及，后尿道结石也可经直肠指检扪及。

【病因病理】

结石的病因复杂，形成结石的因素也较多，年龄、性别、种族、遗传、环境因素、饮食习惯和职业，还有身体的代谢异常、尿路的梗阻、感染、异物和药物的使用都是结石形成的常见病因。

尿道结石分为原发性和继发性两类。原发性尿道结石较继发性尿道结石少见，多发生在尿道狭窄、憩室、异物等病变基础上，占尿道结石的 2%。继发性尿道结石绝大多数来自上尿路结石或膀胱结石下降并嵌顿在尿道内所致。男性尿道结石最容易嵌顿于尿道管腔膨大的部位和管腔生理学狭窄部位的近侧，故多见于前列腺部尿道、球部尿道和舟状窝。

【诊断要点】

1. 临床表现　尿道结石典型症状为疼痛、排尿困难、血尿。

（1）疼痛：原发性尿道结石早期多无症状。继发性尿道结石由于上尿路结石突然掉入尿道内，引起突发的局部剧烈疼痛，放射至阴茎头部，嵌入后尿道的结石则会出现会阴部和阴囊部剧烈疼痛，呈刀割样。

（2）排尿困难：尿道结石出现梗阻时会出现不同程度的排尿困难。主要表现为排尿费力，尿液呈点滴状，尿线变细，有时骤然出现尿流中断，并有强烈的尿意，梗阻严重时可出现充盈性尿失禁或急迫性尿失禁。

（3）血尿：急性期常伴有终末血尿或者初始血尿，并伴有剧烈疼痛。原发性尿道结石或伴有尿道憩室者，尿道口可有分泌物溢出。

（4）其他症状：尿道硬结与压痛、尿道炎症、尿道狭窄、尿道周围脓肿、尿道皮肤瘘、尿道直肠瘘等，后尿道结石可产生性交痛及性功能障碍。

2. 辅助检查

（1）尿道镜检查：能直接观察结石的大小、位置。既可明确诊断，也可发现尿道并发症。

（2）肾、输尿管、膀胱平片：能够确定结石的位置、形态、大小和数量。

（3）尿道造影：可了解尿路的解剖，确定结石的位置，鉴别平片上可疑的钙化灶，明确尿路有无其他病变。

（4）金属尿道探杆检查：在结石部位可感知尿道梗阻及结石的粗糙摩擦感。

（5）CT扫描：能够检查出其他常规影像学检查中容易遗漏的小结石。

【治疗】

根据结石大小、形状、部位、尿道局部病变及有无并发症而定。小结石可自行排出，当前尿道结石较小时可在润滑剂的辅助下轻轻向尿道远端推挤、钩出或钳出，结石较大者出现尿道梗阻时入院后需安置保留尿管，尿管插管失败时需及时安置膀胱造瘘管，解除梗阻。临床上前尿道结石大多在全麻下行钬激光碎石治疗，它具有损伤小、成功率高、并发症少、恢复快的优点。后尿道结石可经尿道口注入润滑剂后，用尿道探条将结石轻推入膀胱，再按膀胱结石进行处理。结石较大，且嵌顿较久者，需切开会阴或耻骨上取石。部分尿道结石合并尿道内息肉患者，可以用钬激光同时处理结石和息肉，也是预防和减少患者尿道狭窄的方法。部分患者合并尿道狭窄，同期处理尿道结石及尿道狭窄，术后应留置尿管，防止尿道狭窄。

【主要护理问题】

1.疼痛 与疾病、排石过程有关。

2.舒适度的改变 与结石对尿路黏膜的刺激和损伤有关。

3.排尿型态改变 与结石阻塞尿路有关。

4.自理能力下降 与手术术后、留置尿管等有关。

5.焦虑 与担心手术及预后有关。

6.知识缺乏 缺乏尿道结石相关知识。

7.潜在并发症 出血、感染、尿路梗阻。

【护理目标】

（1）患者主诉疼痛减轻或缓解。

（2）患者舒适度提高。

（3）患者排尿顺畅。

（4）患者生活需要得到满足。

（5）患者焦虑程度减轻，配合治疗及护理。

（6）患者了解结石的治疗护理过程和预防方法。

（7）患者未发生相关并发症或并发症发生后能得到及时治疗与处理。

【术前护理措施】

1. 心理护理

（1）解释手术方式、注意事项。

（2）鼓励患者表达自身感受。

（3）教会患者自我放松的方法。

（4）根据个体情况给予患者关心和心理支持，树立信心。

（5）讲解尿道结石相关知识及治疗，减轻患者焦虑情绪。

2. 膀胱造瘘管的护理

（1）保持膀胱造瘘管引流通畅，妥善固定，避免打折受压。

（2）引流袋固定位置不能高于膀胱水平，防止尿液反流。

（3）观察尿液的颜色、量及性质。

（4）保持造瘘口周围皮肤的清洁干燥。

3. 术前准备

（1）完善术前检查：肝肾功能，出凝血时间，B超，KUB平片或CT检查等。

（2）术前需禁食8小时，禁饮4小时。

（3）术晨更换清洁病员服。

（4）术晨与手术室人员进行交接后送入手术室。

【术后护理措施】

1. 外科术后护理常规　见表10-1。

表 10-1 常规护理内容

麻醉术后护理常规	了解麻醉和手术方式、术中情况、切口和引流情况
	持续低流量吸氧
	持续心电监护
	床挡保护防坠床
	严密监测生命体征
伤口观察及护理	观察伤口有无渗血、渗液，若有，应及时更换敷料
	观察伤口周围有无肿胀及丰满等
各管道观察及护理	输液管保持通畅，留置针妥善固定，注意观察穿刺部位皮肤
	尿管护理见表 10-2
疼痛护理	评估患者疼痛情况
	有镇痛泵患者，注意检查管道是否通畅，评价镇痛效果是否满意
	遵医嘱给予镇痛药物
	提供安静舒适的环境
基础护理	做好口腔护理、定时翻身、雾化、患者清洁等工作

2. 病情观察及护理

（1）尿道结石推入膀胱后，按膀胱结石进行治疗和护理。

（2）经尿道取出结石后，注意观察并记录患者排尿是否通畅，是否有血尿、膀胱刺激征、发热等症状。症状较轻者，可鼓励患者多饮水，症状可逐渐缓解。有明显血尿、膀胱刺激征者，需通知医生对症处理。

3. 尿管护理 见表 10-2。

表 10-2 尿管护理

清洁护理	留置尿管期间注意保持尿道口清洁，每日消毒清洁尿道口至少 2 次，分泌物多时需及时清洁；保持会阴部清洁、干燥，预防感染

妥善固定	妥善固定尿管，防止打折扭曲，保持引流通畅。确保引流袋低于膀胱水平；下床活动，引流袋低于耻骨联合水平，防止引流不畅或尿液反流引起逆行感染。定时挤压导尿管，防止碎石引起阻塞
保持引流系统密闭	保持尿液引流系统密闭，预防尿路感染
拔管时间	根据手术方式，尿管留置时间有所不同

4. 饮食护理 鼓励患者进食高蛋白、易消化、富含纤维素的食物，防止便秘。多饮水，忌辛辣，保持每日尿量在 2000ml 以上。

5. 出院健康指导 见表 10-3。

表 10-3 尿道结石患者的出院宣教

饮食指导	指导患者出院后多饮水，保证每日尿量在 2000ml 以上
休息与活动	鼓励早期活动
病情观察	尿道结石取出后可能发生尿道狭窄，应注意观察排尿情况，出现尿线变细、尿频、尿痛等症状及时就诊
随访	定期复查 X 线片、B 超

6. 结石的预防

（1）分析结石成分：手术后将结石进行成分检测分析，明确其成分以便确定结石形成的主要原因。针对形成的原因，制订相应的预防措施。对于草酸钙形成的结石，患者要避免摄入过多的含草酸较高的食物和药物，如菠菜、香菜、茶叶、维生素 C 等。一般认为，尿道结石在发达国家以草酸钙和胱氨酸结石多见，发展中国家以磷酸镁铵和尿酸结石多见。

（2）科学饮水：在心、肾功能正常的情况下，成人应保持每日尿量＞2000ml，尤其餐后 3 小时为钙的排泄高峰，更需要保持足够的饮水量。另外，结石成分的排泄高峰期为夜间或清晨，所以，除睡前饮水外，夜间起床排尿后宜再饮水。

（3）调整饮食习惯：除了根据结石成分禁食、少食相应的食物外，患者应根据机体热量的需求控制超额营养，尤其应该注意动物性蛋白摄入要适量，最好忌食动物内脏。还要控制精制食物的摄入，注意预防代谢综合征引起的尿路结石。

（4）积极治疗原发病：要积极处理会引发尿道结石的疾病，如尿路梗阻、尿路感染、代谢性疾病等。这些疾病往往是尿道结石的隐患。

【并发症的处理及护理】

并发症的处理及护理见表 10-4。

表 10-4　并发症的处理及护理

常见并发症	临床表现	预防处理
出血	尿道口渗血，终末期滴血 保留尿管引出鲜红尿液	鼓励患者多饮水，症状轻者随排尿次数增加可缓解。必要时须行膀胱冲洗，止血药物使用及对症处理
感染	发热 尿道口分泌物增多 会阴伤口脓性分泌物	做好尿管护理，保持尿道口清洁 保持会阴部清洁干燥，避免污染伤口，应用抗生素抗感染治疗
尿路梗阻	自解小便困难，疼痛剧烈	安置保留尿管或膀胱造瘘管引流，碎石解除梗阻
膀胱刺激征	尿频、尿急、尿痛	鼓励患者多饮水，以达到内冲洗的目的，严重者给予解痉止痛治疗，同时卧床休息，减少活动

【特别关注】

（1）结石饮食护理。

（2）并发症的观察及处理。

【前沿进展】

随着泌尿外科内镜技术的不断发展，输尿管软镜在上尿路结石治疗中的应用日趋广泛。但传统的一体式输尿管软镜因材质纤细，在使用中易发生损坏影响手术操作。组合式可拆卸输尿管软镜通过将光纤等易损的部件设计为可组装更换的部件，提高了操作的便利性。新式的可拆卸输尿管软镜将光纤及成像系统与镜体分离，而镜身的通道及套管等易耗部件设计为一次性使用，不易折断，且有各自独立的冲洗通道及工作通道，能更好地满足术中操作要求。既保证了软镜进入的顺利，又减少了对输尿管黏膜的损伤，镜鞘还提供了良好的回流通道，利于保持术野清晰，并且有助于降低肾盂内压力，减少术中灌注液高压反流及毒素入血造成脓血症的机会，镜鞘使软镜的操作更加方便，也利于结石碎块的排出。新型组合式输尿管软镜联合钬激光治疗肾及输尿管上段结石安全、有效，可在临床继续推广应用。

【知识拓展】

泌尿系统结石是指尿路中的无机盐或有机盐类结晶形成凝结物，是泌尿外科的常见病之一。其主要成分有草酸钙、磷酸钙、尿酸结石、胱氨酸结石及混合性结石。金钱草及其复方制剂广泛用于泌尿系统的细小结石和泥沙样结石的治疗，也可用于手术或体外冲击碎石后的辅助治疗。

（1）金钱草可入肾、膀胱，可快速发挥强烈的利尿作用，使输尿管上段腔内压力升高，输尿管扩张，缓解结石刺激造成的痉挛性疼痛，同时其利尿作用对肾小管内的细小结石或结晶核产生机械性冲刷作用，使结晶松散变小后随尿液排出体外，从而发挥其抑制结石形成及促进结石排出的作用，并可在一定程度上起到保护肾脏的作用。

（2）金钱草可通过降低尿钙与草酸的浓度从而防治草酸钙结石形成，可加快肾组织中草酸从尿液中排泄，减少肾集合系统内草酸钙结晶的形成和堆积，增加尿液中草酸钙结晶的排泄，同时利尿作用也可稀释尿液中草酸的浓度。

（3）金钱草可调节尿液 pH，使其偏酸性，使在碱性环境中才能存在的磷酸铵镁结石溶解，促进结石的排出，减少结石的复发。

（4）金钱草的清热作用可消除结石机械性刺激造成的炎症，减轻结石刺激引起的尿道灼痛。对急性炎症渗出与慢性炎症反应均有明显的抑制作用。

（5）金钱草含有的抗氧化成分，可抑制自由基形成，减少肾脏氧化损伤是其预防结石形成的可能机制之一。

（6）金钱草可通过抗炎、抗氧化等多方面机制综合发挥护肾的作用，以减缓肾脏组织结构的损伤。

（徐苓倮）

第三篇 泌尿系统损伤的护理

第十一章　肾脏损伤的护理

【概述】

　　肾脏的解剖位置较深，且肾脏周围有脂肪囊和周围组织结构的保护，一般情况下，受伤机会较少。然而肾脏为一实质性器官，结构比较脆弱，包膜薄，受直接或间接暴力打击时会发生破裂造成肾损伤；肾脏在肾脂肪囊内有一定活动度，被暴力推移时会牵拉肾蒂，造成肾蒂损伤；肾脏有原发病变时（如肾巨大肿瘤、肾积水、肾结石等），轻微的震动也可导致肾损伤；在某些医疗工作中，如肾穿刺活检、经皮肾穿刺造瘘等也可能造成肾脏损伤。肾脏损伤多见于青壮年男性，在泌尿系统损伤中，发生率较高。

【病因】

　　1. 闭合性损伤　引起损伤可以是直接外力，也可以是间接外力。直接外力引起的闭合性损伤往往是钝性外力直接撞击腰部、腹部或背部造成的肾实质损伤，如交通事故、体育活动撞击或暴力冲突等；间接外力引起的闭合性损伤主要是指体位变化或身体剧烈运动引起的肾实质损伤，如机动车突然减速、高处坠落等。

2. 开放性损伤 主要以刀刺伤、枪击伤多见，常合并胸腹部其他脏器损伤。

3. 医源性损伤 是指在疾病诊断或者治疗过程中发生的损伤。如肾盂输尿管镜、体外冲击波碎石、经皮肾镜以及腹腔镜检查或治疗时造成的损伤。

4. 自发破裂 是指在无明显外伤情况下突然发生的肾实质、集合系统或肾血管的损伤，临床较罕见。自发性肾破裂的发生往往由肾脏本身病变所致，如肾动脉瘤、巨大肾错构瘤或肾癌、肾积水及肾囊肿等疾病引起。

【病理】

根据损伤的部位与程度不同，可将肾脏损伤分为以下几种类型：

1. 肾挫伤 仅局限于部分肾实质，形成肾瘀斑和（或）包膜下血肿，肾包膜及肾盂黏膜完整。该型损伤最轻微，血肿多能自行吸收。

2. 肾部分裂伤 部分肾实质挫裂伤伴有肾包膜破裂，致肾周血肿。

3. 肾全层裂伤 肾实质深度裂伤，外及包膜，内达肾盂、肾盏黏膜，常引起广泛肾周血肿、血尿和尿外渗。

4. 肾蒂损伤 肾蒂血管或肾段血管的部分和全部撕裂；也可因肾动脉突然牵拉，致内膜撕裂。如肾蒂完全断裂，伤肾甚至可被挤压通过破裂的横膈进入胸腔。锐器刺伤肾血管可致假性动脉瘤、动静脉瘘或肾盂静脉瘘。对冲伤常使肾动脉在腹主动脉开口处的内膜受牵拉而破裂，导致肾动脉血栓形成，使伤肾失去功能。

5. 病理性肾破裂 轻度的暴力即可导致有病理改变的肾脏破裂，如肾积水、肾囊肿、肾肿瘤、肾动脉瘤、移植肾的排斥期等。

【诊断要点】

1. 外伤或创伤史 首先应考虑患者的受伤程度和病情的危急状况，尽可能在较短的时间内了解外伤或创伤的情况，有无体表创伤的发生，体表创伤的部位、深度等；对病情稳定的伤员，详细询问病史，尤其询问伤后全身休克症状，如出汗、恶心、呕吐、四肢冷、口渴等。其次是肾脏相关症状，有无排尿、血尿等情况。

2. 临床表现

（1）休克：患者受到各种创伤后发生的休克分为创伤性休克和失血性休克，表现为血压下降、皮肤苍白、大汗、四肢发冷、脉搏细速、尿量减少、表情淡漠、意识改变等，严重时甚至昏迷。多发生于重度肾损伤，如肾裂伤、肾蒂裂伤合并其他脏器损伤时。创伤性休克是由于创伤后腹腔神经丛受到创伤引起的强烈刺激，导致血管张力下降和心排血量下降，出现暂时性血压下降所致。而失血性休克是因为损伤后，大量出血和血容量的减少而导致血压下降。

（2）血尿：是肾脏损伤最常见、最重要的临床表现，但有5%～10%肾脏损伤的患者可以暂时没有血尿的表现。血尿的严重程度并不完全和损伤机制及肾脏损伤的程度相关。如肾蒂血管断裂、肾动脉血栓形成、肾盂破裂、血凝块堵塞输尿管时，血尿轻微甚至无血尿。

（3）疼痛：一般情况下，疼痛部位和程度与受创伤的部位及程度是一致的，表现为腹部或伤侧腰部的剧烈胀痛、腰部钝痛等。如果损伤引起的出血局限于腹膜后，表现为腰肌紧张、僵直及较剧烈的疼痛。如果血块和（或）尿液刺激腹膜或后腹膜破裂，则引起腹痛和腹膜刺激征。若凝血块在输尿管内移动可导致痉挛，出现肾绞痛症状。

（4）尿外渗：肾全层裂伤或肾盂破裂时，尿渗入肾脂肪囊，如果肾筋膜破裂，尿液可渗入后腹膜甚至胸膜腔。

（5）腰部肿块和皮下瘀斑：损伤严重时血和尿外渗至肾周围组织，形成肿块，可在上腹部深处扪及肿块，触痛。外伤侧常有皮下瘀斑或擦伤。

（6）发热：血肿、尿外渗继发感染，甚至发生肾周脓肿或化脓性腹膜炎，引起发热等全身症状。

（7）多器官损伤：合并其他脏器损伤主要涉及与肾脏相邻的脏器，如肝、脾、胰腺、胸腔、主动脉及神经系统等。合并腹腔内脏器损伤出现相应的症状与体征。临床上常相互掩盖其症状和体征，诊查时应注意，否则易引起漏诊、误诊。

（8）美国创伤外科协会肾创伤分级见表11-1。

表 11-1 美国创伤外科协会肾创伤分级

分级	类型	表现
I	挫伤	镜下或肉眼血尿，其他泌尿系统检查正常
	血肿	无肾实质裂伤的包膜下血肿
II	血肿	腹膜后肾周血肿
	撕裂伤	肾皮质裂伤不超过1.0cm，无尿外渗
III	撕裂伤	肾皮质裂伤超过1.0cm，无集合系统破裂及尿外渗
IV	撕裂伤	肾皮质、髓质和集合系统全层裂伤
	血管	肾动脉或静脉主干损伤，伴出血
V	撕裂伤	肾脏破裂
	血管	肾蒂撕脱伤，肾脏无血供

3. 体格检查

（1）生命体征的监测。

（2）观察创伤部位及创伤程度，疼痛与损伤程度无相关性。

（3）腰部或腹部触及包块表明严重肾损伤和腹膜后出血的可能。

（4）如果是利器造成的损伤，注意观察利器刺入深度，是否有血液或尿液流出，利器是否随呼吸移动等。

4. 尿液检查与分析 疑有肾损伤的患者应尽早获取尿液标本进行检查，判断有无血尿的发生。

5. 影像学检查 包括超声检查、腹部平片、静脉尿路造影、计算机断层扫描（CT）、磁共振成像（MRI）、肾动脉造影、逆行造影等检查。

【治疗】

1. 急诊救治 对送入急诊室的创伤患者，临床治疗及检查同时进行。通过对患者生命体征的监测，立即决定患者是否需要输液、输血或复苏处理。在询问创伤史的同时，完成各项常规检查。

2. 保守治疗 肾脏闭合性损伤的患者90%以上可以通过保守治疗获得治疗效果。

（1）保守治疗应具备的条件：①各项生命体征平稳；②闭合性损伤；③影像学检查结果显示肾损伤分期为Ⅰ、Ⅱ度的轻度损伤；④未发生多脏器损伤。

（2）保守治疗的观察及护理

1）心理护理：肾损伤多因意外受伤所致，患者一时难以在心理上承受，担心预后。告知患者及家属保守治疗的方法、目的及意义等，从而消除患者恐惧、焦虑、紧张的心理，以乐观、积极的心态配合治疗及护理。

2）密切观察病情：密切监测生命体征、血尿程度的变化、尿量、腹部肿块扩展及血红蛋白、血细胞比容的改变等。保持水电质平衡，给予抗生素预防感染。

3）活动：保守治疗期间绝对卧床2周以上，直到尿液变清，并限制活动至镜下血尿消失，保守治疗后2～3个月内不参加重体力劳动和剧烈运动。合并骨盆骨折的患者，应卧硬板床，防止骨折移位而刺伤附近的组织，加重损伤。

4）饮食：在病情允许的情况下，鼓励患者多饮水，达到内冲洗的目的；注意进食粗纤维的蔬菜、水果，保持大便通畅，避免腹压突然增高导致继发性出血。

5）保守治疗期间如出现以下情况者，应积极进行手术准备。

A. 补液输血后仍不能纠正休克者。

B. 24小时内血尿不断加重，血红蛋白降低者。

C. 腰部肿块进行性增大者。

D. X线提示肾脏严重损伤者。

E. 继发严重的尿囊肿等感染者。

F. 疑有合并需要手术的其他内脏损伤者。

3. 手术治疗 处理原则是止血和尽可能保留肾脏，决定肾切除前须了解对侧肾功能是否正常。

（1）手术适应证

1）开放性肾损伤患者。

2）难以控制的出血。

3）腹部多脏器损伤。

4）大量尿外渗。

5）保守治疗失效。

（2）手术方法

1）肾周切开引流。

2）肾修复术或肾部分切除术。

3）肾切除术。

4）肾血管修复术。

5）离体肾修补术和肾自体移植术。

（3）介入治疗：适用于暂时不具备外科治疗、同时存在出血风险的患者。

【主要护理问题】

1. 舒适的改变　与疼痛、血尿等有关。

2. 焦虑/恐惧　与患者担心疾病发展及预后有关。

3. 有皮肤完整性受损的危险　与活动受限有关。

4. 自理能力缺陷　与疼痛、活动受限有关。

5. 知识缺乏　缺乏与肾脏损伤相关知识。

6. 潜在并发症　感染、出血、组织灌注量不足。

【护理目标】

（1）患者不适感减轻或消失。

（2）患者焦虑/恐惧程度减轻，配合治疗及护理。

（3）患者皮肤完好，无压疮发生。

（4）患者基本生活需要得到满足。

（5）患者及家属了解或掌握肾损伤的相关知识。

（6）术后未发生相关并发症，或并发症发生后能得到及时治疗与处理。

【术前护理措施】

1. 心理护理　术前做好患者的心理护理尤为重要，耐心向患者及家属讲解手术的必要性、手术方式方法、手术效果、术后可能发生的并发症和发生并发症后的处理方法等，以减轻患者及家属的心理负担。

2. 术前常规准备

（1）协助完善相关术前检查：心电图、胸部X线片、B超、CT或MRI。

（2）完成各项血液及体液检查：血常规、生化、出凝血试验、尿常规等。

（3）做好术中用血准备。

（4）术前行抗生素敏试，遵医嘱带入术中用药。

（5）术前遵医嘱禁食禁饮。

（6）做好患者个人卫生，更换清洁病员服。

（7）与手术室人员进行患者、药物等相关信息核对后，送入手术室。

【术后护理措施】

1. 外科术后护理常规 见表11-2。

表11-2 外科术后护理常规

外科术后常规护理内容	
全麻术后护理常规	了解麻醉和手术方式、术中情况、切口和引流情况
	持续心电监护、吸氧
	严密监测生命体征、氧饱和度
	床挡保护防坠床
伤口观察及护理	密切观察伤口及敷料情况，有无渗血及渗液
	保持伤口敷料清洁、干燥
各管道观察及护理	保持引流管通畅，妥善固定，防滑脱，定时挤压，避免折叠、受压而引流不畅。观察引流液颜色、性质、量的变化，若引流液为鲜红色且量较多、血压降低时，应及时报告医生采取措施，如加快输液速度、输血、应用止血药。保守治疗无法控制时，应手术止血。留置保留尿管的患者，观察尿液量、色、性状，做好尿管护理，每天至少2次
基础护理	保持患者皮肤清洁、干燥，定时皮肤护理及翻身，做好口腔护理、尿管护理、雾化吸入等工作

2. 饮食护理　见表 11-3。

表 11-3　患者饮食护理

时间	进食内容	进食量
术后—肛门排气前	禁食禁饮	—
肛门排气后第 1 日	术后流质饮食	先少量饮水，如无腹胀等不适，可少量多餐，若出现腹胀等不适立即停止进食
肛门排气后 2～3 日	术后半流质—普食	少量多餐，以不引起腹胀等不适为宜。逐步过渡至普通饮食，注意进食营养丰富、易消化的粗纤维食物，保持大便通畅，避免便秘

3. 体位与活动　见表 11-4。

表 11-4　患者体位与活动

时间	体位与活动
全麻清醒前	平卧位，头偏向一侧
全麻清醒后	肾全切除术：患者生命体征平稳，一般术后 6 小时后可采取患侧卧位或半卧位，以减轻腹胀，有利于伤口引流和机体恢复；术后 24～48 小时后鼓励下床活动 肾修复术、肾部分切除：绝对卧床 1～2 周，以平卧位为主，鼓励肢体主动运动，健侧卧位与平卧位交替
术后 2 周后	肾修复术、肾部分切除患者可在搀扶下床旁坐或沿床沿活动，循序渐进增加活动量，避免迟发性出血

4. 健康宣教　见表 11-5。

表 11-5　肾损伤患者的出院宣教

饮食	多食高蛋白、高热量、富含维生素、高纤维、易消化的食物，多饮水、忌辛辣刺激饮食，保持大便通畅

续表

活动	适当活动，避免劳累，肾修复术、肾部分切除患者出院3个月内避免剧烈运动和重体力劳动，避免增加腹压的因素，预防外力冲击伤
自我监测	观察尿液颜色、性质及量，若有异常应及时就诊
用药指导	肾脏切除患者注意保护对侧肾脏，尽量不使用对肾脏有损害的药物，最好在医生指导下用药，以免造成健侧肾功能的损害
复查	定期复查肾功能、尿常规、B超、CT等

【并发症的处理及护理】

并发症的处理及护理见表 11-6。

表 11-6 并发症的处理及护理

常见并发症	临床表现	处理及护理
感染	伤口红、肿、热、痛，有分泌物渗出 体温 38.5℃以上 血象升高，咳嗽、咳痰等	监测体温，伤口充分引流，局部使用抗菌敷料；雾化吸入促进排痰 使用抗生素，对症治疗
出血	突然出现全程肉眼血尿并伴有血块，严重者可出现尿潴留 患侧有胀痛或持续性疼痛	绝对卧床；多饮水，达到内冲洗的目的；保持排尿通畅，排尿困难者予留置三腔导尿管持续膀胱冲洗；应用止血药物，静脉补液，监测生命体征，对症治疗，心理护理
尿外渗	患侧腹部或腰部膨隆，压痛，腹胀、腹痛；尿外渗时患侧腰部常有胀痛感，伴有腹膜刺激症状；尿管内尿量减少，伴感染时出现体温升高	半卧位，抗炎补液，准确记录尿量，监测肾功能，多饮水，对症处理，必要时手术治疗

【特别关注】

（1）患者外伤或创伤史、损伤的种类及程度。

（2）患者的临床表现及检查结果。

（3）保守治疗的观察及护理。

（4）并发症的预防、观察及护理。

（5）健康教育。

【前沿进展】

肾脏损伤的治疗原则是最大限度地保存肾组织及其功能，尽量减少并发症和后遗症。当出现休克时，应积极输血、输液、抗休克治疗，进行必要的检查，确定肾损伤程度及有无合并伤。对肾损伤，一般主张保守治疗，可保留肾脏，成功率约为74%，且无重大后遗症。在一组186例肾损伤的治疗中，非手术治疗肾切除率为3%，而手术治疗肾切除率为20%，Mansi等报道108例肾损伤，非手术治疗不仅能保留肾脏，而且少有晚期并发症发生，而肾脏探查和修补术后并发症发生率高达3%～20%。可见有效的保守治疗不仅能降低肾切除率，且能减少并发症。但对肾损伤，符合手术者仍应尽早手术，可酌情选用肾动脉栓塞术（成功率为80%）、肾部分切除术及肾切除术（对侧肾功能正常时）。

【知识拓展】

腹部损伤的患者中，肾脏损伤（renal trauma）的发生率为15%～40%。典型的空腔脏器损伤，表现主要是内容物外渗。例如，胆囊穿孔主要可致胆瘘，胃穿孔时主要导致气体及胃内容物外渗，膀胱损伤主要导致尿瘘；典型的实质性脏器损伤主要导致出血，如肝损伤主要导致肝出血，脾脏损伤主要导致脾出血。肾脏兼有空腔脏器

（肾盂）和实质脏器（肾皮质）的结构特点，因此肾脏损伤同时兼有出血和尿外渗。肾脏血供约为心排血量的20%，直接从腹主动脉分支，肾脏的血供特点为从肾门进入，经段动脉（主要在肾柱）穿入肾脏表面，再经过弓状动脉较为均匀地回到肾皮质。因此，肾柱及肾蒂损伤出血较大，未损伤肾柱时出血较少。出血大于 $800 \sim 1200ml$ 时，可出现循环血量不足、微循环紧缩、休克、组织缺氧和代谢物堆积。休克进入后期，肾脏低血供，这时出血可能减少，但这是病情严重的表现，不可误认为出血已经得到控制。当出血较少血栓形成时，激发纤溶途径，此时，可能再次出血。血肿后期机化，组织增生瘢痕形成，能形成较为确切的止血。当腹内压增加、血压增加或运动时，血栓可能脱落，形成新的出血。尿外渗可进入后腹膜导致后腹膜神经麻痹，腹膜损伤时可出现腹腔积尿，继发化学性腹膜炎、麻痹性肠梗阻，尿液也可经过横膈的薄弱处进入胸腔，严重时可导致呼吸困难。尿液可继发感染，形成尿脓肿、败血症等。尿液最后可形成尿囊肿。由于肾出血量变化很大，因此全身的血常规、凝血图、血乳酸与腹部平扫 CT 都十分重要。CT 能够明确诊断肾脏皮质损伤的深度、肾血管梗死的数量、肾实质的缺血范围、肾集合系统情况及肾蒂损伤情况。排泄性尿路造影的诊断价值主要在于判断有无尿外渗，另外可根据充盈缺损来推断排泄系统内的血凝块。对于病情稳定，怀疑有严重肾脏损伤、多发脏器损伤或怀疑肾血管损伤的患者，应行增强 CT 检查。

肾脏损伤的 CT 分类主要基于肾脏损伤的位置和深度、肾脏集合系统的完整性及肾蒂的损伤程度。肾挫伤指肾实质较小的肾周血肿，这类损伤占肾脏损伤的90%，通常可保守治疗。严重肾脏损伤包括肾实质深度撕裂（可损及或不损及肾脏集合系统）、肾脏碎裂伤、肾蒂损伤（肾脏血管的撕裂、内膜剥脱及创伤性栓塞）。这类损伤通常90%以上可进行保守治疗，仅有不到5%的需要手术治疗。血管造影术是诊断肾脏内膜撕脱、创伤后动脉假瘤和动脉静瘘形成的较好的方法之一，后者通常在肾损伤后1周或数月发生血尿，造影的同时能够栓塞止血。越来越多的观点认为，肾损伤应倾向于保守治疗，病情稳定的无其他需手术的基础病变的闭合性损伤肾脏，首先考虑保守治疗。现在，Ⅳ度甚至Ⅴ度肾损伤已经不再是急诊手术的绝对适应证。并且，二期手术更能被接受，因为血肿已经机化，无新鲜出血干扰手术野。并且，尿囊肿已经不是手术的适应证，主张通过安置双J管，必要时行尿囊肿穿刺引流术，除非合并严重的感染等。

（杨清荣　汪　宇）

第十二章　输尿管损伤的护理

【概述】

输尿管是一对细长而又富有弹性的肌性管道，位于腹膜后间隙。上端起自肾盂末端，沿腰大肌前面下行，下端进入盆腔终于膀胱。成人输尿管长为 25～30cm，两侧长度大致相等。输尿管可分为腹段、盆段和壁内段三部分，全长有三处狭窄：一是肾盂与输尿管移行处；二是输尿管跨过髂血管处；三是输尿管进入膀胱处，是输尿管的最狭窄处。输尿管的血运丰富，主要由肾动脉、髂内动脉、膀胱下动脉等供给。输尿管的生理功能主要是传输尿液，在壁内段处与膀胱逼尿肌构成抗反流结构，肾盂输尿管连接处起始蠕动，蠕动由上而下传递，尿液被排入膀胱。输尿管蠕动的频率和幅度与尿量相关，尿液量多时输尿管蠕动的频率和幅度较大；反之，则降低。

【病因】

输尿管位于腹膜后间隙，受到周围组织器官的保护，并且有一定的活动范围，一般不易受外力损伤，损伤的原因主要有以下几类：

1. 手术损伤　医源性损伤是输尿管损伤最常见的原因，主要发生在腹膜后手术或盆腔手术。临床上以子宫切除术和直肠癌根治术损伤输尿管最为常见。

2. 外伤性损伤

（1）开放性损伤：由外界暴力所致，贯通性损伤是输尿管开放性损伤最常见的原因，主要有刀伤、枪伤或

182

锐器伤等。可造成输尿管穿孔、割裂、切断，若继发感染，则会导致输尿管狭窄或漏尿。

（2）闭合性损伤：多见于车祸、高处坠落等事件中，损伤造成胸腰椎错位、腰部骨折等。损伤机制主要有两方面：一是腰椎过度侧弯或伸展直接造成输尿管的撕脱或断裂；二是肾脏可以向上移动，输尿管位置相对固定而被强制牵拉，造成输尿管断裂，最常见的是肾盂输尿管连接处断裂。

3. 器械损伤

（1）输尿管插管损伤：行输尿管插管时，由于输尿管导管选择不当、操作不熟练会引起输尿管损伤，尤其是在狭窄段和交界段。轻者黏膜充血水肿，重者撕裂穿孔。

（2）输尿管镜检查损伤：输尿管扭曲或连接处弯曲时，行硬性输尿管镜检查时，如果输尿管镜型号选择不当或操作不当，会使输尿管形成假道或穿孔，甚至完全断裂。

（3）输尿管碎石损伤：由于结石长期嵌顿，结石周围黏膜水肿，甚至形成息肉，这时如果强制插入输尿管镜或导丝可能损伤输尿管。

（4）其他碎石损伤：输尿管结石行腔镜下激光或体外冲击波碎石治疗时，可能会引起输尿管管壁不同程度的损伤。

4. 放疗损伤　邻近器官如子宫颈癌、前列腺癌等放疗后，输尿管壁易水肿、出血、坏死，形成纤维瘢痕或尿瘘。

【病理】

病理改变可因损伤的类型、处理时间不同而异，可有输尿管挫伤、穿孔、结扎、钳夹、切断或切开、撕裂、扭曲、内膜剥离后缺血、坏死等。输尿管轻微的挫伤均能自愈，并不会引起明显的狭窄。输尿管损伤后可发生腹膜后尿外渗或尿性腹膜炎，感染后可发生脓毒症。输尿管被结扎或切开，如近端被结扎，可致该侧肾积水，若不尽早解除梗阻，会造成肾实质萎缩。双侧均被结扎，则导致无尿，甚至肾衰竭。输尿管被钳夹、内膜广泛剥离，可发生缺血、坏死，一般在 1～2 周内形成尿外渗或尿瘘，伴输尿管狭窄者可致肾积水。

【诊断要点】

1.病史 外伤、腹盆腔手术、泌尿外科腔内器械操作后，如果伤口内有尿液流出或持续一侧腹痛、腹胀等，应考虑有输尿管损伤的可能。

2.临床表现

（1）尿外渗或尿瘘：开放手术所致输尿管穿孔、断裂等，尿液会从伤口中流出。尿液流入腹腔引起腹膜炎，出现腹膜刺激征。溢尿的瘘口 1 周左右会形成瘘管，尿液不断流出，常见的有输尿管皮肤瘘、输尿管阴道瘘和输尿管腹膜瘘等。

（2）血尿、无尿：部分输尿管损伤会出现镜下或肉眼血尿，双侧输尿管完全断裂或被误扎时，则表现为无尿。

（3）感染：输尿管损伤后，自身炎症反应、尿外渗、尿液流入腹腔等引起机体炎症反应。轻者发热、局部疼痛、脓肿形成；重者发生败血症或休克。

（4）梗阻：器械操作引起的输尿管损伤，由于长期炎症、水肿、粘连等，导致受损的输尿管狭窄甚至闭合，进而引起患侧上尿路梗阻，出现输尿管扩张、肾积水、腰疼、肾衰竭等。

3. 辅助检查

（1）静脉尿路造影：输尿管误扎或扭曲表现为输尿管不显影、造影剂排泄受阻；输尿管穿孔、撕脱、完全断裂表现为造影剂外渗。

（2）逆行肾盂造影：可以明确受伤部位，了解有无尿外渗及外渗范围。

（3）膀胱镜检查：可直接观察输尿管开口损伤情况。

（4）CT：可显示梗阻、肾积水、尿外渗等情况，提高诊断的准确率。

（5）B超：简易方便，可以初步了解肾、输尿管梗阻及尿外渗的情况。

（6）放射性核素肾图：了解肾功能及尿路梗阻情况。

【治疗】

输尿管损伤的治疗原则：恢复输尿管的连续性，避免尿液外漏，保护患侧肾功能。

1. 急诊处理

（1）抗休克：积极抗休克，处理严重的合并伤。

（2）一期修复：新鲜无感染伤口应一期修复。

（3）肾造瘘，抗炎治疗及二期修复：适用于输尿管损伤24小时以上，组织发生水肿或伤口有污染、一期修复困难者。

2. 手术治疗

（1）输尿管支架管置入术：适用于输尿管小穿孔、部分断裂者。输尿管支架管保留2周以上，一般能愈合。

（2）肾造瘘术：适用于输尿管损伤导致完全梗阻不能解除，已经形成尿瘘，尿液漏出伴有全身感染的患者，可以行肾造瘘引流尿液，后期再修复输尿管。

（3）输尿管成形术：常用的手术方式包括输尿管端-端吻合术和输尿管膀胱再植术，适用于输尿管断裂、坏死、缺损或保守治疗失败者，尽早手术修复损伤的输尿管并留置输尿管支架管，既可使尿液引流通畅，保护肾功能，又可彻底引流外渗尿液，防止感染或尿液囊肿形成。

（4）自体肾移植术：适用于输尿管广泛损伤、长度明显缩短者。

（5）肾脏切除术：适用于输尿管损伤所致肾脏严重积水、感染、功能受损、萎缩等。

（6）尿流改道术：适用于放疗性输尿管损伤。

【主要护理问题】

1.焦虑/恐惧 与患者对疾病相关知识不了解、担心预后有关。

2.疼痛 与疾病、手术切口有关。

3.舒适的改变 与疼痛、术后管道留置等有关。

4.自理能力下降 与安置各种管道及手术伤口有关。

5.有皮肤完整性受损的危险 与卧床活动受限有关。

6.排尿异常：排尿型态异常或尿液性状异常（尿外渗、尿瘘、血尿） 与输尿管穿孔、断裂等损伤有关。

7.潜在并发症 出血、感染、尿瘘、肾积水、肾衰竭等。

【护理目标】

（1）患者焦虑/恐惧程度减轻，配合治疗及护理。

（2）患者主诉疼痛减轻或缓解。

（3）患者舒适感提高。

（4）患者生活需要能得到满足。

（5）患者皮肤完整无破损。

（6）患者排尿异常得到改善。

（7）术后未发生相关并发症，或并发症发生后能得到及时治疗与处理。

【术前护理措施】

1. 心理护理

（1）解释手术的必要性、手术方式、注意事项及治疗效果。

（2）鼓励患者表达自身感受，多与患者沟通，安慰疏导患者，介绍手术成功的案例，增强患者的信心。

（3）教会患者自我放松的方法。

（4）根据个体情况进行针对性心理护理。

（5）鼓励患者家属和朋友给予患者关心与支持。

2. 病情观察及护理

（1）观察并记录患者腹痛情况及腹部体征。

（2）观察排尿情况及尿液的颜色、性质和量。

（3）观察生命体征，是否合并感染等。

3. 术前常规准备

（1）术前行抗生素敏试，术晨遵医嘱带入术中用药。

（2）协助完善相关术前检查：胸部 X 线片、心电图、B 超、出凝血试验、肝肾功能、血常规等。

（3）术前 1 日肠道准备，禁食 8 小时，禁饮 4 小时。

（4）术晨更换清洁病员服。

（5）术晨建立静脉通道。

（6）术晨与手术室人员进行患者、药物等信息核对后，送入手术室。

（7）手术室备皮：输尿管置管的范围为会阴部、腹股沟、耻骨联合和大腿上 1/3 内侧；输尿管开放手术范围为上至乳头平面，下至耻骨联合，前后均过腋中线。

【术后护理措施】

1. 外科术后护理常规　见表 12-1。

表 12-1　常规护理内容

麻醉术后护理常规	了解麻醉和手术方式、术中情况、切口和引流情况
	持续低流量吸氧
	持续心电监护
	严密监测生命体征
	床挡保护防坠床
伤口观察及护理	观察伤口有无渗血、渗液，若有，应及时更换敷料
	观察伤口周围有无肿胀及丰满，有无腹痛、腹胀等
各管道观察及护理	输液管保持通畅，留置针妥善固定，注意观察穿刺部位皮肤
	创腔引流管妥善固定，保持引流通畅。观察引流液颜色、性状及量
	肾造瘘管护理见表 12-2
	尿管护理见表 12-3
疼痛护理	评估患者疼痛情况
	有镇痛泵患者，注意检查管道是否通畅，评价镇痛效果是否满意
	疼痛评分 ≥ 4 分时，遵医嘱给予镇痛药物，及时评估用药后效果
	提供安静、舒适的环境
基础护理	做好口腔护理、定时翻身、雾化、患者清洁等工作

2. 肾造瘘管的护理　见表 12-2。

表 12-2　肾造瘘管护理内容

保持通畅	定时挤捏管道，使之保持通畅
	如有引流不通畅，不做常规冲洗，以免引起感染。必须冲洗时应严格无菌操作，低压、缓慢冲洗，每次冲洗量不超过 10ml
	如病人有腰胀不适，应立即停止冲洗
	勿折叠、扭曲、压迫管道
	及时倾倒尿液，保持有效引流
妥善固定	妥善固定，严防脱落
	引流管及引流袋妥善固定，避免牵拉造瘘管
	引流袋位置应低于造口处，不能触及地面
	告知患者肾造瘘管的重要性，切勿自行拔出
	若肾造瘘管不慎脱出，应立即通知医生，进行处理
观察并记录	观察引流液颜色、量及性质
	观察患者有无发热、腰胀等肾造瘘管移位或堵塞的表现
	保持造瘘管周围敷料清洁、干燥、固定
	引流袋每周更换 1～2 次，如有堵塞或污染时及时更换，严格无菌操作，保持引流系统密闭，引流袋上注明引流管名称、置管时间及更换时间
	观察患者有无水、电解质紊乱或尿少等肾功能异常的表现
拔管	造瘘管留置时间一般为 2 周，拔管前试行夹管，无漏尿、腰胀、排尿顺利，体温正常
	自造瘘管注射亚甲蓝后，可以从尿道排出
	经造瘘管造影通畅
	符合以上三条之一者，证实肾盂至膀胱引流通畅时，方可拔管

3. 尿管护理　见表 12-3。

表 12-3　尿管护理内容

保持通畅	定时挤捏管道，使之保持通畅
	堵塞时可以用生理盐水冲洗，严格无菌操作
	勿折叠、扭曲、压迫管道
	及时倾倒尿液，保持有效引流

续表

妥善固定	引流管及引流袋妥善固定
	引流管及引流袋位置不可高于耻骨联合，引流袋不能触及地面
	告知患者尿管的重要性，避免过度牵拉，切勿自行拔出
	若尿管不慎脱出，切勿自行安置，应遵医嘱重置尿管
观察并记录	观察尿液颜色、性质、量；正常情况下手术当天尿液可为淡红色，出现异常应通知医生处理
	观察患者腹部体征，有无腹胀
	保持会阴部、尿道口清洁，每日尿道口护理至少2次
	引流袋每周更换1～2次，如有堵塞或污染及时更换，严格无菌操作，保持引流系统密闭，引流袋上注明引流管名称、置管时间及更换时间
	观察患者是否有尿少或水、电解质紊乱
	鼓励患者多饮水，正常成人保持每日尿量2000ml以上
拔管	输尿管膀胱再植者7～10天拔除尿管

4. 输尿管支架管置入术后的护理

（1）保持保留尿管引流通畅，无保留尿管者应勤排尿，不要憋尿，以防膀胱充盈压力过大引起尿液反流。

（2）观察尿液情况，术后可为淡红色，若出现鲜红色尿液或腰部胀痛不适，应及时汇报医生处理。

（3）观察尿液的量，过多时要注意水、电解质平衡；过少要分析原因，是输尿管支架管移位、堵塞未有效引流，还是肾脏功能损害引起的，及时通知医生做相应处理。

（4）患者出现腰部不适或膀胱刺激症状，是插管后输尿管黏膜充血水肿引起，或输尿管支架管位置不当或下移所致，轻者可以慢慢适应，严重不能耐受者，据情况使用解痉药物或重新调整输尿管支架管的位置。

（5）留置输尿管支架管期间，鼓励患者多饮水，达到内冲洗的目的，防止感染，促进输尿管愈合。

（6）嘱患者避免剧烈活动及同侧肢体过度伸展运动，以免输尿管支架管移位。

（7）带管期间若出现腰胀、腰痛、发热、血尿等症状，及时就诊。

（8）输尿管支架管一般留置 1 ～ 3 个月后在膀胱镜下拔除，定期复查、随访。

5. 饮食护理 见表 12-4。

表 12-4 患者饮食护理

时间	进食内容	进食量
术后当天至肛门排气	禁食、禁饮	—
肛门排气后	饮水、流质饮食	少食多餐，循序渐进，以不引起不适为原则，注重营养
肛门排气第 1 日	半流质、软食	
肛门排气第 2 日	普食	

6. 体位与活动 见表 12-5。

表 12-5 患者体位与活动

时间	体位与活动
全麻清醒前	去枕平卧位，头偏向一侧
全麻清醒后手术当日	低半卧位，平卧位与侧卧位交替
术后第 1 日	半卧位为主，增加床上运动
术后第 2 日	半卧位为主，可在搀扶下适当床旁活动
术后第 3 日起	适当增加活动度

注：活动能力应当根据患者个体化情况，循序渐进，对于年老或体弱的患者，应当相应推后活动进度。

7. 健康宣教 见表 12-6。

表 12-6 输尿管损伤患者的出院宣教

饮食	营养丰富、容易消化
	肾切除者，避免食用野生菌类及使用有肾毒性的药物
饮水	多饮水，一般成人保持每日尿量在 2000ml 以上
活动	根据体力，适当活动
	带有输尿管支架管的患者，在支架管拔除之前避免剧烈活动，避免同侧肢体过度伸展运动，以防输尿管支架管移位或脱出
病情自查	带输尿管支架管出院时若出现腰胀、腰痛、发热、血尿等症状，及时就诊
复查	带有输尿管支架管（双 J 管）出院的患者 1 个月后复诊
	术后 3 个月复查一次，半年后复查一次。一般术后 4～6 周拔除支架管

【并发症的处理及护理】

并发症的处理及护理见表 12-7。

表 12-7 并发症的处理及护理

常见并发症	临床表现	处理
出血	伤口敷料或引流管内引流液由暗红变鲜红，量由少变多；患者脉搏增快、血压降低等休克症状	保守治疗：用止血药、升压药，加快补液速度，输血或代血浆 保守治疗无效者应及时行再次手术
感染	可发生肺部、伤口及泌尿系统感染。体温异常，持续升高；伤口疼痛、愈合延迟、分泌物增加、有异味等；血常规白细胞计数和中性粒细胞比例升高等	遵医嘱使用抗生素 加强深呼吸、雾化吸入促使排痰 加强伤口换药，使用新型抗菌敷料等 做好尿管护理及保持会阴部清洁干燥 严格无菌操作，保持引流系统密闭

续表

常见并发症	临床表现	处理
漏尿	伤口敷料持续有淡黄色液渗出，创腔引流在术后早期有大量淡血性液，2～3天后仍然有淡黄色液体流出；输尿管支架管拔除后出现持续腰部疼痛不适。患者出入量有明显差异	保持创腔引流及保留尿管引流通畅 抗感染 尽快行输尿管插管
肾积水	轻者无症状 肾积水重者有腰部钝痛	输尿管插管 肾穿刺造瘘

【特别关注】

（1）保持留置尿管持续引流通畅。

（2）输尿管支架管、肾造瘘管的护理及拔管时间。

（3）活动注意事项。

（4）病情观察方法。

【前沿进展】

1. 输尿管医源性损伤的原因分析及预防处理 随着腔镜技术的不断发展，医源性输尿管损伤的发生率不断升高，主要原因多发生于下腹部、盆腔手术、腔内泌尿外科手术及其操作中，经研究发现最常见的输尿管损伤是输尿管穿孔，因此有人找到了预防和处理的方法。预防：除操作者和器械的原因外，可在进行妇科三、四级腹腔镜手术前进行输尿管插管，避免术中输尿管损伤。处理：经尿道输尿管镜下置入双 J 管内引流术是处理医源性输尿管损伤及时、有效的治疗方法，具有疗效可靠、创伤小、患者易于接受等优点。但较严重的输尿管损伤仍然需要输尿管膀胱再植或肾造瘘治疗。

2. 外伤性输尿管损伤的急诊处理 紧急处理外伤性输尿管损伤时，应该按照出现损伤的时间、病情发展程度、类型及受伤部位来进行临床治疗，治疗原则上应该保证输尿管的连续性、完整性，防止出现尿液渗出和局部发生狭窄，同时要保护好患者的肾脏功能。对于开放性损伤可立即进行手术治疗，可以采用输尿管端处的吻合手术，没有完全断裂的可以采用修复手术，置入支架引流管。如附近组织出现感染时，应先进行肾造瘘术，在炎症得以完全消除后，再进行二期临床手术治疗。

【知识拓展】

1. 输尿管的长度 有明显的个体差异，其长度与年龄、身高呈一定的比例关系，新生儿输尿管全长约为 6.5cm，2 岁小孩约为 12cm，而 6 岁儿童仅约为 14cm。可见出生至 2 岁间输尿管增长最快，此后相对缓慢。成人输尿管为 25～30cm，常人右肾比左肾约低 1cm，故左输尿管比右侧约长 1cm。下列公式可帮助估算输尿管长度：

1976 年 Cussen 提出的公式：输尿管长度 =0.175× 身长（cm）-1cm

1974 年 Gill 提出的公式：输尿管长度 =0.125× 身长（cm）+0.5cm

2. 输尿管损伤的随诊 分两个阶段：一是双 J 管留置期间，通常为 1～3 个月，患者每个月复查泌尿系统彩超，明确双 J 管的位置、引流情况以及有无肾积水、局部漏尿、尿液囊肿形成。若有异常应重新置管。二是患者在拔除双 J 管之后 3 个月、6 个月、12 个月复查泌尿系统彩超、静脉肾盂造影，明确有无肾积水、输尿管狭窄及肾功能损害等。若有异常需进一步处理。

（蒋　平　王晓莉）

第十三章　膀胱损伤的护理

【概述】

膀胱为囊状器官，能够储存和排泄尿液，其大小、位置和形状随储尿量而变化。在婴幼儿时期，膀胱高出耻骨联合位于下腹部，易受到损伤。成人的膀胱空虚时位于骨盆深处，受到周围筋膜、肌肉、骨盆及其他软组织的保护，除贯通伤或骨盆骨折外，不易被外界暴力所损伤，但充盈时膀胱壁紧张而薄，膀胱超出耻骨联合至下腹部，若下腹部受到暴力作用，则容易遭受损伤。

膀胱损伤是指膀胱壁在受到外力的作用时发生膀胱浆膜层、肌层、黏膜层的破裂，引起膀胱完整性破坏、尿外渗。

【病因】

根据致伤的原因，膀胱损伤可分为三种：

1. 外伤性　最常见的原因是各种因素引起的骨盆骨折，如高处坠落、车祸伤等；其次是膀胱在充盈状态下突然遭到外来打击、摔倒等；少见原因有火器、利刃所致穿通伤等。

2. 医源性　最常见于妇产科手术、下腹部手术、泌尿外科某些手术，如 TURP、TUR-BT 及输尿管镜检查等。

3. 自发性膀胱破裂　较少见，可由意识障碍引起，如醉酒或精神疾病；另外有病理性膀胱因素存在，如肿瘤、结核、放疗或多次手术等。

【病理】

膀胱损伤多为闭合伤，可分为膀胱挫伤和膀胱破裂两类。

1. 膀胱挫伤 仅伤及部分黏膜或肌层,膀胱壁未穿破,局部有出血或血肿形成,无尿外渗,有时可发生血尿。

2. 膀胱破裂 为膀胱壁全层裂伤,可分为腹膜外型、腹膜内型和混合型三种类型。

(1)腹膜外型:常发生于骨盆骨折时,较为常见。尿液与血液混合积聚于盆腔内膀胱周围。常伴有尿道损伤。

(2)腹膜内型:多发生于膀胱充盈时。破裂部位多在膀胱顶部,尿液外渗至腹腔内,可引起腹膜炎。腹膜吸收大量尿素致血尿素氮明显升高。

(3)混合型:火器伤、利刃伤可同时有腹膜外和腹膜内膀胱破裂,常合并其他腹部器官损伤,死亡率高。

【诊断要点】

1. 临床表现

(1)血尿:可表现为镜下或肉眼血尿,肉眼血尿最有提示意义。有时伴有血凝块。

(2)疼痛:多为下腹部或耻骨后的疼痛,当伴有骨盆骨折时,疼痛较剧烈。膀胱破裂至腹腔者,表现为腹膜炎的症状及体征。腹膜外破裂者,疼痛主要位于下腹部及盆腔,可放射至会阴部及下肢等。

(3)无尿或排尿困难:膀胱破裂后,尿液外渗,表现为无尿或尿量减少,部分患者表现为排尿困难,与疼痛、卧床、恐惧等有关。

(4)休克:常见于严重损伤者,如骨盆骨折、腹膜炎等,由于创伤及大出血所致。

(5)尿瘘:贯通性损伤可引起伤口漏尿、膀胱直肠瘘或膀胱阴道瘘。

（6）氮质血症：当发生腹膜内型膀胱破裂时，大量尿液流入腹腔被腹膜吸收，短时间内可出现氮质血症症状。

2. 辅助检查

（1）导尿检查：膀胱损伤时，导尿管可以顺利插入膀胱，但无尿液导出或仅导出少量血尿，应行注水试验：经导尿管注入生理盐水 200～300ml，稍待片刻后抽出。如液体进出量有明显差异，提示膀胱破裂。

（2）膀胱造影：是诊断膀胱破裂最有价值的方法，可由造影剂是否外溢来判断有无膀胱破裂。

（3）CT 或 MRI：不推荐作为常规检查，当患者合并其他外伤时行此检查。

（4）静脉尿路造影：考虑合并有肾脏或输尿管损伤时。

（5）X 线检查：腹部平片可了解骨盆骨折情况。

【治疗】

1. 紧急处理　对严重损伤、出血合并休克者，首先积极抗休克治疗，如输液、输血、镇静及镇痛等。同时积极处理出血及其他危及生命的合并伤。

2. 保守治疗　轻度膀胱挫伤或较小的膀胱破裂，在严密观察下可经尿道插入导尿管持续引流尿液 7～10 天，并保持通畅，合理使用抗生素抗感染治疗，可自行愈合。

3. 手术治疗　膀胱破裂伴有出血和尿外渗者，应尽早进行手术，修补膀胱壁缺损，引流外渗的尿液。

【主要护理问题】

1. 疼痛　与创伤、尿外渗或手术切口有关。

2. 排尿型态改变 与创伤或手术有关。

3. 焦虑/恐惧 与创伤打击、担心预后不良、惧怕手术有关。

4. 组织灌注量不足 与膀胱破裂、骨盆骨折损伤血管引起出血、尿外渗或腹膜炎有关。

5. 知识缺乏 与缺乏创伤及膀胱损伤的相关知识有关。

6. 部分生活自理能力缺陷 与创伤、卧床、各种管道限制等有关。

7. 潜在并发症 出血、尿瘘、感染、下肢深静脉血栓等。

【护理目标】

（1）患者主诉疼痛减轻或消失。

（2）患者排尿通畅。

（3）患者焦虑/恐惧程度减轻，配合治疗及护理。

（4）患者循环功能得以保障。

（5）患者及家属了解创伤及膀胱损伤的相关知识。

（6）患者在卧床、输液期间，生活需要得到满足。

（7）术后未发生相关并发症，或并发症发生后能得到及时治疗与处理。

【紧急处理时的护理措施】

1. 密切监测生命体征 密切观察血压、脉搏、呼吸及心率的变化并进行记录。注意患者有无面色苍白、出冷汗、四肢发冷等休克症状，以判断病情发展的趋势和观察休克早期症状。

2. 紧急处理 保证静脉输液、输血通畅，补充血容量，针对性地给予镇静、镇痛治疗。准确记录出入量。

做好急诊手术前的各项检查和护理。膀胱破裂抢救流程见图 13-1。

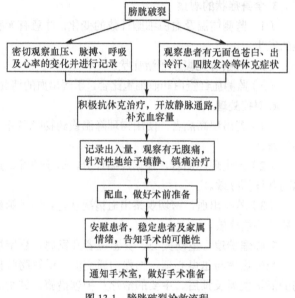

图 13-1　膀胱破裂抢救流程

【保守治疗的护理措施】

1. 监测生命体征　观察血压、脉搏、呼吸及心率的变化，观察有无发生出血、休克。

2. 留置导尿管的护理

（1）妥善固定，定时挤捏导尿管，避免折叠、受压，保持有效引流。

（2）观察尿液的颜色、量及性状并进行记录。若出现血尿，观察血尿的颜色及量，遵医嘱给予止血药。

（3）每日两次会阴护理，保持会阴部清洁干燥。

（4）更换引流袋每周 1～2 次，引流袋不能高于耻骨联合。

（5）指导患者多饮水，每日尿量达 2000 ～ 3000ml。

3. 全身症状的观察

（1）监测体温及血白细胞计数的变化，注意有无感染的发生。

（2）观察有无腹膜刺激症状。

（3）监测血红蛋白和血细胞比容，了解出血的情况。

4. 对症处理

（1）若出现高热者，使用物理降温或药物降温并观察疗效。

（2）若出现疼痛者，根据疼痛评分，给予镇静、止痛药并评估疗效。

（3）若有出血，密切观察出血情况变化，给予镇血药物并评估疗效。

5. 心理护理　主动关心、安慰患者及家属，稳定情绪，减轻焦虑与恐惧心理。加强沟通交流，讲解膀胱损伤的病情发展及预后、主要的治疗及护理措施，鼓励病人及家属配合各项诊疗护理工作。

【术前护理措施】

1. 病情观察及护理

（1）监测生命体征：观察血压、脉搏、呼吸及心率的变化，观察有无发生休克。

（2）观察患者腹部体征，若有腹膜刺激症状，给予相应处理。

（3）出血患者注意观察生命体征、尿色、尿量、血红蛋白和血细胞比容的变化，遵医嘱使用止血药物并观察疗效。

（4）维持体液平衡，保证组织有效灌注量。

2. 心理护理

（1）向患者解释手术的必要性和重要性，帮助患者了解手术方式、术前和术后注意事项及其预后，取得患者的配合。

（2）主动与患者沟通，了解患者的心理状态。

（3）指导患者自我放松的方法。

（4）保证患者充分休息，减轻焦虑心情。

（5）针对不同患者进行针对性的心理护理。

（6）与患者的家属或朋友进行沟通，使其给予患者必要的关心和支持。

3. 生活护理 创造良好的病房环境，使患者感到舒适。满足患者的基本生活需要。

4. 感染的预防与护理

（1）伤口护理：保持伤口干燥清洁，敷料浸湿时及时更换。

（2）尿管护理：保持引流通畅，观察尿液颜色、量及性状，保持会阴部清洁干燥。

（3）遵医嘱使用抗生素，鼓励患者多饮水，每日尿量达2000～3000ml。

（4）若有感染征象，如发热、伤口疼痛伴白细胞和中性粒细胞比例升高，尿常规提示有白细胞时，及时通知医生并协助处理。

5. 术前准备

（1）饮食：术前进食易消化食物，保持大便通畅。指导患者合理补充水分及营养，使其能较好地接受手术治疗。

（2）评估患者膀胱损伤的表现及程度，有无合并感染、尿外渗等情况。

（3）完善术前常规检查及心、肺、肝、肾功能检查，对其功能做出判断，评估患者能否耐受手术。

（4）术前给予相应的抗生素敏试并记录结果。

（5）术前根据手术方式给予相应区域的皮肤准备。

（6）肠道准备：术前1日根据手术方式选择相应的肠道准备方式。术前禁食8小时，禁饮4小时。

（7）术晨更换清洁的病员服，取下金属物品，取下活动性义齿等。

（8）与手术室工作人员进行患者、药物等信息核对后，将患者送入手术室。

【术后护理措施】

1. 术后评估

（1）患者的意识情况、生命体征、氧饱和度等。

（2）创腔引流管及留置导尿管引流情况。

（3）切口情况。

（4）患者及家属对康复知识的掌握情况。

（5）评估有无出血、尿瘘、腹膜炎等并发症的发生。

2. 外科术后护理常规 见表13-1。

表13-1 外科术后常规护理内容

了解麻醉方式和手术方法，了解术中的情况：出血量、补液补血量、尿量、生命体征等
根据麻醉方式选择相应的体位
持续心电监护及低流量吸氧
严密监测生命体征
切口敷料是否干燥、清洁，切口引流情况
床栏保护防止坠床

3. 体位 根据麻醉方式选择合适的体位，一般腰麻

后去枕平卧6小时，头偏向一侧，保持气道通畅，6小时后半卧位。由于膀胱破裂后，尿液进入腹腔，可能引起腹膜炎。半卧位可以使尿液和腹腔渗液积聚在盆腔，可利于引流，同时减轻腹壁张力，利于伤口愈合。术后患者若留置导尿管或膀胱造瘘管，躯体移动受限，可协助翻身，并保证引流管有足够的长度，以防翻身时脱出。在允许的情况下，尽量鼓励患者早期下床活动，以防肠粘连的发生。

4.饮食　根据手术方式的不同选择相应的饮食指导，膀胱造瘘术患者术后6小时可进流质饮食，膀胱破裂修补术患者应在肠蠕动恢复后方能进食。给予高能量饮食，避免牛奶、豆浆等容易产气的食物，由流质饮食逐步恢复至半流质和普食，适当增加纤维素的摄入，保持大便通畅。

5.疼痛的护理

（1）使用疼痛评分量表评估患者疼痛程度。

（2）做好心理疏导，使患者精神放松，转移和分散患者的注意力。

（3）根据医嘱合理使用止痛药物并评估效果。

（4）使用自控镇痛泵时做好相应护理：自控镇痛泵可有效抑制膀胱痉挛、减少渗血、促进伤口愈合。正常使用时避免连接管打折、误操作致连接管夹闭等情况。用药期间应注意观察患者有无恶心、呕吐情况发生，并及时进行相应处理。

（5）膀胱痉挛痛护理：由于膀胱内手术创面及留置导尿管气囊牵引压迫的刺激，可引起膀胱痉挛。患者精神紧张、烦躁恐惧也是诱发膀胱痉挛的因素。应密切观察膀胱痉挛的出现，若患者自诉下腹坠胀，有便意，给予心理疏导。合理调整留置导尿管的气囊，保持导尿管引流通畅。遵医嘱应用一般解痉镇痛药，如山莨菪碱、吲哚美辛等，并注意观察用药后反应及其疗效。

6. 管道的护理

（1）留置导尿管的护理

1）妥善固定，定时挤捏导尿管，避免折叠、受压，保持有效引流。

2）抗反流引流袋1周更换1次，引流袋不能高于耻骨联合。

3）观察尿液的颜色、量及性质并进行记录。

4）每日两次会阴护理，保持尿道口及会阴部清洁干燥。

5）恢复饮食后指导患者多饮水，每日尿量达2000～3000ml。

6）若行持续膀胱冲洗时，应注意调节膀胱冲洗液的速度及压力。膀胱冲洗的速度不可过快、压力不可过大，以防止冲洗液快速进入膀胱，会引起膀胱过度充盈，冲洗液从膀胱破裂缝合处渗出，影响伤口愈合。一般采用持续低压冲洗。应注意观察腹部有无腹胀、腹痛等不适。注意观察冲洗液流入及流出速度是否一致，发现流入速度明显大于流出速度时，应考虑是否有管路打折或有血块等异物阻塞引流管，避免引流不畅致冲洗液大量进入膀胱引起过度充盈而发生意外。

（2）膀胱造瘘管的护理

1）妥善固定，定时正确挤捏导尿管，避免折叠、受压，保持膀胱造瘘管引流通畅。

2）引流袋不能高于尿液引流部位，防止尿液反流。

3）观察尿液的颜色、量及性状并进行记录。

4）保持造瘘口周围皮肤的清洁干燥。观察敷料有无渗液，若有应及时进行更换。

5）膀胱造瘘管一般在术后 10 天可拔除，在拔管之前应进行夹管试验，待排尿通畅 2～3 天后方可拔除。

6）长期留置者，应定期更换，一般首次换管时间为术后 3～4 周，之后可根据患者情况每 4～6 周更换一次。

7. 健康教育　见 13-2。

表 13-2　膀胱损伤患者的出院宣教

饮食	清淡易消化、高蛋白、高维生素饮食，指导拔管后多饮水，达到内冲洗的目的，防止感染
活动	适当活动，避免剧烈运动及重体力劳动，以免造成腹压过大引起再次损伤
并发症观察	观察并记录血压、体温等情况，注意观察尿液的量、颜色及性状，当出现血压不稳定、发热、尿量减少、尿液鲜红色等异常情况时应及时到医院就诊
复查	术后 1 个月门诊随访 以后 3 个月复查一次，半年后再复查一次

【并发症的处理及护理】

并发症的处理及护理见表 13-3。

表 13-3　并发症的处理及护理

常见并发症	临床表现	处理
出血	引流管突然有新鲜血液流出，伤口敷料持续有新鲜血液渗出，引流量由少变多，脉搏增快，甚至血压下降、血红蛋白降低	保守治疗：用止血药、升压药物，加快补液，使用代血浆或输血 保守治疗无效者应及时行再次手术 预防用力排便、腹压增加引起的出血

续表

常见并发症	临床表现	处理
漏尿	腹膜刺激症状，出入量失衡	保持留置导尿管或膀胱造瘘管的有效引流,观察管道有无折叠、血块阻塞,定时进行挤压;记录24小时尿量,必要时记录出入量;加强营养,适当增强抵抗力,以促进瘘口的愈合
腹膜炎	腹膜刺激症状	密切观察腹部情况 观察体温及白细胞计数的变化,遵医嘱合理使用抗生素 高温时使用物理降温或药物降温并观察效果 保持病室通风良好,及时更换潮湿的衣物

【特别关注】

（1）患者的外伤史、评估受伤部位及程度。

（2）严密观察患者的病情变化，及时发现及时处理。

（3）留置导尿管的护理。

（4）膀胱造瘘管的护理。

（5）术后并发症的预防、观察及处理。

（6）患者的心理护理。

【前沿进展】

酗酒后膀胱破裂的护理

酗酒后膀胱破裂是自发性膀胱破裂的一种特殊类型。醉酒后，当呕吐、变换体位或者跌倒、腹部受撞击、排尿用力过急等使膀胱压力骤升致膀胱破裂。主要表现为突发性持续腹痛、腹胀、排尿困难、血尿，疼痛以下腹部为重。因而要求护理人员要严密观察病情，协助医生早期诊断、早期治疗是治愈本病的关键，同时做好术前准备和术后各种管道的护理及基础护理，是手术成功的重要保证。

1. 术前护理 严密观察病情，积极配合医生进行抢救。由于醉酒后自发性膀胱破裂的患者，大量的尿液及出血流入腹腔，可能出现明显的腹膜炎体征，同时可合并出血性休克。应首先保证体液灌注，维持有效循环血量。同时做好各项术前准备。对神志不清的患者，头偏向一侧，保持气道通畅。应注意有无其他并发症的发生，做好全面的检查。观察并记录尿的颜色、性状及量，如果补液量多，而排尿量明显减少，或出现肉眼血尿等，高度提示有膀胱破裂的可能，应配合医生做好各项术前检查。

2. 心理护理 由于乙醇的麻醉作用导致患者神志不清或昏迷，对疼痛不敏感，破裂开始时可能无明显感觉，而醒后即表现为尿液性腹膜炎症状。患者对病史回忆模糊不清，且大多数又无明显的外伤史，且情绪极易失控，不配合治疗。针对这一情况，护士一定要耐心解答患者的提问，并且要详细了解患者的身体状况和精神状态，安慰患者，尽量满足提出的合理要求，讲解手术的必要性及治愈效果。同时指导家属陪伴患者，给予亲情鼓励，以减轻或消除恐惧、焦虑的心理，以积极的心态配合各种检查和手术。对于神志不清无法劝说的患者可采取适当的约束措施。

3. 术后护理 严密监测生命体征，观察患者的神智、血压、脉搏、呼吸的变化，对饮酒未清醒及有外伤史的患者，一定要注意瞳孔的变化。保持各种引流管的通畅，妥善固定。做好各引流管的标识，以利于分别观察。仔细观察引流液的颜色、性状及量，认真做好记录，如有异常及时通知医生。密切观察腹部情况，仔细询问患者，注意有无腹痛及腹胀，有无排气、排便，预防肠梗阻的发生。按医嘱给予解痉治疗，防止膀胱痉挛的发生。给予膀胱冲洗的患者，应行低压冲洗，防止膀胱内压力突然升高，冲洗液的速度应随时调整，以减少痉挛。保持镇痛泵持续有效的进药，以减轻患者的疼痛。给患者提供优质护理，预防并发症的发生。此外术后一定要做好生活护理及基础护理。

【知识拓展】

膀胱损伤与伤情鉴定

自 2014 年 1 月 1 日起，最高人民法院、最高人民检察院、公安部、国家安全部、司法部为进一步加强人身损伤程度鉴定标准化、规范化工作，发布《人体损伤程度鉴定标准》（以下简称《标准》）。《人体重伤鉴定标准》（司发〔1990〕070 号）、《人体轻伤鉴定标准（试行）》[法（司）发〔1990〕6 号] 和《人体轻微伤的鉴定》（GA/T 146-1996）同时废止。

《标准》中关于膀胱损伤的伤情鉴定标准摘录如下：

重伤二级：膀胱破裂，须手术治疗。

轻伤二级：膀胱挫裂伤。

《标准》中关于损伤的分级标准：

1. 重伤一级　各种致伤因素所致的原发性损伤或者由原发性损伤引起的并发症，严重危及生命；遗留肢体严重残废或者重度容貌毁损；严重丧失听觉、视觉或者其他重要器官功能。

2. 重伤二级　各种致伤因素所致的原发性损伤或者由原发性损伤引起的并发症，危及生命；遗留肢体残废或者轻度容貌毁损；丧失听觉、视觉或者其他重要器官功能。

3. 轻伤一级　各种致伤因素所致的原发性损伤或者由原发性损伤引起的并发症，未危及生命；遗留组织器官结构、功能中度损害或者明显影响容貌。

4. 轻伤二级　各种致伤因素所致的原发性损伤或者由原发性损伤引起的并发症，未危及生命；遗留组织器官结构、功能轻度损害或者影响容貌。

5. 轻微伤　各种致伤因素所致的原发性损伤，造成组织器官结构轻微损害或者轻微功能障碍。

6. 等级限度　重伤二级是重伤的下限，与重伤一级相衔接，重伤一级的上限是致人死亡；轻伤二级是轻伤的下限，与轻伤一级相衔接，轻伤一级的上限与重伤二级相衔接；轻微伤的上限与轻伤二级相衔接，未达轻微伤标准的，不鉴定为轻微伤。

（蒋玉梅　刘　玲）

第十四章 尿道损伤的护理

【概述】

尿道起于膀胱的尿道口，止于尿道外口，是将储存在膀胱的尿液排出体外的通道。成人女性尿道位于耻骨联合的后方，全长在阴道前壁的下部，女性尿道为一肌性管道，从膀胱三角尖端开始，穿过泌尿生殖膈，终于阴道前庭部的尿道外口，全长4～5cm，直径约为0.6cm。由于女性尿道短而直，又接近阴道，易引起泌尿系统感染。成人男性尿道长度为16～22cm，管径平均为0.5～0.7cm。全长可分为三部分，即前列腺部、膜部和海绵体部。男性尿道有三个狭窄、三个扩大和两个弯曲。三个狭窄分别在尿道内口、膜部和尿道外口。三个扩大在前列腺部、尿道球部和尿道舟状窝。一个弯曲为耻骨下弯，另一个弯曲为耻骨前弯。以尿生殖膈为界，分为前后两段，即前尿道和后尿道，前尿道为海绵体部，包括球部和阴茎部，后尿道由前列腺部和膜部组成。

尿道损伤多见于15～25岁的青壮年，90%以上由骨盆骨折、骑跨伤等闭合性损伤引起，开放性贯通伤罕见。骨盆骨折引起的尿道损伤常常伴有膀胱、脾脏、肝或肠道等器官的损伤，合并伤的死亡率高。尿道损伤的初步处理取决于尿道损伤的程度、部位、患者的血流动力学是否稳定和合并伤的情况等。近年来，医源性尿道损伤有增加的趋势。

【病因】

最常见的原因是骨盆骨折所致的会阴部闭合性损伤。

1.尿道闭合性损伤

（1）骨盆骨折：最常见于交通事故、工伤事故或自然灾害时的骨盆骨折合并尿道损伤，部位几乎都发生在后尿道，80%～90%后尿道损伤都伴有骨盆骨折。

（2）会阴骑跨伤：多因由高处跌下或摔倒时，会阴部骑跨于硬物上或会阴部被猛烈踢伤所致，多发生前尿道损伤。

2.尿道开放性损伤　多见于利器伤或火器伤，偶见于牲畜咬伤及牛角刺伤等，常并发阴茎及会阴部的损伤或组织缺失。

3.医源性损伤　大部分是尿道的器械操作损伤。

【病理】

尿道损伤后的病理变化随尿道损伤原因及损伤程度而异，分为尿道挫伤、尿道断裂、尿道破裂。

（1）尿道黏膜损伤常致尿道广泛狭窄。

（2）尿道挫伤及部分断裂造成尿道狭窄。

（3）膜部尿道断裂时近端尿道向后上退缩移位，常常发生尿潴留，如用力排尿则发生尿外渗，常伴有骨盆骨折。

（4）尿外渗的范围随破裂部位而异

1）前尿道破裂时，如阴茎深筋膜完整，尿外渗只局限在阴茎本身，表现为阴茎肿胀。如阴茎深筋膜已破裂而会阴浅筋膜完整，尿外渗将积聚在阴囊，尿道球部损伤时可见这种尿外渗。

2）后尿道破裂时，破裂常在三角内侧韧带以上，尿外渗将向前列腺和膀胱周围、腹膜外和腹膜后扩散。

【诊断要点】

根据外伤病史、症状和体征，尿道损伤的诊断并不困难。

1. 临床表现 休克、血尿和尿道滴血、疼痛、排尿困难或尿潴留、尿外渗、尿瘘及会阴、阴囊血肿。

2. 辅助检查 ①诊断性导尿；②直肠指诊；③X线检查；④逆行尿道造影；⑤B超检查；⑥膀胱尿道镜检查；⑦CT和MRI检查。

3. 尿道损伤的诊断 应依据外伤史、症状和体征，同时注意以下问题。

（1）确定尿道损伤的部位：前尿道损伤的征象一般较为明显，诊断较易。后尿道损伤的诊断较困难。

（2）估计尿道损伤的程度。

（3）判断有无其他脏器的合并伤，对严重创伤所致骨盆骨折后尿道损伤的患者，特别是休克者应注意检查。

【治疗】

治疗原则：首先应紧急止血及纠正休克，然后再处理尿道损伤。包括：①引流尿液，解除尿潴留；②多个皮肤切口，彻底引流尿外渗；③恢复尿道的连续性；④防止并发症如尿道狭窄、尿瘘（最根本的措施是一次处理好新鲜的尿道损伤）；⑤防治休克及合并伤的处理。治疗方法依损伤部位、程度和时间而定。

手术方式根据伤情和损伤程度选择，常见手术方式有以下几种。

1. 引流尿液 尿道挫伤或轻微裂伤必要时插入Foley导尿管留置10～14天；合并伤严重可以单纯做耻骨上膀胱造口术。

2. 尿道修补术 尿道断裂的患者可选择一期的尿道重建术；合并伤严重者成形手术推迟约3个月直到尿道瘢痕组织稳定，其他相关损伤恢复之后进行尿道重建术。

（1）经会阴尿道修补术：适用于骑跨伤等所致的球部尿道损伤。

（2）经尿道会师术：后尿道损伤时，常由于合并其他脏器伤，病情危重，患者不能耐受大手术。

（3）经耻骨上途径一期断裂尿道修复术：由于后尿道断裂多伴骨盆骨折，患者濒于休克，如做修复术，清除血肿、碎骨片，有可能导致严重的出血，手术有一定的困难。但如患者伤情允许、血源充足，监护条件好，有经验的医生可以选用且可得到较好的效果。

（4）二期或再期尿道修补术：患者一般情况差，不能耐受尿道修补术或合并骨盆损伤，尿道损伤程度严重等其他情况不适合一期修复，可待病情稳定或条件允许后二期或再期修补尿道。

3. 并发症的处理

1）尿外渗：切开引流。

2）尿道狭窄：尿道扩张或狭窄段切除吻合术等。

【**主要护理问题**】

1. 焦虑/恐惧 与患者对损伤的恐惧、担心预后有关。

2. 体液不足 与合并损伤、出血、禁食等有关。

3. 舒适的改变 与疼痛及局部损伤有关。

4. 躯体移动障碍 与骨盆骨折、留置管道等活动受限有关。

5. 排尿型态异常 与损伤后尿道连续性、尿流改道、留置尿管有关。

6. 有皮肤完整性受损的危险 与卧床、活动受限等有关。

7. 潜在并发症 出血、尿外渗、尿道狭窄、尿瘘、感染。

【护理目标】

（1）患者焦虑／恐惧程度减轻，配合治疗及护理。

（2）患者体液循环及营养状况得到改善或维持。

（3）患者主诉不适感减轻或消失。

（4）患者躯体良姿位，肢体及关节功能障碍影响最小。

（5）患者排尿型态改善。

（6）患者皮肤完整，无因护理不当发生的皮肤完整性受损。

（7）术后未发生相关并发症，或并发症发生后能得到及时治疗与处理。

【术前护理措施】

1. 心理护理

（1）安慰患者，向患者讲解损伤后应注意的主要事项及治疗的有效手段，如卧床、禁食、外伤疼痛的处理及手术方式。

（2）解释手术的重要性。

（3）教会患者自我放松的方法。

（4）针对个体情况进行针对性心理护理。

（5）鼓励患者家属、朋友及同病种的病友给予患者关心、支持及交流。

2. 循环及营养支持

（1）饮食指导：如禁食或进流质饮食，密切观察生命体征，静脉补液，维持循环血容量。

（2）遵医嘱静脉补充热量及水电解质。

3. 病情观察及护理

（1）观察并记录患者腹部体征、局部出血和尿外渗情况，必要时会阴局部压迫止血。

（2）注意观察生命体征、出血量、尿量、尿颜色、排尿型态及尿液性状。

（3）观察休克、疼痛及使用止血药物、镇痛药物的效果。

（4）后尿道损伤合并骨盆骨折平卧硬板床，骨盆制动。

（5）出血患者积极做好急诊手术及备血准备。

（6）排尿困难和尿潴留及时配合医生导尿或做膀胱造瘘手术准备。

（7）有其他脏器合并伤同时进行相应观察护理。

4. 术前常规准备

（1）立即建立静脉通道，完成相关术前检查：心电图、B 超、CT、肝功能、肾功能、电解质、血常规、出凝血试验等。

（2）术前行抗生素敏试，遵医嘱带入术中用药。

（3）指导病员取下义齿及金属饰品等。

（4）术前禁食 8 小时，禁饮 4 小时。

（5）更换清洁病员服。

（6）与手术室人员进行患者、药物信息核对后，送患者入手术室。

（7）手术前备皮：范围为上至脐连线平面，下至大腿上 1/3，两侧至腋中线，注意会阴部皮肤准备。

【术后护理措施】

1. 外科术后护理常规 见表 14-1。

表 14-1　常规护理内容

全麻或硬膜外麻醉术后护理常规（有复合外伤可能全麻）	了解麻醉和手术方式、术中情况、切口和引流情况 全麻术后患者生命体征平稳 15°～30° 半卧位 如有恶心、呕吐，去枕平卧，头应偏向一侧，防止呕吐物吸入气管 持续低流量吸氧 持续心电监护，严密监测生命体征、神志变化 如有头痛、头晕，应观察原因 观察双下肢温觉、触觉是否正常，运动功能是否正常 观察硬膜外穿刺处有无感染，硬膜外麻醉术后去枕平卧 6～8 小时 床挡保护防坠床
伤口观察及护理	观察伤口有无渗血、渗液及引流情况，做好伤口护理。若有渗湿，应及时更换敷料 观察腹部体征，有无腹痛腹胀等
管道观察及护理	输液管保持通畅，中心静脉或留置针妥善固定，观察穿刺部位皮肤 保持各管道引流通畅 腹腔引流管及伤口引流管参照相关引流管护理要求 尿管及膀胱造瘘管护理详见表 14-2
疼痛护理	评估患者疼痛情况 有镇痛泵患者，注意检查管道是否通畅，评价镇痛效果是否满意 遵医嘱给予镇痛药物 提供舒适的卧位 提供安静舒适的环境 转移患者注意力或教会患者自我放松
感染预防护理	保持各种引流管有效引流，保持造瘘口及伤口周围皮肤干燥，每日行会阴部清洗消毒 2 次 遵医嘱应用抗生素 监测体温变化 监测尿培养结果

续表

合并伤护理	根据伤情进行相关专科护理
基础护理	做好口腔、皮肤护理，各种引流管护理，定时翻身拍背，雾化吸入等

2. 尿管及膀胱造瘘管护理　见表 14-2。

表 14-2　尿管及膀胱造瘘管护理内容

通畅	定时挤捏管道，使之保持通畅
	勿折叠、扭曲、压迫管道，平卧时引流袋低于耻骨联合
	观察引流液颜色、性状，必要时遵医嘱行膀胱冲洗
	每日尿道口及会阴部护理两次
	鼓励多饮水，保持每日尿量在 2000 ～ 3000ml
固定	每班检查尿管及造瘘管留置的长度
	妥善固定尿管及膀胱造瘘管，防止脱出
	告知患者尿管及造瘘管留置的重要性，切勿自行拔出
观察并记录	观察尿管及膀胱造瘘管引流液性状、颜色及量
	观察置管处皮肤黏膜情况，有无分泌物
	观察患者腹部体征，有无引流不畅及腹胀
	观察患者 24 小时出入量
拔管	暂时性的膀胱造瘘管，一般保留 10 ～ 14 天，如要拔除，必须先夹管 1 ～ 2 天，观察是否能自行排尿，只有在通畅的情况下才能拔除。长期保留的膀胱造瘘管，一般 4 周按无菌操作原则更换造瘘管 1 次，观察尿道恢复及排尿通畅情况。后尿道损伤合并骨盆骨折患者尿管保留 3 ～ 4 周，造瘘管保留 3 个月，待二期施行尿道狭窄解除术

3. 饮食护理　见表 14-3。

表 14-3　尿道损伤术后患者饮食护理

时间	进食内容
术后 6 小时内	禁食
术后 6 小时开始	适量饮水

续表

时间	进食内容
术后 6 小时～5 日	饮水，少渣流质
术后 6 日以后	含粗纤维多的食物，忌辛辣刺激及胀气食物
合并内脏损伤	禁食，静脉补充营养，根据肠功能恢复情况给予适当饮食
膀胱造瘘术	无特殊要求

4. 体位与活动　见表 14-4。

表 14-4　尿道修补术患者体位与活动

时间	体位与活动
全麻清醒前	去枕平卧位，头偏向一侧
全麻清醒后手术当日	平卧位，可使用一个枕头，若出现呕吐，去枕平卧，头偏向一侧
术后 1～5 日	严格卧床休息，严禁下床活动。床头不宜过高，以 15°～30° 为宜，卧床期间帮助患者活动四肢，协助翻身
术后 6～28 日	以卧床为主，可轻微活动。预防压疮、血栓和肺部感染

注：为了使尿道修复更成功，预防并发症的发生，行尿道修补术的患者术后活动进展应更谨慎，活动量不宜过大，但避免完全不做任何活动，增加压疮、肺部感染等并发症的风险。

5. 健康宣教　见表 14-5。

表 14-5　尿道损伤术后患者的出院宣教

饮食	四要：要饮食规律、要营养丰富、要容易消化、要保持大便通畅
	四忌：忌刺激性食物、忌坚硬食物、忌易胀气食物、忌烟酒
活动及功能锻炼	根据体力，适当活动，有合并伤做相关功能锻炼宣教

续表

管道护理	留置尿管或膀胱造瘘管带管出院者，注意伤口护理，保持引流通畅，保持每天尿量2000～3000ml，观察尿液性状及量
复查	术后带管出院期间定期门诊随访，检查尿常规、排尿情况等 术后每3个月复查一次，半年后每半年复查一次，需二期手术者遵医嘱准备

【并发症的处理及护理】

并发症的处理及护理见表14-6。

表 14-6　并发症的处理及护理

常见并发症	临床表现	处理
出血	尿道口持续有新鲜血液流出导尿管引流出血性尿液，腹腔脏器内出血致腹胀、腹痛，伤口敷料持续有新鲜血液渗出	保守治疗：止血、输血、补液，保持引流通畅，保守治疗无效者应及时行再次手术
感染	体温、白细胞增高，伤口及尿道口分泌物增多，血性或脓性尿液，尿培养阳性	物理或药物降温，补液，抗生素应用
尿外渗	会阴部或伤口渗液，腹胀，B超示腹水	保持引流通畅，穿刺或手术置管引流
尿道狭窄	排尿困难：轻者仅表现为尿线变细，排尿时间延长，尿不尽；重者尿不成线，滴沥，进而发生遗尿，充溢性尿失禁和尿潴留	尿道扩张术或二期尿道成形术
尿瘘	患者用力排尿时，尿液可由裂口外渗到周围组织中，或经皮肤切口、肠道或阴道瘘口流出	抗生素防止感染，保持膀胱引流通畅，保持大便通畅，避免增加腹压的活动或运动，手术修补

【特别关注】

（1）尿道损伤合并腹腔脏器损伤的观察护理。

（2）尿道损伤合并骨盆骨折的护理。

（3）尿道损伤严重并发症的预防和观察护理。

（4）术后引流管的护理。

【前沿进展】

1. 尿道损伤手术的治疗进展 后尿道损伤外科处理不同主张：①早期尿道会师复位术可以避免尿道两断端远离并形成瘢痕、假道，主张尽早恢复尿道连续性。②对于骨盆挤压伤病情严重常有失血性休克，尿道复位术切开血肿后易发生难以控制的出血，留置导尿管可并发损伤部位感染，尿道狭窄，阴茎勃起功能障碍和尿失禁的发生率高，主张早期只做膀胱造瘘术，3个月后若发生尿道狭窄或闭锁再行二期手术治疗（尿道瘢痕组织切除术、尿道端端吻合术、尿道拖入术）。

2. 尿道损伤并发症的治疗进展 有研究报道早期行尿道复位术，术后尿道狭窄的发生率低，治疗容易。锥形尿道扩张器治疗尿道外口狭窄操作简便快捷，一步到位。由于无需深入到尿道近端和反复进出扩张器，因此发生尿道损伤和尿道感染的机会大大减少。

腔内手术自20世纪以来已广泛应用于尿道狭窄，目前是已被国内外大多数学者所承认的首选方法。由于技术的进步，腔内手术已不局限于内镜下经尿道冷刀内切开，还可辅以电切或电灼。内镜下液电冲击波及激光治疗亦有多方报道。腔内治疗对单纯性尿道狭窄疗效肯定，但对复杂性尿道狭窄的疗效尚待进一步研究。采用尿道镜下尿道会师术治疗前尿道损伤安全合理、创伤小、疗效好，也成为首选方法。

组织工程尿道重建的研究也有进展，通过体外培养的兔尿道上皮细胞在生物可降解性网状尿道支架上的贴附和生长增殖情况的观察，发现网状尿道支架适合尿道移行上皮细胞黏附生长，可作为尿道组织工程的细胞载体，获得适于移植尿道细胞的组织工程化尿道。

3. 微创尿道会师术 随着泌尿外科腔内技术的发展，通过内镜诊断及治疗尿道损伤已逐步取代传统的方法。李福林等报道早期在内镜下行尿道会师术不会增加尿道狭窄、尿失禁和勃起功能障碍（ED）的发生率。输尿管镜下行尿道会师术利用输尿管周径小、容易通过断端进入膀胱的优势，显著提高了手术成功率，缩短了手术时间，减少了对周围组织的损害。同时在直视下可明确尿道损伤的类型，减少医源性损伤。即使微创尿道会师术失败或球部尿道完全断裂的患者，仍然可以行开放性手术。

微创尿道会师术治疗尿道损伤具有切口小、手术简单、微创、康复快、疗效确切、并发症少、住院时间短、费用低等优点，尤其在单纯后尿道断裂的手术选择中可作为首选术式。

【知识拓展】

输尿管镜下尿道会师术的手术方法

手术体位为截石位，采用腰硬联合麻醉下进行。首先在直视下输尿管镜进入尿道，输尿管管径为 0.8 ～ 0.9F，进镜后将大量生理盐水使用适当压力冲洗尿道，前尿道中的血凝块冲洗干净，充分暴露尿道内情况，及时发现后尿道损伤部位，并找到近端断裂的黏膜或腔道，将型号为 4F 的输尿管导管置入膀胱后即有尿液流出，将输尿管镜在输尿管导管的引导下进入膀胱后拔出输尿管导管，并置斑马导丝，退出输尿管镜，将 20F Foley 导尿管顶端多处戳孔，斑马导丝从戳孔处插入导尿管内，再把导尿管沿导丝插入膀胱，向 Foley 导尿管水囊注水 10～15ml 并拔出导丝。手术后嘱患者妥善保护尿管，防止气囊破裂及导尿管滑落。会阴部血肿严重者，阴囊根部小切口放置橡皮片引流，并加压包扎。术后常规给予抗生素及止血、消肿药物治疗。

（周 娟 刘 玲）

第十五章　阴茎损伤的护理

【概述】

阴茎属于男性生殖器，正常成人阴茎长 7～10cm，由三个海绵体构成，有尿道贯穿。阴茎的构成由阴茎头、阴茎体和阴茎根部三部分构成。阴茎头呈蕈状膨大，又称龟头，头的尖端为尿道外口。

阴茎损伤是较少见的泌尿外科急症，在受到外力打击、骑跨、挤压、锐器切割等情况下可发生阴茎损伤，阴茎损伤常伴有尿道损伤。

【病因】

直接暴力：阴茎勃起时受到直接暴力（如打击、骑跨、挤压、被踢等）时，阴茎被挤于体外硬物或耻骨弓之间，易损伤，严重者可发生阴茎折断。锐器切割：阴茎被各种锐器切割致伤。家畜咬伤：在牧区常见被猪狗咬伤。

【病理】

阴茎损伤按与外界有无相通分为闭合性损伤和开放性损伤两种类型。闭合性损伤分为阴茎挫伤、阴茎折断、阴茎绞窄伤、阴茎脱位伤。开放性损伤包括阴茎离断伤、阴茎皮肤损伤、阴茎穿通伤、阴茎咬伤。

【诊断要点】

1. 临床表现

（1）闭合性损伤的表现

1）阴茎挫伤：各种暴力引起皮下组织或海绵体损

伤，患者感觉阴茎疼痛且触痛明显，能自行排尿，出现皮下组织淤血，皮肤水肿，严重时出现纺锤形血肿，多无尿道损伤。

2）阴茎折断：是严重的阴茎闭合性损伤，又称阴茎海绵体破裂。阴茎勃起时，受到直接外力作用，造成阴茎海绵体及阴茎海绵体周围白膜破裂，可伴有尿道损伤。多发生于阴茎根部，疼痛剧烈、局部肿胀、阴茎血肿、皮肤呈青紫色，如为一侧海绵体破裂，阴茎弯曲变形偏向健侧，状如紫茄子。血肿较大压迫尿道，可出现排尿困难。如并发尿道损伤，可出现排尿困难、排尿疼痛、血尿或尿道口滴血。

3）阴茎绞窄伤：常因好奇、性欲异常、精神障碍或恶作剧等，将橡皮筋、线圈、金属环等套扎在阴茎上，或阴茎包皮上翻后未及时复位，造成阴茎缩窄部末梢血液循环障碍，轻者仅出现套扎物远端阴茎水肿、胀痛；重者除上述症状外继发有缺血坏死改变，远端阴茎皮肤变黑、厥冷、剧痛、感觉迟钝，同时伴有排尿障碍。

4）阴茎脱位伤：是指阴茎在勃起时扭曲或在疲软时遭钝性暴力打击、过度牵拉或骑跨伤等，或外力继续不停，可造成阴茎、尿道海绵体在冠状沟外与包皮发生环形撕裂，引起耻骨韧带及周围组织、阴茎撕裂，阴茎脱离其皮肤，与存留原位的包皮分离。一般表现为阴茎疼痛，周围软组织肿胀，触及包皮内空虚无物，伤后可出现尿失禁、尿外渗及会阴部血肿。

（2）开放性损伤的表现

1）阴茎离断伤：较常见的原因是动物咬伤，或受到性伴侣的报复，导致阴茎远端往往缺损。按其损伤程度，可分为阴茎部分离断伤及阴茎完全离断伤。阴茎离断后，患者失血较多，出现面色苍白、四肢冰凉、血压下降等休克现象。如为外伤或动物咬伤,创面不整齐,挫伤明显;如为切割伤,则创面整齐,切割伤患者皮肤及皮下组织受伤仅有血肿,不会出现大出血;若深达海绵体可导致严重出血甚至休克。

2)阴茎皮肤损伤:受伤皮肤表现有部分撕脱或阴茎干全周皮肤撕脱。部分撕脱的皮片形状为多以会阴部皮肤为顶点、以阴茎根部或耻骨联合为基边的三角形;撕脱的皮片深达会阴浅筋膜与白膜之间,一般不累及较深的海绵体等。完全撕脱则出现阴茎体裸露。

3)阴茎穿通伤:多为枪伤或锐器刺伤。受伤部位有不同程度的出血、坏死、裂伤或缺损。多数患者有尿道损伤。接诊患者时要细致查体,判断是否为穿通伤及有无尿道损伤。

4)阴茎咬伤:多为动物咬伤。被动物咬伤多是由于犬、猪或大型牲畜攻击所致,多数损伤严重,有时远端缺失。

2. 辅助检查

(1)B超:可确定阴茎白膜缺损处及阴茎折断者的破裂位置。

(2)阴茎海绵体造影:可见海绵体白膜破损处有造影剂外溢,但该检查属于有创检查,目前已少用。

(3)逆行尿道造影:有造影剂外溢可诊断尿道损伤。

【治疗】

1. 阴茎挫伤 轻度阴茎损伤不伴尿道损伤患者仅需适当休息、止痛,用丁字带托起阴茎、阴囊,预防局部感染,采用理疗消除肿胀。急性期有渗血时可冷敷,出血停止后改用热敷促进血肿吸收,给予抗生素防止感染。较严重的挫伤,如皮下出血多、血肿增大,应穿刺或切开引流，放出积血，有脓肿形成时可切开引流放出脓液。

2. 阴茎折断 治疗原则是恢复阴茎海绵体的连续性、彻底清创、控制出血，防止海绵体内小梁间血栓形成。现在主张早期手术，以免血肿扩大，继发感染，形成纤维瘢痕、长期疼痛和阴茎成角畸形而影响性生活。

3. 阴茎绞窄伤 治疗原则是尽快去除绞窄物而不附加损伤，改善局部血液循环。给予抗生素控制感染。局部可注射透明质酸酶、肝素等防止血栓形成。

4. 阴茎脱位伤 尽早清创、止血，去除血肿，将阴茎复位，并固定于正常位置。有尿道损伤时按尿道损伤治疗处理。阴茎复位困难或支持组织撕脱严重者，可实施手术复位，缝合支持组织。

5. 阴茎离断伤 治疗包括阴茎的修复、恢复排尿功能及性功能。伤后出血休克者应积极给予抗休克治疗，对牲畜咬伤患者应注意防止破伤风及狂犬病。手术主要包括：①阴茎再植术，术后给予适量的雌激素和镇静药物治疗，如口服己烯雌酚、地西泮，防止术后阴茎勃起引起阴茎缺血坏死，抗凝血治疗，防止血栓形成；②清创缝合术；③阴茎再造术，术后给予抗生素抗感染治疗。

6. 阴茎皮肤损伤 治疗上根据阴茎皮肤的范围、损伤程度和邻近皮肤状况而定。如今主张伤后立即修补，因延期行修补术可能出现阴茎瘢痕、挛缩、生殖器畸形等并发症。阴茎损伤的治疗应尽量保存有活力的组织，特别是海绵体，以利再植或再造，还要考虑性功能的恢复和排尿功能。

7. 阴茎穿通伤 这类患者就诊及时，多可立即扩创修补吻合伤口。不能确定受伤范围者，可沿阴茎根部或冠状沟切开进行探查，如有阴茎背动脉及背深静脉损伤应修补，尿道损伤者行尿道吻合术。术后有创伤处硬结、尿道狭窄及勃起障碍可能。

8. 阴茎咬伤　被动物咬伤后，多数就诊及时，伤口无感染。清创后据损伤情况行直接缝合或阴茎再植术。阴茎缺损者，为解决性交和直立排尿问题，需行阴茎再造术。传统的阴茎再造术采用皮管法分期完成，患者身体和精神负担都很重。现在多主张一期阴茎再造。阴茎再造患者术后有勃起障碍现象。

【主要护理问题】

1. 舒适度改变　与疼痛、阴茎损伤有关。

2. 焦虑/恐惧　与损伤部位的特殊性及担心预后有关。

3. 部分自理缺陷　与外伤、留置治疗性管道、卧床等有关。

4. 预感性悲哀　与突然的意外伤害使患者处于极度的惊恐及担心预后有关。

5. 知识缺乏　与缺乏阴茎损伤相关知识有关。

6. 潜在并发症：休克　与大出血或继发感染有关。

7. 潜在并发症：感染　与损伤局部出血、积血、血肿有关。

【护理目标】

（1）患者自觉疼痛感减轻或消失，舒适度提高。

（2）焦虑/恐惧程度减轻，积极配合治疗与护理。

（3）患者住院期间日常生活需要得到满足。

（4）患者消极情绪降低，愿意积极面对治疗和生活。

（5）患者及家属对疾病知识有一定的了解，掌握康复及保健知识。

（6）患者未出现并发症或并发症发生后得到及时的治疗与护理。

【术前护理措施】

1. 心理护理

（1）由于受伤部位和受伤原因的特殊性以及大量出血、疼痛，患者多存在焦虑、恐惧、不安、害羞、自卑、自责、敏感等复杂心理，护士应以娴熟的护理技术操作及耐心的态度来对待患者，以稳定其情绪。

（2）积极与患者沟通。尊重并保护患者的隐私，取得患者的信任。

（3）加强患者家属的心理护理，让患者感受到亲人的关心和照顾。

（4）解释手术的必要性、手术方式和注意事项。

（5）介绍已治愈病例，使患者恢复自信心，面对现实，积极配合治疗。

2. 病情的观察及护理

（1）严密监测患者的神志、生命体征及情绪状况。

（2）观察阴茎皮肤的颜色、温度及触觉，阴茎的肿胀程度，伤口创面的出血情况。

（3）观察尿道口有无滴血及排尿情况。

（4）评估病员疼痛程度，给予疼痛评分，评分＞4分可遵医嘱给予止痛药物。

（5）观察阴茎皮肤损伤的范围、程度及邻近皮肤状况，彻底清创，剪除无活力组织，尽量保留皮肤缺损近侧有活力的组织。

（6）若患者为阴茎离断伤，对于离体部分冷藏干燥清洁保存，远端用生理盐水或林格溶液加抗生素、肝素冲洗液灌洗，不健康皮肤尽量清除，注意保护相连的组织，即使有很少的组织相连，尚存少量的血供也有利于离断阴茎的存活。

（7）阴茎撕脱伤的病人，以无菌生理盐水纱布湿敷裸露的阴茎，及早使用抗生素，有效地降低伤口的感染率。

3. 术前常规准备

（1）术前做抗生素敏试，并遵医嘱带入术中用药。

（2）协助完善相关术前检查：心电图、B超、胸部X线片、出凝血时间、输血全套、生化检查等。

（3）术前更换清洁病员服。

（4）阴茎损伤一般为急诊手术，入院后即交代患者禁食、禁饮，为手术做准备。

【术后护理措施】

1. 外科术后护理常规 见表15-1。

表 15-1 常规护理内容

全麻术后护理常规	了解麻醉和手术方式、术中情况、切口和引流情况，持续低流量吸氧，安置心电监护，严密监测生命体征
伤口观察及护理	观察伤口有无渗血、渗液，若有，应及时更换敷料
各管道观察及护理	输液管保持通畅，妥善固定，注意观察穿刺部位皮肤 尿管按照尿管护理常规进行
疼痛护理	评估患者疼痛情况，有镇痛泵患者，注意检查管道是否通畅，评价镇痛效果是否满意，遵医嘱给予镇痛药物，提供安静舒适的环境
基础护理	做好口腔护理、皮肤护理、尿管护理、定时翻身等

2. 心理护理

（1）解释各种治疗和护理操作的目的、意义。

（2）多与患者接触，将患者病情的每一点好转都及时告知患者。

（3）及时恰当地向患者讲解术后可能出现心理上的不适。

（4）做好亲属的思想工作，鼓励给予患者关心和支持。

3. 阴茎血液循环的观察及护理

（1）告诉患者及家属切忌过度活动及触摸伤口。

（2）采用轻换药、轻包扎、轻翻身，避免一切物品碰撞伤口。

（3）用棉垫托起阴茎，使之固定于中立位，阴茎离断伤术后，病人阴茎可固定于身体的适当位置。

（4）使用床上支被架，防止盖被压迫阴茎引起疼痛及影响血液循环。

（5）术后应用雌激素及镇静剂，以防止阴茎勃起，避免术后出血和张力过大，影响伤口愈合。

4. 健康宣教 见表 15-2。

表 15-2 阴茎损伤术后患者的健康宣教

饮食指导	术后 6 小时后可进食少量容易消化的食物，无不适可进普通饮食。指导患者进食纤维素饮食，多饮水，保持大便通畅，以避免用力排泄时导致伤口渗血。注意饮食卫生，避免腹泻污染伤口导致感染
体位与活动	平卧位，以使阴茎、阴囊静脉及淋巴回流，促进水肿消退，水肿消退前禁止下床活动；阴茎撕脱伤后病人应绝对卧床 7～10 天，阴茎阴囊有效制动，避免皮肤错位，有助于血管重建
出院指导	指导患者保持会阴部清洁。注意休息，着宽松透气衣裤，避免压迫会阴部。3 个月内避免性生活，禁欲期间饮食清淡，避免辛辣刺激食物，避免饮酒；避免阅读、观看不健康的书籍及影视，以免引起患者兴奋；保持大便通畅。按时复诊，必要时及时就诊

【并发症的处理及护理】

并发症的处理及护理见表 15-3。

表 15-3　并发症的处理及护理

常见并发症	临床表现	处理
出血	血肿增大	穿刺或切开引流，放出积血
		必要时结扎出血点，并轻轻挤压，以防血肿机化
		保守治疗：使用止血药物
阴茎皮肤坏死	颜色紫黑	手术切除
	皮肤冰冷	
	触觉消失	
感染	阴茎红、肿、热、痛	保持会阴部清洁、干燥
	体温升高	合理应用抗生素
漏尿	尿管引流量减少	保持尿管通畅
	阴茎肿大	尿管留置时间不少于 7 日
尿道狭窄	尿流变细	观察排尿情况
	射程变短	定期尿道扩张
	尿流中断	必要时再次手术
再植阴茎体坏死	肤色青紫或发黑、皮温低	阴茎远端红外线照射，每日 2～3 次，每次 30 分钟，促进再植阴茎的血液循环；术后常规使用抗凝药物，防止血栓形成
勃起功能障碍	无力勃起或勃起不坚	阴茎离断后尽量在 6 小时内手术，尽量恢复阴茎海绵体的连续性
		消除患者心理障碍，给予心理支持

【特别关注】

（1）术前及术后的心理护理。

（2）术前受损阴茎的处理。

（3）术后阴茎皮肤的观察。

（4）术后并发症的早期观察及护理。

（5）术后远期并发症的预防及处理。

【前沿进展】

阴茎损伤在临床上并不少见，损伤类型多种多样，病因一般较明确。高频超声检查分辨率高、图像清晰，能明确阴茎损伤的部位、范围及损伤程度，为临床治疗方案的选择及进一步诊治提供了重要依据，同时超声检查具有非侵入性、操作简单方便、费用低廉的优点。

开放性阴茎损伤患者创口明显，一般容易诊断，而对于闭合性损伤者，仅靠临床症状还无法明确有无海绵体和尿道损伤。高频超声可清晰显示阴茎内部的结构，明确损伤的范围、部位及组织血供情况。

依据临床症状和体征，诊断典型的阴茎折断一般无困难，但对于一些非典型病例，诊断有一定困难。有报道显示仅根据病史和体检，约 15% 的阴茎折断诊断不准确。临床上及早行高频超声检查很有必要。

阴茎白膜及海绵体破裂是较严重的阴茎损伤类型，需与阴茎皮下血管破裂所致的阴茎肿胀相鉴别，特别是区分背静脉和阴茎折断尤为重要，因为它们有不同的处理方法、预后和并发症。高频超声检查能帮助明确鉴别，显示损伤的部位、范围，对临床诊治工作有重要意义。

【知识拓展】

阴茎折断为阴茎损伤中相对常见且对患者影响较大的一种损伤，阴茎在勃起状态下遭受撞击或弯曲力量所致。阴茎折断的病因在西方国家主要为暴力性交，占

30%～50%，由性交时勃起阴茎撞击女方耻骨所致；东方国家以往统计主要为手淫及揉搓阴茎所致，近年来暴力性交所致比例增大；在勃起时受到踢、打、跌等创伤也可导致阴茎折断。阴茎在非勃起状态下白膜厚度为2mm，勃起时白膜明显变薄而张力较大，此时白膜厚度只有 1/4～1/2mm。当钝性暴力作用于阴茎时可致单侧或双侧海绵体白膜破裂，甚至发生海绵体组织折断或合并尿道损伤。此时患者及其性伴侣能听到"砰"的折断声，阴茎如同折断的玉米棒，并伴有勃起消退、变色、肿胀、疼痛及阴茎偏位，形成典型的"茄子畸形"。由于海绵体及白膜破裂出血，尿道迅速肿胀。血肿一般局限于阴茎体，若深阴茎筋膜破裂，血肿可沿阴囊、会阴部延伸。阴茎折断以根部最多见，中央部位次之，前部少见。患者排尿一般无影响，当尿道流血或排尿困难时应考虑有尿道损伤的可能。

（蔡曾琴）

第十六章 睾丸及附睾损伤的护理

【概述】

睾丸是两个微扁的椭圆体，分别悬垂于阴囊内两侧。成人睾丸重 10.5～14g，睾丸容积为 15～25ml，是产生精子的地方。附睾附于睾丸的后上外方，外形呈长而粗细不等的圆柱体。长 4～6cm，直径为 0.5cm，附睾分三部分：附睾头、附睾体、附睾尾，是精子成熟和存储的地方。

由于睾丸、附睾的特殊生理功能，故睾丸、附睾损伤未得到及时治疗，会造成男性不育。单纯附睾损伤少见，一般与睾丸损伤并存。睾丸损伤是泌尿外科急诊中比较常见的疾病，诊断的正确性关系到今后治疗以及患者的生育能力和心理状态。在临床诊断方法里，彩色多普勒超声是一种常用而且有效的检查方法。睾丸在受外伤后的 72 小时内通过手术探查，切除率为 6%～30%，而大于 72 小时后，切除率将达到 50%～80%。睾丸作为男性重要的器官，准确诊断和及时有效的处理，能最大限度保留正常的睾丸组织，降低睾丸的切除率。如果处理不当，严重影响生殖功能。

【病因】

由于睾丸、附睾位于阴囊内，其运动度大，因而发生损伤的机会较小。但阴囊皮肤薄，无脂肪组织，周围缺乏保护，抵御外来暴力损伤的能力较差，直接暴力是损伤的常见原因，多发生于青壮年。睾丸、附睾损伤分开放性损伤、闭合性损伤和医源性损伤三类。

1. 闭合性损伤 占大部分，可由跌打、踢伤、劳动、意外、骑跨伤等引起，造成睾丸挫伤、破裂，睾丸脱位，是睾丸、附睾损伤常见的原因。

2. 开放性损伤 多见于刀刺伤，火器伤。睾丸直接创伤、破裂、实质受损、出血。

3. 医源性损伤 常见于睾丸穿刺术、睾丸穿刺活检、阴囊内手术致睾丸局部损伤。

【诊断要点】

1. 临床表现

（1）病史：有直接暴力史。

（2）临床症状

1）闭合性损伤可见阴囊皮肤淤血，阴囊内肿胀、触痛，睾丸及附睾界限不清，会阴部剧痛并向大腿根部放射，伴有恶心、呕吐、疼痛性休克等。睾丸脱位者检查发现阴囊内空虚，却在大腿根部扪及明显触痛的球形肿物。

2）开放性损伤可见睾丸组织外露，缺损伴出血。如伤及睾丸动脉可造成阴囊内巨大血肿等。

2. 辅助检查

（1）B超诊断睾丸破裂准确率为100%，诊断睾丸挫伤准确率为80%，彩色多普勒超声诊断仪对鉴别睾丸挫伤、睾丸扭转、急性睾丸炎有显著临床意义。

（2）CT可判断睾丸血肿和形态情况。

（3）MRI可判断睾丸损伤程度。

【治疗】

开放性损伤，睾丸扭转患者常需尽快手术治疗，扭转时间过长将直接影响疾病的预后。

1. 睾丸挫伤 轻度者卧床休息，阴囊抬高及局部冷敷，应用止血药物和抗菌药物；严重的睾丸损伤伴有休克时，须积极抗休克治疗；遵医嘱应用抗生素防治感染；开放性损伤须及时注射破伤风抗毒素预防破伤风；有较大的阴囊血肿或鞘膜积血时，应尽早手术探查。

2. 睾丸破裂 立即手术治疗，彻底清创、控制出血、清除坏死组织并尽可能保留睾丸组织。只有睾丸粉碎性破裂或血运已丧失，无法保留时，才考虑睾丸切除。切除睾丸时可保留部分有活性的白膜及其贴近的睾丸组织，以保留一定的内分泌功能。

3. 睾丸脱位 尽早复位。分闭合性手法复位和手术复位。

4. 附睾及精索损伤 附睾损伤通常与睾丸损伤同时存在，可同时修补缝合，如损伤严重，可行附睾切除。精索静脉损伤，可行结扎。精索动脉或输精管损伤，可用显微外科技术行手术吻合。

【护理诊断】

1. 焦虑/恐惧 与担心疾病预后有关。
2. 舒适的改变 与疼痛和手术有关。
3. 知识缺乏 缺乏与疾病相关的知识。
4. 性功能障碍 与心理性性功能障碍有关。
5. 潜在并发症 不育、出血、感染。

【护理目标】

（1）焦虑、恐惧感减轻，积极配合治疗、护理。

（2）患者不适感减轻或消失。

（3）患者获得疾病相关知识，对疾病有正确的认识，积极配合治疗及护理。

（4）引起心理性性功能障碍的因素得到缓解及解决。

（5）未发生并发症或并发症发生后能得到及时治疗。

【术前护理措施】

1. 心理支持　主动与患者沟通，全面了解患者，根据个体差异选择心理疏导方式，适时、适度地劝说和安慰患者，使患者积极配合治疗和护理。

2. 病情观察及护理

（1）观察记录局部体征，抬高阴囊，使睾丸处于松弛状态。

（2）有出血者注意生命体征的变化。

（3）发热者注意体温变化，及时准确地使用抗生素。

3. 术前常规护理

（1）积极完善各项相关检查，如心电图、B超、出凝血试验、输血全套等。

（2）抗生素敏试，遵医嘱准备术中用药。

（3）术前禁食8小时，禁饮4小时。

【术后护理措施】

1. 外科术后护理常规　见表16-1。

表16-1　常规护理内容

麻醉术后护理常规	了解麻醉和手术方式、术中情况、手术切口和引流情况
	对于腰麻、硬膜外麻醉或者腰硬联合麻醉者，术后应去枕平卧6小时，密切观察患者有无恶心、呕吐、头痛、神经症状等
	持续心电监护及吸氧
	床挡保护预防坠床
	严密监测生命体征
伤口观察及护理	观察伤口敷料渗血、渗液情况，阴囊伤口周围是否出现水肿、血肿，可以将阴囊托高以预防水肿及血肿。如有异常及时通知医生
	协助未留置保留尿管的患者排尿，防止尿液污染伤口，引起感染

续表

各管道观察及护理	静脉输液管保持通畅，留置针妥善固定，注意观察穿刺部位皮肤有无红肿、渗液及静脉炎
	保留尿管，按照尿管护理常规进行尿管护理，尿管根据医嘱拔除，拔除后注意观察自行排尿的情况
	若患者阴囊留置橡胶皮片引流，术后24小时拔除
疼痛护理	评估患者疼痛情况，注意检查管道是否通畅，避免对管道的牵拉造成刺激
	有镇痛泵患者，评价镇痛效果是否满意
	遵医嘱给予镇痛药物
	提供安静、舒适的环境
基础护理	做好晨晚间护理、定时翻身、口腔护理、尿管护理、患者皮肤清洁等工作

2. 饮食护理 见表 16-2。

表 16-2 患者饮食护理

时间	进食内容	备注
术后 6 小时内	禁食	—
术后 6 小时后	普通饮食	忌辛辣刺激饮食，多食易消化食物，适当饮水

3. 体位与活动 术后体位、活动能力应当根据麻醉方式和患者个体化情况，循序渐进。

4. 健康宣教 见表 16-3。

表 16-3 睾丸、附睾损伤患者的健康宣教

活动	据实际情况，适当活动，避免剧烈运动，避免近期性生活及引起睾丸再次受伤的动作
并发症观察	记录生命体征情况，观察伤口及周围情况，可穿三角内裤减轻坠胀感，如果发热、伤口疼痛等症状应及时就诊
复查	门诊随访

【并发症的处理及护理】

并发症的处理及护理见表 16-4。

表 16-4 并发症的处理及护理

常见并发症	临床表现	处理
阴囊肿胀	阴囊水肿、疼痛	托高阴囊
睾丸坏死	睾丸发黑	手术切除
不育	患者远期出现不育，可能与内分泌有关	需要进一步治疗

【特别关注】

（1）心理护理。

（2）健康宣教。

【前沿进展】

临床上诊断睾丸损伤，通常会选择检查时间短的 CT 或 B 超。近年来有研究报道，MRI 能清楚地显示各种类型的睾丸闭合性损伤，对软组织显示能力强，能明确睾丸损伤的程度，更有助于临床治疗方案的选择。

MRI 是目前显示睾丸损伤程度最为精确的影像学检查手段。MRI 能更好地显示白膜连续性，同时多平面成像也可显示轻微的白膜破裂，防止漏诊。MRI 无辐射的优点，更适用于睾丸这种敏感腺体的重复检查和后期的疗效观察。

【知识拓展】

跷二郎腿影响生殖健康

很多人都有跷二郎腿的习惯，但是它也带来一些健康的危害，尤其对男性生殖健康，大家先来了解一下跷二郎腿带来的生理变化：首先，当一条腿搭上另一条腿时，负重腿部所受的压力增大，同时，上面那条腿背侧所受压力也明显增大。这会导致血管、淋巴结、神经、关节压迫，长时间跷腿腿部会发麻。其次，当两条腿交叉在一起处于持续收缩状态时，腿部、会阴部位散热减少，产热增多，导致局部温度增高。

对于男性来讲，跷二郎腿确实有可能影响生殖健康。精子生存的最适宜温度为35℃左右，低于腹腔内部温度（37～38℃），这也是人类的阴囊之所以悬吊于腹腔之外的原因。当温度升高到37～38℃时，精子的活力降低，可能导致不育。先天性隐睾患者不育也正是因为如此。另外，跷二郎腿可能会对前列腺造成不良影响，导致前列腺炎。前列腺液是精液中的主要成分，由前列腺分泌，正常分泌的前列腺液对保障精子活性和受精能力非常重要。如果长时间跷二郎腿，会阴部的压力增加，前列腺的血运受到影响，分泌功能下降；同时会阴部、尿道口部位的温度增高，有利于细菌繁殖，逆行性感染前列腺，从而发生前列腺炎。

（欧阳晓雨）

第四篇　泌尿系统感染与炎症的护理

第十七章　肾脏感染性疾病的护理

第一节　肾结核的护理

【概述】

泌尿生殖系统结核病是一种继发于全身其他器官的结核，尤其是肺结核以后的结核病变。泌尿生殖系统结核是继发的，其原发病灶几乎都在肺部。原发病灶的结核杆菌经血液可达全身各个器官。主要包括：肾结核、输尿管结核、膀胱结核、尿道结核等。其中，肾结核最为多见，多发生在 20～40 岁的青壮年，男性多于女性。

【病因】

泌尿系统结核是最初结核分枝杆菌原发感染血行播散的结果，肾脏是泌尿系统结核的原发感染部位。

【病理】

肾结核可发展为肾乳头坏死、盏茎部或肾盂输尿管交界部狭窄。若形成广泛肾实质钙化、肾实质毁损，最终形成所谓的"肾自截"。

【诊断要点】

1. 临床表现 肾结核早期常无明显症状,随着病情发展,可出现以下典型临床症状。

(1)尿频、尿急、尿痛:典型的症状之一,呈进行性加重。

(2)血尿:临床表现多为终末血尿,常出现在膀胱刺激征发生以后。

(3)脓尿:是肾结核的常见症状,严重者尿如洗米水样,也可混有血丝,出现脓血尿。

(4)腰痛和肿块:仅少数肾结核病变破坏严重和梗阻、继发肾周感染时,可引起腰部钝痛或绞痛。较大肾积脓或对侧巨大肾积水时,腰部可触及肿块。

(5)全身症状:晚期可有低热、盗汗、红细胞沉降率加快、消瘦、贫血等。晚期可出现肾积水甚至肾功不全、膀胱挛缩等。

2. 辅助检查

(1)结核菌素实验。

(2)尿常规检查:尿液呈酸性,在未被污染情况下呈典型的"无菌性脓尿"。

(3)尿沉渣抗酸染色:尿沉淀涂片抗酸染色50%～70%的病例可找到抗酸杆菌,以清晨第一次尿检阳性率最高,至少连续检查3次。

(4)尿结核分枝杆菌培养:时间较长但可靠,最具诊断价值。

(5)B超:简便易行,对于中晚期可初步确定病变位置,常显示患肾结构紊乱。

(6)X线检查:KUB可见患肾局灶或斑点状钙化影或全肾广泛钙化(局部钙化应与肾结石鉴别),

静脉尿路造影（IVU）可了解分侧肾功能、病变程度与范围。

（7）CT 和 MRI：在双肾结核或肾结核对侧肾积水 IVU 显影不良时，有助于确定诊断。

【治疗】

1.全身治疗　加强营养，注意休息，避免劳累。

2.药物治疗　适用于早期肾结核，疗程一般为 6～9 个月，临床常用一线抗结核药包括：利福平、异烟肼、吡嗪酰胺等。

3.手术治疗　肾结核破坏严重或抗结核药物治疗 6～9 个月无效者，应在抗结核药物治疗的配合下行手术治疗。手术前应抗结核药物治疗 2～4 周。包括肾切除术、肾部分切除术（早期局限性肾结核病灶药物治疗一般均能治愈，因此目前此术式已较少采用）和肾结核晚期并发症的手术治疗。

【主要护理问题】

1.焦虑　与患者对肾结核的认识及担心预后有关。

2.知识缺乏　与患者缺乏肾结核相关疾病知识有关。

3.排尿形态改变　与结核性膀胱炎、膀胱挛缩有关。

4.营养失调：基础摄入低于机体需要量　与结核病变消耗、结核病灶浸润及食欲缺乏有关。

5.舒适改变　与肾积脓、膀胱结核排尿疼痛及术后伤口疼痛、管道牵拉不适等有关。

6.部分生活自理缺陷　与患者术后卧床及留置治疗性管道有关。

7.潜在并发症　继发感染、出血、肾功能不良。

【护理目标】

（1）患者焦虑程度减轻，配合治疗及护理。

（2）患者了解肾结核检查、治疗及用药注意事项等相关疾病知识。

（3）排尿型态改变得到改善。

（4）患者营养状况得到改善和维持。

（5）患者主诉不适感减轻或消失。

（6）患者生活需求得到满足。

（7）无并发症发生或发生后能及时治疗及处理。

【术前护理措施】

1. 一般护理

（1）多饮水，减轻结核性脓尿对膀胱的刺激症状。

（2）加强营养，高蛋白、高热量、高维生素及高钙、低脂饮食，改善营养状况。

（3）保证休息及睡眠，适当户外活动。

2. 心理护理

（1）主动关心患者，鼓励表达内心感受，耐心倾听诉求。

（2）耐心与患者交谈，掌握思想动态，针对心理情况给予疏导。

（3）向患者说明肾结核手术治疗的安全性、有效性及术后生活质量等。

（4）教会患者自我放松的方法，如深呼吸、外出散步、听音乐、看书等。

（5）和患者家属进行沟通，说明肾结核不属于传染性疾病，鼓励家属给予患者心理支持。

（6）做好健康宣教，使患者对本病药物治疗的长期性有充足的心理准备。

3. 用药护理

（1）药物治疗原则为：早期、联用、适量、规律、全程使用敏感药物。

（2）手术前必须应用抗结核药物 2 ～ 4 周。

（3）向患者介绍术前服药的必要性，提高服药依从性及降低耐药的发生率。

（4）医务人员要督导治疗：即所有抗结核药均在医护人员或患者家属的监督下服用。

4. 胃肠道准备　术前 1 日清洁肠道。术前禁食 8 小时，禁饮 4 小时。

5. 术前常规准备

（1）遵医嘱行抗生素过敏试验。

（2）协助完善相关术前检查：如心电图、B 超、出凝血试验等。

（3）进入手术室后备皮，范围：术侧上至乳头，下至大腿上部 1/3 处；前至腹正中线，后至背部正中线。

（4）术前晚沐浴。

（5）术晨更换清洁病员服。

（6）与手术室人员进行患者、术中药品及物品的清点和交接。

【**术后护理措施**】

1. 术后护理常规　见表 17-1。

表 17-1　常规护理内容

麻醉术后护理常规	了解麻醉和手术方式、术中情况、切口和引流情况
	持续低流量吸氧
	持续心电监护
	严密观察生命体征
	床挡保护防坠床

续表

伤口观察及护理	观察伤口有无渗血、渗液，若敷料渗湿，应及时予以更换
	观察腹部体征，有无腹痛、腹胀等
观察健侧肾功能	观察尿液颜色、性质，准确记录出入量
	监测肾脏功能
各管道观察及护理	输液管道保持通畅，留置针妥善固定，观察穿刺部位皮肤有无红肿及液体外渗
	引流管及尿管护理见表 17-2
疼痛护理	评估患者疼痛情况
	有镇痛泵患者，注意检查管道是否通畅，评价镇痛效果是否满意
	根据疼痛评分，遵医嘱给予镇痛药物，及时评价用药后效果
	提供安静、舒适的环境
基础护理	做好口腔护理、定时翻身、生活护理等工作

2. 引流管及尿管护理 见表 17-2。

表 17-2 引流管及尿管护理

通畅	保持尿管及创腔引流管的通畅，防止引流管打折及受压，避免引流不畅
固定	妥善固定
	引流袋 / 瓶低于引流平面
观察并记录	观察尿管及创腔引流管引流液的量、色、性质并记录。尿色呈鲜红色或伴血凝块，创腔引流液每小时大于 100ml 时，并且呈鲜红色时提示有活动性出血，及时通知医生处理
预防感染	保持会阴清洁、干燥
	每日尿道口清洁消毒 2 次
	每周更换创腔引流瓶和尿袋 1 ～ 2 次，注意无菌操作

3. 饮食护理　见表 17-3。

表 17-3　患者饮食护理

时间	进食内容	进食量
术后肛门排气前	禁食	—
肛门排气后第 1 日	流食	100 ～ 150ml/ 次，4 ～ 5 次 / 日
肛门排气后第 2 日	半流食	100 ～ 200g/ 次，4 ～ 5 次 / 日
肛门排气后第 3 日	普食	少量多餐

注：术后患者肛门排气前常会出现口渴、口唇干裂的症状，可以协助患者漱口，唇部涂润唇膏，防止患者口唇干裂。患者肛门排气后，根据患者情况从流食逐渐过渡到半流食、普食，但要遵循少量多餐、易消化饮食原则，有助于患者肠道功能的逐步恢复。

4. 体位与活动　见表 17-4。

表 17-4　患者体位与活动

时间	体位与活动
全麻清醒前	术后去枕平卧，头偏向一侧
全麻清醒后手术当日	半卧位、侧卧位
	指导患者双下肢做屈伸、脚腕旋转及脚尖屈伸运动，促进双下肢的静脉回流，降低下肢静脉血栓的发生率
	询问有无因体位变化所引起的头晕、伤口疼痛等不适
术后第 1 日	协助床上半卧位休息
术后第 2 日	协助床旁站立后，根据患者身体状况鼓励其床旁活动
术后第 3 日起	多鼓励患者下床活动，促进肠蠕动的恢复及伤口的愈合
	观察患者身体有无不适症状，如有不适，延长卧床休息时间

注：活动应根据患者手术情况及个体化情况而定，循序渐进。对于年老体弱的患者，应当相应推后活动进度。肾部分切除、肾病灶清除术患者应绝对卧床 2 周。

5. 健康宣教 见表 17-5。

表 17-5 肾切除术后患者的出院宣教

饮食	进食高热量、高蛋白、富含维生素及胶原蛋白的食物，忌烟酒
活动	避免劳累，注意休息，根据体力，适当活动和锻炼，增强体质
复查	定期复查血红蛋白、尿抗酸杆菌及肝肾功能
用药宣教	肾结核患者术后应口服抗结核药 6 个月以上，用药应坚持联合、规律、全程、不间断，不随意减量、减药等原则。这些药物有不同程度的副作用，要为患者做好用药宣教，强调规律用药的重要性，以提高用药的依从性，并及时观察有无副作用发生。对肾脏有损害的药物应慎用

附：常见抗结核药物的副作用

1. 异烟肼 ①肝脏损害，可引起轻度一过性肝损害，发生率为 10%～20%。②神经系统毒性：一般治疗剂量很少发生，大剂量可引起四肢远端感觉异常及感觉减退。③中枢神经系统障碍，如眩晕、失眠或兴奋，还可诱发癫痫者发生惊厥。

2. 利福平 ①肝功能损害；②流感症状群；③过敏反应如药热、皮疹等。服用利福平后，体液（尿、粪便、汗和泪液等）可呈橘黄色，但无毒性作用。肝功能严重损害者和妊娠 3 个月以内的孕妇禁用此药。

3. 吡嗪酰胺 肝脏损害、胃肠道反应、手足关节痛，偶有发热、皮疹等过敏反应。个别患者对光敏感，使皮肤曝光部分呈红棕色。

4. 乙胺丁醇 副作用少，偶有球后视神经炎，表现为视力减退、中心盲点、红绿色盲，停药后多能恢复。

【**特别关注**】

（1）手术后健侧肾功能的观察。

（2）手术后患者的用药指导。

【前沿进展】

TB-Spot（γ干扰素＋淋巴细胞培养）为诊断结核感染的新方法。最新大量研究分析年龄、HIV感染状态、营养不良的严重程度均能导致PPD皮试结果的显著差异。曾有学者报道了对293例怀疑结核的非洲儿童的随访结果，这些儿童的平均年龄为3岁，约46%为HIV阳性，多数合并营养不良，对于确诊结核或高度怀疑结核的病例，TB-Spot阳性率为83%，PPD阳性率为63%。虽然TB-Spot对肺外结核诊断的敏感性高，但仍难以区分活动性结核感染和潜伏性结核感染。

【知识拓展】

杨贤江，中国现代著名教育理论家。参与会刊《少年世界》、《学生杂志》、《中国青年》、《革命军日报》等杂志。其奠定了用马列主义指导中国教育研究和实践的理论基础。1931年因患肾结核至日本就医，因当时医疗技术不发达，于同年8月9日不幸病逝，终年36岁。现应用药物治疗、手术治疗等方法及时、有效，大大提高了肾结核患者的治愈率，降低了病死率。

（宋晓楠）

第二节　肾脓肿及肾周脓肿的护理

一、肾脓肿

【概述】

肾脓肿是化脓性物质积聚并局限于肾实质形成的，

本病男性多于女性，好发于 30 ~ 40 岁。

【病因】

过去，大多数肾脓肿的致病菌是金黄色葡萄球菌。抗生素广泛应用后，革兰阴性菌成为主要病原菌。尿路上行感染是革兰阴性菌引起肾脓肿的主要途径，而血行感染并非常见原因。多数革兰阴性菌的感染与肾损伤或肾结石有关。近来有报道获得性免疫缺陷综合征（艾滋病）患者发生肾脓肿常为真菌感染，而产气杆菌感染的肾脓肿常发生于糖尿病患者。

【病理】

感染首先引起肾局灶性多发微小脓肿。这些微小脓肿可集合成多房性脓肿，有的融合成大的脓肿，甚至可穿破肾筋膜，侵入肾周脂肪，形成肾周脓肿。

【诊断要点】

1. 临床表现

（1）症状：发热、寒战、腹部或季肋部痛，也可出现下尿路刺激征。

（2）体征：患侧腰部可触及肿大的肾脏，肌肉紧张，有叩击痛。

2. 辅助检查 ①实验室检查：血常规、血液细菌培养、尿常规及尿细菌培养；②B超；③X线检查；④CT；⑤放射性核素肾扫描。

【治疗】

肾脓肿的治疗原则是外科引流，静脉应用抗生素是基础治疗。

1. 非手术治疗

（1）一般治疗：卧床休息，多饮水，维持水、电解质、能量代谢平衡，必要时可用解热镇痛药。

（2）抗感染治疗：在密切观察下，直径小于3cm的脓肿可以静脉应用抗生素治疗。但需进行细菌培养指导用药。

（3）原发感染灶处理：对于引起本病的原发感染灶要积极处理，对糖尿病患者要积极治疗。

2. 手术治疗

（1）对抗生素治疗无反应的小脓肿或直径3～5cm的脓肿应在B超引导下穿刺引流。

（2）直径大于5cm的脓肿应考虑手术切开引流。

（3）如脓肿引流不畅，肾脏破坏严重，必要时可行肾切除术。

二、肾周围脓肿

【概述】

肾周围脓肿是指炎症位于肾包膜与肾筋膜之间的脂肪组织中，如感染未能及时控制，则可发展成脓肿，称为肾周围脓肿。以单侧多见，双侧少见，右侧多于左侧，男性较多，发病年龄常见于20～50岁。

【病因】

肾周围脓肿可由多种致病菌引起，致病菌以金黄色葡萄球菌、大肠埃希菌及变形杆菌为主。肾周脓肿约25%为混合性感染。约25%既往有糖尿病病史。

感染途径包括：①肾内感染蔓延至肾周间隙。大多数肾周脓肿由此途径感染，包括肾脓肿、慢性或复发性肾盂肾炎、肾积脓等。②血源性感染：原发感染部位病菌经血行播散至肾周形成。③经腹膜后淋巴系统侵入。④来自肾邻近组织的感染。

【病理】

脓肿如在肾上部周围，离膈肌较近，可引起病侧胸膜腔积液、肺基底部炎症，或穿透横膈、胸膜和支气管形成支气管胸膜瘘。肾旁间隙脓肿，可向上形成膈下脓肿，如脓肿位于肾下后方，刺激腰肌，脓液沿腰大肌向下蔓延，可破入髂腰间隙、腹腔或肠道。

【诊断要点】

1.临床表现

（1）症状：畏寒、发热、患侧腰部和上腹部疼痛，伴有患侧腰部及下肢活动受限。

（2）体征：患侧腰部肿胀，肋膈角叩痛明显，肌紧张和皮肤水肿，有时可触及肿块。当患侧下肢屈伸及躯干向健侧弯曲时，均可引起剧痛。

2.辅助检查

①实验室检查：血常规、血培养及尿常规；②X线检查；③B超；④CT；⑤胸部X线检查。

【治疗】

外科手术引流是肾周脓肿的主要治疗手段。

1.非手术治疗

（1）一般治疗：卧床休息，解热镇痛，加强全身支持疗法。

（2）抗感染治疗：抗生素能有效地控制败血症，防止感染扩散，但不能代替引流。可使用两种抗生素，兼顾革兰染色阴性和阳性细菌。

2. 手术治疗

（1）CT 或超声引导下穿刺引流：适用于小脓肿，且脓肿内无分隔。

（2）脓肿切开引流：适用于脓肿较大或多房脓肿。

（3）肾切除术：作为备选方案，适用于无功能肾。由于影像技术不断发展，现在因肾脓肿及肾周脓肿行肾切除术率为 16% 左右。

三、肾脓肿及肾周脓肿患者的护理

【主要护理问题】

1. 焦虑　与患者将要进行的检查、手术及担心疾病预后有关。

2. 营养失调：低于机体需要量　与长期发热所致的消耗增加有关。

3. 知识缺乏　缺乏与疾病相关的知识。

4. 部分自理缺陷　与患者术后卧床及留置管道有关。

5. 体温过高　与肾脓肿、肾周脓肿疾病本身有关。

【护理目标】

（1）患者焦虑程度减轻，配合治疗及护理。

（2）患者营养状况得到改善或维持。

（3）患者了解疾病的相关知识，积极配合治疗。

（4）患者生活需求得到满足。

（5）患者发热能够得到及时处理。

【术前护理措施】

1. 心理护理　患者起病急，心理压力大，会表现出焦虑、烦躁，担心此病能否治愈等，应多与患者及家属交谈，消除顾虑，增强战胜疾病的信心，介绍该病的治疗与预后，解除心理障碍，取得患者与家属的配合。

（1）主动陪伴关心患者，鼓励患者表达内心感受，耐心倾听患者诉求。

（2）向患者耐心讲解相关疾病的知识，预后情况，取得患者配合。

（3）和患者家属进行沟通，鼓励家属多陪伴患者，给予患者心理支持。

2. 营养支持 本病一般起病较急，多有寒战、高热、食欲缺乏等症状，要注意患者营养、水分摄入，维持水、电解质、能量代谢平衡。多饮水，根据情况给予高蛋白、高热量、高维生素、易消化饮食。必要时遵医嘱静脉补充能量及其他营养。

3. 胃肠道准备

（1）术前1日清洁肠道。

（2）术前禁食8小时，禁饮4小时。

4. 手术体位准备 B超或CT引导下肾脓肿穿刺时为了保证手术顺利进行，需要患者进行术前体位训练。

（1）指导患者采取俯卧位，腹下垫一软枕。

（2）指导患者屏气练习，因进针时需要患者屏气，防止穿刺过程中因患者呼吸造成方向偏离。

5. 高热的护理 肾脓肿患者发病时由于细菌间断入血，造成菌血症，使患者出现寒战、高热等一系列中毒反应，需给予抗炎、药物及物理降温对症治疗。

（1）密切观察患者的生命体征及神志变化。

（2）采取冰袋物理降温或酒精擦浴，必要时药物降温。

（3）鼓励患者多饮水，每日尿量为2000～3000ml。

（4）必要时遵医嘱静脉补液治疗，注意监测电解质平衡。

（5）降温后要加强皮肤护理，及时更换被单、病员服，保持床单元整洁、干爽。

（6）及时记录体温及降温效果。

6. 术前常规准备

（1）协助完善相关术前检查：如胸部 X 线片、心电图、B 超、出凝血试验、肝肾功能检查等。

（2）入手术室后备皮，范围：术侧上至乳头，下至大腿上部 1/3 处；前至腹正中线，后至背部正中线。

（3）协助患者清洁，更换病员服。

（4）与手术室人员进行患者、术中药品及物品的清点和交接。

【术后护理常规】

（一）B 超定位经皮穿刺抽吸并置管引流治疗

1. 术后常规护理　见表 17-6。

表 17-6　常规护理内容

局麻术后护理常规	了解麻醉和手术方式、术中情况、穿刺处伤口和引流情况 严密观察生命体征
伤口观察及护理	观察穿刺处伤口有无渗血、渗液，保持伤口敷料清洁干燥，如有渗湿及时更换敷料
管道观察及护理	输液管保持通畅，留置针妥善固定，注意观察穿刺部位皮肤 引流管护理详见表 17-7
高热护理	监测体温变化并详细记录，若体温 ≥ 38.5℃时给予物理降温或遵医嘱给予降温药物及静脉补液，注意监测电解质 严格遵医嘱输入抗生素，保证治疗效果
疼痛护理	评估患者疼痛评分，必要时使用止痛药，如突然出现剧烈疼痛，及时通知医生，观察是否为急性出血
基础护理	做好患者皮肤护理、定时翻身、患者清洁等工作

2. 引流管护理 见表 17-7。

表 17-7 引流管护理内容

通畅	保持引流管及肾盂造瘘管的通畅，防止引流管打折及受压
固定	妥善固定引流管、肾盂造瘘管，嘱患者活动时注意保护防脱出，如引流管留置时间较长或活动频繁时，可使用固定引流管型敷料，预防管路滑脱。引流袋固定于引流口以下水平，防止流出液反流，引起逆行感染
观察并记录	观察引流液颜色、性质、量并记录。如有异常及时通知医生处理 如有冲洗，详细记录冲出液的颜色、性质和量 观察并记录肾盂造瘘管引出尿液的颜色、性质和量，并记录 24 小时尿量，如出入量严重不平衡，及时通知医生处理，监测肾脏功能
预防感染	使用抗反流引流袋，更换时注意无菌操作原则，防止逆行感染 如有伤口引流冲洗，冲洗时严格无菌操作

3. 饮食护理 见表 17-8。

表 17-8 患者饮食护理

时间	进食内容	进食量
术后当天	普食	少量多餐
手术后第 1 日起	普食	正常进食量

进食内容：肾脓肿患者由于长期发热，体质消耗严重，营养差，因此要给予高蛋白、高热量、高维生素、易消化饮食，以提高身体抵抗力，促进康复。

4. 体位与活动 见表 17-9。

表 17-9 患者体位与活动

时间	体位与活动
手术当日	平卧位、半卧位
术后第 1 日	半卧位为主，增加床上活动，可在搀扶下适当下床活动
术后第 2 日	半卧位为主，适当增加活动量
术后第 3 日	有人陪伴下增加活动度

注: 活动能力应当根据患者个体化情况循序渐进，对于年老或体弱者，应当相应推后活动进度。

5. 健康宣教 见表 17-10。

表 17-10 B超定位经皮穿刺抽吸并置管引流治疗患者的出院宣教

饮食	加强营养，多食高蛋白、高纤维素、易消化饮食
活动	注意休息，不要做剧烈活动，要劳逸结合，如散步、太极拳等
病情观察	注意体温变化，如出现不明原因体温升高，应到医院检查
复查	定期复查，复查时带好各种检查结果

（二）肾切除术术后护理

1. 术后护理常规 见表 17-11。

表 17-11 常规护理内容

麻醉术后护理常规	了解麻醉和手术方式、术中情况、切口和引流情况
	持续低流量吸氧
	持续心电监护
	严密观察生命体征
	床挡保护防坠床
伤口观察及护理	观察伤口有无渗血、渗液，若有，应及时更换敷料
	观察腹部体征，有无腹痛、腹胀等

续表

观察健侧肾功能	一侧肾切除后，观察对侧肾功能是术后护理中的重点内容。术后应观察尿管是否通畅，尿的颜色、量和 24 小时出入量。特别是尿量的多少，可反映术后肾功能情况。如出现尿量过少，24 小时出入量差距太大，应及时报告医生进行处理
各管道观察及护理	输液管保持通畅，留置针妥善固定，注意观察穿刺部位皮肤 保持尿管及创腔引流管的引流通畅，防止引流管的打折及受压 妥善固定各引流管，避免翻身活动时过度牵拉引流管，导致引流管的移位或脱出。卧床时引流袋固定于床边，下地活动时将引流袋固定于尿道口及伤口以下水平，防止引流液反流，引起逆行感染 每天常规消毒尿道口 2 次，去除尿道口周围的血迹及分泌物，保持会阴清洁，防止感染
疼痛护理	评估患者疼痛情况 有镇痛泵的患者，注意检查管道是否通畅，评价镇痛效果是否满意 根据疼痛评分，遵医嘱给予镇痛药物，及时评价用药后效果 提供安静、舒适的环境
基础护理	做好晨晚间护理、尿管护理、定时翻身、皮肤护理、患者清洁等工作

2. 饮食护理 见表 17-12。

表 17-12 患者饮食护理

时间	进食内容	进食量
术后肛门排气前	禁食水	—
肛门排气后第 1 日	流食	100 ～ 150ml/ 次，4 ～ 5 次 / 日
肛门排气后第 2 日	半流食逐渐过渡到普食	100 ～ 200g/ 次，4 ～ 5 次 / 日，少量多餐

3.体位与活动 见表 17-13。

表 17-13 患者体位与活动

时间	体位与活动
全麻清醒前	术后去枕平卧，头偏向一侧
全麻清醒后手术当日	平卧位，侧卧位时卧向患侧。半卧位，协助患者双下肢做屈伸、脚腕旋转及脚尖屈伸运动，促进双下肢的静脉回流，降低下肢静脉血栓的发生率
术后第 1 日	患者病情平稳后可协助床上坐位休息，然后床边坐、站。密切观察患者病情变化，不可强行使患者下地活动
术后第 2 日	根据患者身体状况为患者制订下床活动时间，下地活动 2～3 次/日，活动范围为病房内和病房楼道，时间根据患者体力情况而定
术后第 3 日起	多鼓励患者下地活动，促进肠蠕动的恢复及伤口的愈合。患者活动时要有家属或护士在旁协助，观察患者身体有无不适症状

注：活动能力应根据患者个体化情况循序渐进。

4.健康宣教 见表 17-14。

表 17-14 肾切除术后患者的出院宣教

饮食	营养丰富，易消化饮食，忌烟酒
药物使用	忌使用有肾毒性的药物
活动	患者应避免劳累，注意休息，根据体力适当活动
复查	遵医嘱定期门诊复查肾功能、血常规等

【特别关注】

（1）术前对患者进行正确的心理评估，有针对性地进行健康教育。

（2）术中协助患者安置体位，指导患者配合。

（3）术后严密观察体温、脉搏、呼吸的变化。

（4）保证引流管的通畅。

【前沿进展】

肾脏的化脓性感染诊断和治疗困难。曾经，肾周脓肿发病率和死亡率很高。随着影像学手段迅速发展并逐渐普及，现腹腔内和腹膜后脓肿经皮导管引流已成为一种常规手段，使肾周脓肿诊断率及治愈率提高，死亡率明显下降。因肾周脓肿造成的肾功能丧失也明显减少，所以目前肾切除术在肾周脓肿治疗中的应用率明显下降。

【知识拓展】

本病症状多为非典型，有时还很隐匿，误诊率及漏诊率较高，因其易与腹腔内病变、肺部疾病和下尿路疾病混淆。选用 B 超及彩色多普勒超声检查后，误诊率明显降低，其优点为方便、灵活、经济、无创等。但因技术、能力限制及医生检查个体化差异，现认为 CT 检查为诊断肾周脓肿的最佳方式，因其可以客观显示脓肿范围及与邻近组织的解剖关系。

（宋晓楠）

第十八章　膀胱感染性疾病与炎症的护理

第一节　感染性膀胱炎的护理

【概述】

感染性膀胱炎常与尿道炎统称为下尿路感染，感染途径以上行感染最常见。许多泌尿系统疾病均可引起感染性膀胱炎，也可能由于泌尿系统外的疾病（如胃肠道疾病、生殖器官炎症等）增加膀胱感染率。感染性膀胱炎女性发病率高于男性。致病菌以大肠埃希菌属最为常见，其次是葡萄球菌、变形杆菌、克雷伯杆菌。

【病因】

感染性膀胱炎由多种因素引起。

（1）膀胱内在因素：如膀胱内结石、异物、肿瘤和留置尿管等，破坏了膀胱黏膜的防御能力，利于细菌侵犯。

（2）膀胱颈以下的尿路梗阻，引起排尿障碍，失去了尿液的冲洗作用，残余尿液则成为细菌生长的良好培养基。

（3）神经系统损害，如神经系统疾病或盆腔大手术（直肠或子宫切除术）后，损伤支配膀胱的神经，致排尿困难而引起膀胱感染。

（4）女性尿道短，尿道外口解剖异常，常被邻近阴道和肛门内容物所污染，即为粪便—会阴—尿路感染途径。另外，性交时尿道摩擦受损伤，尿道远端1/3的细菌被挤入膀胱；也可因性激素变化，引起阴道和尿道黏膜防御机制障碍而致膀胱炎。

（5）男性前列腺炎、精囊炎，女性尿道旁腺炎也可引起膀胱感染。

（6）尿道内应用器械检查或治疗时，细菌可随之进入膀胱造成感染。

（7）阴道内使用杀精子剂会改变阴道内环境，使病菌易于生长繁殖，成为膀胱感染的病原菌。

【病理】

感染性膀胱炎按病理分为急性膀胱炎和慢性膀胱炎。急性膀胱炎时，膀胱黏膜弥漫性充血、水肿，呈深红色。黏膜下层有多发性片状出血或淤血，局部有浅表溃疡，表面有时附着脓液或坏死组织，病变以膀胱三角区最为明显。慢性膀胱炎时，黏膜充血较轻，化脓性变化广泛，黏膜苍白变薄，表面不平，膀胱容量由于黏膜固有层和肌层广泛纤维组织增生而缩小。膀胱壁纤维化是罕见的并发症。

【诊断要点】

1. 临床表现

（1）急性膀胱炎：指膀胱黏膜的表浅感染。

1）可突然发生或缓慢发生，排尿时尿道灼痛、尿频、尿急，严重时表现为排尿困难、尿失禁。

2）尿液混浊，尿中有脓细胞，有时出现肉眼血尿或尿中带有臭味，常在排尿终末明显。

3）耻骨上膀胱区有轻度压痛。

4）女性患者在新婚后发生急性膀胱炎，称之为"蜜月膀胱炎"。一般病程较短，症状多在7天左右消失。

5）少数女孩患急性膀胱炎伴膀胱输尿管反流，感染可上升而引起急性肾盂肾炎，成年人比较少见。

（2）慢性膀胱炎：膀胱刺激症状较轻，但经常反复发作。

2. 辅助检查

（1）急性膀胱炎：尿液常规检查可见脓尿、菌尿和血尿。脓尿的敏感度可达 95%，特异度可达 70%。尿涂片行革兰染色检查，同时行细菌培养、菌落计数和抗生素敏感试验。血液常规检查可见白细胞明显升高。急性膀胱炎时忌行膀胱尿道镜检查。

（2）慢性膀胱炎：需进行详细全面的泌尿生殖系统检查，以明确有无慢性尿路梗阻或肾脏感染。膀胱尿道镜检查可见膀胱黏膜变成暗红色，严重时黏膜僵硬失去弹性。慢性膀胱炎发生溃疡时表现为溃疡底部较浅，表面有脓性分泌物覆盖，周围有明显充血。

【治疗】

（1）卧床休息，多饮水，保持每日尿量在 2000～3000ml，避免刺激性强的食物，热水坐浴改善会阴部血液循环，减轻症状。

（2）喹诺酮类抗菌药物是目前治疗单纯性膀胱炎的首选药物。作为广谱抗菌药，喹诺酮类对多种革兰阴性、阳性菌均有效，且耐药菌株低。

（3）碱化尿液：用碳酸氢钠或枸橼酸钾等碱性药物，可碱化尿液，缓解膀胱痉挛。用黄酮哌酯盐（泌尿灵）亦可解除痉挛，减轻排尿刺激症状。

（4）对久治不愈或反复发作的慢性膀胱炎，在感染得以控制后，需做详细全面的泌尿系统检查。有尿路梗阻者还应解除梗阻，控制原发病灶，使尿路通畅，必要时可留置保留尿管，行膀胱冲洗等。

（5）对神经系统疾病所引起的尿潴留和膀胱炎，应根据其功能障碍类型进行治疗。

【主要护理问题】

1. 舒适的改变 与疼痛、膀胱刺激症状有关。

2. 焦虑 与膀胱刺激症状、血尿、疾病久治不愈或反复发作有关。

3. 潜在并发症 继发急性肾盂肾炎、尿脓毒血症等。

【护理目标】

（1）患者主诉不适感减轻或消失。

（2）患者焦虑程度减轻，配合治疗及护理。

（3）未发生相关并发症，或并发症发生后能得到及时治疗与处理。

【护理措施】

1. 心理护理

（1）解释疾病相关知识、治疗方法和注意事项。

（2）鼓励患者表达自身感受。

（3）针对个体情况进行针对性心理护理。

2. 舒适的护理

（1）湿热敷膀胱区、热水坐浴等物理止痛可有效减轻局部疼痛。

（2）必要时可遵医嘱给予解痉止痛药物。

（3）转移或分散注意力。

（4）放松疗法：放松和沉思可有效地改变自主神经系统，减轻焦虑、肌紧张和疼痛所引起的痉挛，并可增强止痛效果。

（5）减少人群的走动和嘈杂，尽量将护理和治疗操作集中进行，提供安静、舒适的环境。

3. 保留尿管及膀胱冲洗的护理　见表 18-1。

表 18-1　保留尿管及膀胱冲洗的护理内容

通畅	定时挤捏管道，使之保持通畅，勿折叠、扭曲、压迫管道
固定	妥善固定引流袋低于耻骨联合，搬运时应先夹闭导尿管， 集尿袋低于膀胱水平，防止尿液逆流
预防感染	导尿及膀胱冲洗时严格遵守无菌操作原则
	每日消毒清洗尿道口 2 次，保持尿道口及会阴部清洁
	定时更换引流袋、冲洗管、连接管，保持引流装置的密闭性
观察并记录	观察尿液及冲出液的性质、颜色和量

4. 饮食护理

（1）鼓励患者多饮水，保持每日尿量在 2000～3000ml。

（2）避免刺激性强的食物，进食营养丰富、易消化的食物，如鱼肉、牛奶等。

5. 健康宣教　见表 18-2。

表 18-2　感染性膀胱炎患者的出院宣教

清洁卫生	预防膀胱炎的关键是保持会阴部的清洁卫生，勤换内裤， 不穿紧身裤
	保持会阴部清洁
	注意经期卫生
性生活	注意性生活前后卫生
	膀胱炎发作期间，禁行性生活
饮食	多饮水是预防和治疗膀胱炎的重要措施
排尿	勿长时间憋尿，有尿意时应及时将尿液排出，每次排尿应 排尽，不让膀胱有残余尿
	每次性生活前后均应排尿一次
坚持治疗	慢性膀胱炎患者要坚持足量的抗菌药物治疗

【并发症的处理及护理】

并发症的处理及护理见表 18-3。

表 18-3 并发症的处理及护理

常见并发症	临床表现	处理
急性肾盂肾炎	除尿频、尿急、尿痛、血尿外，还有寒战、高热和肾区叩痛	首先做尿沉渣涂片、细菌培养和药物敏感试验，结果回报前采用毒性小的广谱抗生素，之后根据培养结果和药物敏感情况选用有效、敏感的抗菌药物
尿脓毒血症	膀胱炎症状无缓解，同时伴有全身炎症反应（发热或体温降低，白细胞升高或降低）心动过速，呼吸急促	密切监测生命体征 严格卧床休息 加强营养 保持水电解质平衡 复苏支持治疗：吸氧、扩容、应用血管活性药物 抗菌药物治疗：留取标本后立即进行静脉途径抗菌药物治疗，控制感染

【特别关注】

（1）并发症的早期观察及处理。

（2）健康宣教。

【知识拓展】

蔓越莓与尿路感染

蔓越莓（cranberry）又称蔓越橘、小红莓、酸果蔓，因蔓越莓的花朵很像鹤的头和嘴而得名。它是一种表皮鲜红，生长在矮藤上的浆果，生长在寒冷的北美湿地，优质蔓越莓果内含空气，能浮在水面上。蔓越莓是一种天然抗菌保健水果，是防治女性日常泌尿系统各种细菌感染、尿道炎、膀胱炎、慢性肾盂肾炎的最佳自然食品。

蔓越莓含有特殊化合物——浓缩单宁酸，有助于抑制多种致病细菌生长和繁殖，阻止这些致病菌与体内细胞（如泌尿道上皮细胞）发生黏附，预防和控制妇女泌尿道感染。帮助保持膀胱壁的完整性并维持尿道正常的 pH。

女性的尿道比男性尿道短，更容易出现感染。蔓越莓会使尿液酸化，让泌尿道成为细菌不易生长的环境，并且又有着能够阻止致病细菌黏附在体内细胞的作用机制，让引发尿道感染的细菌难以附着在尿道管壁上，如此一来，即使仍能克服艰苦环境而生存下来的细菌，还是会随着尿液被排出体外。有英国的学者研究发现，每天喝约 350ml 以上的蔓越莓果汁或是蔓越莓营养辅助品，对预防泌尿道感染及膀胱炎很有帮助。

（周　艳）

第二节　腺性膀胱炎的护理

【概述】

腺性膀胱炎（cystitis glandularis，CG）是一种特殊类型的膀胱移行上皮化生性和（或）增殖性病变。此病可同时合并黏膜白斑病、滤泡性膀胱炎和大疱性水肿，也常伴有非特异性感染。发病率为 0.1%～1.9%，好发于女性，成人、儿童均可发病。现在较多的学者认为腺性膀胱炎是一种良性病变，但有恶变可能，亦有一部分学者对此持怀疑态度。腺性膀胱炎曾被视为一种罕见的膀胱病变。近年来，随着膀胱镜检查和病理活检技术的提高，腺性膀胱炎的检出率明显上升，同时对其临床特征的认识也不断增加。

【病因】

正常膀胱黏膜表面覆盖着移行上皮细胞，并无腺体存在，当上皮细胞转变为鳞状上皮或腺上皮时，称之为组织化生。对于膀胱上皮组织转化的病因及机制，目前仍不是十分清楚。多数学者认为腺性膀胱炎是膀胱移行上皮在慢性刺激因素长期作用下化生的结果。

1. 下尿路感染　膀胱的慢性细菌感染特别是革兰阴性杆菌感染与腺性膀胱炎密切相关。腺性膀胱炎好发于女性，与女性下尿路感染的高发病率一致。

2. 下尿路梗阻或功能异常　各种原因引起的下尿路梗阻或功能异常是尿路感染最重要的易感因素，如前列腺增生、膀胱颈肥厚、神经源性膀胱等，易引起尿液反流、尿流不畅，同时残余尿量增加则成为细菌生长的良好培养基。

3. 其他　泌尿系统置管、膀胱结石、肿瘤、息肉及异物等的长期慢性刺激，可破坏膀胱黏膜的防御能力，利于细菌感染。另外，维生素缺乏、毒性代谢产物、变态反应、激素调节失衡或特殊致癌物等因素的作用，共同导致腺性膀胱炎的发生和发展。

【病理】

腺性膀胱炎好发于膀胱三角区、输尿管开口周围及膀胱颈部，偶尔发生于膀胱后壁或膀胱的其他区域。

腺性膀胱炎可能起源于 Brunn 巢。Brunn 巢中心的细胞发生囊性变后可形成囊腔，管腔面被覆移行上皮，称为囊性膀胱炎。最后在囊腔内出现与肠黏膜相似的可分泌黏液的立方或柱状上皮，即称为腺性膀胱炎。腺性膀胱炎与囊性膀胱炎相似，显微镜可做病理鉴别。腺性膀胱炎，分为四种组织学类型。①经典型（移行上皮型）：以Brunn 巢为特征。②肠上皮型：膀胱黏膜移行上皮的基底细胞呈慢性增生，并伸展至固有膜而形成实心的上皮细胞巢，最后分化为颇似富含杯状细胞的肠黏膜上皮，其下常常没有泌尿上皮细胞。③前列腺上皮型：腺腔内常含有 PSA 阳性的浓缩分泌物，类似于前列腺腺泡。④混合型：可为泌尿 - 前列腺上皮混合，或尿路 - 腺上皮混合。

【诊断要点】

1. 临床表现　无特征性，主要表现为尿频、尿痛、下腹和会阴痛、排尿困难及间歇性肉眼血尿。有的尿中有黏液，部分患者在抗感染治疗后尿白细胞和肉眼血尿可消失，但镜下血尿及尿频仍持续存在，常反复发作。因久治不愈，患者多伴有焦虑、失眠、抑郁等。

2. 辅助检查

（1）实验室检查：尿液可见絮状物，镜检有白细胞或红细胞、脓细胞和蛋白。中段尿培养有大肠埃希菌或其他细菌生长。

（2）膀胱尿道镜检查：可见膀胱内充满黏液絮，多在膀胱三角区及尿道内口周围有乳头状水肿，缺少自身血管的实性绒毛性增生及半透明状或灰黄色的单个或成群囊肿，组织活检可获确诊。

（3）其他检查：①邻近器官感染的检查，了解有无前列腺炎；②尿流动力学检查，了解患者排尿情况；③影像学检查，CT 和 B 超检查可显示膀胱内占位性病变或膀胱壁增厚等。

【治疗】

1. 病因治疗 腺性膀胱炎是膀胱长期受到慢性刺激引起的，如下尿路感染、膀胱结石、前列腺增生、膀胱颈肥厚以及作用于膀胱的化学物质等因素，积极寻找并清除病因。

2. 抗感染治疗 感染既是腺性膀胱炎的诱发因素，也是伴发病。根据细菌培养选用敏感药物，足量、足疗程用药，控制膀胱慢性感染。

3. 手术治疗 若保守治疗不能控制病变和症状，应考虑腔内手术或开放手术，如经尿道行电切、电灼、气化，或膀胱部分切除术、全膀胱切除术。

4. 膀胱内灌注药物治疗 所有用于膀胱癌术后膀胱灌注的药物均可用于腺性膀胱炎的灌注，主要有三类。①增加机体免疫力的药物：干扰素、白细胞介素2、卡介苗等；②抗肿瘤类药物：丝裂霉素、羟喜树碱等；③其他：1∶5000高锰酸钾溶液、1%～2%硝酸银溶液、2%硼酸溶液等。

【主要护理问题】

1. 焦虑/恐惧 与疾病反复发作、久治不愈及担心手术有关。

2. 舒适度的改变 与疼痛、血尿、膀胱刺激症状有关。

3. 排尿型态异常 与疾病导致排尿困难有关。

4. 睡眠型态紊乱 与焦虑、恐惧、疼痛不适等有关。

5. 潜在并发症 感染、出血等。

6. 知识缺乏 缺乏疾病相关知识及康复知识。

【护理目标】

（1）患者焦虑/恐惧程度减轻，对治疗有信心。

（2）患者自诉不适感减轻或消失。

（3）患者排尿通畅。

（4）患者睡眠情况得到改善。

（5）术后未发生相关并发症，或并发症发生后能得到及时治疗与处理。

（6）患者及家属了解或掌握疾病相关知识。

【术前护理措施】

1. 心理护理

（1）鼓励患者说出内心的感受，仔细聆听患者的主诉并给予支持。

（2）邀请患者家人或朋友共同参与治疗。

（3）向患者解释治疗的目的、介绍治疗过程，以及可能出现的不适或疼痛，以便做好充分的心理准备，积极配合治疗和护理。

（4）必要时邀请恢复较好的患者现身说法，解除对治疗的顾虑。

2. 改善排尿型态

（1）评估患者的排尿情况。

（2）注意监测患者的出入量是否平衡，指导患者进行出入量记录。

（3）关注患者的主诉。

（4）评估腹部情况，是否出现尿潴留症状。

（5）必要时遵医嘱给予留置导尿管。

3. 术前常规准备　术前1日遵医嘱清洁灌肠。术前禁食8小时，禁饮4小时。

【术后护理措施】

1. 术后护理常规　见表18-4。

表 18-4 常规护理内容

全麻术后护理常规	了解麻醉方式、手术方式和术中情况 持续低流量吸氧 持续心电监护 床挡保护防坠床 严密监测生命体征
各管道观察及护理	输液管保持通畅，留置针妥善固定，注意观察穿刺部位皮肤 留置尿管按照尿管护理常规进行 注意保持引流管通畅，避免管道打折、扭曲 嘱患者多饮水，达到内冲洗的目的，预防感染 尿管拔除后注意关注患者排尿情况
基础护理	做好口腔护理、尿管护理、定时翻身、患者清洁等工作

2. 膀胱灌注治疗护理 见表 18-5。

表 18-5 膀胱灌注治疗护理

治疗前	介绍灌注的目的与方法、药物的作用及副作用、操作过程中需配合和注意的事项。若患者不是首次治疗，询问患者上次膀胱灌注时间及灌注后的反应、饮食情况。嘱患者灌注前 4 小时禁饮水，灌注前排空膀胱内尿液，避免膀胱内尿液稀释药物浓度，降低药物治疗效果。测量生命体征，有异常情况须先告知医生，再决定是否如期进行治疗
治疗中	灌注前检查灌注药物，三查七对，检查药物是否充分溶解，注意保护患者隐私，并拉好床旁围帘。协助患者取屈膝仰卧位，两腿略外展，暴露外阴。按照无菌导尿术操作，充分润滑尿管，轻柔地给患者插入尿管，避免损伤尿道黏膜，排尽膀胱内残余尿液，经导尿管缓慢注入药物后再注入 5～10ml 空气，不仅能避免药物残留在尿管中，还有利于膀胱壁扩张，使药物与膀胱黏膜充分接触，最后将尿管轻柔拔出（在拔出尿管时注意反折尿管外端口

续表

治疗中	缓慢拔出，以防止残留药物接触到其他皮肤组织造成损伤）。若留置尿管者，则应夹闭尿管。嘱患者卧床，指导和协助患者变换体位，仰卧→俯卧→左侧卧→右侧卧，每15分钟更换一次体位，使药物能充分浸润整个膀胱，推入药物时注意观察、询问患者有无不适。治疗约两小时，治疗期间禁食禁饮，两小时内勿排尿。密切观察患者一般情况，经常询问患者有无不适
治疗后	药物排出后应鼓励患者多饮水，从而加速尿液生成以起到内冲洗的目的，保护膀胱黏膜，以免造成化学性膀胱炎、尿道炎。膀胱灌注后常见的副作用主要是膀胱刺激症状和轻微血尿。主要是由于药物刺激膀胱黏膜下层神经所致，表现为尿痛、尿频或血尿，如出现这些症状应鼓励患者多饮水、多排尿，必要时可给予对症药物处理，以减轻症状

3. 健康宣教　见表 18-6。

表 18-6　腺性膀胱炎患者的出院宣教

饮食	加强营养，高蛋白、高维生素饮食，多食用如黄瓜、绿豆、西瓜、梨等清热利尿的食物，多饮水。忌油炸和辛辣刺激性食物
活动	注意休息，避免过度劳累，并加强体质锻炼。注意个人清洁卫生，已婚女性患者应特别注意性生活卫生，养成良好的生活习惯，保持心情愉快
复查	向患者耐心解释复查的重要性 定期灌注者应按时检查及治疗 治疗期间，观察每次治疗后的反应，如膀胱刺激症状及血尿情况，若有异常，应及时就诊

【并发症的处理及护理】

1. 出血　注意观察尿液性状及颜色，必要时遵医嘱应用止血药。

2. 感染 注意个人卫生，保持会阴清洁、干燥，多饮水，治疗期间禁忌性生活，保持生活规律，防止过度疲劳，必要时遵医嘱应用抗生素。

【特别关注】

（1）心理支持。

（2）预防感染。

（3）强调持续治疗的重要性。

【前沿进展】

腺性膀胱炎与膀胱癌关系研究的新进展

很多学者认为腺性膀胱炎是一种潜在的癌前病变，Brunn 巢和囊状改变被认为是癌前病变的先兆。在分子生物学飞速发展的时代，通过对 CG MMAC1 基因、人类端粒酶反转录酶、p53 基因、rasP21 等基因蛋白、p53、ki-67 等的研究，提出了 CG 为膀胱的癌前病变的一般认识。p53 基因是迄今为止被研究最多的一种具有凋亡调节作用的癌基因，并被认为与多种肿瘤的发生密切相关。ki-67 是一种核增殖相关抗原，存在于除 G_0 期以外的任何细胞周期阶段，其表达的高低可以反映细胞的增殖状态。ki-67 检测已被广泛用于评估肿瘤细胞的增殖活性及增长速度。近来研究表明，p53、ki-67 在膀胱癌及多数 CG 中，特别是病理提示肠化生型组织中表达增高，均明显高于普通膀胱炎患者。提示其与膀胱癌之间存在某种联系。2012 年国内有学者探讨发现，CG、膀胱黏膜鳞状上皮化生（SMBM）及合并两种病理改变（CG-SMBM）的膀胱黏膜中 p53、rasP21 表达的患者恶变可能性较大，需要积极治疗，并密切随访。采用免疫组化方法对 CG 和膀胱移行细胞癌中 MMAC1 蛋白的表达进行检测，发现10例正常膀胱黏膜组织中MMAC1蛋白均为阳性表达，20例CG和40例BTCC组织中MMAC1蛋白的表达率分别为75%和67.5%，正常膀胱黏膜与膀胱移行细胞癌中MMAC1阳性表达率有显著性差异，显示CG组织为介于膀胱组织和膀胱癌组织之间的过渡。这些研究表明，CG中某些基因表达逐渐活跃时，即向膀胱癌逐渐转变。但由于在实际临床观察中，CG转变为膀胱癌的病例并不多见，因而这一观点一直存在较大争议。

【知识拓展】

近年来，中医治疗也被广泛应用于CG中。CG属中医"淋证"范畴，多因湿热下注或瘀热蓄于膀胱所致。治疗当以清热利湿，补肾固摄为主。有报道称泌淋清胶囊、缩泉胶囊联合配合酒石酸托特罗定治疗CG合并OAB，具有较好疗效。观察显示，经尿道气化电切术后配合酒石酸托特罗定、泌淋清胶囊、缩泉胶囊治疗CG，具有疗效好、复发率低、创伤小的优点。若中西药联合治疗被进一步证实其疗效及安全性，这无疑是对CG更好的治疗选择。

（李雪黎）

第三节　间质性膀胱炎的护理

【概述】

间质性膀胱炎（interstitial cystitis，IC）是一种慢性非细菌性膀胱炎症，以尿频、尿急、夜尿和（或）盆腔疼痛为主要临床表现。其特点是膀胱壁纤维化，可伴有膀胱容量减少。典型表现为疾病快速进展，以后很快稳定，病期多在 3 ～ 5 年，超过 50% 的患者病情会自我缓解。目前国际尿控协会（international continence society，ICS）更倾向于用膀胱疼痛综合征（painful bladder syndrome，PBS）这个表达方式，他们将其定义为：与膀胱充盈相关的耻骨上部位的疼痛，伴随着其他症状，例如，白天和晚上加重的尿频症状，但没有尿路感染或其他明显的病变的证据。ICS 保留了 IC 这个诊断，并将该诊断应用于有典型膀胱镜表现及病史特征的患者。因此，现在的资料大都将这一类疾病统称为 PBS/IC，以下简称为 IC。

IC 与种族、年龄及性别有关，据国外统计资料显示，美国女性的发病率为 2.7% ～ 6.5%，以 30 ～ 50 岁患者居多。IC 的发病率在不同地区有很大差异，日本女性发病率为（3 ～ 4）/10 万，欧洲为 18/10 万，美国为（60 ～ 70）/10 万。可能与不同国家采用不同的诊断标准有关。目前国内尚缺乏相关的流行病学资料。

【病因】

确切病因尚不明确，目前认为主要与以下因素和学说有关。

1. 隐匿性感染　间质性膀胱炎患者尿中细菌、病毒及真菌明显高于正常对照组，目前大多数人认为感染可能不是间质性膀胱炎发病的主要病因，但它可能与其他致病菌共同作用。

2. 遗传因素　犹太女性发病率远高于其他种族，黑种人很少患间质性膀胱炎，间质性膀胱炎可能与种族有关。

3. 肥大细胞增多　研究发现部分患者膀胱壁的肥大细胞增多，肥大细胞可分泌组胺引起间质性膀胱炎的疼痛、纤维化、充血等症状。

4. 膀胱上皮功能障碍 有研究表明部分患者的上皮层缺乏硫酸糖胺多糖（GAG），使黏膜屏障功能障碍而导致通透性增加。

5. 自身免疫性疾病

6. 神经源性炎症反应

7. 抗增殖因子

【病理】

间质性膀胱炎病理检查的作用在于排除膀胱其他疾病，包括结核、原位癌、嗜酸性膀胱炎等。间质性膀胱炎早期在膀胱镜下少量充水可见黏膜外观正常或仅有部分充血，但是再次注水扩张后可见广泛膀胱黏膜下点状出血或片状出血。到后期黏膜与肌肉内可见多种炎性细胞浸润，如嗜酸粒细胞、单核细胞、淋巴细胞、浆细胞、肥大细胞等。炎性细胞可以浸润膀胱全层及肌肉神经组织，肌束及肌内胶原组织增多，严重的纤维化可以导致膀胱容量缩小。

【诊断要点】

目前对于 IC 的临床诊断方法很多，但尚无广泛接受的统一诊断标准。以前只有美国国立糖尿病、消化和肾病研究机构（NIADDK）症状诊断和排除标准。现在，这些症状如膀胱区胀痛、不适，常伴有尿频等，缺乏明确病因的大都诊断为 IC。目前国际上除了 IC 的典型临床表现外，多采取排除法进行诊断。

1. 典型临床表现

（1）症状：常有慢性进行性尿频、尿急、夜尿次数增多、尿痛和排尿困难等膀胱刺激征；盆腔区域疼痛，膀胱充盈时疼痛加重，排尿后可缓解；偶尔可出现血尿；女性患者可出现性交痛。麻醉下水扩张后见膀胱黏膜下点状出血或 Hunner 溃疡。

（2）体征：由于 IC 涉及膀胱壁受刺激，所以体检时发现阴道前壁触痛是一个比较好的辅助诊断指标。

2. 排尿日记 记录 24 小时尿量和次数，总尿量正常，次数明显增加。对排除因多饮而导致的多尿是有帮助的。

3. 实验室检查

（1）尿常规检查多数正常。

（2）尿细菌培养阴性。

4. 膀胱尿道镜检查 仍是目前诊断 IC 的重要方法。由于患者的膀胱容量缩小，镜检时容易造成痛苦，膀胱尿道镜检查必须在麻醉下进行。依照膀胱镜下表现不同，IC 分成两大类（图 18-1）：溃疡型（经典型）和非溃疡型（早期型），前者以 Hunner 溃疡为特征，后者表现为多发性斑点状出血，又称肾小球化（glomenulation）。目前对 IC 是否必须进行活检尚有争议，反对者认为 IC 的病理表现是非特异性的，仅在排除原位癌方面有意义；而支持者则认为其组织病理学表现有助于 IC 的诊断。

5. 尿流动力学检查 是一种利用膀胱充盈和排空的机械性检查手段，它可以评估膀胱充盈期和排尿期压力与尿流的关系。IC 患者所有尿流动力学指标和容量均降低。

6. 其他辅助检查 尿液分子标志物检测、钾离子敏感实验、膀胱内灌注利多卡因等都对 IC 的诊断有一定意义。

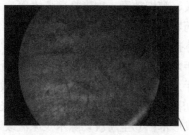

Hunner 溃疡

A

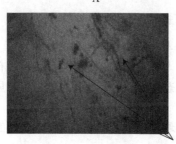

肾小球化

B

图 18-1 膀胱尿道镜下两种 IC 的表现

A. Hunner 溃疡；B. 肾小球化

【治疗】

1. 饮食调节 是最基本的治疗方法，避免辛辣刺激性食物和饮料，以清淡饮食为主，尤其是对食物过敏的患者。

2. 膀胱水扩张术 膀胱镜下膀胱水扩张术是治疗 IC 的有效方法，也是重要的诊断方法之一。麻醉下，向膀胱内以 80 ~ 100cmH_2O 压力注入生理盐水，逐步扩张膀胱，持续 30 分钟。

3. 膀胱内药物灌注 优点是直接作用于膀胱的药物浓度较高，且膀胱不易吸收，全身不良反应少。缺点是有导尿的并发症。常用药物有二甲基亚砜与肝素、卡介苗、透明质酸、辣椒辣素、肉毒杆菌毒素等。

4. 口服药物治疗 常用的有抗组胺药物、抗抑郁药物、阿片受体拮抗剂、钙通道阻滞剂等。

5. 外科手术治疗 是其他保守治疗失败后的最后手段。常见的手术有：①经尿道电切、电凝、激光治疗；②膀胱部分切除；③膀胱神经切断术；④膀胱松解术；⑤膀胱扩大成形术；⑥全膀胱切除术及尿流改道术。

6. 其他治疗 神经电刺激术、针灸、引导式想象等。

【主要护理问题】

1. 焦虑 与患者担心疾病预后有关。

2. 疼痛 与排尿疼痛、盆腔疼痛、手术有关。

3. 睡眠型态紊乱 与疾病导致的尿频、尿急、尿痛有关。

4. 知识缺乏 缺乏与间质性膀胱炎相关的知识。

【护理目标】

（1）患者焦虑程度减轻，配合治疗及护理。

（2）患者主诉不适感能得到减轻或消失。

（3）患者睡眠情况得到改善。

（4）患者及家属了解或掌握间质性膀胱炎的相关知识。

【术前护理措施】

1. 心理护理

（1）耐心聆听患者的主诉，了解、评估其心理状态，掌握患者最为关心及担心的问题，耐心解答患者提出的疑问，鼓励患者正确理解自身状态及未来治疗的过程，增强其治疗的信心。

（2）家庭成员的理解、家庭的和睦是促进患者康复的有力保障。因此，患者入院后应主动与患者家属进行沟通，说明患者的疾病情况及心理状态，使家属充分理解患者目前所处的境况。鼓励家属增加探视次数、时间，改善家属与患者交流的态度及方式，转移患者的关注点，降低其对自身病情的过分担忧及焦虑。

（3）详细讲解治疗的方式、方法、效果及过程。

（4）鼓励患者加入间质性膀胱炎协会或其他互助团体，进而可获得情感上和精神上的支持。同时，要鼓励患者适当参加体育锻炼，可因自身情况和喜好而定，以有氧运动为主，可达到缓解精神压力的效果。

（5）治疗期间，留意患者是否出现忧郁症状，如失眠、感觉生活无意义、有自杀倾向等，建议寻求心理治疗师、精神科医生的帮助。

2. 疼痛护理

（1）持续评估患者疼痛的强度、性质、时间、诱发因素及部位。

（2）鼓励患者表达对疼痛的想法。

（3）向患者解释引起疼痛的原因，给予心理安慰。

（4）遵医嘱使用止痛药物。

（5）指导患者改变姿势或做一些放松的运动。

（6）常见控制疼痛症状的方法：①在会阴部位放置冰袋或热垫，以测试冷敷或热敷何者对患者较有效；②试用温水坐浴，可建议患者在浴缸内加少量温水或是将坐浴盆置放马桶上使用；③可采取躺下伸直腿部或蹲姿，然后将膝盖弯曲顶住胸口，可缓解疼痛；④喝一杯加有一茶匙碳酸氢钠（小苏打）的水，以碱化尿液，缓解疼痛。

3. 睡眠指导

（1）睡前疼痛控制（见前述疼痛护理）。

（2）必需时遵医嘱服用催眠药物。

（3）讲解治疗的重要性，持续性治疗可缓解疾病引起的症状，如膀胱容量增加可减少排尿次数。

（4）睡前两小时避免摄入过多水分。

（5）睡前可播放轻音乐，以放松心情。

（6）营造良好的睡眠环境，如采用壁灯照明，减少亮度；卧室适当通风、适当的温度湿度；降低或清除噪声等。

（7）计划规律的生活作息及就寝时间，如夜间睡眠不足，白天应尽可能补眠。

4. 性生活指导

（1）尊重患者有助于患者表达及给予安全感。

（2）给予充分时间让患者讨论有关性生活问题，并主动倾听患者感受。

（3）鼓励伴侣之间针对此话题进行双向沟通，进而了解彼此的内心感受。

（4）建议夫妻双方尝试找出性交时的舒适姿势，减轻性行为所造成的疼痛。

（5）采用取代的性行为，如性交谈、分享性幻想、爱抚、口腔抚慰等。

（6）在性行为前使用镇静剂、止痛药及润滑剂可减轻不适。

（7）热水浴可以减轻性行为后的疼痛症状。

5. 其他

（1）膀胱水扩张术围手术期护理：见表 18-7。

表 18-7　膀胱水扩张术患者的护理

手术前	告知患者检查过程及注意事项，手术前帮助患者在生理和心理上做准备。清洁肠道准备；检查前 8 小时禁食，遵医嘱静脉补液。有条件的术前穿着弹性袜，给予镇静剂和预防性使用抗生素。检查过程中必须保持不动，以免损伤尿道。教会患者减轻焦虑的方法，如深呼吸以配合手术

续表

手术中	患者于麻醉下进行手术（全麻或腰麻），过程中护理人员应向腰麻患者做口头上的解释与说明，以减轻患者的焦虑，并随时观察有无发生并发症的征象
手术后	卧床休息，使用床挡避免坠床。监测患者的生命体征及出入量。观察是否有排尿困难、尿频、血尿；如有鲜红色的血尿或血块出现，应立即报告医生及时处理。观察患者有无膀胱胀痛、灼热感，可给予镇痛剂以减轻其不适感。注意感染征象，预防感染的发生，持续服用抗生素。鼓励患者多饮水，保持每日尿为2000～3000ml，以达到内冲洗、减少感染的目的。保持尿道口及会阴部清洁，每日定时清洁会阴部，勤换内裤

（2）膀胱全切的围手术期护理见膀胱肿瘤章节。

6. 健康宣教　见表18-8。

表18-8　间质性膀胱炎患者的生活指导

饮食调整	少量多餐，应避免进食酸性、刺激性食物及饮料，包括起司、乳酸冰淇淋、青豆、豆腐、番茄、苹果、香蕉、菠萝、草莓、过期罐头、腌熏鱼、鸡肝、腌牛肉、含有硝酸盐或亚硝酸的肉类、坚果类、含乙醇的饮料、咖啡、蔓越莓果汁、味精、辛辣食物、酱油、含人工色素的食物、蜂蜜等
减轻日常生活压力	压力可能是导致间质性膀胱炎症状恶化的一大原因，降低压力的技巧，对于减轻症状甚至预防复发都有很大的帮助。例如，改变生活作息、减少工作时数、选择方便如厕的职业等，都有助于减轻压力。多参与社交活动，参加互助团体，从而获得情绪及心理上的支持。此外，还应教会患者学习放松的基本技巧，如自我催眠、听音乐、看书等，选择自己喜欢的、安静的休闲方式，从心理疗法中学习应对和缓解压力的方法

续表

衣服着装	宜穿宽松的棉制衣裤、不宜系过紧的腰带、避免对下腹部进行挤压、穿软底的鞋子以减少震动，有利于缓解症状
运动	最好是有氧运动，如散步、瑜伽、游泳、骑单车、打太极等，每周3次，每次30分钟，可改善循环、消除紧张
膀胱训练	有助于扩大膀胱容量，需在医生指导下进行自我训练
其他	如骨盆体操、按摩、深呼吸、听轻音乐、针灸等，在基本治疗以外，尝试其他的方法，对患者都有一定帮助
持续治疗	由于患者在治疗未成功前须承受着疾病的折磨，很多时候治疗未成功，患者已放弃，医护人员应与家人携手协助患者参与治疗，强调治疗的重要性，耐心地面对身体变化，遵守医嘱、按时服药，做好排尿日记的记录，持续服药及定时复诊
远期指导	患者出院后应定期随访，保持长期联系，对其心理状态进行定期监测评估，并根据情况对其进行引导，指导患者如何预防疾病的复发、制订合理的生活及工作方式，使患者重新树立对生活和工作的信心

【特别关注】

（1）心理支持。

（2）健康宣教，强调治疗及持续治疗的重要性。

【前沿进展】

1. 间质性膀胱炎的诊断新进展

（1）有多种问卷调查表可以辅助诊断 IC，如 Short Form McGill 疼痛指数、VAS 指数、ICSI 指数、UPOINT

评分、O'Leary-Sant 症状和问题指数、PUF 指数等。每一种调查表在诊断的不同方面起作用，Short Form McGill 疼痛指数可以排除 IC 但不能起预测作用；UPOINT 评分可以将 IC 患者按不同临床表现进行分类；在分析疼痛与 IC 的关系时，VAS 指数优于 ICSI 指数；PUF 指数用于 IC 可疑患者的筛选，与 O'Leary-Sant 症状和问题指数联合可以鉴别 IC/BPS 与其他下尿路疾病。因此，任何一种调查表都不是完全可靠的，它们的主要用途是对有下尿路症状的可疑 IC 患者进行筛检。

（2）尿液分子标志物：尿液检测是一种有用的 IC 辅助诊断方法。目前有苯乙酰谷胺酰胺、神经生长因子/肌酐比率、纳米细菌、CTAB 可沉淀的糖醛酸盐水平、中性粒细胞弹性蛋白酶等相关报道，这些研究均显示 IC 患者单个生物标志物水平明显升高，但不能确定哪一种标志物诊断价值最高。

2. 间质性膀胱炎的治疗新进展 引导式想象是治疗 IC 的一种新方法，通过引导患者的思维和想象力朝向更加放松的状态，旨在缓解患者的精神紧张。已经有相关研究证实引导式想象对 IC 慢性疼痛患者有效。Carrico 等进行了一项随机对照研究，调查引导式想象对 IC 患者的治疗效果，结果发现治疗组中 45% 以上的患者症状有中度或显著缓解。

3. 间质性膀胱炎的护理新进展 与健康人相比，IC 患者在缺乏免疫力的同时，还伴有抑郁症状，严重影响患者的生活质量。聚焦解决模式是在积极心理学背景下发展起来的一种充分尊重个体、相信个体自身资源和潜能的临床干预模式。此模式在护理研究中把解决问题作为临床护理的一种方法，强调提升患者的复原力、力量感和幸福感，培养患者主动参与自我管理的能力，有效地增强患者的积极健康行为。有研究报道，采用聚焦解决模式进行干预，制订有效的个性化护理，对促进患者生活质量的提高有着积极的意义。实施聚焦解决模式的心理干预，更重视了解患者的感受和患者曾经做过哪些努力，最大化地挖掘患者的力量、优势和潜能，例如，"你是怎么熬过来的？""你都用过哪些方法来减轻痛苦？"并及时将称赞反馈给患者，增加患者去实现目标的可能，培养患者主动参与自我管理的能力，有效地增强患者的积极健康行为，缓解患者的焦虑抑郁情绪，最终达到恢复健康的目的。

【知识拓展】

多中心的 IC 数据库（interstitial cystitis database，ICDB）研究了从 1993 年 5 月至 1995 年 12 月 424 例 IC 患者的数据。根据这些数据所制订的 IC 准入标准比那些为了研究而公布的标准更加贴近临床，详细情况见表 18-9。90% 的临床专家都表示根据 ICDB 的标准而诊断为 IC 的人的确患有该病症。然而 60% 由临床经验丰富的医生诊断为 IC 的患者却不符合 NIDDK 的标准。至此 IC 也还保留着由尿频、尿急、尿痛等症状组合而成的但没有合理解释的临床综合征这个定义。ICDB 研究入选标准见表 18-9。

表 18-9　间质性膀胱炎的 ICDB 研究入选标准

1. 被告知后统一参加研究
2. 在研究过程中被告知后同意接受在全麻或局麻下的膀胱镜检查
3. 至少年满 18 岁
4. 有尿急、尿频或尿痛症状超过 6 个月
5. 每天排尿次数不少于 7 次，或有尿急或盆腔疼痛（量度线性模拟表）
6. 以往及目前无泌尿生殖系统结核病史
7. 无尿道肿瘤病史

续表

---

8. 以往及目前无膀胱恶性肿瘤、重度发育不良或原位癌

9. 男性：以往及目前无前列腺癌病史

10. 女性：目前无阴道炎、线索细胞、滴虫或真菌感染病史

11. 女性：最近 3 年内无卵巢、阴道及子宫颈肿瘤病史

12. 最近 3 个月无细菌性膀胱炎病史

13. 最近 3 个月无活动性疱疹

14. 最近 3 个月没有因泌尿道感染行抗生素治疗

15. 从未接受环磷酰胺治疗

16. 无放射性膀胱炎

17. 无神经源性膀胱功能障碍（如脊索损伤、卒中、帕金森病、多发性硬化、脊柱裂或糖尿病性膀胱病）

18. 无膀胱出口梗阻（由尿流动力学检查确定）

19. 男性：最近 6 个月无细菌性前列腺炎

20. 最近 3 个月无尿道炎

21. 最近 3 个月没有行尿道扩张、膀胱内压测定、全麻下行膀胱镜检查及膀胱组织学活检

22. 从未行扩大膀胱成形术、膀胱切除术、膀胱松解术或神经切除术等术式

23. 尿道狭窄不小于 12F

（马　瑞）

第十九章　前列腺炎的护理

【概述】

前列腺炎是发生于成年男性的常见疾病之一，虽然不直接威胁患者的生命，但严重影响患者的生活质量，给患者造成了巨大的经济压力和精神困扰。

1995年，美国国立卫生研究院（National Institutes of Health，NIH）根据当时对前列腺炎的基础和临床研究情况，提出了分类系统。1998年，国际前列腺炎合作网络（International Prostatitis Collaborative Network，IPCN）再次提出并肯定了NIH分类系统。

Ⅰ型：急性细菌性前列腺炎（acute bacterial prostatitis，ABP）。

Ⅱ型：慢性细菌性前列腺炎（chronic bacterial prostatitis，CBP），占慢性前列腺炎的5%～8%。

Ⅲ型：慢性前列腺炎/慢性骨盆疼痛综合征（chronic prostatitis/chronic pelvic pain syndromes，CP/CPPS），是前列腺炎中的常见类型，占慢性前列腺炎的90%以上。该型又可分为ⅢA型（炎症性CPPS）和ⅢB型（非炎症性CPPS）两种亚型。

Ⅳ型：无症状性前列腺炎（asymptomatic inflammatory prostatitis，AIP）。

【病因】

急性细菌性前列腺炎（Ⅰ型）：病原体感染为主要致病因素。由于机体抵抗力低下，毒力较强的细菌或其他病原体感染前列腺并迅速大量生长繁殖而引起，多为血行感染，经尿道逆行感染。其病原体主要为大肠埃希菌，其次为金黄色葡萄球菌、肺炎克雷伯菌、变形杆菌和假单胞菌等。绝大多数为单一病原菌感染。

慢性细菌性前列腺炎（Ⅱ型）：致病因素主要为病原体感染，但机体抵抗力较强或病原体毒力较弱，以逆行感染为主。病原体主要为葡萄球菌属，其次为大肠埃希菌属、棒状杆菌属及肠球菌属等。前列腺内尿液反流、生物膜、前列腺结石等可能是病原体持续存在和感染复发的重要原因。

慢性前列腺炎/慢性骨盆疼痛综合征（Ⅲ型）：其病因目前仍不明确。其主要病因可能是病原体感染、炎症、免疫、心理、神经内分泌异常和异常的盆底神经肌肉活动等共同作用。

无症状性前列腺炎（Ⅳ型）：因无临床症状，常因其他相关疾病检查时被发现，所以缺乏发病机制的相关研究资料。

【诊断要点】

按照 NIH 分型诊断前列腺炎，以患者临床表现为诊断起点，Ⅰ型前列腺炎为急性病程，多具有典型临床表现，诊断主要依靠病史、体格检查及血、尿的细菌培养结果；Ⅱ型和Ⅲ型前列腺炎为慢性病程，临床表现类似，诊断除详细询问病史、全面体格检查、尿液检查外，还应行前列腺按摩液检查；Ⅳ型无临床症状，在前列腺按摩液、前列腺按摩后尿液、精液、前列腺组织活检等检查时被发现。

（一）急性细菌性前列腺炎（Ⅰ型）

1. 临床表现

（1）全身症状：常突然发病，表现为寒战、高热、乏力等全身症状，甚至出现败血症。

（2）排尿异常：尿路刺激症状和排尿困难，甚至出现尿潴留。

（3）腹部局部症状：下腹部胀痛，会阴部及耻骨上疼痛，坠胀不适，大小便时伴有尿道流出脓性分泌物。

（4）并发症：急性精囊炎、附睾炎、输精管炎等。

2. 体格检查 耻骨上压痛和不适感，尿潴留者可触及耻骨上膨隆的膀胱。直肠指检可发现前列腺肿大、触痛明显，局部温度升高和外形不规则等，前列腺脓肿形成时有波动感。禁忌行前列腺按摩。

3. 实验室检查 尿液中白细胞数量升高，血液和（或）尿液中的细菌培养呈阳性。

（二）慢性细菌性前列腺炎（Ⅱ型）

1. 临床表现

（1）反复发作的下尿路感染症状，如尿频、尿急、排尿不尽、夜尿增多等。

（2）尿道滴白现象。

（3）腰骶部、下腹部会阴区、大腿内侧疼痛，尤其射精后疼痛更为突出。

2. 体格检查 直肠指检时前列腺有压痛，直肠指检前，应留取尿液进行常规分析和尿液细菌培养。按摩前列腺获得前列腺按摩液（EPS）。

3. 实验室检查 EPS/精液/VB3 中白细胞数量升高，细菌培养结果呈阳性。

（三）慢性前列腺炎/慢性骨盆疼痛综合征（Ⅲ型）

1. 临床表现

（1）主要表现为骨盆区域疼痛，可见于会阴、阴茎、肛周部、尿道、耻骨部或腰骶部等部位，以射精痛更为突出。

（2）排尿异常主要表现为尿频、尿急、尿不尽、夜尿增多等。

（3）可能出现性功能障碍。

（4）精神异常：表现为紧张、焦虑、抑郁与恐惧，伴有失眠、健忘、焦虑等自主神经功能紊乱症状，甚至出现精神和人格特征改变，个别患者有自杀倾向。

2. 体格检查 直肠指检可了解前列腺大小、质地、有无结节、有无压痛，盆底肌肉的紧张度及盆壁有无压痛等。

3. 实验室检查 EPS 检测，pH 升高，提示为Ⅲ A型；pH 下降，提示可能为Ⅲ B 型。

【治疗】

（一）急性细菌性前列腺炎

1. 首选抗感染治疗 主要采用广谱抗生素，常用的抗生素是喹诺酮类药物，其次是磺胺类药物和四环素，喹诺酮类药对前列腺有亲和力，能穿过血 - 前列腺屏障，在前列腺内达到较高的浓度，除对革兰阴性和阳性细菌有效外，对衣原体、支原体亦有效。其他可选用的药物如广谱青霉素类、第三代头孢类抗生素等。

2. 对症及支持治疗

（1）尿潴留的患者给予安置保留尿管或耻骨上膀胱穿刺造瘘引流尿液，但留置尿管时间以不超过 12 小时为宜。

（2）脓肿形成者可采取经尿道切开前列腺脓肿引流、经直肠超声引导下细针穿刺引流或经会阴穿刺引流。

（3）高热患者进行降温治疗。

（4）疼痛明显的患者给予止痛治疗。

（二）慢性细菌性前列腺炎

（1）应用细菌敏感抗生素，以口服为主，疗程一般为 4～6 周。

（2）应用 α 受体阻滞剂（萘哌地尔、多沙唑嗪、坦索罗辛）联合抗生素治疗。

（三）慢性非细菌性前列腺炎/骨盆疼痛综合征

1. 药物治疗

（1）ⅢA 型应用广谱抗生素口服试验性治疗 2～4 周，再据其疗效决定是否继续抗生素治疗；ⅢB 型不推荐使用抗生素治疗。

（2）α 受体阻滞剂：能松弛前列腺和膀胱等部位的平滑肌而改善下尿路症状和疼痛，常用药物有萘哌地尔、坦索罗辛、多沙唑嗪等，疗程在 12 周以上。与抗生素合用治疗ⅢA 型前列腺炎时，疗程在 6 周以上。

（3）非甾体抗炎镇痛药物：用药目的是缓解疼痛和不适，如吲哚美辛等。

（4）植物制剂：主要指植物提取物及花粉类制剂，其作用较广泛，如普适泰、沙巴棕软胶囊。

（5）M 受体阻滞剂：如托特罗定等，可用于治疗伴有膀胱过度活动症，表现为尿频、尿急和夜尿增多但无尿路梗阻的患者。

（6）对合并抑郁、焦虑的患者，在治疗时可选择使用抗抑郁及抗焦虑药物。

2. 其他治疗

（1）前列腺按摩：Ⅲ型前列腺炎的辅助疗法，联合其他治疗可有效缩短病程。

（2）生活方式改变：饮食应戒酒、忌辛辣刺激食物。

（3）运动：加强体育锻炼，避免憋尿和久坐。

（4）性生活：规律性生活，避免性生活过度频繁或性生活压抑。

（5）热疗：微波治疗，红外线照射、射频、激光等。

3. 心理治疗　心理干预有助于部分患者缓解症状。

4. 中医中药及中西医相结合的治疗

【主要护理问题】

1. 焦虑/恐惧　与患者疾病迁延不愈、担心预后有关。

2. 舒适的改变　与疼痛有关。

3. 排尿异常　与尿频、尿急、尿痛有关。

4. 睡眠型态紊乱　与焦虑/恐惧、疼痛不适、排尿异常等有关。

5. 潜在并发症　尿潴留、自伤。

【护理目标】

（1）患者焦虑/恐惧程度减轻，配合治疗及护理。

（2）患者主诉疼痛减轻或消失。

（3）患者排尿正常或伴随症状减轻。

（4）患者能有充足的睡眠或睡眠型态紊乱得到改善。

（5）未发生相关并发症，或并发症发生后得到及时治疗与处理。

【护理措施】

1. 健康教育　评估患者的文化程度和对知识的接受能力，向患者详细讲解有关前列腺炎的知识，提高患者的认知程度。

2. 心理指导

（1）耐心听取患者的主诉，了解患者的情况，主动为患者解决问题。鼓励患者正确面对疾病，采取积极乐观的态度，树立治疗的信心，消除紧张和焦虑情绪，积极配合治疗和护理。

（2）取得患者信任，建立良好的护患关系，提高患者治疗的依从性。

（3）针对个体情况进行个性化心理护理，教会患者自我放松的方法。

（4）鼓励家属和朋友给予患者关心和支持，建立和谐的家庭与社会关系。

（5）对于部分心理障碍较为严重者，可给予适量的抗抑郁药物，并坚持心理疏导与抗焦虑药物相结合的方法。

3. 饮食指导

（1）适当多饮水，保持每日尿量在 2000 ～ 3000ml，达到内冲洗和清除前列腺分泌物的作用，不憋尿。

（2）禁烟酒、辛辣食品，多食新鲜蔬菜、水果。

（3）加强营养，增强机体抵抗力。

4. 病情观察及护理

（1）观察并记录患者下腹部体征。

（2）观察并记录患者排尿情况。

（3）观察患者疼痛症状、体温变化。

（4）观察抗生素的效果与副作用。

（5）严密观察患者情绪变化，及时做出处理，防止意外发生。

5. 健康宣教 见表 19-1。

表 19-1　前列腺炎患者的出院宣教

饮食	忌烟酒、辛辣食品，多食新鲜蔬菜、水果，多饮水
活动	养成规律的生活习惯，避免过度劳累，保持心情愉快
	适当进行体育锻炼，如太极拳、短跑、散步、疾走等
	避免长时间久坐和长时间骑车、骑马
	规律的性生活
	进行盆底肌锻炼
	适时排尿，减轻膀胱与尿道的压力
卫生	保持会阴部的清洁干爽
	性生活排出精液时使用消毒阴茎套，并注意阴茎卫生
复查	定期进行复诊

【并发症的处理及护理】

并发症的处理及护理见表 19-2。

表 19-2　并发症的处理及护理

常见并发症	临床表现	处理
尿潴留	下腹胀满、排尿不畅膀胱区叩诊为浊音	诱导排尿：会阴部热敷、听流水声音
		无效者及时行导尿术
自伤的可能	情绪低落、不稳定悲观、厌世情绪	加强心理护理
		增加家属及亲友的心理支持
		必要时使用抗焦虑药

【特别关注】

（1）患者症状控制情况。

（2）患者心理状况。

（3）健康教育知识的掌握。

【前沿进展】

研究表明，中药保留灌肠联合盐酸坦索罗辛缓释胶囊治疗慢性前列腺炎，能显著改善患者临床症状，提高患者的生活质量。盐酸坦索罗辛缓释胶囊 0.2g 口服，每日 1 次。同时将中药败酱草 20g、大血藤 20g、蒲公英 20g、紫花地丁 20g、连翘 20g、大黄 10g、白芷 20g、桃仁 20g、红花 20g、川芎 20g、淫羊藿 20g、补骨脂 20g 水煎取汁，适当浓缩至 150ml，每日 1 次保留灌肠，然后放松平卧 1 小时。治疗期间戒酒，避免过食辛辣刺激的食物，常规温水坐浴，生活作息规律。慢性前列腺炎是多种病因协同参与的结果，是涉及感染、神经内分泌、氧化应激反应、免疫炎症反应、精神心理等多领域的身心疾病，中药保留灌肠联合盐酸坦索罗辛缓释胶囊有抗炎、缓解疼痛及不适症状、改善局部血液循环的作用，可改善慢性前列腺炎的症状，临床效果显著。

【知识拓展】

沙巴棕

沙巴棕是一种原产于南北美洲的著名棕科锯叶棕属灌木植物，生长于美国东南沿海湿草地、沙丘地带松林和阔叶硬木中。这种植物有一种长条状剑形扇面叶子，其花朵为黄绿色，花瓣为象牙色。其锯叶棕榈成熟的干燥果实可供药用。从植物分子学的角度进行专业解析，沙巴棕富含各种脂肪酸和挥发油，主要有油酸、棕榈酸、亚油酸、亚麻酸、植酸派烯等饱和及不饱和脂肪酸。专家表示，这些具有相当亲和力的成分保证了沙巴棕的有效成分毫无保留地穿透前列腺的三层油脂包膜。现已证实：植酸派烯是天然杀菌因子，能直接破坏病原体 DNA 聚合酶，摧毁耐药菌株，绝杀病菌质粒，直接消除炎症、水肿。而棕榈酸能激活免疫，在尿路黏膜分别产生 IgA、IgG、IgC 三种免疫抗体，形成三层防护膜，不易复发。沙巴棕软胶囊为沙巴棕提取物制成，从瑞士进口，主要用来治疗男性前列腺炎及前列腺增生、肥大等引起的夜尿频繁、尿频、尿急、尿等待、尿不尽等。目前，沙巴棕软胶囊在英、法、美、德等近 20 个国家拥有专利，已被《美国药典》永久收藏。

（李　丽）

第二十章 睾丸及附睾炎的护理

【概述】

睾丸炎是指由各种致病因素引起的睾丸炎性病变，多由体内继发性化脓性细菌感染引起，临床上较少见。成人感染一般可由附睾炎蔓延而成，或经血行感染所致。儿童急性睾丸炎常由流行性腮腺炎病毒引起。

附睾炎是中青年人的常见疾病，常见于男性生殖系统非特异性感染。当身体抵抗力低下时，大肠埃希菌、葡萄球菌、链球菌等致病菌便会进入输精管，逆行进入附睾，引发炎症。常可累及睾丸，可影响其血运，导致睾丸缺血萎缩，继而造成不育。

【病因】

睾丸炎是男科常见疾病，引起睾丸炎的原因很多，常由细菌及病毒引起，见于感染、外伤、肿瘤等。当睾丸邻近器官有感染时，大肠埃希菌、葡萄球菌、链球菌等就会乘机侵入附睾，造成附睾炎。

1. 急性睾丸炎 多发于尿道炎、膀胱炎、前列腺炎、前列腺增生切除术后及长期留置尿管的患者。大肠埃希菌、变形杆菌、葡萄球菌及铜绿假单胞菌等是主要致病菌。常为血源性感染或经淋巴途径感染，直接感染亦可，可以与多种急性传染病伴发。感染可经淋巴或输精管扩散至附睾，引起附睾睾丸炎。细菌经血行播散到睾丸，引起单纯的睾丸炎。任何化脓性败血症均可并发急性化脓性睾丸炎，甚至引起睾丸脓肿。

2. 慢性睾丸炎 多由急性睾丸炎治疗不彻底所致，

也可因真菌、螺旋体、寄生虫感染造成，如睾丸梅毒。既往有睾丸外伤者，可发生肉芽肿性睾丸炎。睾丸局部或全身放射性同位素磷照射，也可发生睾丸炎症，破坏睾丸组织。影响男性生育能力。

3. 腮腺炎性睾丸炎　由流行性腮腺炎病毒引起者最多见，这种病原体主要侵犯儿童的腮腺，部分腮腺炎患者并发睾丸炎，多见于青春期后期，这种病毒也好侵犯睾丸，往往在流行性腮腺炎发病不久后出现病毒性睾丸炎。多数累及单侧睾丸，最终可使睾丸萎缩，甚至造成不育。

4. 急性附睾炎　常见于成年男性，多由泌尿系统感染沿输精管蔓延到附睾所致。经尿道器械操作、频繁导尿、前列腺摘除术后留置尿管等均为引起附睾炎的因素。

5. 慢性附睾炎　较多见，部分患者因急性附睾炎未能彻底治愈而转为慢性。炎症多继发于慢性前列腺炎或损伤。

【病理】

睾丸炎时，睾丸肿大明显，实质肿胀较重，切面有局灶性坏死，浸润有多形核白细胞，可见被破坏的曲细精管上皮细胞，偶见睾丸脓肿。睾丸炎时，可见充血水肿的睾丸鞘膜脏层，也有浆液性渗出的鞘膜腔。

附睾炎症时，炎症经间质发展到附睾体、附睾头，形成微小脓肿，脓肿合并可波及整个附睾。睾丸鞘膜分泌物有恶臭，可化脓。表现为蜂窝组织炎，双侧病变可造成不育。

【诊断要点】

1. 临床表现

（1）急性睾丸炎：出现高热、畏寒、恶心和呕吐症状，体温可达 40℃，睾丸疼痛，并有阴囊、大腿根部及腹股沟区放射痛。患病睾丸肿胀、压痛，如化脓，摸上去会有积脓的波动感，常伴有阴囊皮肤红肿和阴囊内鞘膜积液。

（2）慢性睾丸炎：常见睾丸呈慢性肿大，质硬表面光滑，伴触痛感。部分睾丸逐渐萎缩，严重者几乎找不到睾丸。双侧睾丸炎常可造成不育。

（3）腮腺炎性睾丸炎：肉眼可见睾丸高度肿大并呈紫蓝色。儿童发病有时可见腮腺肿大与疼痛现象。双侧病变可引起生精活动不可逆破坏，甚至睾丸萎缩，可致男子不育症。

（4）急性附睾炎：发病急，体温可高达 40℃，白细胞数升高。阴囊突然出现剧烈疼痛，有沉坠感，并向后腰扩散，下腹部及腹股沟部有牵扯痛，站立或行走时加剧，附睾迅速肿胀，有明显压痛，阴囊皮肤也发红肿胀。一般情况，急性症状于一周后消退。若炎症发展较广累及到睾丸时，可发生附睾睾丸炎，则睾丸与附睾界限不清，病变部位肿大、变硬。

（5）慢性附睾炎：患侧阴囊隐痛，有胀坠感，疼痛感牵扯到下腹部及同侧腹股沟，有时可合并继发性鞘膜积液。检查时附睾常有不同程度的增大、变硬。有轻度压痛，同侧输精管可增粗。

2. 辅助检查

（1）睾丸自检：使阴囊松弛，以便摸到硬块和异常。检查时，双脚站立，触摸是否有肿块或疼痛。正常睾丸呈卵圆形，表面光滑，中等硬度。

（2）影像学检查：可显示附睾与睾丸肿胀及炎性范围。B 超可较准确测定睾丸大小、形态、有无肿瘤的发生。睾丸体积增大，内部回声欠均匀是睾丸炎典型的超声图像。附睾肿大，回声变低，内部回声不均匀为附睾炎表现。CT 一般用于睾丸炎，脓肿形成时可见低密度影。

（3）实验室检查：急性期血常规白细胞增多，核左移。附睾炎时中段尿及尿道分泌物可做革兰染色或培养来明确致病菌。

（4）磁共振检查。

【治疗】

1. 急性睾丸炎 卧床休息，托高阴囊，局部热敷。阴囊皮肤肿胀明显时可用 50% 硫酸镁溶液湿热敷，以利炎症消退。疼痛剧烈可用 1% 普鲁卡因 20ml 加相应的抗生素精索注射封闭以减轻疼痛。选择广谱或对革兰阴性菌敏感的抗生素，如青霉素、庆大霉素及头孢菌素等。脓肿形成应行切开引流减压治疗。

2. 慢性睾丸炎 非特异性感染引起者，采取对症治疗，可做阴囊热敷、精索封闭抗生素注射或使用丙种球蛋白注射。睾丸放线菌所致慢性睾丸炎，可使用大剂量药物注射，维持 3 个月以上。对睾丸梅毒可做驱梅治疗，无效时行睾丸切除术。行脓肿切开引流术时，如效果不佳可做睾丸切除。

3. 腮腺炎性睾丸炎 抗生素对其无效，以对症治疗为主。肾上腺皮质激素的使用对恢复期患者有明确疗效。1% 普鲁卡因低位精索封闭可改善睾丸血流，保护生精功能。干扰素除对其有较好疗效外，对防止睾丸萎缩也有明显效果。

4. 急性附睾炎 卧床休息，将阴囊托起可减轻症状，早期宜用冰袋局部冷敷，后期局部热疗可促进炎症消退。应选用对细菌敏感的药物，通常静脉给药 1～2 周后改为口服药物 2～4 周。若抗生素无效，对疑有睾丸缺血者应行附睾切开减压，但要避免伤及附睾管。

5. 慢性附睾炎 单纯用药效果不明显，应有效应用广谱抗生素，局部热敷。当伴有慢性前列腺炎、尿道炎、精囊炎时需同时治疗。对反复发作者可考虑行附睾切除术。

【主要护理问题】

1. 舒适度改变 与疼痛有关。

2. 发热 与疾病炎症有关。

3. 焦虑/恐惧 与性功能障碍及担心疾病的发展、预后有关。

4. 知识缺乏 与缺乏疾病相关知识及健康保健知识有关。

5. 潜在并发症 精索静脉曲张、精索炎、前列腺炎、肾炎等肾脏疾病、泌尿系统感染疾病、恶性肿瘤等。

6. 睡眠型态紊乱 与疼痛不适、担心疾病发展和康复有关。

【护理目标】

（1）患者主诉疼痛减轻或消失。

（2）患者体温维持在正常范围。

（3）患者性功能正常及情绪稳定，能积极配合治疗与沟通。

（4）患者了解疾病相关治疗、预后及健康防护。

（5）无相关并发症的发生或发生后得到及时治疗和处理。

（6）患者情绪稳定，心态良好，睡眠情况得到改善。

【术前护理措施】

1. 疼痛护理

（1）尊重并接受患者对疼痛的反应，建立良好的护患关系。解释疼痛的原因、机制，讲解有关疾病发展及预后的相关知识，缓解负面情绪及疼痛压力。

（2）遵医嘱使用止痛药物，或进行封闭治疗。合理运用冷、热疗法减轻局部疼痛。

（3）通过参加有兴趣的活动、看报、听音乐、深呼吸、放松按摩等方法分散注意力。

（4）尽可能满足患者对舒适的需求，如变换体位，减少压迫等。用物放于患者易取用处。

2. 发热护理

（1）观察病情：高热患者应严密监测体温变化，体温降至正常水平后3天改为每日测量2次。同时监测患者脉搏、呼吸、血压等生命体征。

（2）物理降温：可用温水擦浴、冰袋降温及乙醇擦浴等。

（3）药物降温：遵医嘱应用药物进行降温。

（4）维持水、电解质平衡：鼓励患者多饮水，必要时静脉补充液体、电解质等。

（5）增进舒适，预防并发症：高热时绝对卧床休息，做好口腔及皮肤清洁等基础护理。

3. 用药护理

（1）严格执行三查八对制度，遵医嘱正确给药，并及时观察用药疗效。

（2）联合用药时，注意药物配伍禁忌。

（3）阴囊皮肤肿胀明显可用50%硫酸镁溶液湿热敷，以利炎症消退。疼痛剧烈可用1%普鲁卡因精索注射封闭减轻疼痛。

（4）正确选择抗生素，用前先做尿沉淀涂片、细菌培养及药物敏感试验，通常静脉给药1～2周后改为口服药物2～4周，以巩固疗效。

4. 心理护理

（1）经常询问患者，关心了解患者感受，耐心解释患者对病情发展及预后的问题，给予患者心理上的安慰和支持，缓解其焦虑、紧张的情绪，满足患者合理的需求。

（2）针对患者个体情况进行针对性心理护理。

（3）鼓励及教会患者积极参与各项感兴趣的活动，学会自我放松法，保持乐观情绪。

（4）做好家属的工作，争取家属的支持和配合，鼓励家属及朋友给予患者心理上的支持。

5. 术前常规准备

（1）术前饮食指导：鼓励患者多摄入营养丰富、易消化的食物。术前1日晚餐可进半流质饮食。术前禁食8小时，禁饮4小时。

（2）术前遵医嘱做好药物过敏试验。

（3）术前可指导训练患者练习床上使用便器。指导患者剪指（趾）甲、剃胡须，术晨更换清洁病员服，取下活动义齿及金属饰品等。

（4）术晨于床旁交接、查对患者相关信息后送入手术室。

【术后护理措施】

1. 外科术后护理常规 见表20-1。

表 20-1　常规护理内容

全麻术后护理常规	了解麻醉和手术方式、术中情况 持续低流量吸氧 持续心电监护 床挡保护防坠床 严密监测生命体征
伤口护理	观察患者手术伤口有无渗血、渗液，如有应及时更换敷料，一旦发现有出血情况，立即通知医生做相应处理
疼痛护理	术后患者可能出现不同程度的疼痛，予心理安慰。疼痛剧烈时，遵医嘱给予镇痛药
基础护理	做好口腔护理、定时翻身、患者清洁、保持床单位干燥及整洁等工作

2. 饮食护理　术后 6 小时后可进食清淡、易消化、半流质饮食。术后第 1 日可恢复普通饮食，但避免易产气食物，多食营养丰富、高纤维素饮食，少量多餐，预防便秘。

3. 活动指导　睾丸、附睾清除术后第 2 日应鼓励患者下床活动。患者平卧位时应将阴囊托起，防止肿胀影响愈合。

4. 健康宣教　见表 20-2。

表 20-2　睾丸、附睾炎患者的出院宣教

饮食保健	多饮水，多吃新鲜蔬菜、水果，增加维生素 C 的摄入，提高机体免疫能力。忌辛辣刺激、油腻食物，避免吸烟喝酒，预防便秘
活动	注意多休息，防止剧烈运动
个人卫生	睾丸保养是解决男性性功能障碍的重要手段。向患者及家属介绍本病相关知识，教育患者避免一切可能的诱发因素。注意保持会阴部清洁、干燥，勤换内裤，避免不洁性生活

续表

复查及随访	手术患者出院后应注意观察伤口恢复情况，一般 7~14 日拆线，如伤口出现疼痛明显伴发热等症状，及时到医院诊治 如在自检时发现睾丸有肿大、疼痛感，伴有高热、恶心、呕吐、白细胞升高等一系列症状，可能为睾丸炎，应及时到医院检查

【特别关注】

（1）睾丸自检及局部检查。

（2）健康宣教。

（3）心理护理。

【前沿进展】

附睾或睾丸精子抽吸术

存在精子输送障碍的男性患者，手术难以重建或不可恢复，而睾丸的生精功能、血清卵泡刺激素（FSH）正常或生殖道梗阻时，可行附睾或睾丸精子抽吸术。主要有显微外科技术和经皮附睾精子抽吸技术。显微外科技术有切开和穿刺两种方法，可以保证抽吸到易于低温保存的大量的附睾精子，可应用于先天性输精管缺陷患者或者无法重建的输精管梗阻患者。而经皮附睾细针穿刺获得的精子质量不如直视下取精好，而且数量不足以低温保存，可以成功获得精子和受孕。

【知识拓展】

鉴别诊断

1. 睾丸肿瘤 没有疼痛感，肿块与正常睾丸易于区别，前列腺液及尿常规检查均正常，必要时可做组织病理检查。

2. 精索扭转　扭转早期，睾丸上提与附睾有清楚的界限，扭转后期可能界限不清，如轻轻上推睾丸则发生疼痛，说明为精索扭转，常见于儿童。

3. 附睾结核　早期病变局限于附睾尾，最后累及整个附睾。一般发病比较缓慢，不痛，输精管有串珠样改变。

（李丽晶）

第二十一章 附睾结核的护理

【概述】

附睾结核（tuberculosis of epididymis）又称结核性附睾炎，由结核分枝杆菌侵入附睾产生，在男性生殖系结核中位于前列腺结核、精囊结核之后，居第三位。早期70%为单侧病变，病程1年以上75%可发展为双侧，可继发不育。20～40岁的青壮年多见。

【病因】

本病多见于血行感染，可伴有泌尿系统结核，也可单独存在。少部分前列腺结核逆行感染也可导致附睾结核。

【病理】

附睾结核时，附睾肿大，输精管增粗、变硬，呈串珠状改变。附睾结核切面有散在或融合性灰黄色干酪样坏死，周围绕以结核性肉芽组织。病理改变为结核肉芽肿、干酪样病变、空洞形成和纤维化。附睾结核可蔓延至附睾外与阴囊粘连，干酪化形成脓肿，破溃形成窦道，迁延不愈。双侧附睾结核常致不育。

【诊断要点】

任何男性肾结核患者，都应检查是否有生殖系统结核。反之，疑有附睾结核的患者，应全面检查泌尿系统有无结核病变。附睾结核应根据硬结、皮肤粘连、窦道及串珠样输精管病变诊断，若有肾结核，诊断更为可靠。必要时可行附睾病理学检查。

1. 病史 有泌尿系统及其他器官结核病史。

2. 临床表现

（1）阴囊肿胀、不适或隐痛。

（2）附睾肿大形成坚硬的肿块，不伴压痛。

（3）附睾肿块与阴囊粘连形成寒性脓肿，破溃后形成窦道而经久不愈。

（4）附睾双侧发病可致不育。

（5）急性发病期的患者，附睾肿痛明显，高热、疼痛，阴囊增大迅速，炎症消退后，留下硬结、皮肤粘连、阴囊窦道。

3. 辅助检查

（1）体检：附睾尾部有不规则局限性硬结，无明显触痛，可与阴囊皮肤粘连。阴囊皮肤无红肿，有时可见慢性寒性脓肿及难以愈合的阴囊窦道，输精管呈串珠样改变。

（2）实验室检查

1）多次 24 小时尿液沉淀涂片可查见抗酸杆菌，结核菌培养阳性。

2）血常规查见白细胞总数正常，淋巴细胞比值增高，红细胞沉降率加快。

3）精液检查可发现精液量少，精子计数减少，活力降低。

（3）穿刺细胞学检查：可获结核病变病理学证据而明确诊断。

（4）B超：不具特异性，图像显示附睾增大，可见弱增强或低回声结节，边缘不规则，内部回声不均匀。

【治疗】

1. 支持治疗 多休息，饮食宜营养丰富，可用日光疗法。

2. 抗结核药物治疗 早期应用抗结核药物治疗，治疗需足疗程、足量、规律、全程、联合用药。术前抗结核治疗至少2周，术后根据病情抗结核治疗6～12个月。

3. 手术治疗

（1）附睾切除术：适用于附睾病变较重、有寒性脓肿和窦道者。

（2）附睾切除＋输精管结扎：不需再生育者，切除附睾的同时，可结扎对侧输精管，减少对侧发生结核的机会。

（3）睾丸切除：若病变累及大部分睾丸，已无保留价值，可行睾丸切除术。

【主要护理问题】

1. 恐惧/焦虑 与发病特异性、担心影响性功能及生育能力等有关。

2. 睡眠型态紊乱 与阴囊肿胀、不适或隐痛，担心预后有关。

3. 知识缺乏 缺乏关于疾病、预防术后复发及康复保健的知识。

4. 潜在并发症 感染、不育。

【护理目标】

（1）患者焦虑程度减轻，配合治疗及护理。

（2）患者睡眠状况得到改善。

（3）患者知晓与疾病相关、预防术后复发及康复保健的知识。

（4）未发生相关并发症，或并发症发生后能得到及时治疗与处理。

【术前护理措施】

1. 抗结核药物治疗 遵医嘱给予抗结核药物至少2周，并观察药物的治疗效果和毒副作用。

2. 心理护理 患者担心疾病的发展以及预后、生育能力等问题，患者易产生焦虑、紧张、恐惧心理。医护人员根据患者性别、年龄、文化程度等采取不同的方式与患者沟通，尽量满足其合理的需求，消除不良的情绪，积极配合治疗和护理。

3. 术前常规准备

（1）术前行抗生素过敏试验，遵医嘱准备带入术中用药。

（2）协助完善相关术前检查：心电图、B超、出凝血试验、血常规、24小时尿沉渣、精液检查等。

（3）术前禁食8小时，禁饮4小时。

（4）术晨更换清洁病员服，清洁会阴部皮肤。

（5）术晨与手术室人员进行患者、药物信息核对后，送入手术室。

【术后护理措施】

1. 病情观察 监测生命体征，观察伤口敷料有无渗血、渗液，若有渗湿及时更换敷料；若有出血应及时通知医生，积极处理。

2. 健康指导 术后6小时后可进营养丰富、易消化、富含纤维素的饮食。

3. 心理护理 积极与患者沟通，及时予以患者心理观察及病情的指导，疏导患者的情绪，配合治疗。

4. 卧床休息 术后卧床休息，避免剧烈活动。

5. 感染预防 观察体温变化；遵医嘱应用抗生素；及时换药；继续规范应用抗结核药物；保持会阴部清洁

干燥。

6. 出院指导 继续抗结核治疗 6～12 个月，嘱患者应足疗程、足量、规律、全程、联合使用抗结核药物，以防复发；定期随访复查。

【特别关注】

（1）抗结核药物的规范使用。

（2）健康指导。

【前沿进展】

结核杆菌聚合酶链反应（PCR）检测诊断附睾结核

附睾结核在临床上多表现为无痛性附睾结节，常常与附睾肿瘤、附睾多发性囊肿难以区分，伴有疼痛时与非特异性附睾炎不易鉴别，因此容易发生误诊和漏诊。聚合酶链反应是体外酶促合成特异 DNA 片段的一种方法，具有灵敏度高、特异性强和省时的优点。它可以在短时间内使目的 DNA 快速扩增，从而为疾病的抗原学诊断提供实验室依据。结核杆菌 PCR 检测方法能够帮助临床医生早期诊断附睾结核，从而减少漏诊和误诊。

【知识拓展】

附睾为一对主要由附睾管构成的细长的扁平器官，有白膜、血管膜和固有鞘膜。平均长约 5cm，上端膨大的附睾头由睾丸输出小管与睾丸相连；下端尖细的附睾尾由结缔组织与鞘膜脏层相连，由后内向上移行为输精管。附睾头由富含血管的结缔组织小隔组成的附睾小隔分成 8～15 个附睾小叶。当精子离开睾丸时，就到附睾里继续生长成熟。附睾在睾丸的上端和后缘，附睾管长 4～5m，盘曲构成体部和尾部。附睾管除储存精子外还能分泌附睾液，其中含有某些激素、酶和特异的营养物质，它们有助于精子的成熟。

（邬惠林）

第五篇 前列腺增生及排尿功能障碍的护理

第二十二章 良性前列腺增生的护理

【概述】

良性前列腺增生（benign prostatic hyperplasia，BPH）是引起中老年男性排尿障碍最为常见的一种非肿瘤性病变，主要表现为解剖学上的前列腺增大、组织学上的前列腺间质和腺体成分的增生、尿流动力学上的膀胱出口梗阻和以下尿路症状为主的临床症状。

【病因】

BPH 发生的具体机制尚不明确，但必须具备年龄的增长及有功能的睾丸两个重要条件。相关的因素有：

1. 性激素的变化 雄激素下降、雌 / 雄激素比值上升、睾丸内非雄激素类物质的作用。

2. 生长因子的作用 通过自分泌、细胞内分泌、旁分泌三种形式，影响前列腺细胞的增殖。

3. 间质 - 上皮相互作用 通过生长因子的介导，影响间质 - 上皮的生长与分化。

4. 细胞增殖与凋亡 雄激素和生长因子通过抑制细胞的凋亡使前列腺腺体内细胞凋亡减少，造成前列腺腺体内的细胞增殖与凋亡动态平衡紊乱。

【病理】

前列腺增生使前列腺段尿道弯曲、伸长,尿道受压变窄,其精阜也随增生的腺体向下移至接近外括约肌处。由于排尿受阻,膀胱收缩力的加强,久之逼尿肌增厚,膀胱壁出现小梁,严重时形成假性憩室。当膀胱收缩失代偿能力时,残余尿逐渐增加,发生膀胱、输尿管逆流,可导致肾积水及肾功能损害。

【诊断要点】

1. 50 岁以上的男性以下尿路症状为主诉而就诊 包括以下几方面。

(1)夜尿增多、尿频、尿急、尿痛等下尿路刺激症状。

(2)排尿困难、尿不尽、尿线变细、分叉。

(3)血尿、尿潴留。

(4)肾功能损害:梗阻严重膀胱内压力过高时造成尿液逆流,引起肾积水及肾功能损害。

(5)国际前列腺症状评分(IPSS)(表 22-1):是目前国际诊断 BPH 患者症状严重程度的最佳手段,是 BPH 患者下尿路症状严重程度的主观反映,它与最大尿流率、残余尿量及前列腺体积无明显相关性。IPSS 评分总分为 0~35 分:轻度症状 0~7 分,中度症状 8~19 分,重度症状 20~35 分。

表 22-1 国际前列腺症状评分(IPSS)

在最近一个月内,你是否有以下症状?	在 5 次中						症状评分
	无	少于1次	少于半数	大约半数	多于半数	几乎每次	
是否经常有排尿不尽感?	0	1	2	3	4	5	

在最近一个月内，你是否有以下症状？	在5次中						症状评分
	无	少于1次	少于半数	大约半数	多于半数	几乎每次	
两次排尿间隔是否经常小于两小时？	0	1	2	3	4	5	
是否曾经有间断性排尿？	0	1	2	3	4	5	
是否有排尿不能等待现象？	0	1	2	3	4	5	
是否有尿线变细现象？	0	1	2	3	4	5	
是否需要用力才能开始排尿？	0	1	2	3	4	5	
从入睡到早起一般需要起来排尿几次？	0	1	2	3	4	5	
症状总评分	0	1	2	3	4	5	

（6）生活质量（QOL）评分（表22-2）：0～6分。

表22-2 生活质量评分

	高兴	满意	大致满意	还可以	不太满意	苦恼	很糟
如果在您今后的生活中始终伴有现在的排尿症状，您认为如何？生活质量（QOL）=	0	1	2	3	4	5	6

2. 体格检查

（1）直肠指诊（DRE）：是最简单而有价值的诊断方法。

（2）外生殖器检查。

（3）经腹或直肠前列腺超声检查、上尿路超声检查。

（4）局部神经系统检查。

（5）尿流率检查。

（6）膀胱尿道镜检查。

（7）血清前列腺特异抗原（PSA）检查。

（8）尿常规、血肌酐检查。

（9）排尿日记、残余尿测定。

（10）静脉尿路造影、尿道造影。

（11）尿流动力学检查。

【治疗】

1. 观察等待 IPSS 评分＜ 7 分或≥ 8 分，但生活质量未受到明显影响的患者。

内容为：患者健康教育、生活方式的指导、合并用药的指导、定期检测。

2. 药物治疗

（1）5α 还原酶抑制剂：非那雄胺。

（2）α 受体阻滞剂：特拉唑嗪、盐酸坦索罗辛，最新应用的有赛洛多辛。

（3）M 受体拮抗剂：托特罗定、索利那新。

（4）植物制剂：普适泰、通尿灵、舍尼通、前列康、癃闭舒等。

（5）中药。

（6）药物联合治疗。

3. 手术治疗

（1）腔内和微创治疗：经尿道前列腺电切术（TURP）、经尿道前列腺切开术（TUIP）、经尿道前列腺电汽化术（TUVP）、经尿道前列腺等离子双极电切术（TUPKP）。

（2）经尿道激光手术包括：PVP 激光（绿激光）、YAG 激光（钬激光）、铥激光。

（3）开放性前列腺摘除手术：目前已少用。

（4）其他治疗：经尿道微波治疗、经尿道针刺消融术、前列腺尿道局部放置金属支架、高压气囊导管经尿道扩张、电化学治疗等。

【主要护理问题】

1. 焦虑　与患者对手术的惧怕，担心预后有关。

2. 睡眠型态紊乱　与尿频、夜尿增加有关。

3. 排尿型态改变　与安置保留尿管有关。

4. 舒适的改变　与安置保留尿管及手术创伤有关。

5. 活动无耐力　与外科术后有关。

6. 疼痛　与术后膀胱痉挛有关。

7. 营养失调　与术后食欲下降，机体摄入不足有关。

8. 有皮肤完整性受损的危险　与年龄及卧床有关。

9. 部分自理能力缺陷　与膀胱冲洗、留置尿管有关。

10. 知识缺乏　与缺乏有关前列腺疾病的知识有关。

11. 潜在并发症　出血、感染、尿道穿孔与尿外渗、TUR 综合征、尿道狭窄、尿失禁、逆行射精。

【护理目标】

（1）患者焦虑程度减轻，配合治疗及护理。

（2）患者睡眠状况得到改善。

（3）保留尿管能保持有效引流。

（4）患者主诉不适感减轻或消失。

（5）患者能改善自身的活动状况，使之达到特定的活动水平。

（6）患者疼痛症状缓解。

（7）患者食欲恢复，营养摄入量能满足日常活动和机体代谢的需要。

（8）患者受压部皮肤完整，无压疮。

（9）患者合理的生活需要得到满足。

（10）患者充分了解疾病的相关知识及健康教育要点。

（11）术后未发生相关并发症，或并发症发生后能得到及时治疗与处理。

【术前护理措施】

1. 心理护理

（1）充分了解患者的心理及身体情况，有针对性地向患者及家属详细讲解手术的必要性、手术方式、注意事项，介绍康复良好的病例以增强患者的信心，消除其恐惧情绪，积极配合。

（2）用药指导：选用盐酸坦索罗辛、非那雄胺等药物治疗时的注意事项。

2. 观察患者排尿情况

（1）有尿潴留时及时留置尿管或耻骨上膀胱造瘘。

（2）观察尿液性状及颜色，有血尿必要时可行持续膀胱冲洗。

3. 术前常规准备

（1）协助完善相关术前检查：心电图、胸部X线片、B超、出凝血试验、PSA、肛门指检、尿流动力学等。

（2）预防尿潴留：忌辛辣刺激饮食，如烟酒及咖啡，预防感冒和便秘。

（3）术前行抗生素皮试，术晨遵医嘱带入术中用药。

（4）饮食指导：术前一天进食易消化、高营养的食物。术前禁食8小时，禁饮4小时。

（5）术前健康教育：指导患者提前练习床上大小

便，教会提肛运动。术前一晚休息不佳者可遵医嘱适当给予催眠药物，高血压患者术晨按常规口服降压药，糖尿病患者术晨禁用降糖药防止低血糖，术晨需取下活动义齿及金属饰品。

（6）术前协助患者沐浴或清洁会阴部，术晨更换清洁病员服。

（7）术晨与手术室人员进行患者相关信息的核对后，将患者送入手术室。

【术后护理措施】

1. 外科术后护理常规 见表 22-3。

表 22-3 常规护理内容

全麻术后护理常规	了解麻醉和手术方式、术中情况
	持续低流量吸氧
	持续心电监护
	床挡保护防坠床
	严密监测生命体征
持续膀胱冲洗及护理	观察冲洗液的颜色及量，准确记录出入量
	根据冲洗液颜色调节冲洗速度
	观察腹部体征，有无腹痛、腹胀等
	膀胱冲洗管妥善固定，保持通畅，若有细小血块阻塞，可用力挤压尿管促使排出，若有较大血凝块可用空针抽取 0.9% 氯化钠溶液反复抽吸至通畅，同时安慰患者。操作轻柔，遵循无菌原则
其余管道观察及护理	输液管保持通畅，留置针妥善固定，注意观察穿刺部位皮肤
	尿管按照尿管护理常规进行，一般术后第 3～5 日可拔除尿管，拔管后注意关注患者排尿情况
基础护理	做好口腔护理、尿管护理、定时翻身、患者清洁等工作

2. 饮食护理 术后 6 小时内禁食禁饮；6 小时后开始饮水，饮水后无恶心、呕吐等不适症状，则可改为普食。

避免牛奶等产气食物，多食营养丰富、易消化、富含优质蛋白质的食物，如瘦肉、鸡蛋、鱼、鸡肉，多吃蔬菜水果、含粗纤维多的食物，如芹菜、韭菜、香蕉等。

3. 体位与活动 见表22-4。

表 22-4 患者的体位与活动

时间	体位与活动
全麻清醒前	去枕平卧位，头偏向一侧
全麻清醒后手术当日	低半卧位，床上轻微活动
术后第1日至膀胱冲洗时	床上自动体位，半卧位为主，增加床上运动
停止膀胱冲洗后	适当病室内活动

注：术后适度活动对于预防静脉血栓、压疮、肺部感染、肺不张、促进疾病康复等有重要意义，但也不能活动过度，否则容易造成创面出血的增加。活动能力应当根据患者个体化情况，循序渐进，年老体弱患者应减慢活动进度。

4. 术后健康宣教 见表22-5。

表 22-5 经尿道前列腺电切术术后患者的出院宣教

饮食	忌辛辣刺激饮食，多进食高营养、易消化、富含粗纤维的食物，防止便秘。多饮水，勤排尿，勿憋尿，预防感冒，防止腹压增加
活动	术后6周内勿提重物或剧烈活动，术后3～6周避免久坐、乘坐长途汽车、骑自行车，避免性生活，适当锻炼身体，多休息
锻炼	有尿失禁者坚持做肛提肌训练
定期复查	包括尿常规、肾功能、尿流率、B超等。如有出血、感染、尿流逐渐变细或排尿困难时，及时到医院就诊

【并发症的处理及护理】

并发症的处理及护理见表22-6。

表 22-6　并发症的处理及护理

常见并发症	临床表现	处理
出血	膀胱冲洗引流液为红色或鲜红色 膀胱冲洗液的颜色由浅变深或由暗红变为鲜红 小便颜色为鲜红色或伴大量的血凝块	静脉滴注或肌内注射止血药 加快冲洗速度；床旁持续牵拉固定导尿管止血；必要时用冰盐水冲洗或在冲洗液中加入去甲肾上腺素 保守治疗无效者应及时行再次手术
感染	尿液混浊 尿路感染的症状 血象增高 小便常规异常 体温升高	药物抗感染治疗 多饮水，达到内冲洗的目的 加强尿管护理和会阴部护理 分散注意力，缓解紧张情绪，可用温热毛巾热敷腹部及尿道口，遵医嘱口服或注射止痛解痉药，如吲哚美辛栓剂 100mg 塞肛门、口服酒石酸托特罗定等
疼痛	膀胱痉挛引起腹部阵发性疼痛、尿道口疼痛	
穿孔与尿外渗	膀胱区丰满 下腹部胀痛 尿量减少或冲洗液呈负数	半卧位 低压膀胱冲洗或停止膀胱冲洗 局部引流
TUR 综合征	循环系统：胸痛、心动过缓、高血压、低血压、无尿 神经系统：视物模糊、恶心、呕吐、抽搐、痉挛、意识淡漠、疲倦感、头痛、嗜睡。严重者可出现肺水肿、脑水肿、心力衰竭等	严密监测生命体征 严格控制输液速度 输入高渗氯化钠溶液 应用利尿剂 监测血电解质
尿道狭窄	尿流变细 射程变短 尿流中断	观察排尿情况 定期尿道扩张 必要时再次手术
尿失禁	尿液不自主地流出	避免持续用力牵引尿管 盆底肌的康复锻炼 保持会阴的清洁干燥

【特别关注】

（1）BPH饮食及活动的护理。

（2）术后尿管的护理。

（3）膀胱冲洗的观察及护理。

（4）术后并发症的观察及处理。

【前沿进展】

1. BPH微创治疗方式多样化　经尿道前列腺电切术（TURP）一直被认为是良性前列腺增生症手术治疗的"金标准"，但此术式术后出现出血、TUR综合征、性功能丧失、尿失禁等并发症比较多，尤其对高危患者手术危险性高、预后差。因此，近年来经尿道选择性绿激光前列腺汽化术（PVP）是治疗BPH的一种新微创手术，它是一种高能磷酸钛氧钾晶体激光或倍频激光，波长为532nm，能够被氧和血红蛋白高度吸收，而对水则相对不吸收，极高的激光能量集中在组织浅表层面，穿透深度只有0.8mm，能将前列腺组织有效地汽化，同时，激光束在组织创面上产生很薄的凝固带，凝固深度是TURP的1.5倍，从而起到良好的止血效果。PVP对心血管功能影响较小，亦适用于正在用抗凝药物的前列腺增生患者。所以，PVP因术中出血少、疗效显著、术后恢复快、并发症少，特别适用于治疗高龄高危的前列腺增生患者。当然，PVP治疗BPH仍需要更多的经验总结与交流探讨来进一步完善，使其达到更好的治疗效果。

2. BPH临床中药治疗成为发展趋势　由于BPH患者大多数为高龄，且合并心、脑、肺多系统疾病，不能进行手术治疗，因此药物治疗成为其重要方法，尤其是中药治疗，应用越来越广泛。目前应用于BPH临床治疗的中药种类很多，植物制剂在缓解BPH相关下尿路症状方面获得了一定的临床疗效，在国内外取得了较广泛的临床应用。由于中药和植物制剂的成分复杂、具体生物学作用机制尚未阐明，积极开展对包括中药在内各种药物的基础研究有利于进一步巩固中药与植物制剂的国际地位。同时，以循证医学原理为基础的大规模随机对照的临床研究对进一步推动中药和植物制剂在 BPH 治疗中的临床应用有着积极的意义，加强对中药疗效的观察与护理是未来发展的方向。

【知识拓展】

对于老年患者，随着前列腺增生症状进行性加重，外科手术治疗是疾病进展的最终表现形式，但手术过程会引起患者焦虑恐惧。最近的研究表明，给予患者适量的音乐，可以减少焦虑、提升松弛，从而有效地提高治疗程度。在这项研究中表明，焦虑与疼痛是同时存在的，音乐治疗可减少焦虑的生理和认知反应，可用于创建良性前列腺增生症患者的积极环境，可以深入地接触患者，从而转移他们的焦虑和压力，使患者感到放松，这种方法性价比更高，而且没有药物的副作用。

（范冬萍）

第二十三章　神经源性膀胱的护理

【概述】

神经源性膀胱（neurogenic bladder，NB）是一类由神经性病变导致膀胱、尿道功能失常，由此而引起一系列下尿路症状，并出现多种并发症的疾病的总称，一般需在有神经病变的前提下才能诊断。

神经源性膀胱分为不能收缩的低张性（无收缩性）和不能完全排空的高张性（痉挛性），通过未受控制的反射而排空。

【病因】

所有可能影响储尿和（或）排尿神经调控的病变，都可能造成膀胱和（或）尿道功能障碍。包括中枢性、外周性、感染性、医源性损伤等，都有可能影响正常的膀胱尿道功能，导致神经源性膀胱。神经源性膀胱的临床表现与神经损伤的程度和位置都可能存在相关性，但无规律性。

1. 中枢性神经系统疾病　几乎所有的中枢性神经系统疾病，如中枢性麻痹、脑血管意外、帕金森病、阿尔茨海默病、颅内肿瘤性病变、橄榄体-脑桥-小脑萎缩、纹状体-黑质变性、Shy-Drager综合征、小脑脊髓变性病、小脑共济失调、脊髓损伤、脊髓发育不全、脊髓脊膜膨出、脊髓神经管闭合不全、多发性硬化症、椎管狭窄等，都可影响正常排尿生理过程，表现出各种类型的排尿功能障碍。

2. 外周性神经系统疾病　主要影响外周神经的传导

功能，如糖尿病可导致末梢神经纤维营养障碍，盆腔手术导致的支配膀胱尿道功能神经损伤等，以膀胱排空障碍为主要表现形式。

3. 感染性疾病　神经系统的感染性疾病，如带状疱疹、急性感染性多发性神经根炎、人 T 淋巴细胞病毒感染、莱姆病、HIV 感染、吉兰 - 巴雷综合征、脊髓灰质炎、梅毒、结核病等，如病变累及支配膀胱及尿道括约肌的神经中枢或神经纤维，可以导致膀胱及尿道功能障碍。

4. 医源性损伤　脊柱手术、直肠根治切除、根治性子宫全切除、前列腺癌根治术、区域脊髓麻醉等，术后均可并发神经源性膀胱。

5. 其他原因　Hinman 综合征、重症肌无力（MG）、系统性红斑狼疮（SLE）、家族性淀粉样变性多发性神经病变（FAP）都会不同程度导致神经源性膀胱。

根据病因类型，本病可分为以下两种。

低张性膀胱通常是因支配膀胱的局部神经中断引起的，常见于下运动神经元受损。儿童最常见的原因是脊髓先天性缺陷，如脊柱裂或脊髓脊膜膨出。

高张性膀胱通常由于脊髓或脑对膀胱的正常神经支配而中断。常见的原因是损伤或疾病，如多发性硬化症，它可影响脊髓，也可导致下肢瘫痪或上肢和下肢的瘫痪。更常见于上运动神经元受损，对下运动神经元的抑制作用减弱，常常这种损伤首先引起膀胱弛缓，持续几天、几周或几个月（休克期），以后可转变为高张性并且不自主地排空，该张力增高不等同于膀胱逼尿肌收缩力增高，表现为持续性的静水压增高，而非排尿期排尿动力增大。

【病理】

根据神经系统病变的部位与水平及病变的时期，可表现出不同的下尿路病理生理变化。下尿路（膀胱和尿道）有储尿期的膀胱舒张同时控尿功能和排尿期收缩逼尿肌同时松弛控尿机制两个主要功能。脊髓-脑干-脊髓排尿反射通路的任何地方受损都会导致储尿和排尿功能异常。神经源性下尿路功能异常通常由脑桥上损伤、脊髓损伤、周围神经病变引起。

1. 脑桥上损伤 脑桥水平以下的神经通路受到损害，可能会出现逼尿肌过度活动、逼尿肌括约肌协同失调的改变，对上尿路损害较大；而脑桥水平以上的神经通路受到损害，往往出现尿失禁症状，逼尿肌括约肌协同性通常正常，很少发生逼尿肌括约肌协同失调，因此对上尿路的损害通常较小。常见脑桥上病变的原因是脑卒中、帕金森综合征和痴呆。

2. 脊髓损伤 不同节段的脊髓损伤导致的神经源性膀胱具有一定的规律性，但并非完全与脊髓损伤水平相对应；同一水平的脊髓损伤，不同的患者或同一患者在不同的病程，其临床表现和尿流动力学结果都可能有一定差异。

3. 周围神经病变 累及支配膀胱的交感神经和副交感神经，或同时累及支配尿道括约肌的神经，导致逼尿肌收缩力减弱和（或）尿道内、外括约肌控尿能力降低，排尿困难或尿失禁。

目前无统一的神经源性膀胱的分类方法，神经源性膀胱分类标准应包含以下内容：①以尿流动力学结果作为分类基础；②反映临床症状；③反映相应的神经系统病变；④全面反映下尿路及上尿路的功能状态。廖氏神经源性膀胱患者全尿路功能障碍分类方法可以评估、描述、记录上尿路及下尿路的病理生理变化，为制订治疗方案提供全面、科学及客观的基础，见表23-1。

表 23-1 廖氏神经源性膀胱患者全尿路功能障碍分类方法

下尿路功能		上尿路功能
储尿期	排尿期	
膀胱功能	膀胱功能	膀胱输尿管反流
逼尿肌活动性	逼尿肌活动性	无
正常或稳定	正常	有：单、双侧
过度活动	活动低下	程度分级：五级
不稳定	收缩不能	I
反射亢进		II
膀胱感觉		III
正常		IV
增加或过敏	尿道功能	V
减少或感觉低下	正常	
缺失	梗阻	肾盂输尿管积水扩张
	过度活动	无
	机械梗阻	有：单、双侧
膀胱容量		程度分级
正常		1
高		2
低		3
顺应性		4
正常		
高		
低		膀胱壁段输尿管梗阻
尿道功能		无
正常		梗阻
不完全		肾功能
		正常
		代偿期
		失代偿期
		氮质血症
		尿毒症

【诊断要点】

1. 临床表现

（1）下尿路症状：按照排尿周期的变化，可以将症状分为储尿期症状和排尿期症状。储尿期症状为尿频、尿急、尿失禁；排尿期症状为尿潴留、排尿困难、尿痛等。

（2）神经系统症状：根据神经系统发病、进展及治疗后的症状，包括肢体感觉运动障碍、肢体痉挛、精神症状。

（3）肠道症状：肠道功能紊乱，出现频繁排便、便秘、大小便失禁、里急后重、排便习惯的改变等。

（4）并发症相关症状：主要包括膀胱输尿管反流、输尿管积水、肾盂积水、肾衰竭、泌尿系统感染、结石形成、性功能障碍、膀胱肿瘤、不育症、膀胱及尿道的损伤等。

（5）其他症状：如腰痛、盆底疼痛、发热、血压增高等。

2. 体格检查

（1）一般体格检查：观察患者精神状态、意识、认知、步态、生命体征等，了解患者的精神状态、意识和智力、运动功能状态，包括肌力和肌张力。

（2）泌尿系及生殖系统检查：包括肾脏、输尿管、膀胱、尿道、外生殖器、肛门直肠指检，特别注意肛门括约肌张力，还要注意腰部情况。女性患者要注意是否合并盆腔脱垂，男性患者还要检查前列腺情况。

（3）神经系统检查：包括感觉运动功能、神经反射、会阴部／鞍区及肛诊检查。

3. 辅助检查

（1）实验室检查：尿常规、肾功能、尿细菌学检查。

（2）影像学检查：头颅和脊髓 MRI、头部增强 CT 及血管三维重建有助于明确病因；静脉尿路造影（排泄性尿路造影）、泌尿系统超声、膀胱造影和尿道造影、肾图、利尿肾图有助于评价神经源性膀胱继发的并发症损害及其严重程度和疾病进展，并可显示尿路结石。

（3）膀胱尿道镜检查：可确定膀胱流出道梗阻的程度。膀胱内压测定，在低张性膀胱恢复期进行系列的膀胱内压描记检查，可提供逼尿肌功能能力指数，进而表明康复前景。

（4）尿流动力学测定：是神经源性膀胱诊断的决定性检查，如尿流率、膀胱测压、影像尿流动力学、压力 - 流率测定。

（5）神经电生理检查：是专门针对下尿路及盆底感觉及运动功能的神经通路的检查，包括对尿道括约肌、肛门括约肌肌电图、阴部神经传导速率、球海绵体反射潜伏期、阴部神经体感诱发电位等。

【治疗】

治疗目标：保护上尿路功能；恢复（或部分恢复）下尿路功能；改善尿失禁，提高患者生活质量。

1. 保守治疗　在治疗神经源性膀胱中占十分重要的地位，很少有不良反应，能够有效地改善患者的生活质量。

（1）手法辅助排尿。

（2）康复训练。

1）膀胱行为训练。

2）盆底肌锻炼。

3）盆底生物反馈方法。

（3）导尿治疗

1）间歇导尿：是一种训练膀胱的重要方式，适用于逼尿肌活动低下或减弱的患者。膀胱间歇性充盈和排空，有助于训练膀胱反射的恢复，协助膀胱排空。

2）留置导尿和膀胱造瘘：短期可行，长期留置尿管或膀胱造瘘有较多并发症。

（4）外部集尿器。

（5）腔内药物灌注治疗。

（6）电刺激和针灸。

2. 口服药物治疗

（1）治疗逼尿肌过度活动的药物

1）M 受体阻断剂。

2）磷酸二酯酶抑制剂。

（2）治疗逼尿肌收缩无力的药物

1）M 受体激动剂。

2）胆碱酯酶抑制剂。

（3）降低膀胱出口阻力的药物：α 受体阻滞剂。

（4）增加膀胱出口阻力的药物：α 受体激动剂。

（5）减少尿液产生的药物：去氨加压素。

3. 神经源性膀胱的手术治疗 其手术方法为重建储尿功能、重建膀胱、同时治疗储尿和排尿功能障碍、尿流改道术式四类。

（1）重建储尿功能的术式

1）扩大膀胱容量的术式，目的在于扩大膀胱容量，进而改善膀胱壁顺应性，来降低上尿路受损的危险。

A. A 型肉毒素膀胱壁注射术。

B. 自体膀胱扩大术。

C. 回肠膀胱扩大术。

D. 乙状结肠膀胱扩大术。

2）增加尿道控尿能力的术式，适用于尿道括约肌功能缺陷导致的尿失禁，各类原因造成的膀胱颈或尿道外括约肌去神经支配发生的压力性尿失禁。

A. 填充剂注射术。

B. 尿道吊带术。

C. 人工尿道括约肌植入术。

（2）重建膀胱的术式

1）骶神经前根刺激术。

2）逼尿肌成形术。

3）尿道外括约肌切断术。

4）膀胱颈切开术。

5）尿道支架置入术。

（3）同时治疗储尿和排尿功能障碍的术式

1）骶神经后根切断＋骶神经前根刺激术。

2）骶神经调节术。

（4）尿流改道术式：回肠膀胱术。

【主要护理问题】

1. 低效性呼吸形态　与手术麻醉有关。

2. 焦虑/恐惧　与患者对疾病的恐惧、担心预后有关。

3. 舒适的改变　与疼痛、手术创伤等有关。

4. 营养失调　与术后禁食有关。

5. 清理呼吸道低效　与手术后长期卧床有关。

6. 排尿型态的改变　与留置尿管、膀胱造瘘管及尿流改道有关。

7. 自我形象紊乱　与手术方式有关。

8. 自理能力下降　与疾病、手术术后有关。

9. 皮肤完整性受损的危险　与手术卧床有关。

10. 潜在并发症　感染、结石、坠积性肺炎、膀胱造瘘口漏尿、术后瘘口愈合延迟、急性尿潴留、粘连性肠梗阻。

11. 知识缺乏 与缺乏疾病及康复期护理知识有关。

【护理目标】

（1）患者能保持有效呼吸。

（2）患者焦虑/恐惧程度减轻，积极配合治疗及护理。

（3）患者主诉不适感减轻或消失。

（4）患者未发生营养不良。

（5）患者能有效咳痰。

（6）患者能掌握自身间歇性清洁导尿的方法。

（7）患者能接受并适应新的排尿方式。

（8）基础护理落实有效，满足患者的生活需要。

（9）患者受压处皮肤完整。

（10）患者术后未发生相关并发症，或并发症发生后能得到及时治疗与处理。

（11）患者对康复护理知识基本熟悉，了解常见并发症，并能掌握更换膀胱造瘘引流袋的护理操作。

【术前护理措施】

1. 心理护理 评估患者的身心状况，耐心向患者及家属介绍疾病的治疗进展、手术方式、注意事项及成功的病例，减轻患者恐惧焦虑的心理，树立战胜疾病的信心，积极配合治疗和护理工作。

2. 术前准备

（1）协助医生正确留取各项标本，做好患者的全面检查：如血常规、尿常规、大便常规，出凝血时间，血型及肝、肾、心、肺功能等检查。

（2）肠道准备：术前 3 日进食软食，术前 2 日进食流食，术前 1 日禁食，禁饮 8 小时，口服磷酸钠盐（PS）液，即 PS 液 45ml 加入 800ml 温水中，上、下午各口服一次清洁灌肠，直至大便无残渣，同时给予静脉补液治疗。必要时术前晚及术晨用肥皂水清洁灌肠。术前 3 日予口服肠道抗生素，甲硝唑 0.4g，3 次 / 日，连服 3 日；氧氟沙星 0.2g，3 次 / 日，连服 3 日。

（3）呼吸道准备：术后患者常因伤口疼痛，不愿深呼吸或咳嗽排痰，同时受麻醉影响，易发生肺不张、肺炎，术前应训练患者做胸式深呼吸运动。

（4）给患者提供安静的病室环境，保证睡眠，以保障手术的顺利进行。

（5）术晨准备：取下义齿、眼镜、手表等饰物。更换清洁病员服。测量生命体征，并遵医嘱为患者放置胃管。

（6）与手术室人员核对患者、病历、药物等相关信息后将患者送入手术室。

【术后护理措施】

1. 外科术后护理常规　见表 23-2。

表 23-2　术后常规护理

麻醉术后护理常规	了解麻醉和手术方式、术中情况、切口和引流情况
	持续低流量吸氧
	持续心电监护
	床挡保护防坠床
	严密监测生命体征
伤口观察及护理	观察伤口有无渗血、渗液，若有，应及时通知医生并更换敷料
	观察腹部体征，有无腹痛、腹胀等
各管道观察及护理	输液管保持通畅，留置针妥善固定，注意观察穿刺部位皮肤
	尿管护理及膀胱冲洗详见下文
	胃管护理详见表 23-3

疼痛护理	评估患者疼痛情况
	有镇痛泵患者，注意检查管道是否通畅，评价镇痛效果是否满意
	疼痛评分≥4分，必要时遵医嘱给予镇痛药物，并及时评价效果
	提供安静、舒适的环境
基础护理	做好口腔护理、尿管护理、定时翻身、雾化吸入等工作

2. 胃管护理 见表23-3。

表23-3 胃管护理内容

通畅	定时挤捏管道，使之保持通畅
	勿折叠、扭曲、压迫管道
	及时倾倒胃液，保持有效负压
固定	每班检查胃管安置的长度
	每日更换固定胃管的胶布
	胶布注意正确粘贴，确保牢固
	告知患者胃管的重要性，切勿自行拔出
	若胃管不慎脱出，应立即通知主管医生，根据患者情况遵医嘱重置胃管
观察并	观察胃液的性状、颜色和量
记录	观察安置胃管处鼻黏膜情况，调整胃管角度，避免鼻黏膜受压
	观察患者腹部体征，有无腹胀
	观察患者酸碱及电解质情况，是否有低氯、代谢性碱中毒等
拔管	胃肠功能恢复后（即肛门排气后）即可拔管

3. 膀胱冲洗及其他管道的护理

（1）保持低压膀胱冲洗引流通畅，防止扭曲、受压和脱落，防止尿液潴留或尿液外漏，伤口敷料渗湿或污染时及时给予更换。

（2）观察持续（低压）膀胱冲洗液的出入量是否平

衡，常用 0.9% 氯化钠溶液 500ml 冲洗为宜，根据引流情况调节冲洗液速度，一般在 40 ～ 60 滴 / 分。

（3）输尿管支架管或代膀胱引流管每 1 ～ 2 小时挤捏引流管 1 次，如有血块、黏液阻塞，立即通知医生用生理盐水 10 ～ 15ml 低压抽吸，操作中严格遵守无菌原则。

（4）代膀胱引流管拔除后，造瘘口或会阴皮肤经常受尿液刺激，皮肤发红，应尽可能保持局部皮肤清洁、干燥，用柔软的毛巾或纱布清洗局部，必要时，涂氧化锌软膏保护皮肤。

（5）留置尿管的护理

1）妥善固定引流管，防止牵拉、折叠、扭曲、受压，保持引流通畅。

2）尿袋的位置应低于耻骨联合水平，防止尿液反流及尿路感染。

3）观察尿液的颜色、性状并严格记录尿量。

4）每天清洁尿道口 2 次，保持会阴部清洁卫生。

5）鼓励患者多饮水，保持每日尿量为 2000 ～ 3000ml。

6）留置导尿引流袋应每周更换 1 ～ 2 次（抗反流尿袋每周更换一次），尿管 4 周更换 1 次，可根据实际情况调整留置导尿的引流袋更换时间。

4. 饮食护理　未涉及胃肠道的手术如膀胱造瘘可在术后 6 小时进水，无不适后进清淡易消化饮食。涉及胃肠道或安置胃肠减压的患者按如下护理常规进行（表 23-4）。

表 23-4　饮食护理

时间	进食内容	进食量
术后当天至肛门排气	禁食	—
拔除胃管后	先饮水，无不适后可进清淡易消化、营养丰富饮食	少食多餐，循序渐进，以不引起腹胀、腹泻为原则

5. 康复护理

（1）膀胱功能训练方法

1）对于拔除导尿管者，可以指导患者使用假性导尿，通过规律性、渐进性的腹肌、耻骨尾骨肌和肛提肌训练等方法进行膀胱排尿功能训练，教患者收缩腹肌，憋气用力靠腹压排尿（用双手保护腹股沟区，避免斜疝发生）；或采用激发排尿，脊髓圆锥及以下损伤通过寻找扳机点，刺激腰骶皮肤神经节段，如牵拉阴毛、挤压阴蒂或阴茎或用手刺激肛门诱发膀胱反射性收缩，产生排尿（扳机排尿）。亦可使用 Crede 手法排尿，脊髓圆锥及以下损伤患者，当膀胱充盈，膀胱底达脐上2指时即进行手法按摩排尿。

2）鼓励患者做提肛运动，增强外括约肌功能的锻炼，有规律地收缩肛提肌，每天练习4～6次，每30分钟内收缩肛提肌100下，在深吸气的同时收缩，每次收缩保持10秒钟，呼气时放松。其目的是加强肛提肌的收缩力，从而治疗尿失禁。

3）规律地训练腹肌，每天练习4～6次，收缩腹肌时保留3秒钟，每次坚持收缩10下。其目的是当代膀胱充盈时利用横膈和腹肌的收缩，使代膀胱内压力增高而引起排尿，以便尽早恢复新膀胱的可控力。

4）患者术后夜间排尿可控性差的原因可能是入睡后尿道括约肌张力下降，此时如代膀胱无抑制收缩，可致尿液溢出。为避免导致新膀胱容量失代偿，避免反流，降低酸中毒等并发症发生，必须定时排尿（2～3小时1次）。可采用蹲位排尿姿势，争取将尿液排尽，最大限度减少并发症的发生。

（2）间歇性导尿

1）反复间歇导尿对尿道来说，也是一种人为损伤，应该选择损伤小、质地较好、较细软的、操作方便的一次性导尿管，避免由于尿道黏膜水肿而继发的尿路并发症。

2）在进行间歇导尿时，一般要求制订严格的饮水计划：患者每日饮水量应在 2000ml 以上。具体方案：一般早、中、晚各 500ml，10 点、15 点、20 点各 200ml，从 21 点至次日 6 点不饮水，输液患者应酌情减少。

3）根据患者膀胱残余尿量和液体入量，制订每天导尿时间和次数。一般开始 4 小时导尿 1 次，如 2 次导尿间歇能通过叩击、挤压等方法自行排尿 150ml 以上，且残余尿仅 300ml 或更少，可改为 6 小时导尿 1 次。如 2 次导尿间歇自动排出 200ml 以上的尿，且残余尿少于 200ml，可改为 8 小时导尿 1 次，如残余尿量在 100ml 以下，膀胱容量在 250ml 以上，且始终无感染，可终止间歇导尿。

（3）预防泌尿系统感染

1）重视会阴部的清洁护理，减少逆行感染的可能性。

2）严格无菌操作，减少因导尿而引起的下尿路感染。

3）适当控制导尿次数，一般每隔 4 ～ 6 小时 1 次，每天不超过 6 次。

4）必要时，可根据尿常规和尿培养结果使用抗菌药物。

6. 心理护理 在膀胱功能整个康复过程中，医务人员和患者亲属、朋友应对患者表示关怀、同情，给予安慰、帮助，配合训练有助于恢复，使其在心理上感到温暖、得到支持。一旦症状稍有好转，应予以鼓励，增强康复的信心。

7. 健康宣教 见表 23-5。

表 23-5 神经源性膀胱术后患者的出院宣教

饮食	四要：要饮食规律、要营养丰富、要容易消化、要保持大便通畅 四忌：忌刺激性食物、忌坚硬食物、忌易胀气食物、忌烟酒
活动	根据体力，适当活动
复查	术后定期门诊随访；做好排尿管理
尿管	训练膀胱收缩功能，随时保持尿管的通畅；引流袋的位置不可高于耻骨联合，以免逆行感染；普通尿袋应每周更换 1 次，更换时注意不要污染接头处；要注意保持会阴部的清洁卫生，每天用温水或淡盐水清洗 2 次；鼓励患者定时足量饮水，增加排尿量，预防尿路结石 需要强调的是妥善固定导尿管，防止由于疏忽造成导尿管从尿道内脱出而引起尿道出血；间断导尿患者要使用无气囊导尿管，在护士培训指导下掌握正确的操作方法；无论是留置导尿患者还是间断导尿患者，患者出院之后仍需要定期监测体温、做尿常规检查、细菌培养，发现感染必须及时对症治疗
膀胱造瘘	要特别注意保持造瘘口周围皮肤的清洁干燥，每月更换造瘘管；要妥善固定造瘘管，严防造瘘管脱出，一旦发生造瘘管脱出，应立即来医院重新放置

【并发症的处理及护理】

1. 尿路损伤、出血

（1）间歇性导尿操作时，动作要轻柔，每天不能超过 6 次。

（2）需要选择合适的导尿管、润滑剂。

（3）对于尿道损伤和假道形成的患者，要留置尿管和使用抗生素治疗。

（4）如出现尿道狭窄，间歇导尿时尿管插入困难者，及时终止操作，避免进一步损伤尿道，积极处理。

2. 尿路感染

（1）在进行间歇性导尿开始阶段，需要做好每一环节的工作，每周进行检查尿常规、尿液细菌培养及尿细菌涂片镜检。

（2）选择合适的尿管，避免机械性损伤和刺激，合理安排间歇导尿的时间和频率。

（3）导尿时应做好手卫生，保持会阴部清洁，及时处理分泌物。

（4）护士应进行现场指导，操作合格后方可自行间歇性清洁导尿。

（5）如出现尿培养阳性或体温升高时，遵医嘱应用抗生素治疗。

3. 尿路结石

（1）在无禁忌的情况下多饮水，勤排尿，保证每日尿量在 2000 ～ 3000ml。

（2）减少含钙高的食物的摄入，限制高嘌呤饮食，限制蛋白质及钠盐的过量摄入。

（3）进行早期活动，变换体位。

（4）定期随访，复查 X 线、B 超、肾功能及尿常规。

【特别关注】

（1）心理护理。

（2）各种管道的护理。

（3）膀胱功能的训练。

（4）并发症的预防及处理。

（5）出院宣教。

【前沿进展】

组织工程技术在终末期神经源性膀胱中的治疗研究进展

根据现有的治疗进展，有关组织工程治疗终末期神经源性膀胱的研究将集中在以下两方面。

1. 种植自体转基因细胞的生物材料应用研究 目前，细胞移植已经在许多领域用于治疗并恢复损伤组织的功能。其中，在一些成功的例子中发现，损伤组织的功能恢复可能与移植有活力的细胞及其分泌的细胞因子有关。一些研究已经将此原理运用于膀胱再生，主要集于生理学及组织工程方面。实验人员发现一些骨骼肌前体细胞可存活在逼尿肌上并表达平滑肌的表型，也有人运用此原理治疗括约肌功能不足。两组实验都以此细胞作为基因治疗的细胞载体。一组通过诱导血管内皮生长因子（VEGF）基因来增加移植的细胞血运；另一组通过诱导神经生长因子（NGF）基因表达来治疗逼尿肌功能障碍。因此，今后相关的膀胱组织再生研究可通过诱导体外培养的自体平滑肌细胞和膀胱黏膜细胞表达 VEGF 来改善生物材料体内移植后的血供。另外也通过敲除其碱性成纤维细胞生长因子（bFGF）基因表达来促进种植细胞向平滑肌分化，因为有研究发现过高水平的 bFGF 可抑制种植 BMSC 向平滑肌分化。

2. 体外膀胱组织细胞分子生物学的研究 随着自体细胞广泛地用于膀胱组织工程再生，越来越多的研究者开始关注不同膀胱疾病患者的膀胱组织细胞体外分子生物学特性的改变，并从另一角度阐述其用于膀胱组织再生的远期安全性问题。膀胱组织细胞体外培养研究发现，正常情况下 bFGF 由膀胱平滑肌分泌，起调节细胞基质的作用，而在尿路梗阻后膀胱上皮将大量分泌该因子。Kanematsu 等发现细胞内环磷腺苷（cAMP）在膀胱平滑肌的基因表达上起着重要作用，cAMP 通过降解转录因子 GATA-6，而起到调节 β 肾上腺素能和胆碱能传入神经的冲动，提示神经源性膀胱逼尿肌基因型改变可能与其基因调控序列下游的 GATA-6 的不正常表达有关。因此，这些细胞分子生物学的研究发现都可能成为将来重要的临床治疗靶点。

【知识拓展】

神经源性膀胱的女性性功能

65%～80% 的脊髓损伤女性神经源性膀胱患者在受伤后仍然有性生活，但频率较损伤前减少，另外据报道，25% 的脊髓损伤女性患者性生活满意度下降，但总体性生活质量高于男性。

性活动障碍最大的原因是漏尿，另外还有肢体麻木后本体感觉下降及肌肉痉挛。性伙伴可以协助脊髓损伤女性患者获得自信，增加患者自我魅力和吸引力。药物可以改善阴道干涩，西地那非可以部分逆转性唤起困难，另外手动或震动刺激阴蒂可以增加性敏感性。

神经生理学研究显示：对 T_{11} ～ L_{12} 感觉范围有针刺感觉的患者，可以获得心理性生殖器充血。另外，骶反射弧（S_2 ～ S_5）存在的脊髓损伤女性患者阴道可以分泌黏液并可以获得性高潮。女性患者不会因特定损伤而导致特定的性功能障碍，即使骶反射弧完全损伤，在损伤部位以上区域的刺激仍可唤起性高潮。与男性相比，女性患者更少关注性方面的信息。

（罗　敏　罗远清）

第二十四章　膀胱过度活动症的护理

【概述】

膀胱过度活动症（overactive bladder，OAB）被国际尿控学会定义为尿急伴或不伴急迫性尿失禁，常伴有尿频和夜尿症状，没有泌尿系统感染或其他明确的病理改变。OAB 的发生率随年龄增长而明显增高，同年龄段女性和男性 OAB 患病率无显著差异。

【病因】

OAB 的病因目前尚不明确，可能与以下因素有关。

1. 逼尿肌不稳定　由非神经源性因素所致的储尿期逼尿肌异常收缩引起的相应临床症状。

2. 膀胱感觉过敏　在较小的膀胱容量时即出现排尿欲望。

3. 尿道及盆底肌功能异常

4. 其他原因　如精神行为失常、激素代谢失调、炎症等。

【诊断要点】

1. 典型症状　尿频、尿急、急迫性尿失禁；或出现强烈尿意时发生上述症状。可在咳嗽、喷嚏、腹压增高时诱发，伴有紧迫感。

2. 相关症状　尿失禁、排尿困难、排便状况及肢体运动等。

3. 排尿日记及尿垫试验

4. 相关病史　泌尿及男性生殖系统疾病及治疗史；

月经、生育、妇科疾病及治疗史；其他盆腔脏器疾病及治疗史；神经系统疾病及治疗史。

5. 体格检查　泌尿及男性生殖系统、女性生殖系统和神经系统。对于有 OAB 症状的老年男性，应行直肠指诊，了解有无前列腺相关疾病等。

6. 实验室检查　尿常规、血生化、血清 PSA。

7. 泌尿外科特殊检查　尿流率、残余尿测定及经直肠前列腺彩超等。

8. 选择性检查　①病原学检查；②细胞学检查；③排尿日记；④症状问卷；⑤ KUB、IVU、CT 或 MRI 检查、泌尿系统内腔镜；⑥侵入性尿流动力学检查。

【治疗】

1. 首选治疗

（1）行为治疗：生活方式指导、膀胱训练、生物反馈治疗、盆底肌训练等。

（2）药物治疗：① M 受体阻滞剂，如托特罗定、索利那新；②其他 M 受体拮抗剂，如奥昔布宁、丙哌维林；③镇静、抗焦虑药，如丙米嗪、地西泮等；④钙通道阻滞剂，如硝苯地平、维拉帕米；⑤前列腺素合成抑制剂，如吲哚美辛。

（3）改变首选治疗的指征

1）治疗无效。

2）患者不能坚持治疗或要求更换治疗方法。

3）出现或可能出现不可耐受的副作用。

4）治疗过程中尿流率明显下降或剩余尿量明显增多。

2. 可选治疗

（1）膀胱灌注辣椒辣素、树胶脂毒素。

（2）A 型肉毒素逼尿肌注射。

（3）神经调节。

（4）外科手术

1）手术指征：应严格掌握，仅适用于严重低顺应性膀胱，膀胱安全容量过小且危害上尿路功能，经其他治疗无效者。

2）手术方法：膀胱扩大术、尿流改道术。

（5）针灸治疗：研究显示足三里、三阴交、气海、关元穴针刺有助于缓解症状。

3. 其他治疗

（1）膀胱出口梗阻患者 OAB 的治疗：逼尿肌收缩力正常或增强可适当辅助使用抗 OAB 的治疗；逼尿肌收缩功能受损者慎用抗 OAB 治疗；梗阻解除后 OAB 仍未缓解者应行进一部检查，治疗可按 OAB 处理。

（2）神经源性排尿功能障碍患者的 OAB 治疗：积极治疗原发病；无下尿路梗阻者参照以上 OAB 治疗原则；有梗阻者按膀胱出口梗阻（BOO）诊治原则；对不能自主排尿者按 OAB 治疗，以缓解症状。

（3）压力性尿失禁患者 OAB 的治疗：以 OAB 为主要症状者首选抗 OAB 治疗；OAB 缓解后，压力性尿失禁仍严重者，采用针对压力性尿失禁的相关治疗。

（4）逼尿肌收缩力受损患者的 OAB 诊治：排尿训练，定时排尿；在检测残余尿基础上适当使用抗 OAB 药物；辅助压腹排尿；必要时采用间歇导尿或其他治疗；可加用受体阻滞剂，降低膀胱出口阻力。

（5）膀胱局部病变引起的 OAB 治疗：积极治疗原发病，同时使用抗 OAB 药物缓解症状。

【主要护理问题】

1.焦虑/恐惧　与生活质量下降，担心预后不良有关。

2. 排尿型态异常　与发生尿频、尿急、急迫性尿失禁有关。

3. 舒适的改变　与手术创伤有关。

4. 潜在并发症　出血、感染、漏尿等。

5. 社交生活孤独　与患者躲避正常的社交生活有关。

【护理目标】

（1）患者焦虑、恐惧程度减轻，积极配合治疗及护理。

（2）患者恢复正常的排尿功能。

（3）患者主诉疼痛减轻，舒适感增加。

（4）术后未发生相关并发症，或并发症发生后能得到及时发现和处理。

（5）患者社交生活逐渐趋于正常。

【术前护理措施】

1. 心理护理　主动关心患者，以诚恳亲切的态度与患者进行交流。耐心讲解与疾病有关的知识和治疗方法，介绍治疗成功的病例，取得信任。尊重和理解患者，尽量满足其合理的需求；同时和家属进行沟通，减少患者担忧、焦虑和恐惧等不良情绪的影响，树立战胜疾病的信心，积极配合治疗和护理。

2. 膀胱功能训练

（1）方法一：延迟排尿，逐渐使每次排尿量大于300ml。

1）治疗原理：重新学习和掌握控制排尿的技能；打断精神因素的恶性循环；降低膀胱的敏感性。

2）适应证：尿急、尿频等 OAB 症状。

3）禁忌证：低顺应性膀胱，储尿期末膀胱内压力大于 40cmH$_2$O。

4）要求：切实按计划实施治疗，以排尿日记为参考循序渐进地让患者刻意延迟排尿，以及增加2次排尿之间的间隔时间。

5）配合措施：充分的思想工作；排尿日记等。

（2）方法二：定时排尿。

1）目的：减少尿失禁次数，提高生活质量。

2）适应证：尿失禁严重，且难以控制者。

3）禁忌证：伴有严重尿频。

4）要求：记录感觉舒适的两次排尿间隔时间，并在清醒时按照时间排尿。等习惯了排尿时间，适当延长排尿间隔为15～20分钟。最终目标视个人情况而定。

3. 健康宣教

（1）记录排尿日记，排尿日记对OAB的诊断和治疗都十分重要（表24-1）。

表 24-1 排尿日记

			姓名：		日期：
排尿时间	排尿尿量	尿急	漏尿	备注	饮水时间、类型和量
6：00					
12：00					
18：00					
24：00					

（2）生活方式的指导：指导患者减肥、控制液体摄入量、减少咖啡因或酒类的摄入，以利于改善症状。

4. 术前常规准备

（1）术前行抗生素皮肤过敏试验，术晨遵医嘱带入术中用药。

（2）协助完善相关术前检查：心电图、B超、出凝血试验等。

（3）术晨更换清洁病员服。

（4）术晨遵医嘱建立静脉通道。

（5）术晨与手术室人员进行患者、药物信息核对后，将患者送入手术室。

【术后护理措施】

1.外科术后护理常规 见表24-2。

表24-2 外科术后护理常规

术后护理 常规	严密监测生命体征 持续低流量吸氧 持续心电监护 床挡保护避免坠床
各管道观 察及护理	妥善固定留置针，保证静脉输液的通畅，注意观察穿刺部位 　皮肤有无红肿
疼痛护理	评估患者疼痛情况 有镇痛泵患者，注意检查管道是否通畅 疼痛评分≥4分，遵医嘱给予镇痛解痉药物，并及时评价效果 提供安静舒适的病房环境，保证良好的休息
基础护理	做好晨晚间护理、口腔护理、尿管护理、雾化吸入等

2.尿管护理 见表24-3。

表24-3 尿管护理内容

通畅	定时挤捏管道，使之保持引流通畅 避免打折、扭曲、压迫管道 及时排空引流袋，保持引流袋位置低于耻骨联合，防止尿液 　反流
观察并记录	观察尿液性状、颜色、量，并记录

续表

消毒	每日用含碘消毒液清洗外阴及尿道口周围 2 次，并保持外阴部的清洁和干燥
拔管	膀胱灌注者 1 ~ 2 天拔除尿管，开放手术者 7 ~ 10 天拔除尿管

3. 饮食护理　见表 24-4。

表 24-4　患者饮食护理

时间	进食内容	进食量
术后 6 小时内	禁食	—
术后 6 小时后	膀胱灌注者普食，开放手术者肛门排气后普食	少量多餐

4. 体位与活动　见表 24-5。

表 24-5　患者体位与活动

时间	体位与活动
全麻清醒前	去枕平卧位，头偏向一侧
全麻清醒后手术当日	平卧位、半卧位
术后第 1 ~ 7 日	卧床休息，鼓励自主翻身
术后第 7 日起	床旁适当活动

5. 健康宣教　见表 24-6。

表 24-6　膀胱过度活动症患者的出院宣教

饮食	鼓励患者多进食高蛋白、高维生素、高纤维素、易消化的食物，多吃新鲜蔬菜和水果，多饮水但避免一次性大量饮水。戒烟戒酒，不食含咖啡因等刺激性的饮料及食物。尽量白天饮水，临近夜晚减少饮水量或禁水。保持大便通畅

续表

膀胱及盆底肌训练	坚持膀胱及盆底肌训练，养成良好的排尿习惯，定时排尿
活动	避免过早参加体力劳动
皮肤护理	保持会阴部皮肤清洁干燥，避免皮肤及尿路感染
药物治疗	药物治疗需要较长的时间，指导患者坚持服药，严格遵医嘱，不随意增减药物剂量，若擅自停药可能会出现病情反复，从而影响治疗效果
心理指导	保持乐观愉悦的心情，适当参加社交活动，转移注意力，避免紧张的情绪

【并发症的处理及护理】

并发症的处理及护理　见表 24-7。

表 24-7　并发症的处理及护理

常见并发症	临床表现	处理
伤口感染	伤口红肿、疼痛	术后遵医嘱应用抗生素，保持外阴清洁
下肢静脉血栓	患侧肢体肿胀，局部疼痛	指导患者床上翻身，活动四肢。预防性使用气压式血液驱动仪按摩下肢
坠积性肺炎	肺部感染症状	指导患者有效深呼吸，由下至上轻叩背部，协助患者排痰，补充水分，如痰液黏稠不易咳出，可行雾化吸入

【特别关注】

（1）膀胱功能训练。

（2）记录排尿日记。

（3）药物治疗。

（4）心理干预及健康宣教。

【前沿进展】

自膀胱过度活动症的概念被提出后，许多学者开始研发和验证与膀胱过度活动症相关的各种评估工具。包括膀胱过度活动症症状评估工具（排尿日记、患者感知膀胱症状分级量表、尿急调查问卷、膀胱过度活动症主要症状问卷、膀胱过度活动症症状评分表等）、膀胱过度活动症患者生活质量评估工具（膀胱过度活动症调查表、King 健康问卷）、膀胱过度活动症患者治疗感受评估工具（膀胱过度活动症治疗满意度问卷、膀胱过度活动症病人疗效满意度问卷）等。

目前缺乏 OAB 诊断的客观检测方法。OAB 患者尿液中的神经营养因子 [包括神经生长因子（NGF）与脑源性神经营养因子（BDNF）、前列腺素、C 反应蛋白均有变化，这些指标可能成为 OAB 的生物诊断标志物，其中又以神经营养因子受到较多的关注。

由于 OAB 是一个症候群，主要采用排除诊断，治疗也主要针对缓解症状而不是病因治疗。治疗和预防 OAB 都需要了解其病理生理过程和危险因素。未来需要研究的领域包括与 OAB 相关的传导信号、OAB 的生物标志物（包括 NGF、促肾上腺皮质激素释放因子、前列腺素和炎性因子如 C 反应蛋白）、OAB 的治疗（包括 B3 受体激动剂、NGF 及 BDNF 拮抗剂）等。

OAB 对患者本人和社会都是一个很大的负担，其尿频症状不仅严重影响患者的生活、工作、社交活动等，而且容易使患者产生焦虑、抑郁、自卑等负面情绪，并且会严重影响患者的睡眠质量，近年来，尽管 OAB 的发病机制尚未完全阐明，但是其诊断及治疗方面取得了不小进步。治疗方面：药物治疗和行为治疗仍然是 OAB 患者的首选治疗。M 受体拮抗剂作为临床治疗 OAB 的一线药物，联合其他药物治疗是近期的研究热点，有研究表明，对于脑梗死的男性 OAB 患者，坦索罗辛联合索利那辛治疗能更有效地改善患者症状和生活质量，尤其是重度症状患者。行为治疗是 OAB 的另一个重要环节，通过对患者的心理干预，详细的沟通及健康宣教，制订一个科学、规范、患者依从性好的治疗方案，使患者逐渐建立良好而又规律的生活习惯，配合相应的药物治疗或者其他治疗方案，可达到减轻患者症状的目的。

【知识拓展】

尿液颜色与身体健康的关系

尿液是我们身体大循环里的"清道夫"，成分是 95% 的水加 5% 的代谢物，所以一些疾病可以从尿液的颜色上表现出来。

1. 透明带浅柠檬色　健康尿液的颜色是越清越好。让尿液变清需要多喝水，如果一天坚持喝 8 杯水，尿液应该呈现健康的颜色（水分可以从茶、水果及蔬菜中获得）。

2. 蒲公英黄　刚起床在肾脏里积存了整个晚上的尿液通常都是这个颜色。因为肾脏在夜间产生的尿液比较少，加上一夜的睡眠使人体处于相对脱水状态，所以清晨的尿液颜色较深，气味比较重。

3. 橙黄　尿液中有过多的维生素 B。服用过量的维生素 B 会导致尿液呈橙黄色，减少维生素剂量后尿液就会转清。医生建议维生素 B 每天的服用量最好不要超过 1 片。

4. 宝石红 吃了一些带有天然色素的蔬菜水果，如甜菜根、山莓和胡萝卜，都会使尿液呈现红色。但只是暂时的，多喝几杯开水就会慢慢还原。

5. 黄色中带有红色或者全程血尿 如果不是处于月经期，而尿液中带有红色，则很可能是尿路感染的症状。如果尿液的颜色不但变红，同时还伴有很重的气味，或是排尿时感到疼痛，那可能是尿路感染，或者膀胱炎，需要马上去医院寻求医生的帮助。

（汤亚菁）

第二十五章　女性压力性尿失禁的护理

【概述】

压力性尿失禁（stress urinary incontinence，SUI）是指打喷嚏、咳嗽、大笑或提取重物等腹压增高时出现不自主的尿液自尿道外口渗漏，多发于女性，尤其是经产妇和高龄女性，青少年少见。

【病因】

1. 较明确的相关因素

（1）年龄：高发年龄为 45 ～ 55 岁。

（2）生育史：生育的次数、初次生育年龄、生产方式、胎儿的大小等均与产后尿失禁的发生有显著的相关性。

（3）盆腔脏器脱垂：两者联系紧密，常伴随存在。

（4）肥胖：肥胖女性发生压力性尿失禁的概率显著增高，减肥可降低尿失禁的发生率。

（5）种族和遗传因素：尿失禁患者与其直系亲属患病率相关。白色人种女性患病率高于黑色人种。

2. 可能相关的危险因素

（1）雌激素水平不足。

（2）子宫切除术：子宫切除术后如发生压力性尿失禁，一般发生在术后半年到一年。

（3）吸烟：有资料显示吸烟者发生尿失禁的比例高于不吸烟者，可能与吸烟引起的慢性咳嗽和胶原纤维合成的减少有关，也有资料认为吸烟与尿失禁发生无关，尚有争议。

（4）体力活动：高强度的体育锻炼可能诱发或加重

尿失禁。

（5）便秘，肠道功能紊乱。

（6）慢性咳嗽。

【病理】

（1）产伤及盆腔手术等妇科手术史可引起支配尿道括约肌的自主神经或体神经发生异常。

（2）尿道固有括约肌缺陷，包括尿道平滑肌、尿道横纹肌、尿道周围横纹肌功能退变及受损，导致控尿能力下降。

（3）膀胱颈及近端尿道下移导致尿道过度活动，当功能性尿道变短时，增高的腹压仅传至膀胱而较少传至尿道，以致尿道压不能同步升高，从而引起尿失禁。

（4）雌激素水平降低等因素会影响尿道黏膜发育，导致其水封能力下降。

（5）尿道周围的支撑组织相关的神经功能障碍均可导致尿道关闭不全发生尿失禁。

（6）年龄的增长、尿道炎及尿道损伤等原因均可使尿道黏膜的封闭功能减退或消失。

【临床表现】

主要表现为打喷嚏、大笑、咳嗽等腹压突然增加时出现尿液不自主溢出。体征是在腹压增加时，能观察到尿液不自主地从尿道流出，停止加压动作时尿流随即终止。

【诊断要点】

1. 确定诊断

（1）询问病史和体格检查。

（2）根据排尿日记和国际尿失禁咨询委员会问卷表

简表（ICI-Q-SF）诊断。

（3）其他检查包括实验室检查和残余尿测定。

2. 程度诊断

轻度：一般活动及夜间无尿失禁，腹压增加时偶发尿失禁，不需要携带尿垫。

中度：腹压增加及起立活动时，有频繁的尿失禁，需要携带尿垫生活。

重度：起立活动或体位变化时即有尿失禁，严重影响患者的生活及社交活动。

3. 分型诊断

（1）解剖型和尿道固有括约肌缺陷型。

（2）腹压漏尿点压（ALPP）分型：

Ⅰ型压力性尿失禁：ALPP ≥ 90cmH$_2$O。

Ⅱ型压力性尿失禁：ALPP 60 ～ 90cmH$_2$O。

Ⅲ型压力性尿失禁：ALPP ≤ 60cmH$_2$O。

4. 常见合并疾病诊断

（1）膀胱过度活动症：怀疑膀胱过度活动症者参照 OAB 防治指南进行评估，推荐尿流动力学检查。

（2）盆腔脏器脱垂：压力性尿失禁常与盆腔脏器脱垂同时存在，盆腔脏器脱垂主要依靠妇科检查。

（3）排尿困难：对有排尿困难主诉的患者，高度推荐尿流率及残余测定。

5. 辅助检查

（1）血、尿常规，尿培养及肝肾功能。

（2）X 线检查、超声检查。

（3）尿流动力学检查。

（4）漏尿点压（LPP）测定。

（5）膀胱尿道镜检查。

（6）膀胱尿道造影。

（7）体格检查

1）局部皮肤检查，有无外阴湿疹、皮炎，尿道瘢痕坚固、阴道缩小。

2）盆底检查，了解有无子宫脱垂和阴道前壁或后壁膨出。

3）阴道检查，对曾有过经阴道手术史或外伤史者尤为重要。阴道前壁是否有过度瘢痕；有无阴道前壁脱垂、尿道憩室、囊肿等；阴道后穹隆是否持续流出较多液体，并证实液体是否从尿道外口流出。

4）其他检查，如腹部检查、全面神经系统检查、背部检查及肛门括约肌的张力检查等。

（8）排尿日记：是膀胱尿道功能障碍最重要的辅助诊断依据。根据不同的需要可设计不同内容的排尿日记，最重要的是记录患者每次排尿时间和排尿量；同时，记录每次饮水时间和饮水量，能有效鉴别患者尿频的原因是否与患者代谢异常或饮水过多有关；记录有无尿失禁及尿失禁前后的伴随症状（如有无尿频，尤其是尿急），能有效鉴别压力性尿失禁和急迫性尿失禁，甚至能明确两种尿失禁对患者影响的严重程度；记录患者排尿前后有无疼痛或疼痛部位，有助于了解患者有无间质性膀胱炎。排尿日记所记录的排尿量最大程度接近患者的生理排尿量，有助于尿流动力学检查时对膀胱最大测压容积的判断（表25-1）。

表 25-1　排尿日记

排尿时间	尿量 [尿垫（张/天）]	尿失禁伴随症状				
		疼痛	不舒适	尿意强烈	持续排尿感	流水声易触发

【治疗】

1. 保守治疗

（1）控制体重：肥胖是女性压力性尿失禁的明确危险因素。最新版的中国泌尿外科疾病诊断指南高度推荐：减轻体重可改善尿失禁症状。

（2）药物治疗：对于轻中度的女性压力性尿失禁患者，通过增加尿道阻力及增加尿道黏膜表面张力，以达到增强控尿能力的目的。临床可选用：①α受体激动剂：作用于外周交感神经系统，兴奋膀胱颈和后尿道的α受体，使该处的平滑肌收缩，提高尿道闭合压，以达到改善尿失禁症状的目的；②β受体拮抗剂：阻断尿道β受体，增强肾上腺素对α受体的作用；③雌激素：促进尿道黏膜、黏膜下血管丛及结缔组织增生，增加α受体的数量和敏感性，适用于绝经后及雌激素水平低下者。

（3）物理治疗和行为治疗：盆底肌运动。盆底肌是由肌肉、韧带及筋膜所组成的，它横置于耻骨至尾骨，主要用于承托及支持骨盆腔内的器官，如尿道、直肠、膀胱及子宫（女性）。盆底肌运动（又称为凯格尔运动）是一种简单易懂、无副作用、非手术和非药物的治疗方法，主要是训练轻、中度压力性尿失禁患者，令其恢复骨盆肌肉的强度、张力和耐力。此运动可采用三种姿势练习。

1）卧床姿势：双脚屈曲分开，用力收紧肛门周围、阴道口及尿道口盆底肌肉（像忍大便一样），尽量维持收紧提起肌肉5～10秒，然后放松休息10秒，此为一次。每天可分5节时间做此运动，每节做10次。做此运动时，注意臀部应紧贴床面，大腿内侧及腹部肌肉应保持放松（图25-1）。

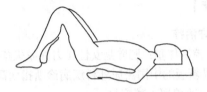

图 25-1 卧床姿势

2）站立姿势：双膝要微分、双肩垂直，然后收紧盆底肌肉，见图 25-2。

3）坐下姿势：双脚平放于地面、双膝微分、身微向前、双手平放在大腿旁，见图 25-3。

注意：做盆底肌运动时，保持如常呼吸，不可闭气或缩肚；在要打喷嚏、大笑或咳嗽时，应先收紧盆底肌，可加强骨盆或肌肉对盆腔器官的支撑力及增加尿道闭合力，有助于减少尿失禁的发生。盆底肌运动可配合日常生活进行，一般需 3 个月才可见到成果。

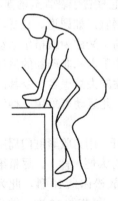

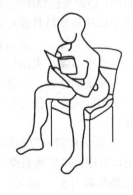

图 25-2 站立姿势 　　　　　图 25-3 坐下姿势

2. 手术治疗 主要适应证叙述如下。

（1）非手术治疗效果不佳或不能坚持者，预期效果不佳的患者。

（2）中重度压力性尿失禁，严重影响生活质量的患者。

（3）生活质量要求较高的患者。

（4）伴有盆腔脏器脱垂等盆底功能病变需行盆底重建者。

3. 手术方式

（1）中段尿道吊带手术：常用的悬吊方法有经阴道无张力尿道中段悬吊术（TVT，TVTO，Sparc，Monarc）、经阴道尿道 - 耻骨悬吊术（in-fast）、经耻骨上尿道 - 耻骨悬吊术（vesica）、膀胱颈射频悬吊术等（图 25-4）。

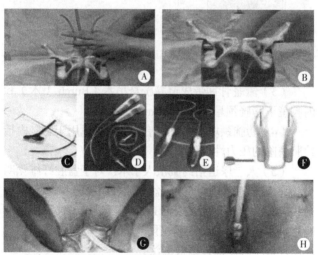

图 25-4　中段尿道吊带手术

（2）腹腔镜尿道下吊索手术：主要是治疗因尿道括约肌闭锁功能不全而出现的尿失禁，将吊索放置在尿道下沿合适位置，并将吊索两端缝合（图 25-5）。

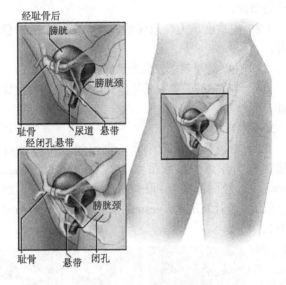

经耻骨后

膀胱

膀胱颈

耻骨   尿道 悬带

经闭孔悬带

膀胱颈

耻骨   悬带   闭孔

图 25-5　腹腔镜尿道下吊索手术

（3）骶耻骨韧带尿道膀胱悬吊术（Burch 手术）和内腔镜下膀胱颈悬吊术（Stamey 手术）。

（4）膀胱颈填充物注射治疗：主要适用于膀胱内括约肌缺陷的压力性尿失禁。

（5）人工尿道括约肌植入手术：对于盆腔纤维化明显，如多次手术、尿外渗、盆腔放疗的患者不宜使用。

（6）阴道前壁折叠术（kelly 折叠术），又称阴道前壁修补术：尤其是治疗伴有阴道壁膨出的患者，但因其远期疗效不确定而逐渐被淘汰。

【主要护理问题】

1. 焦虑 / 恐惧　与害怕手术，担心预后不良有关。

2. 排尿型态改变　与腹压突然增高、漏尿有关。

3. 疼痛 与手术创伤有关。

4. 自我形象紊乱 与长期尿液不自主外渗有关。

5. 潜在并发症 膀胱穿孔、阴道出血、排尿困难、感染、疼痛、逼尿肌活动过度。

【护理目标】

（1）患者焦虑，恐惧程度减轻，积极配合治疗及护理。

（2）患者恢复正常的排尿功能。

（3）患者主诉疼痛减轻，舒适感增加。

（4）患者自信心增加，生活质量提高。

（5）术后未发生相关并发症，或并发症发生后能得到及时发现和处理。

【术前护理措施】

1. 心理护理 患者因长期尿液不自主外渗，容易产生自卑、压抑等负性情绪，对手术治疗及预后问题的关注，也易产生担忧、焦虑、恐惧等情绪。主动关心患者，以亲切诚恳的态度与患者交流，耐心讲解与疾病有关的知识和治疗手段，取得信任，尽量满足患者的合理要求，减轻不良情绪的影响，增加其战胜疾病的信心。

2. 术前宣教 解释手术的必要性、手术方式、术后放置引流管的目的和注意事项，以及术后可能出现的不适与并发症。术前进行床上排便训练，教会患者如何在床上使用便盆。

3. 皮肤护理 预防胜于治疗是皮肤护理的要诀，臀部及会阴应定时清洁并保持皮肤干爽和滋润，需要时使用保护皮肤的软膏，协助患者选择合适的失禁用品。

（1）男性失禁护套：自动粘贴在内裤上，令使用者更觉方便自然，不易为人察觉。失禁护套备有两型号：80ml 的一般型及 100ml 的加强型（图 25-6）。

（2）女性失禁护理垫、成人尿不湿（图 25-7）。

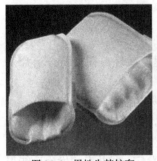
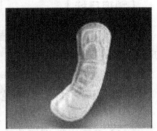

图 25-6　男性失禁护套　　　图 25-7　女性失禁护理垫、成人尿不湿

4. 胃肠道准备　指导患者平时多饮水，多吃新鲜蔬菜及水果，保持大便通畅，避免引起腹压增高的因素。术前禁食 8 小时，禁饮 4 小时，术晨遵医嘱静脉补液。

5. 术前常规准备

（1）指导患者修剪手指甲和脚趾甲。

（2）术晨更换干净清洁的病员服，取下眼镜、可活动义齿、首饰等物品。

6. 术前健康指导　术前应做会阴部肌肉收缩和放松训练，即提肛运动。方法：吸气时用力收缩肛门，保持 3 秒钟，呼气时放松肛门，每天 3 ～ 4 次，每次 10 ～ 20 分钟。

【术后护理措施】

1. 外科术后护理常规　见表 25-2。

表 25-2　常规护理内容

术后护理常规	严密监测生命体征 持续低流量吸氧 持续心电监护 床挡保护避免坠床
伤口观察及护理	观察阴道渗血情况，若发现出血较多，应及时通知医生处理
各管道观察及护理	保持输液管的通畅，妥善固定留置针，注意观察穿刺部位皮肤有无红肿
疼痛护理	评估患者疼痛情况 有镇痛泵患者，注意检查管道是否通畅，评价镇痛效果是否满意 疼痛评分≥4分，予心理护理，必要时遵医嘱给予镇痛解痉药物，并及时进行效果评价 提供安静舒适的病房环境
基础护理	做好晨晚间护理、口腔护理、尿管护理、定时翻身、雾化吸入等

2. 尿管护理　见表 25-3。

表 25-3　尿管护理内容

保持通畅	定时挤捏管道，使之保持通畅 勿折叠、扭曲、压迫管道 及时倾倒尿液，保持有效引流
妥善固定	卧位时：尿管及引流袋妥善固定于床旁；坐位或立位时：尿管位置不可高于耻骨联合 向患者及家属行健康宣教，防止尿管意外脱出
观察并记录	若尿管不慎脱出，应立即通知主管医生，遵医嘱重置尿管 观察记录颜色、量、性质等
清洁	每日消毒清洗尿道外口 2 次
拔管	术后第 2 日遵医嘱拔除尿管，观察排尿情况

3. 饮食护理 见表25-4。

表 25-4 患者饮食护理

时间	进食内容	进食量
术后 6 小时内	禁食	—
术后 6 小时后	普食	少食多餐

4. 体位与活动 见表25-5。

表 25-5 患者体位与活动

时间	体位与活动
全麻清醒前	去枕平卧位，头偏向一侧
全麻清醒后手术当日	平卧位或侧卧位，床上活动
术后第 1 日	床旁或病室内活动

5. 健康宣教 见表25-6。

表 25-6 女性压力性尿失禁患者的出院宣教

饮食	鼓励患者多食高蛋白、高维生素、高纤维素易消化的食物，多吃新鲜蔬菜和水果，保持大便通畅。指导患者多饮水，保证每日尿量在 2000～3000ml，达到内冲洗的目的，预防尿路感染及促使排尿功能早日恢复。保持适当的体重，避免肥胖引起的腹压增加
活动	出院 2 周后恢复正常活动，4 周内禁止体力劳动，术后 1 个月内避免性生活，以防感染 避免长时间站立、下蹲动作，避免增加腹压的行为 有节律地做盆底肌的收缩与放松运动，加强盆底肌的力量
随访	术后 6 周内至少随访 1 次

【并发症的处理及护理】

并发症的处理及护理见表 25-7。

表 25-7 并发症的临床表现及处理

常见并发症	临床表现	处理
阴道出血	阴道内填塞的纱条上有渗血	通知医生，遵医嘱应用止血药，延长纱条取出的时间，严密观察
排尿功能障碍	排尿困难和尿潴留	留置导尿或清洁间歇性自我导尿或膀胱造瘘
感染	尿路刺激征、发热、盆腔脓肿	行尿培养和药敏实验，遵医嘱使用有效抗生素，如出现盆腔脓肿，应切开引流
疼痛	TVT 术后部分患者可出现耻骨上疼痛，可放射至大腿根部致牵拉样感觉	不需特殊处理，3～6 个月内自行缓解
手术失败或尿失禁复发	尿失禁症状改善不明显	尿流动力学检查或尿道造影
悬吊作用不理想	尿失禁改善不明显	观察保守治疗，必要时可考虑重新手术
膀胱穿孔	膀胱阴道瘘	取出 TVT，留置尿管 1 周

【特别关注】

1. 健康教育 压力性尿失禁是女性高发病，虽然已引起各国的高度重视，但目前我国相关的专业性咨询和治疗服务机构很少，对压力性尿失禁的预防和治疗宣传不够，医护人员与公众对此病的重视不够，因此首先应提高公众认识，增加对该病的了解和认识，早发现、早处理，将其对患者生活质量的影响降到最低限度。医务人员应进一步提高对该病的认识，广泛宣传并提高诊治水平。

2. 避免危险因素 根据尿失禁的常见危险因素，采取相应的预防措施。对于家族中有尿失禁的发生史、肥胖、吸烟、高强度体力运动及多次生育史者，如出现尿失禁，应评估生活习惯与尿失禁发生可能的相关关系，并据此减少与易感因素的接触机会。

3. 选择性的剖宫产 选择性的剖宫产可作为预防尿失禁的方法之一，能一定程度上预防和减少压力性尿失禁的发生。但选择性剖宫产时，还应考虑到社会、心里及经济等诸多因素。

【前沿进展】

压力性尿失禁的社区护理

压力性尿失禁是一种常见的盆底功能障碍性疾病。据文献报道，在国外，尿失禁发病率高达 24%～64%，我国的成年女性压力性尿失禁的患病率为 20.66%，以中老年女性居多。因为此病没有生命威胁，症状又难以启齿，导致大多数女性特别是中、老年患者认为其是老龄化的一个自然过程而羞于求医，自行忍受，但长此以往对患者的身心健康、生活质量及社交都会造成不同程度的负面影响。随着我国进入老龄化社会，提高患者对此病的认识，对轻、中度压力性尿失禁的患者进行早期的行为干预日益引起社区护理专家的重视。国内对于社区压力性尿失禁的干预尚处于起步阶段，诊断治疗仅限于三级医疗机构，医疗资源无法得到充分利用和有效配置，但在国内某些发达城市，出现三级医院联合社区的方式对压力性尿失禁患者进行早期行为干预治疗，取得较好的效果，建议今后一方面将医疗资源充分引入社区；一方面培训社区护士掌握对压力性尿失禁患者的早期干预方法，便于社区患者的早期治疗，可有效改善患者的行为限制，增强社交能力，提高患者的总体生活水平。

【知识拓展】

排尿日记记录的是在正常日常活动中，患者在自然状态下的排尿（尿失禁）情况。通过排尿日记进行自我监测可以使患者对自己的行为进行调整，从而减少急迫性尿失禁的发生。排尿日记患者的回忆更精确，并且具有较好的重复性。排尿日记缺乏正式标准化的结构、内容和持续记录时间。持续时间可以从24小时到14天不等。记录时间较长的复杂表格可以获得较多资料，但是患者的依从性较低。

被描述的排尿日记有以下三种类型。

1. 排尿时间表　记录24小时内排尿的次数（和尿失禁事件）。

2. 频率 - 尿量表　排尿量也应被记录。

3. 膀胱日记　在记录基本信息的基础上还应记录一些附加信息，如尿失禁的次数、类型和程度，尿垫使用，液体和食物摄入及尿急的程度等情况。

排尿日记对患者和医生都非常有价值，因此排尿日记不仅可以作为初始评价的一部分，还应作为随访的工具。在临床上，记录24小时排尿日记对评价下尿路症状已经足够，若使用72小时排尿日记，应确保患者具有较高的依从性。

（朱　玲　曾子健）

第六篇 泌尿系统其他疾病的护理

第二十六章 肾上腺疾病的护理

第一节 皮质醇增多症的护理

【概述】

人体肾上腺是成对的器官，位于腹膜后，在双侧肾脏的内上方，肾上腺组织由外向内可分为皮质和髓质。皮质的主要生理功能是分泌皮质激素，即盐皮质激素、糖皮质激素和性激素。

皮质醇增多症（hypercortisolism），又称库欣综合征（Cushing syndrome，CS），是由于肾上腺皮质长期分泌过量糖皮质激素所引起的一系列临床综合征。其中，以垂体促肾上腺皮质激素（ACTH）分泌亢进引起者最为常见，称为库欣病（Cushing disease）。库欣综合征典型表现为：向心性肥胖、满月脸、水牛背、多血质、皮肤紫纹等。早期患者主要表现为高血压、肥胖，但向心性不明显，尿游离皮质醇明显增多。晚期患者主要体征为体重减轻、高血压、低血钾性碱中毒。多见于成人，以 20～40 岁居多，女性多于男性，男女之比为 1∶4，儿童、青少年也可患病（图 26-1）。

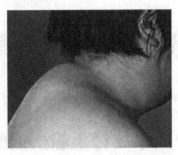

图 26-1　水牛背

【病因】

多种病因造成肾上腺皮质分泌过多的糖皮质激素（主要是皮质醇），主要与以下因素有关：①脑垂体的 ACTH 微腺瘤；②异位 ACTH 综合征；③肾上腺皮质腺瘤；④肾上腺皮质癌；⑤不依赖 ACTH 的双侧肾上腺小结节性增生，又称原发性色素性结节性肾上腺病；⑥不依赖 ACTH 的双侧肾上腺大结节性增生。

【病理】

皮质醇增多症可分为 ACTH 依赖性皮质醇增多症（丘脑 - 垂体性皮质醇增多症）和 ACTH 非依赖性皮质醇增多症（肾上腺性皮质醇增多症）。

肾上腺性皮质醇增多症的组织分型主要是肾上腺皮质腺瘤及皮质腺癌。

【诊断要点】

1. 临床表现

（1）向心性肥胖：是本病的主要症状之一，也是最早出现的症状。病人面圆呈暗红色，胸、腹、颈、背部脂肪肥厚，由于疾病后期肌肉消耗而四肢显得相对瘦小，从而形成特征性的满月脸、水牛背表现。

（2）皮肤变化：头面部皮肤菲薄，皮下血管明显，呈多血质面容。由于肥胖、皮肤菲薄、皮肤弹性纤维断裂等原因，下腹部两侧、股部、臀部、腋窝处常出现粗大的紫纹。手、脚、指（趾）、肛周常出现真菌感染。较重库欣病或异位 ACTH 综合征的病人皮肤色素明显加深。

（3）高血压和低血钾：皮质醇有明显的潴钠排钾作用，导致患者水钠潴留，血压增高。由于尿钾排出增加，可出现高尿钾、低血钾及轻度碱中毒（图 26-2）。

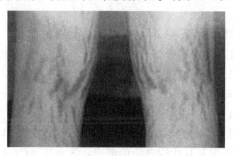

图 26-2　库欣综合征的皮肤紫纹

（4）糖尿病及糖耐量降低：过多的糖皮质激素促进糖原异生，同时又抑制组织利用葡萄糖，导致血糖升高，葡萄糖耐量降低，部分患者甚至出现继发性糖尿病，称类固醇性糖尿病。

（5）骨质疏松和肌萎缩：由于皮质醇有排钙作用，病程较长患者会出现骨质疏松。脊椎压缩畸形，身材变矮，有时会出现佝偻、骨折。

（6）性功能紊乱和副性征的变化：女性表现为月经不调、不孕、男性性征化表现（如女性生胡须、体毛旺盛、面部痤疮、阴蒂肥大及喉结增大等）；成年男性表现为阳痿或性功能低下；儿童表现为腋毛和阴毛的提早出现。

（7）生长发育障碍：少儿期患者生长发育受到抑制，青春期延迟。

（8）造血系统和机体免疫力的影响：红细胞增多症，表现为多血质；机体免疫力下降，容易发生感染，其中以肺部感染最多见。

（9）精神症状：失眠、注意力不集中、记忆力减退、忧郁等，严重者表现可类似抑郁症、躁狂症和精神分裂症。

2. 辅助检查

（1）超声检查。

（2）CT 检查。

（3）MRI 检查。

（4）^{131}I 标记胆固醇肾上腺皮质扫描。

（5）实验室检查：①血浆皮质醇测定；②24 小时尿游离皮质醇及其代谢产物的测定；③血浆 ACTH 测定；④地塞米松抑制试验。

【治疗】

库欣综合征治疗的基本内容和目标是：原发肿瘤的切除；高皮质醇血症及其并发症的及早有效控制；减少永久性内分泌缺陷或长期的药物替代。

1. 手术治疗

（1）肾上腺切除术：双侧肾上腺全切术、双侧肾上腺次全切术。

（2）肾上腺皮质肿瘤摘除术、肾上腺皮质癌切除术、垂体瘤切除术。

2. 垂体放疗　为库欣病的二线治疗。

3. 药物治疗

（1）阻滞肾上腺皮质激素合成的药物主要有米托坦、美替拉酮、氨鲁米特、酮康唑。

（2）神经调节药物有溴隐亭、卡麦角林等，抑制ACTH合成。

（3）糖皮质激素受体拮抗剂有米非司酮等。

【主要护理问题】

1. 焦虑/恐惧　与担心治疗及效果有关。

2. 自我形象紊乱　与糖皮质激素分泌过多引起患者形象改变有关。

3. 有受伤的危险　与患者肥胖、骨质疏松、高血压等有关。

4. 体液过多　与皮质醇增多引起的水钠潴留有关。

5. 有感染的危险　与皮质醇增多导致机体免疫力下降有关。

6. 活动无耐力　与能量代谢改变出现负氮平衡、向心性肥胖、骨质疏松、肌肉无力等因素有关。

7. 有皮肤完整性受损的危险　与皮质醇增多引起的皮肤改变及术后卧床有关。

8. 知识缺乏　与用药反应、疾病相关知识缺乏有关。

9. 潜在并发症　出血、肾上腺危象等。

【护理目标】

（1）患者焦虑、恐惧消除或减轻。

（2）患者形象紊乱情况得到改善，认可自我形象改变。

（3）患者未发生意外损伤。

（4）患者无水钠潴留。

（5）患者未发生感染，或者感染后能及时得到治疗与处理。

（6）患者根据自己的个体情况适度活动。

（7）患者皮肤未受损。

（8）患者及家属能了解与本病相关的病因、临床特征、治疗方法及效果，掌握康复相关知识。

（9）患者未发生相关并发症，或并发症发生后能得到及时治疗与处理。

【术前护理措施】

1. 心理护理

（1）耐心解释手术的必要性、手术方式、注意事项等，消除其紧张焦虑的情绪，树立战胜疾病的信心。

（2）鼓励患者表达自身感受，指导患者积极改善个体形象，帮助患者调整审美观，肥胖者穿合体的衣服，恰当地修饰打扮以增加心理舒适度和美感。鼓励家属主动与患者沟通，给予患者支持，消除自卑的心理。

（3）向患者讲解疾病相关的知识，介绍该疾病手术治疗成功的病例，向患者说明身体外形的改变是疾病发生、发展过程中的表现，只要积极配合检查和治疗，部分形象改变可恢复正常。

（4）教会患者自我放松的方法，评估患者对其身体形象改变的感觉及认知，多与患者接触和交流，交谈时语言要温和，态度要亲切。鼓励患者培养兴趣爱好，如读书或听音乐，舒缓焦虑紧张的心情。

（5）给予患者精神及心理支持，增强自信心，尊重患者。

（6）促进患者社会交往活动，鼓励其参加社区各种社交活动，教育周围的人群不要歧视患者，应尊重患者，共同促进其康复。

2. 饮食护理

（1）给予高蛋白、高维生素、高钾、低盐低钠（食盐 3 ～ 5g/d）、低糖、低胆固醇、低热量、易消化的食物，减少水的摄入，预防和控制水肿。鼓励患者多进食富含维生素 D 及钙的食物，预防和治疗骨质疏松。多食碱性食物，如蛋清、海带、豆类、蔬菜等。定时定量、少食多餐。忌烟酒。

（2）根据血糖调整进食种类与量，控制含糖量较高食物的摄入。

（3）术前禁食 8 小时，禁饮 4 小时。

3. 病情观察

（1）密切监测血压及血糖：及时调整用药，注意观察药物的副作用，做好护理记录。告知患者在情绪过度激动及活动量较大的情况下都有可能会造成血压骤升、头晕甚至卒倒等危险发生。血压骤升亦会引发脑出血及心力衰竭等心脑血管意外。故应向患者强调遵医嘱服用降压药物以控制血压、减少活动量、避免情绪过度激动的重要性。

（2）观察皮肤状况并加强护理：保持皮肤、黏膜的清洁，出汗较多者，及时更换被褥和衣服，穿宽松吸水性较好的纯棉衣物，不穿紧身衣裤。将衣物放在易取处，防止皮肤的擦伤。勤沐浴更衣，注意更换体位，保持床单位整洁。勤翻身，避免局部组织长期受压，避免皮肤破溃。

（3）观察电解质及出入量：准确记录 24 小时液体出入量，并保持出入量平衡。定期监测患者血 Na^+ 及血

K^+的浓度，如出现异常（如心律失常、恶心、呕吐、腹胀等低血钾的症状），及时通知医生处理，并遵医嘱静脉补液，维持水、电解质平衡。

（4）注意观察活动情况，避免碰撞、跌倒、剧烈活动，防止意外损伤。轻度水肿患者应限制其活动，重度水肿患者应严格卧床休息。改善病房环境，移除病房里不必要的摆设，卫生间设有扶手和防滑垫。避免剧烈的活动，变换体位动作时应轻柔，防止因跌倒或碰撞引起骨折。必要时使用助行器辅助行动。

（5）观察精神症状并加强护理。定时巡视病房，多与患者接触和交流，鼓励患者从事力所能及的事情以转移注意力，增强自信心和自我价值。指导家属多与患者交流，注意说话方式和语气，如发现患者有任何精神异常，及时报告护士。

4. 术前常规准备

（1）术前行抗生素过敏试验，术晨遵医嘱带入术中用药。

（2）协助完善相关术前检查：心电图、胸部 X 线片、B 超、CT 或 MRI。

（3）完成各项血液及体液检查：血常规、血生化、出凝血试验、尿常规、血浆皮质醇、24 小时尿游离皮质醇及血浆 ACTH 等。

（4）术晨更换清洁病员服，取下发饰、首饰、活动义齿，贵重物品交由家属保管。

（5）测量生命体征，注意病情变化，如有异常或女性患者月经来潮等及时通知手术医生决定是否需要延期手术。

（6）术晨与手术室人员进行患者、药物及其他相关信息核对后送入手术室。

【术后护理措施】

1. 外科术后护理常规 见表 26-1。

表 26-1 常规护理内容

麻醉术后护理常规	了解麻醉和手术方式、术中情况、切口位置以及引流管的位置与数量
	持续心电监护
	持续低流量吸氧，床挡保护防坠床
	严密监测生命体征，术后每30分钟测量血压、脉搏一次，并准确记录。待血压、脉搏平稳后，可适当延长生命体征的监测时间
	观察患者有无烦躁、谵妄，注意观察呼吸的频率和深度，监测血氧饱和度及各项生化指标，必要时行血气分析
伤口观察及护理	观察伤口有无渗血、渗液，若有，应及时通知医生并更换敷料
	观察腰腹部体征，有无腰痛、腰胀等
各管道观察及护理	输液管保持通畅，留置针妥善固定，注意观察穿刺部位皮肤，防止药液外渗，注意观察用药效果及不良反应
	各引流管予以标签注明类型、位置、更换时间，便于观察
	尿管护理内容详见表26-2
	胃管护理内容详见表26-3
	腹膜后创腔引流管护理内容详见表26-4
	评估患者疼痛情况
疼痛护理	有镇痛泵患者，注意检查管道是否通畅，评价镇痛效果是否满意
	遵医嘱给予镇痛药物
	提供安静、舒适的环境
基础护理	由于患者肥胖、皮肤薄，术后因疼痛活动受限，易出现压疮，应保持皮肤清洁、干燥，定时皮肤护理及翻身。做好口腔护理、尿管护理、温水擦洗、雾化、患者清洁等工作，预防感染
心理护理	鼓励安慰患者，消除其紧张、恐惧情绪

2. 尿管的护理 见表 26-2。

表 26-2 尿管护理内容

保持通畅	定时挤捏管道，保持通畅 管道勿折叠、扭曲，避免压迫管道 若引流不畅，先用手挤压引流管，必要时用生理盐水冲洗
无菌操作	定时排放集尿袋中的尿液，按时更换连接管和集尿袋 尽量减少接口处的拆卸，减少感染的机会，冲洗和更换时 　严格无菌操作
固定	妥善固定引流管，确保牢固，防止牵拉和滑脱 无菌集尿袋的位置应低于耻骨联合，以防止尿液反流导致 　感染 告知患者尿管的重要性，切勿自行拔出
观察并记录	观察引流液性状、颜色、量 观察患者水、电解质变化 定期检查尿常规和尿细菌培养，以便及时发现感染
拔管	保留尿管一般于术后 2～3 日拔除，拔管后注意观察患者 　自行排尿情况

3. 胃管的护理 见表 26-3。

表 26-3 胃管的护理内容

通畅	定时挤捏管道，保持通畅 勿折叠、扭曲、压迫管道 及时倾倒胃液，保持有效负压
固定	每班检查胃管安置的长度 每日更换固定胃管的胶布 胶布注意正确粘贴，确保牢固 告知患者胃管的重要性，切勿自行拔出
观察并记录	观察胃液性状、颜色、量；正常情况下引流液为草绿色，若引 　流液异常，应通知医生，给予止血、制酸等药物治疗 观察安置胃管处鼻黏膜情况，调整胃管角度，避免鼻黏膜受压 观察患者腹部体征，有无腹胀

续表

| 拔管 | 一般于术后 8 ~ 24 小时拔管，拔管时嘱患者深呼吸，在患者深呼气时拔管，到咽喉处时迅速拔出 |

4. 创腔引流管的护理　见表 26-4。

表 26-4　创腔引流管护理内容

保持通畅	定时挤捏管道，保持通畅 勿折叠、扭曲、压迫管道
无菌操作	每周无菌操作下更换引流瓶 1 次
妥善固定	每班检查引流管安置的长度 妥善固定引流管，确保牢固 告知患者引流管的重要性，切勿自行拔出
观察记录	观察创腔引流液性状、颜色及量；正常情况下，早期引流液为暗红色，后期为血清样淡红色。若短时间内引流出大量鲜红色引流液，伴血压下降、心率增快，甚至出现休克症状，应通知医生，给予止血、补液药物治疗，必要时手术止血 观察引流管处敷料是否清洁干燥，如有渗血，应及时更换 观察患者腰腹部体征，有无腰腹部胀痛 观察患者酸碱、电解质变化
拔管	创腔引流管一般于术后 3 ~ 5 日拔除

5. 饮食护理　手术患者清醒后，可嘱患者咀嚼口香糖，促进肠蠕动，以利于肛门早期排气。手术当天至肛门排气前禁食、禁饮。肛门排气后，可进流食，若无腹胀、腹痛等不适，可逐步过渡至正常饮食，宜进低热量、低糖、高蛋白、高钾、低钠、营养丰富、易消化食物，忌生冷、产气、刺激性食物。

6. 体位与活动　见表 26-5。

表 26-5　患者体位与活动

时间	体位与活动
全麻清醒前	去枕平卧位，头偏向一侧
全麻清醒后手术当日	平卧位或侧卧位
术后第 1～2 日	平卧、半卧位，增加床上运动
术后第 3 日	半卧位为主，可在搀扶下适当下床旁活动
术后第 4 日起	可在搀扶下适当屋内活动，并逐渐增加活动度

注：活动能力应当根据患者个体化情况循序渐进，对于年老或体弱的患者，应当相应推后活动进度。

7. 用药护理　见表 26-6。

表 26-6　患者用药护理

时间	用药护理
手术前	给予糖皮质激素治疗，一般于术前 12 小时及 2 小时分别给予肌内注射醋酸可的松 100mg
	控制血压，给予盐酸酚苄明片 10mg，2 次 / 日
	给予心血管扩张药，纠正心功能不全
	扩容治疗，术前 2～3 天给予静脉补液
	服用降糖药或胰岛素治疗，控制血糖在正常水平
手术中	氢化可的松 100～200mg，加入 5% 葡萄糖或生理盐水 500～1000ml 中缓慢静脉滴注
手术后	术后第 1 天：氢化可的松静脉滴注 200～300mg，休克患者加至 300～500mg 以上；肌内注射醋酸可的松 50mg，6 小时 1 次，或地塞米松 1.5mg，6 小时 1 次
	术后第 2 天和第 3 天：氢化可的松 100～200mg/d 静脉滴注；或地塞米松 1.5mg 肌内注射，8 小时 1 次；或醋酸可的松 50mg 肌内注射，12 小时 1 次
	术后第 4 天和第 5 天：氢化可的松 50～100mg/d 静脉滴注；或地塞米松 1.5mg 肌内注射，12 小时 1 次；或醋酸可的松 50mg 肌内注射，12 小时 1 次
	术后第 6 天及以后：糖皮质激素改维持量，泼尼松 5mg，每天 3 次，以后逐渐减至维持量

注：肾上腺切除术的患者需要终生服药以维持机体功能，因此应指导患者遵医嘱服药，不可擅自减药或停药。定期随访。

8. 健康宣教　见表 26-7。

表 26-7　皮质醇增多症术后患者的出院宣教

饮食	饮食规律，宜进低热量、低糖、高蛋白、高钾、低钠、营养丰富、易消化食物，防止水、电解质失调
活动	根据体力，适当活动，避免碰撞硬物，预防跌倒
服药	坚持规范应用糖皮质激素，应遵循按病情需要逐渐减量的原则，不得擅自减药或停药
复查	术后定期门诊随访，检查肝功能、血常规等
	术后每 3 个月复查一次，半年后每半年复查一次，至少复查 5 年

【并发症的处理及护理】

并发症的处理及护理见表 26-8。

表 26-8　并发症的处理及护理

常见并发症	临床表现	处理
出血	腹膜后引流管持续有新鲜血液流出，2 小时内引出鲜红色血液＞100ml 或 24 小时＞500ml 伤口敷料持续有新鲜血液渗出	保守治疗：静脉滴注止血药物 保守治疗无效者应及时行再次手术
肾上腺危象	乏力、食欲缺乏、心率快、呼吸急促、发绀、恶心、呕吐、腹痛、腹泻、高热、休克、昏迷甚至死亡	预防：术前、术中和术后均应补充皮质激素 治疗：快速静脉滴注皮质激素；纠正水电解质紊乱；对症处理
感染	伤口红肿且有异常分泌物，延迟愈合，发热等	预防：伤口有渗血、渗液时，及时更换敷料，严格遵循无菌操作原则 治疗：遵医嘱予抗生素治疗

【特别关注】

（1）皮质醇增多症的心理护理。

（2）肾上腺危象的护理。

（3）手术前后的药物治疗。

（4）预防感染。

【前沿进展】

研究揭示库欣综合征的致病基因和机制

上海交通大学医学院附属瑞金医院内分泌科和上海市内分泌肿瘤重点实验室的科研团队，发现了一种基因热点突变与肾上腺皮质肿瘤发生密切相关，并且发现了两种基因突变与其他亚型的关联，为肾上腺皮质肿瘤及库欣综合征的诊断、治疗提供了新思路。该研究相关成果在《科学》上发表。

以往的研究发现了一些存在于遗传性或散发性的遗传变异，在患有黏液瘤综合征以及原发性色素沉着性肾上腺皮质病的患者体内发现有失活性突变。研究人员在69.2%的良性肾上腺皮质瘤中发现了这种热点突变，在总计87例肾上腺皮脂腺瘤中证实65.5%的患者有这一突变，并描绘了肾上腺皮质瘤的整体突变图谱。同时，研究人员针对该突变进行了相关分子和细胞功能学验证，研究证明突变引起了蛋白活性的增加和磷酸化催化能力的增强，并且通过底物的磷酸化促进了肿瘤的发生和类固醇的生成。

课题负责人、瑞金医院内分泌科医生曹亚南博士表示，这项研究揭示了肾上腺肿瘤中多个亚型的关键致病基因，并通过结构和分子生物学技术系统分析了其突变的功能，为肾上腺库欣综合征未来诊疗技术的发展提供了基础。

【知识拓展】

Harvey Williams Cushing 生平和贡献

哈维·威廉斯·库欣（Harvey Williams Cushing，1869—1939）是美国第一位专门从事神经外科学的外科医师、神经生理学家。1869年4月8日出生于俄亥俄州的克利夫兰市（Cleveland, Ohio）一内科医生家庭。他于1895年获得了哈佛大学（Harvard University）的医学学位。在克利夫兰市实习一段时间后，于1900年旅欧深造。回国后就职于约翰·霍普金斯大学外科系。1912～1932年任哈佛医学院外科教授和波士顿彼得·本特·布里格姆医院外科主任。第一次世界大战期间，库欣在美国军队卫生部服役，1919年任美国远征军主任顾问医师。1933年任耶鲁大学神经系主任教授。他是神经外科领域的开拓者，曾经研究外科手术时血压变化及其控制方法；发明了经鼻窦进行垂体手术的途径；发明并确认了库欣综合征（包括嗜碱细胞增多症）及其他垂体激素分泌异常所引起的疾病；发明了现在仍使用的替代纯氯化钠的生理平衡的"库欣溶液"；率先应用了现在普遍使用的正压气管麻醉剂；解释了垂体腺和其他内分泌腺的巨大作用。

库欣在脑肿瘤方面贡献巨大。最先提出了颅内肿瘤的诊断、分级和分类方法；证明了增加脊髓压力最初会作用在迷走神经而产生心搏徐缓，随之动脉血压升高，这一结论保证了开颅手术的安全，并激发了深入的研究工作；率先在美洲使用血压计，并发明了至今仍在使用的银止血钳；1925年在大脑手术中首先使用电烙术；创造了在2000个病例中将死亡率由原来近100%减少到低于10%的先例。

库欣一生倡导严格、谨慎的临床工作作风。1932年创立了"哈维·库欣学会"（后改名美国神经外科专家协会）。他的著作甚多，1912年关于垂体肿瘤的专著是他最有价值的著作之一。1926年，他出版的《威廉·奥斯勒的生平》一书曾获得普利策奖奖金。1937年退休。1939年10月7日在康涅狄格州的纽黑文去世，享年70岁。

库欣综合征，由库欣在1912年首先报道。本征是由多种病因引起的以高皮质醇血症为特征的临床综合征，主要表现为满月脸、多血质外貌、向心性肥胖、痤疮、紫纹、高血压、继发性糖尿病和骨质疏松等。

1900年库欣曾用等渗盐水灌入狗的蛛网膜下腔以造成颅内压增高，当颅内压增高接近动脉舒张压时，血压升高、脉搏减慢、脉压增大，继之出现潮式呼吸，血压下降，脉搏细弱，最终呼吸停止，心脏停搏而导致动物死亡。这一实验结果与临床上急性颅脑损伤所见情况十分相似，颅内压急剧升高时，病人出现血压升高（全身血管加压反应）、心跳和脉搏缓慢、呼吸节律紊乱及体温升高等各项生命体征发生变化，这种变化即为库欣反应。这种危象多见于颅内压增高病例，慢性者则不明显。

（何　玮）

第二节　醛固酮增多症的护理

【概述】

醛固酮增多症（hyperaldosteronism）是指由不同原因造成肾上腺皮质球状带发生病变，分泌过量醛固酮，而导致人体内分泌代谢产生一系列紊乱现象，临床上表现为特征性高血压和低血钾的综合征。其中，因肾上腺皮质球状带自身发生病变引起的醛固酮增多症，称为原发性醛固酮增多症（primary hyperaldosteronism，PHA，简称原醛症）；由肾上腺皮质以外因素引起肾素 - 血管紧张素系统兴奋，所致的醛固酮分泌过量的醛固酮增多症称为继发性醛固酮增多症（secondary hyperaldosteronism，SHA，简称继醛症）。

原醛症是 1954 年由 Conn J. W. 首先报道，临床表现为低血钾、高血压、低血浆肾素、高血浆醛固酮的综合征，又称为 Conn 综合征（Conn's syndrome）。本病多见于成年人，发病年龄高峰为 30 ～ 50 岁，女性比男性多见。而继发性醛固酮增多症是由于肾素 - 血管紧张素系统兴奋所致的醛固酮过量分泌，肾素和醛固酮水平均明显增高，这是原醛症和继醛症的主要鉴别特征。

【病因】

1. 产生醛固酮的肾上腺皮质腺瘤（aldosterone-producing adenoma，APA） 病变发生在肾上腺皮质球状带，具有合成和分泌醛固酮功能的良性肿瘤。此症占原醛症的 40% ～ 50%，单侧占 90%，其中以左侧多见。肿瘤直径平均为 1.8cm，常有完整的包膜。

2. 特发性肾上腺皮质增生（idiopathic hyperaldosteronism，IHA） 表现为双侧肾上腺皮质球状带弥漫性或局灶性增生，占原醛症的 50% ～ 60%。对于其病因至今不明，大多数学者相信病因不在肾上腺本身。

3. 产生醛固酮的肾上腺皮质腺癌（aldosterone-producing adrenocortical carcinoma，APC） 少见，仅占 1%。本症除分泌大量醛固酮外，往往同时分泌糖皮质激素和性激素，并引起相应的生化改变和临床表现。该肿瘤早期即可发生血行转移，手术切除后易复发，预后差。

4. 原发性肾上腺皮质增生(primary adrenal hyperplasia, PAH) 罕见，在病理形态上同 IHA，生化指标和临床症状上类似 APA。怀疑病因在肾上腺本身，但确切病因仍不明了。

5. 糖皮质激素可抑制的醛固酮增多症（ glucocorticoid-suppressible hyperaldosteronism，GRA ） 属常染色体显性遗传病，病因可能是在皮质醇合成过程中某种酶系（如 17α-羟化酶）缺乏，使皮质醇合成受阻，但 ACTH 负反馈分泌增多，导致原醛症。

6. 肾上腺外分泌醛固酮的肿瘤（ectopic aldosterone-producing neoplasm ） 罕见，曾有报道有卵巢肿瘤和肾肿瘤引起的原醛症。认为是胚胎发育过程中残留在某些器官的肾上腺皮质组织发生的恶性肿瘤，肿瘤具有分泌醛固酮的功能。

【病理】

醛固酮是作为一种皮质激素参与体内水电解质的调节，其主要生理作用是促进肾脏远曲小管钠离子的重吸收和钾离子的排泄，即通过 Na^+-K^+ 交换来实现。正常生理性的醛固酮分泌主要依靠三方面的因素调节：肾素 - 血管紧张素 - 醛固酮轴、血清钾、ACTH 和醛固酮刺激因子。这三种起主要作用的是肾素 - 血管紧张素 - 醛固酮轴。

当体内醛固酮分泌过多，肾脏远曲小管和集合管 Na^+ 重吸收明显增多，尿中 Na^+ 排出减少，体内 Na^+ 潴留，导致体内水钠潴留，血容量增加；与此同时，当远曲小管中 Na^+ 被重吸收后，肾小管腔内液的电离状态为负性，肾小管细胞内的 K^+、H^+ 等阳离子即顺着电化学梯度至肾小管腔内而随尿液排出，随着大量的 Na^+ 重吸收，大量 K^+ 被动排出，造成体内缺钾，患者则表现为严重的低钾血症。

当水钠潴留，血容量增加到一定程度，Na^+代谢出现"脱逸现象"，Na^+在近曲小管的重吸收减少。由于醛固酮过量分泌，循环血量增加，反而使肾素的分泌受到抑制，导致患者肾素 - 血管紧张素活性降低。同样，由于醛固酮分泌过量，尿中长期大量丢失K^+。细胞外液中的K^+浓度下降，迫使细胞内K^+转移至细胞外，以交换Na^+和H^+进入细胞内，导致细胞外碱中毒和细胞内酸中毒。远曲小管中Na^+-K^+交换仍继续进行，抑制Na^+-H^+交换，肾小管细胞内分泌H^+减少，尿液中呈中性或弱碱性而不呈酸性。

【诊断要点】

1. 临床表现

（1）高血压综合征：高血压是原醛症最早出现的症状之一，随着病情变化，血压逐渐升高，呈中等或稍严重水平，一般呈良性高血压进程，恶性高血压少见。患者会出现头昏、头痛、耳鸣、视力下降、视盘水肿、高血压眼病等病变。引发高血压的相关因素：①水钠潴留导致的血容量增加；②细胞内钠浓度升高，导致血管壁对血中加压物质反应增强；③动脉血管壁平滑肌细胞内的Na^+增加，细胞内水潴留，使细胞肿胀、管腔狭窄，外周阻力增大。

（2）低血钾综合征：疾病早期，由于细胞内钾的外移血钾水平尚能维持在正常低限，随病程的进展，机体逐渐对低钾血症失代偿，出现不同程度的低血钾。因此，一般认为低血钾是原醛症的后期表现。低血钾者早期可表现为腹胀、肠蠕动减弱，随着病情进展常表现为乏力、倦怠、虚弱、四肢软弱无力或典型的周期性瘫痪；严重者可出现呼吸和吞咽困难。心电图表现：Q—T间期延长，T波增宽、压低或倒置，U波明显；严重者可出现心律失常，如房室传导阻滞、期前收缩、心室颤动等。

（3）失钾性肾病：长期低血钾可导致肾小管上皮空泡样变性、肾浓缩功能减退，患者出现烦渴、多饮、多尿、夜尿多、尿比重低等。

（4）酸碱平衡失调和低钙、低镁血症：细胞内钠、氢离子的增加，会导致细胞内酸中毒和细胞外碱中毒。细胞外液碱中毒时，游离钙减少，导致低钙血症。由于醛固酮促进镁的排泄，致尿镁增多、血镁降低。低钙、低镁更易引起肢端麻木、手足抽搐和痛性肌痉挛。因此在补钾治疗时应同时补充钙和镁。

2. 定性诊断　高血压患者如果出现：①一般降压药物疗效不明显或无效；②伴有低血钾症；③伴有肌无力或周期性瘫痪；④应用利尿剂后出现肌无力或周期性瘫痪；⑤肾功能减退而尿液呈碱性。应疑有原发性醛固酮增多症的可能，行进一步检查。

3. 辅助检查

（1）实验室检查

1）血钠、血钾：血钠往往在正常值范围或略高于正常，一般＞140mmol/L。多数患者呈持续性低血钾，血钾≤3.5mmol/L，也有部分患者出现间歇性低血钾，少数患者血钾可正常或在正常值的低限。

2）尿钾：24小时尿钾如果超过25～35mmol/L，有临床意义。

3）血醛固酮测定：醛固酮分泌呈间歇性节律，需多次测定，常以上午8时或下午4时检测值为准。正常值：卧位为9.4～253pmol/L；立位为110～923pmol/L。原发性醛固酮增多症表现为血浆醛固酮明显增高。继发性醛固酮增多症与原发性醛固酮增多症的鉴别有赖于血浆肾素活性和血管紧张素Ⅱ的测定。

4）血浆肾素测定：正常值：卧位为 0.07～1.47nmol/（L·h）；立位为 1.5～5.0nmol/（L·h）。原发性醛固酮增多症血浆肾素降低，立位无分泌增加反应；继发性醛固酮增多症血浆肾素水平升高。

5）肾素活性测定：正常人在限盐的情况下，站立 4 小时后测定肾素多应超过 2.46nmol/L，如果低于此值，考虑肾素活性较低。但大约有 30% 原发性高血压者其肾素活性低于正常。因此，血浆肾素活性降低并非原发性醛固酮增多症所独有。

6）血浆血管紧张素Ⅱ（AgⅡ）的测定：其临床意义同 PRA。正常值：卧位为 11.8～95ng/L；立位为 92.5～150ng/L。

7）24 小时尿醛固酮的测定：正常值为 5.5～33.3nmol/24h（2.0～13.3μg/24h）。其临床意义同血醛固酮，但血醛固酮只反映某一点时的激素水平，尿醛固酮反映 24 小时分泌代谢的综合水平，故其是反映体内醛固酮更加敏感的指标。

8）肾素活性刺激试验（醛固酮刺激试验）：对于原醛症患者，刺激试验不如抑制试验敏感和具特异性，只有当严重高血压不宜行抑制试验时方采用刺激试验。一位可疑原醛症的患者，如证实血和尿醛固酮水平增高且不受高钠抑制，有自发性低血钾伴尿钾排出增多，血浆肾素活性水平降低且不易兴奋，糖皮质激素分泌正常，则原发性醛固酮增多症的诊断基本确立。

（2）影像学检查

1）超声：在肾上腺占位性病变中可作为初始检查手段。皮质腺瘤大于 1cm，超声可以清楚显示。对于小腺瘤和特发性肾上腺皮质增生的结节则在超声下难以区分。

2）CT 和 MRI：诊断准确率可达 90% 以上，已成为诊断肾上腺疾病的首选方法。当发现肾上腺内实性肿物，肾上腺腺瘤诊断基本确定；如果大于 3cm，边缘不光滑，形态呈浸润状，结合病史需考虑皮质腺癌。MRI 效果不如 CT，但宜用于孕妇肾上腺可疑病变的诊断。

3）^{131}I 胆固醇肾上腺扫描：如一侧肾上腺放射性碘浓集，提示该侧有醛固酮瘤的可能；如双侧肾上腺放射性碘浓集，提示为双侧增生或双侧腺瘤的可能；如一侧放射性碘浓集一侧淡，则需行地塞米松抑制试验——醛固酮瘤，瘤体侧放射性碘浓集；IHA，双侧肾上腺均有轻度放射性碘浓集。

4）肾上腺静脉导管术：选择性双侧肾上腺静脉插管，并收集每侧导管的血液标本进行醛固酮测定。如果一侧是对侧的两倍，或者两者浓度相差 5.0pmol/L 以上，数值高的一侧为醛固酮瘤。如果两侧均升高但浓度相差 20%～50%，可诊断为 IHA。该方法诊断率可达 100%，但由于该检查的有创性，且技术要求高，一般不作为常规检查。

原醛症诊断明确后，需做病因方面的鉴别，特别应区别 APA 和 IHA，因为前者手术治疗疗效佳，后者可采用药物治疗。

【治疗】

1. 药物治疗 适用于术前准备和 IHA 的治疗。常用螺内酯（安体舒通），它能拮抗醛固酮，与醛固酮受体发生竞争性结合，但无生物活力，起到排钠、潴钾和降压的作用；初始剂量为 20～40mg/d，逐渐递增，最大 < 400mg/d，2～4 次 / 日。IHA 手术疗效欠佳，一般以

药物治疗为主。

2. 外科治疗　其他原醛症以外科治疗为主，其中肾上腺皮质腺瘤应首选手术切除；原发性肾上腺皮质增生可做一侧（一般为右侧）肾上腺全切除和对侧肾上腺次全切除；肾上腺皮质腺癌需做肿瘤根治性切除，必要时行周围淋巴结清扫术。

【主要护理问题】

1. 体液过多　与肾上腺皮质球状带分泌的盐皮质激素醛固酮过量引起的水钠潴留有关。

2. 体液不足　与手术后激素撤退引起的血管扩张、水电解质平衡紊乱有关。

3. 疼痛　与手术创伤及二氧化碳气体残留积聚膈下刺激膈神经反射有关。

4. 焦虑　与长期高血压和担心疾病预后等有关。

5. 知识缺乏　与不了解疾病的相关知识有关。

6. 有受伤的危险　与醛固酮潴钠排钾、低钾性肌麻痹引起松弛性瘫痪有关。

7. 潜在并发症：有感染的危险　与手术、留置各种管道等有关。

【护理目标】

（1）患者未出现水肿或水肿程度有所减轻。

（2）患者未出现体液不足的现象。

（3）患者主诉疼痛有所减轻或缓解。

（4）患者主诉焦虑程度减轻或缓解。

（5）患者能复述有关疾病的相关知识。

（6）住院期间患者未发生跌倒/坠床等意外伤害。

（7）患者在住院期间未发生切口、呼吸系统、泌尿系统、皮肤等感染，或发生并发症后能得到及时治疗及处理。

【非手术治疗的护理措施】

1. 心理护理 观察病人情绪及心理变化，加强与病人的沟通交流，给予心理支持，减轻病人紧张恐惧的心理，避免因过度激动而诱发或加重病情。

2. 饮食护理 指导患者进食高蛋白、高维生素、低钠、高钾的饮食，限制每日钠摄入量不超过 1.5g，必要时可口服钾。

3. 活动与休息 限制病人活动范围，切忌剧烈运动，居住环境内避免过多的杂物，防止跌倒。

4. 病情观察 监测血压、血钾、肾功能，遵医嘱按时给予抗高血压药，并观察用药效果及不良反应；病人低血钾时易出现心动过速、期前收缩，甚至发生心搏骤停，应随时观察病人的心率、心律的变化，避免意外发生。

5. 用药护理

（1）遵医嘱补钾，静脉补钾时应注意钾的浓度及补液滴速，且避免外渗，并随时监测病人血钾的变化。

（2）给予排钠保钾的醛固酮拮抗药，如螺内酯（安体舒通）等需观察血钠、血钾情况，并适当补充钙剂。观察有无胃肠道不适，记录 24 小时尿量，以便了解病情变化和治疗效果。

【术前护理措施】

1. 心理护理

（1）解释手术的必要性、手术方式和注意事项。

（2）与患者多沟通，鼓励患者表达自身感受。

（3）介绍同类疾病治疗后的成功案例，增强患者信心。

（4）教会患者自我放松的方法。

（5）给予患者精神及心理支持。

2. 饮食

（1）给予高蛋白、高维生素、高钾、低钠、易消化食物。

（2）术前 8 小时禁食，4 小时禁饮。

3. 病情观察

（1）注意出入量及电解质的监测。

（2）观察血压及给予降压药后的疗效及副作用，并做好记录。

（3）注意活动情况，防止意外伤害发生。

（4）观察患者情绪、了解患者心理状况，给予及时干预。

4. 术前常规准备

（1）完善术前相关检查：胸部 X 线片、心电图、彩超、MRI 或 CT。

（2）完善各项体液、血液检查：尿常规、血常规、血生化、凝血功能、输血全套、血醛固酮、肾素、血管紧张素等（注意肾素、血管紧张素抽血前的体位指导）。

（3）术前遵医嘱行抗生素过敏试验，术晨遵医嘱带入术中用药。

（4）术前一日注意患者清洁及对手术切口部位的预处理，脐部是重点处理部位，术晨更换清洁病员服。

（5）遵医嘱安置胃管。

（6）术晨与手术室人员核对病员身份、药物及其他相关信息，无误后送入手术室。

【术后护理措施】

1. 外科术后护理常规　见表 26-9。

表 26-9　常规护理内容

全麻术后护理常规	了解麻醉和手术方式、术中情况
	持续心电监护，严密监测生命体征
	持续低流量吸氧
	床挡保护防坠床
病情观察	输液管保持通畅，留置针妥善固定，注意观察穿刺点周围皮肤情况及留置时间，若有异常及时处理
	留置尿管按照尿管护理常规进行，视患者情况尽早拔除尿管，拔管后注意关注患者自行排尿情况
	引流管妥善固定，保持通畅，避免折叠、牵拉；观察引流液的颜色、性状、量，发现异常及时处理
	观察伤口及敷料情况，有渗液与脱落应及时更换
	观察腰腹部体征，有无腰部胀、痛等
基础护理	做好口腔护理、尿管护理、定时翻身、患者清洁等工作
心理护理	安慰鼓励患者，消除其恐惧、紧张情绪

2. 饮食护理　一般肛门排气后，开始进食易消化、富含维生素、营养丰富的饮食，由术后流质、术后半流质到普食，循序渐进。

3. 体位与活动　见表 26-10。

表 26-10　患者的体位和活动

时间	体位与活动
全麻清醒前	去枕平卧位，头偏向一侧，避免误吸
全麻清醒后手术当日	平卧位或侧卧位
术后第 1 日	自主卧位，患侧卧位为主，利于引流
术后第 2～3 日	半卧位，体力允许时在搀扶下床边适当活动

注：嘱患者在床上活动，促进血液循环，促进肠蠕动，活动双下肢，预防下肢静脉血栓，必要时遵医嘱予下肢气压治疗。

4. 预防感染　患者免疫力低下，术后易发生感染。定时为病人翻身、叩背，协助排痰，行雾化吸入，预防肺部感染及肺不张等并发症发生；加强皮肤护理，预防压疮的发生；做好尿管护理，保持会阴部清洁，嘱患者多饮水达到内冲洗的目的，预防泌尿系统感染；密切观察伤口情况，保持伤口引流管通畅，敷料浸湿及时更换等，预防伤口感染的发生。

5. 健康教育　见表 26-11。

表 26-11　醛固酮增多症患者的出院宣教

休息与活动	出院后 3 个月内多休息，避免重体力劳动或剧烈运动，应根据自身情况，选择合适的锻炼
饮食指导	进食低盐、低脂、高维生素、富含粗纤维、易消化食物，戒烟、戒酒
用药指导	少数病人手术后血压仍高，主要由高血压继发小动脉玻璃样变所引起。遵医嘱用药，不擅自减药或停药，必要时到医院就诊
定期随访复查	血压、血生化检查、内分泌学检查、泌尿系统超声，必要时 CT 检查
指导病人自护	鼓励病人自理生活、监测血压等

【并发症的处理及护理】

并发症的处理及护理见表 26-12。

表 26-12　并发症的处理及护理

常见并发症	临床表现	处理
出血	引流管持续有新鲜血液流出，2 小时内引流鲜红色血液 > 100ml 或 24 小时 > 500ml；伤口敷料持续有血液渗出；患者脉搏加快、血压下降、尿液减少等失血表现	保守治疗：静脉滴注止血药物，加快补液速度，输血，使用升压药、吸氧等。保守治疗无效时及时再次手术

续表

常见并发症	临床表现	处理
感染	畏寒或寒战,体温升高,引流液浑浊呈脓性,伤口难愈合	抗炎治疗,高热时予物理降温或药物退热治疗
高碳酸血症	疲乏、烦躁、面色发绀、呼吸深慢、心律不齐	予低流量吸氧,提高氧分压,利于二氧化碳排出
高血压	头痛、疲乏、恶心、呕吐、视物模糊	密切监测血压及症状、体征,遵医嘱给予降压药物等
低血钾	肌无力、呼吸困难、多尿、腹胀	监测血钾及24小时出入量,谨慎补钾
皮下气肿	组织散在皮下气肿、握雪感	低流量、间断吸氧

【特别关注】

(1)饮食及活动的护理。

(2)血压及血钾的监测。

(3)用药的护理。

(4)术后并发症的观察及处理。

(5)健康宣教。

【前沿进展】

腹腔镜肾上腺手术已经广泛应用于 APA 治疗中,随着外科技术的发展,微创外科技术已成为外科发展的新方向。

(1)单孔腹腔镜(laparoendoscopic single-site surgery,LESS):将传统腹腔镜多个体表穿刺操作孔道汇集于一个操作孔道中,在脐上做一个 2cm 长的弧形伤口,从而减少对腹壁的创伤,减轻术后疼痛,降低与穿刺相关的并发症的发生率,减轻手术瘢痕,促进术后恢复。

(2)机器人辅助泌尿腹腔镜(robotic-assisted

surgery，RAS）：机器人为外科医生提供如开放手术般的操控感、关节活动以及更加稳定的三维视觉，更利于精细操作，更加节省人力，而且可以实现远程遥控手术，但是由于高资金投入、操作程序和相关研究的资料有限等因素，暂时没有广泛地运用于临床中。

（3）经自然腔道内镜手术（natural orifice translumenal endoscopic surgery，NOTES）：是以软式内镜为治疗工具，不经皮肤切开，经空腔、阴道、结直肠等自然腔道对腹腔疾病进行治疗的微创外科治疗方法，它可以降低开放手术和腹腔镜手术造成的不必要的创伤，减轻疼痛，降低切口感染，以及手术引起的肠梗阻、肠粘连的发生。NOTES 代表着即将到来的微创泌尿外科新时代。

【知识拓展】

30%～35% 的原发性醛固酮增多症发病的原因是单侧的肾上腺瘤，对于这部分患者来说最好的方法是切除患侧的肾上腺瘤，术后部分患者会发生一过性的醛固酮降低。绝大多数患者醛固酮功能能恢复正常。

2012 年 1 月，一名 66 岁的老年妇女来到加拿大温哥华圣保罗医院，对泌尿外科门诊医师说，她患有 13 年高血压，并被发现有低钾血症。于是圣保罗医院对她进行了检查，发现血压 134/83mmHg，血醛固酮 688pmol/L，左侧肾上腺 1.8cm 腺瘤，右侧肾上腺正常。于是她被诊断为左侧肾上腺瘤，原发性醛固酮增多症。给予后腹腔镜左侧肾上腺切除术，术中发现左侧棕黄色肾上腺肿瘤 1.8cm，包膜完整。术后 4 周，患者门诊复查时诉头轻飘，血压降至 102/77mmHg，血钾升至 6.1mmol/L，被诊断为醛固酮功能不足。然而术后 6 个月时复查，血压又回升至 122/72mmHg，血钾 4.2mmol/L，醛固酮功能正常。

本病例告诉我们，机体对异常的情况会进行相应的调整，长时间醛固酮水平升高，导致机体对高醛固酮血症耐受，在患侧腺瘤切除后，正常水平的醛固酮不能使已经耐受的肾小管恢复功能，于是发生了一过性的醛固酮功能降低、低血压、高血钾。然而机体能够感知这种变化，并且做出增加对醛固酮敏感性的回应，这说明机体是具有调整适应能力的，可能与受体数量和活性的上调/下调有关。医务人员应以发展变化的眼光看待机体。此外，高钾血症和低血压可能会引起严重的后果，如心律失常、头昏、无力等，因此对原发性醛固酮增多症而言，术后的复查也有关注价值！

（李雨洁　钟尤玉）

第三节　儿茶酚胺增多症的护理

【概述】

儿茶酚胺是肾上腺素、去甲肾上腺素和多巴胺的总称。儿茶酚胺增多症是体内嗜铬细胞生成过多的儿茶酚胺从而引起以高血压为主要特征的临床综合征，主要包括肾上腺嗜铬细胞瘤、副神经节瘤（肾上腺外嗜铬细胞瘤）及肾上腺髓质增生；多发性内分泌肿瘤Ⅱ型。男女发病率大致均等，20～50岁较多见。

【病因】

1. 嗜铬细胞瘤（pheochromocytoma，PHEO）　主要发生在肾上腺髓质，但交感神经系统及其他部位亦可发生，如颈动脉体、主动脉旁的交感神经节和嗜铬体；嗜铬细胞瘤也可发生在膀胱等处。嗜铬细胞瘤多为良性肿瘤，恶性肿瘤发生率为 5% ～ 10%。

2. 肾上腺髓质增生（adrenal medullar hyperplasia）　髓质体积增加两倍以上是诊断肾上腺质增生的病理依据。肾上腺髓质增生病因不明，表现为双侧肾上腺体积增大，可不对称，有时可见结节样改变。此病较少见。

【病理】

嗜铬细胞瘤来源于肾上腺髓质及交感神经系统的嗜铬组织，如腹腔神经丛，纵隔、颈部交感神经节，颅内及膀胱等处。肾上腺嗜铬细胞瘤约占 85%，其中 10% 为双侧性。10% 以上为肾上腺外的嗜铬细胞瘤。肿瘤有完整的包膜，呈圆形或椭圆形，表面光滑，其旁可见被肿瘤压迫的扁平肾上腺组织。肿瘤切面呈红棕色，富有血管，质地坚实，还可见出血灶、坏死和囊性变。瘤组织由纤维条索分隔；瘤细胞大小形态不一，胞质丰富并含有较多颗粒。铬盐染色后，胞质内可见棕色或黄色颗粒。不能根据瘤细胞的形态判断肿瘤的良、恶性。恶性嗜铬细胞瘤的发生率不足 10%，瘤体常较大。恶性病变的征象为有转移和周围组织侵犯，血管和淋巴管中有癌栓形成。

【诊断要点】

1. 临床表现

（1）高血压：成年人以高血压、头痛、心悸、多汗为主要症状。高血压是最常见的临床症状，表现为阵发性高血压和持续性高血压或持续性高血压阵发性发作。

1）阵发性高血压患者约占 1/3，多见于女性患者，可因突然的体位变化、取重物、咳嗽、情绪波动等因素诱发。发作时收缩压骤升，伴剧烈头痛、心悸、大汗淋漓、面色苍白、恶心、呕吐、视物模糊等。严重者可有心力衰竭、肺水肿、脑出血等。

2）持续性高血压患者约占 2/3，平时可有心悸、多汗、对热敏感、直立性低血压。常用降压药效果不佳。

（2）代谢紊乱：大量儿茶酚胺分泌可引起多种代谢紊乱。由于基础代谢增高，肝糖原分解加速和胰岛素分泌受抑制，可出现高血糖、糖尿和糖耐量异常；由于脂肪代谢加速，血中游离脂肪酸和胆固醇浓度增高；少数病人还可能有低血钾表现。

（3）特殊类型的表现

1）儿童嗜铬细胞瘤：嗜铬细胞瘤 10% 为儿童发病，多见于家族性疾病。以持续性高血压多见，肿瘤多为双侧多发性，易并发高血压脑病和心血管系统损害。

2）肾上腺外嗜铬细胞瘤：如膀胱嗜铬细胞瘤，常在排尿时和排尿后出现阵发性高血压，有心悸、头晕、头痛等症状。其他肾上腺外的嗜铬细胞瘤，可能出现受累器官的相应症状。

2. 辅助检查

（1）实验室检查

1）肾上腺髓质激素及其代谢产物测定

A. 儿茶酚胺：包含肾上腺素、去甲肾上腺素和多巴胺，24 小时尿内儿茶酚胺含量升高两倍以上即有意义。症状发作时应收集 3 小时尿送检。

B. 24 小时尿香草扁桃酸（VMA）测定：VMA 是肾上腺素和去甲肾上腺素的代谢产物，由尿液排出体外。通常需送检 24 小时尿标本 3 次。正常值范围依采用的实验方法而定。

C. 血儿茶酚胺测定：在高血压发作时测定有重要意义。某些食物和药物（如咖啡、香蕉、柑橘类水果、阿司匹林等）可干扰其测定值，故做上述检查前必须停用。

2）药物试验：有一定危险性，且有假阳性和假阴性，仅适用于诊断困难的病人。

A. 组胺激发试验：适用于怀疑无症状的嗜铬细胞瘤。

B. 酚妥拉明抑制试验：适用于高血压患者。

（2）影像学检查

1）B 超：肿瘤检出率高，操作简便、费用低，可反复检查，B 超扫描范围广，可用于普查筛检。

2）CT 平扫＋增强：优点是价格适中、敏感性高、扫描时间短，可发现肾上腺 0.5cm 和肾上腺外 1.0cm 以上的 PHEO。对嗜铬细胞瘤检出率可达 90% 以上，对肾上腺内嗜铬细胞瘤检出率近 100%，而对肾上腺外嗜铬细胞瘤的检出率近 70%。CT 能同时了解肿瘤与周围血管、脏器的关系。髓质增生者 CT 可显示肾上腺体积增大，但无肿瘤影像。

3）MRI：优点是可做不同方向的扫描，如矢状和冠状切面，提供肿瘤与周围组织的解剖关系；无射线危害，不需注射造影剂。肿瘤检出率与 CT 相似。

4）放射性核素 ^{131}I- 间碘苄胍（^{131}I-MIBG）：肾上腺髓质显像 MIBG 的结构与去甲肾上腺素相似，是一种肾上腺素能神经阻滞剂，可被嗜铬细胞摄入，由标记的放射性核素示踪，故能显示嗜铬细胞瘤的部位。其诊断敏感性和特异性较高，适用于有典型临床症状而 B 超和 CT 均未发现的肿瘤，特别对多发的、异位的或转移性的嗜铬细胞瘤及肾上腺髓质增生，诊断效果优于 B 超和 CT。除用于诊断外，^{131}I-MIBG 还可用于治疗恶性嗜铬细胞瘤和肾上腺髓质增生。

恶性嗜铬细胞瘤，只有发现肿瘤侵犯血管、周围组织及转移时才确诊为恶性。影像学检查恶性嗜铬细胞瘤，直径＞6cm，且不规则，有钙化区。

【治疗】

肾上腺嗜铬细胞瘤及副神经节瘤（肾上腺外嗜铬细胞瘤）的治疗为手术切除；双侧肾上腺髓质增生治疗原则是肾上腺次全切除（一侧全切，一侧大部切除）。

1. 腹腔镜手术 肾上腺嗜铬细胞瘤和肾上腺髓质增生均可采用经腹腔镜肿瘤或肾上腺切除。单侧的肾上腺嗜铬细胞瘤可行肿瘤侧肾上腺切除术；双侧肾上腺嗜铬细胞瘤，可行双侧肾上腺肿瘤剜除术，或一侧肾上腺全切术，另一侧肿瘤较小的做次全切除术；肾上腺外的嗜铬细胞瘤可根据其生长的部位行探查和摘除术。肾上腺髓质增生属双侧性病变，国内外文献都主张行双侧肾上腺手术。

2. 开放手术 适用于肿瘤巨大、疑恶性、肾上腺外副神经节瘤和肿瘤多发需探查者。

【主要护理问题】

1. 有外伤的危险 与高血压引起的头晕、头痛、视物模糊有关。

2. 焦虑/恐惧 与担心高血压症状及疾病预后有关。

3. 组织灌注不足 与手术后激素突然减少引起的血管扩张、水电解质紊乱有关。

4. 疼痛 与手术创伤有关。

5. 部分生活自理缺陷 与疾病、手术有关。

6. 清理呼吸道低效或无效 与全麻手术气管插管、伤口疼痛、痰液黏稠有关。

7. 知识缺乏 与患者及家属不了解儿茶酚胺增多症的相关知识有关。

8. 潜在并发症 出血、腹胀、感染。

【护理目标】

（1）患者在住院期间未发生外伤。

（2）患者主诉焦虑、紧张程度缓解或减轻。

（3）患者基本循环功能得以保障。

（4）患者主诉疼痛减轻或消失。

（5）患者基本生活需要得到满足。

（6）患者痰液易咳出，肺部呼吸音清晰。

（7）患者及家属了解本病的治疗方法及效果，掌握康复相关知识。

（8）未发生相关并发症，或并发症发生后能得到及时治疗与处理。

【术前护理措施】

1. 心理护理　儿茶酚胺增多症患者术前的心理状态与其他疾病并不完全相同，除了对手术的恐惧、忧虑之外，腺体分泌大量肾上腺素和去甲肾上腺素可使患者情绪一直处于高度紧张状态，轻微情绪刺激就可导致血压升高。应为患者创造一个安静、整洁、舒适的住院环境，耐心细致地解答患者提出的各种疑问，做好疾病知识健康教育，使患者对疾病知识有充分的了解，明白手术的重要性，消除恐惧心理，树立战胜疾病的信心。术前调整患者心理达到最佳状态，积极配合手术和护理。

2. 饮食护理　给予高热量、高蛋白、营养丰富、清淡、易消化的饮食，以满足机体的需要。

3. 活动和休息　避免引起儿茶酚胺突然释放增多导致阵发性高血压发作的诱因，如突然的体位变化、取重物、咳嗽、情绪激动、按压腹部等，学会自我保护，保持情绪稳定。高血压发作时，应限制患者活动、卧床休息、防止跌倒，加强保护措施。

4. 监测血压 测血压和脉搏每日至少4次，血压控制在正常范围1周以上才能接受手术。

5. 预防感染 勤擦浴、勤更衣、勤换洗，注意个人卫生。防止患者着凉，预防感冒。

6. 术前准备

（1）药物治疗：应用α受体阻滞剂，有效控制血压；通过扩容使缩小的血容量得到纠正，减少因术中触摸和挤压肿瘤引起的高血压危象和心血管严重的并发症。常用药物：酚苄明初始剂量10mg，1次/日或2次/日，根据血压调整剂量，每2～3日递增10～20mg；发作性症状稍控制、血压正常或略低、直立性低血压或鼻塞出现等，提示药物剂量恰当，一般30～60mg或1mg/kg分3～4次口服，术前准备一般应在2周以上。也可选用$α_1$阻滞剂如哌唑嗪（2～5mg，2～3次/天）、特拉唑嗪（2～5mg/d）、多沙唑嗪（2～16mg/d）等。服药期间，嘱患者勿猛起猛坐、弯腰下蹲及远离病房，饮食中增加液体摄入，以减少直立性低血压的发生，并有助扩容。若降血压不满意时，可加用钙离子通道阻滞剂，如硝苯地平30～60mg/d，分3次口服，能取得较好效果，这可能是由于钙离子参与儿茶酚胺的代谢。心率快的病人可加用肾上腺受体阻滞剂，如普萘洛尔、美托洛尔等。如拟行双侧肾上腺切除，应给予糖皮质激素替代治疗。

（2）扩充血容量：儿茶酚胺症病人的周围血管长期处于收缩状态，血容量低，切除肿瘤或增生腺体后可引起血压急剧下降，围手术期不稳定，术中术后出现难以纠正的低血容量休克，升血压药物的应用时间将明显延长，甚至危及生命。为此，在使用肾上腺素能受体阻滞剂的同时，应考虑扩容，如补液、输血。

7. 术前常规准备

（1）术前戒烟，训练有效咳嗽、咳痰，预防术后肺部感染。

（2）协助完善相关术前检查：心电图、B超、出凝血试验等。

（3）术晨更换清洁病员服。

（4）术晨遵医嘱建立静脉通道。

（5）术晨与手术室人员进行患者、药物相关信息核对后，送入手术室。

【术后护理措施】

1. 外科术后护理常规　见表26-13。

表26-13　常规护理内容

麻醉术后护理常规	了解麻醉和手术方式、术中情况
	持续低流量吸氧
	持续心电监护
	严密监测生命体征
	床挡保护防坠床
伤口观察及护理	观察伤口渗血、渗液情况，若有异常及时通知医生
	若伤口敷料渗湿，及时予以更换
各管道观察及护理	输液管保持通畅，留置针妥善固定，注意观察穿刺部位皮肤
	尿管妥善固定，保持引流通畅
	避免打折、扭曲、压迫管道
	尿量多少可反映肾功能情况，准确记录24小时出入量，保持出入液平衡。注意观察出入液量平衡对于调整药物剂量、输液和输血量具有重要意义
	创腔引流管妥善固定，保持通畅，避免折叠、牵拉；观察引流液的颜色、性状和量，发现异常及时处理

续表

疼痛护理	评估患者疼痛情况
	有镇痛泵患者,评价镇痛效果
	疼痛评分≥4分时,遵医嘱给予镇痛药物,及时评估用药 后效果
	提供安静、舒适的环境
基础护理	做好晨晚间护理、尿管护理、定时翻身、患者皮肤清洁等 工作

2. 饮食护理 患者无腹胀,肠鸣音恢复,肛门排气后即可进食。

3. 体位与活动 见表 26-14。

表 26-14 患者体位与活动

时间	体位与活动
全麻清醒前	去枕平卧位,头偏向一侧
术后 6 小时生命体征平稳	患者适当翻身及活动
术后 2～3 日	协助患者床旁活动

4. 严密监测血压 切除肿瘤后,由于血浆儿茶酚胺相对不足,血管张力降低而容积增大,血容量相对不足,易出现低血压、心动过速等休克症状。故术后应密切观测血压、脉搏和心率的变化,每 15～30 分钟测一次,出现异常及时处理。

5. 健康宣教 见表 26-15。

表 26-15 儿茶酚胺增多症患者的出院宣教

饮食 活动	饮食规律,宜进低糖、低盐、高蛋白、富含维生素、易消化的饮食 避免引起儿茶酚胺突然释放增多导致阵发性高血压发作的诱因, 如突然的体位变化、取重物、咳嗽、情绪激动、按压腹部等, 学会自我保护,保持情绪稳定

续表

用药	指导肾上腺皮质激素替代治疗的患者坚持服药，逐渐减量，切勿自行调药及停药
	少数术后患者血压仍高，主要是高血压继发血管病变所致。向患者讲解其原因及服用抗高血压药的意义，坚持服药，切勿自行调药及停药
复查	嗜铬细胞瘤术后有复发倾向，患者应定时复查，观察体内儿茶酚胺及其代谢产物的水平变化
	术后仍要注意观察血压变化，血压不稳定时应及时就诊

【并发症的处理及护理】

并发症的处理及护理见表 26-16。

表 26-16　并发症的处理及护理

常见并发症	临床表现	处理
出血	伤口处渗血、引流液颜色鲜红、引流量增多，患者面色苍白、血压下降、中心静脉压降低、心慌气短、心率加快、烦躁不安等休克现象	立即输血、输液，给予止血药，并做好二次手术的准备。保守治疗难以奏效时，立即采取手术治疗
腹胀	腹膜后和腹腔手术，常引起肠麻痹产生腹胀	可协助患者翻身或半卧位，鼓励患者在床上活动
	术后禁食，易发生低钾，发生腹胀	术后 2～3 日协助患者下床活动，促进排气、排便，减轻腹胀
肺部感染	术后呼吸道分泌物多，加之切口疼痛及卧床影响患者咳嗽、咳痰，易并发肺部感染	应鼓励患者咳嗽、咳痰、翻身及活动，给予叩背、雾化吸入以帮助痰液排出

【特别关注】

（1）术前心理护理。

（2）患者的血压监测。

（3）用药的管理。

（4）患者术后并发症的预防、观察及处理。

（5）健康教育。

【前沿进展】

随着腹腔镜技术的发展，大部分PHEO可通过微创手术切除，腹腔镜肾上腺切除术（laparoscopic adrenalectomy，LA）用于PHEO时术后疼痛更轻、围手术期并发症更少、住院时间也更短，且不增加术中和术后血流动力学的不稳定。LA可分为经腹腔径路（transperitoneal laparoscopic adrenalectomy，TLA）和经后腹膜径路（retroperitoneal laparoscopic adrenalectomy，RLA）。TLA优点为操作空间大，解剖标志清楚；主要缺点为干扰腹腔脏器。RLA无需进行腹腔脏器的分离和游离，减少了腹腔内脏器损伤的风险，并且既往腹腔手术带来的腹腔内粘连并不妨碍腹膜后的分离操作；缺点为操作空间较小且后腹腔解剖标志较少。

近年来，单孔腹腔镜肾上腺切除术（laparoscopic single-site adrenalectomy，LSSA）也初步应用于PHEO的治疗，包括经腹腔和经后腹膜入路，效果不亚于传统腹腔镜。机器人辅助腹腔镜手术的兴起使得一些不适合传统腹腔镜手术的复杂或大直径PHEO的微创切除成为可能。达芬奇机器人手术系统克服了LA用在复杂或直径较大PHEO时的一些限制，如二维平面视野和镜头不稳定、只有四个自由度的操作设备、不良的人体工程学设计等，增强了手术的稳定性、安全性。

【知识拓展】

降血压的食物

1. 脱脂牛奶　是钙质和维生素 D 的理想来源，这两种物质的有机结合能够降低 3% ～ 10% 的血压，同时还能将心血管疾病的发病概率降低 15%，是非常理想的降压食物。

2. 菠菜、新鲜葵花子、豆类　如黑豆、白豆、绿豆、利马豆、菜豆、芸豆都含有镁，是降低和保持血压的重要物质。这些食物中还有不少的钾，同样是对抗高血压的主要成分。

3. 烤白薯、香蕉和大豆　钾和钠是影响血压高低的重要元素，如果血液中钾元素少，钠的比例就会增加，从而导致血压升高。如果摄入足够的钾，就会促使血液排泄多余的钠。这些富含钾的食物，还会促进体内矿物质水平的均衡，最终起到降低血压的作用。过犹不及，要注意钾摄入的量，摄入过多会导致血压不稳定等不良后果。

4. 黑巧克力　美国医学会证实高血压患者每天食用 30cal 热量的黑巧克力（大约 14g），可以帮助降低血压，也不会产生其他不良后果。黑巧克力也将成为高血压患者的理想食物。

（钱卫红　刘　玲）

第四节　肾上腺性征异常症的护理

【概述】

肾上腺性征异常症，又称为肾上腺生殖器综合征、肾上腺性征异常综合征（adrenogenital syndrome，AGS）。临床上可分为先天性肾上腺性征异常症和后天性肾上腺性征异常症两大类。先天性肾上腺皮质增生系由于皮质激素合成过程中酶的缺乏，导致某些皮质醇合成不足而激发 ACTH 大量分泌，使肾上腺皮质增生肥大和肾上腺雄性激素分泌增加，而导致性征及代谢异常。而由肾上腺皮质肿瘤引起的性征异常症在婴幼儿期、青春前期或成人期均可发病，但以幼儿期为多，主要表现为女性男性化，但只是生殖器外形的变化，性腺和性染色体并未改变。

【病因】

1. 先天性肾上腺性征异常 与皮质激素合成的 5 种酶（21- 羟化酶，11β- 羟化酶，17α- 羟化酶，20、22- 碳链裂解酶，3β- 类固醇脱氢酶）缺乏有关，是常染色体隐性遗传的先天性疾病。

2. 后天性肾上腺性征异常 主要是由肾上腺皮质肿瘤或癌引起。

【诊断要点】

（一）先天性肾上腺性征异常

1. 临床表现

（1）婴幼儿期：女婴出现男性化性征，阴蒂肥大似阴茎，阴唇融合似阴囊，可有正常阴道或呈盲端阴道，女性内生殖器完全正常，肌肉发育粗壮是最常见的体征；男婴于 2 ～ 4 岁时表现出进行性性早熟，阴茎肥大、勃起，阴毛丛生，躯体骨骼、肌肉发育远远超过同龄人。

（2）青春前期及青春期：女性进一步表现为声音低

沉、生长胡须、全身痤疮、乳腺不发育、无月经；男性出现假两性畸形症状，其外生殖器外貌似女性，双侧隐睾、尿道下裂、阴囊部分分裂而发育不良。

（3）成年期：男女均可由于生长发育过早、过快，骨骼早期钙化而停止生长，至成年期则成为侏儒体态。

（4）库欣综合征：部分患者表现为较典型的 Cushing 征。

（5）肾上腺功能衰竭。

2. 辅助检查

（1）内生殖器官和肾上腺超声检查。

（2）CT、MRI 检查。

（3）生殖系统 X 线造影检查。

（4）实验室检查：①血浆 ACTH、皮质醇、24 小时尿游离皮质醇测定；②血浆 17α- 羟孕酮；③血浆 FSH/ LH/ 雌二醇、睾酮；④血尿的电解质、血浆醛固酮和肾素活性；⑤对可疑新生儿做染色体检查；⑥尿 17- 酮类固醇（17-KS）测定。

（二）后天性肾上腺性征异常

1. 临床表现

（1）男性化临床表现

1）未成年期：男性化性征或男性性早熟，并呈进行性发展，阴茎粗大并呈半勃起状态，腋毛和阴毛丛生、阴蒂肥大、声音变钝、皮肤痤疮、色素沉着、肌肉发达、肥胖、高血压，表现为 Cushing 征。

2）成年期：成年女性男性化，颜面四肢多毛、阴毛呈男性分布、肥胖、紫纹、月经减少或闭经、不孕、子宫萎缩、阴蒂肥大、声音低沉。

（2）女性化临床表现：男性女性化极为少见，表现为男性乳房增大、性功能减退及睾丸萎缩。

2. 辅助检查

（1）内生殖器和肾上腺超声检查。

（2）CT、MRI 检查。

（3）地塞米松抑制试验。

（4）实验室检查：①血浆 ACTH、皮质醇、24 小时尿游离皮质醇测定；②血浆 17α-羟孕酮；③血浆 FSH/LH/雌二醇、睾酮；④血尿的电解质、血浆醛固酮和肾素活性；⑤对可疑新生儿做染色体检查；⑥尿 17-KS 测定。

【治疗】

（一）先天性肾上腺性征异常

1. 药物治疗　皮质激素的替代治疗。常规给药法：氢化可的松，自出生到 5 岁，25mg/d，肌内注射，维持剂量 20～25mg/d；6～12 岁，50mg/d，肌内注射，维持剂量 20～50mg/d；大于 13 岁，75～100mg/d，肌内注射，维持剂量 50～100mg/d。

2. 手术治疗　主要是针对两性畸形的外科治疗：①外生殖器成形重建术；②切除性腺与激素替代治疗；③切除与之相矛盾的内生殖器；④肾上腺切除术，仅限于激素替代治疗难以控制者。

（二）后天性肾上腺性征异常

手术治疗：单纯性肾上腺良性肿瘤切除术、根治性肾上腺皮质癌切除术。

【主要护理问题】

1. 自我形象紊乱　与雄性激素分泌过多引起肥胖、多毛、声音低沉等有关。

2.焦虑/恐惧　与患者对疾病的恐慌、担心预后等有关。

3. 有受伤的危险　与服药后骨质疏松、高血压急性发作有关。

4.潜在并发症　感染、出血、肾上腺皮质危象等。

【护理目标】

（1）患者形象紊乱情况得到纠正，患者认可自我形象改善。

（2）患者焦虑/恐惧程度减轻，配合治疗及护理。

（3）病人未发生跌倒/坠床、骨折等意外伤害。

（4）未发生相关并发症，或并发症发生后能得到及时治疗与处理。

【术前护理措施】

1. 心理护理

（1）讲解手术的必要性、手术方式和注意事项。

（2）帮助患者接受自我形象的改变，提供相关知识，针对患者体态和形象的紊乱，耐心解释病情，鼓励患者积极配合治疗。

（3）介绍同类疾病治疗成功的病例，增强患者信心。

（4）给予患者精神及心理支持，尊重患者自尊。

（5）保证充足的睡眠，必要时可遵医嘱给予镇静安眠药。

2. 饮食护理

（1）给予高蛋白、高维生素、低热量、低钠、易消化的食物。

（2）术前禁食8小时，禁饮4小时。

3. 病情观察

（1）注意观察皮肤状况并加强护理。

（2）密切观察血压及血糖，观察降压药物及降糖药物用后的疗效及副作用，做好护理记录。

（3）观察精神症状并加强护理。

4. 术前常规准备

（1）协助完善相关术前检查：心电图、胸部X线片、B超、CT或MRI。

（2）完成术前各项血液及体液检查：血常规、血生化、出凝血试验、尿常规、血浆皮质醇、24小时尿17-KS及睾酮测定、染色体检查。

（3）术前行抗生素皮试，术晨遵医嘱带入术中用药。

（4）做好个人清洁卫生，剪指（趾）甲，长发病员编辫子，脱下身上金属物品。

（5）术晨更换清洁病员服。

（6）术晨测量生命体征，如有发热或血压高等特殊情况及时告知医生，对症处理或择期手术。

（7）遵医嘱留置胃管。

（8）术晨与手术室人员进行患者、药物及相关信息核对后，送入手术室。

【术后护理措施】

1. 外科术后护理常规　见表26-17。

表26-17　常规护理内容

麻醉术后护理常规	了解麻醉和手术方式、术中情况、切口和引流情况
	持续低流量吸氧
	持续心电监护
	床挡保护防坠床
	严密监测生命体征

续表

伤口观察及护理	观察伤口有无渗血、渗液，若有，应及时通知医生并更换敷料
	观察腰腹部体征，有无腰痛、腰胀等
疼痛护理	评估患者疼痛情况
	有镇痛泵患者，注意检查管道是否通畅，评价镇痛效果是否满意
	遵医嘱给予镇痛药物
基础护理	提供安静、舒适的环境
	保持皮肤清洁、干燥，定时皮肤护理及翻身。做好口腔护理、尿管护理、雾化吸入、患者清洁等工作

2. 留置尿管的护理　见表 26-18。

表 26-18　留置尿管护理内容

固定	妥善固定，确保牢固
	告知患者留置尿管的重要性，避免过度牵拉，切勿自行拔出
保持通畅	定时挤捏管道，保持通畅
	勿折叠、扭曲、压迫管道
清洁	每日行尿管护理 2 次，保持会阴部清洁
	每周无菌操作下更换引流袋 1 ～ 2 次
观察并记录	观察尿液性状、颜色及量
	观察患者酸碱、电解质变化
拔管	保留尿管一般在术后 2 ～ 3 日拔除，拔管后注意观察患者自行排尿情况

3. 胃管护理　见表 26-19。

表 26-19　胃管护理内容

通畅	定时挤捏管道，保持通畅
	勿折叠、扭曲、压迫管道
	定时倾倒胃液，保持有效负压

续表

固定	每班检查胃管安置的长度
	每日更换固定胃管的胶布
	胶布注意正确粘贴，确保牢固
	告知患者胃管的重要性，切勿自行拔出
观察并 记录	观察胃液性状、颜色及量；正常情况下引流液为草绿色，若引流液异常，应通知医生，给予止血、制酸等药物
	观察安置胃管处鼻黏膜情况，调整胃管角度，避免鼻黏膜受压
	观察患者腹部体征，有无腹胀
拔管	据患者情况尽早拔管

4. 创腔引流管的护理 见表 26-20。

表 26-20 创腔引流管护理内容

妥善固定	妥善固定创腔引流管，确保牢固
	告知患者创腔引流管的重要性，避免脱出，切勿自行拔出
	每班检查引流管安置的长度
保持通畅	定时挤捏管道，保持通畅
	勿折叠、扭曲、压迫管道
观察记录	观察创腔引流液性状、颜色及量；正常情况下，早期引流液为暗红色，后期为血清样淡红色。若短时间内引流出大量鲜红色引流液，伴血压下降、心率增快，甚至出现休克症状，应通知医生，给予补液、止血药物，必要时手术止血
	观察患者腰腹部体征，有无腹部胀痛
	观察患者酸碱、电解质变化
拔管	24 小时内引流量＜ 10ml/d 可拔除

5. 饮食护理 手术当日禁食，肛门排气后，可进流食，若无腹胀、腹痛等不适，可逐步过渡至普通饮食。饮食宜进低热量、低糖、高蛋白、高钾、低钠、营养丰富、易消化食物，忌生冷、产气、刺激性食物。

6. 体位与活动　见表 26-21。

表 26-21　患者体位与活动

时间	体位与活动
全麻清醒前	去枕平卧位，头偏向一侧
全麻清醒后手术当日	平卧位、侧卧位
术后第 1～2 日	平卧、半卧位，增加床上运动
术后第 3 日	半卧位为主，可在搀扶下适当下床活动
术后第 4 日起	可在搀扶下适当室内外活动，并逐渐适当增加活动度

注：活动能力应当根据患者个体化情况循序渐进，对于年老或体弱的患者，应当相应推后活动进度。

7. 健康宣教　见表 26-22。

表 26-22　肾上腺性征异常者的出院宣教

饮食	饮食规律，宜进低热量、低糖、高蛋白、低钠、营养丰富、易消化食物
活动	根据体力，适当活动，预防跌倒
服药	应坚持规范应用糖皮质激素，遵循按病情需要逐渐减量的原则，不得擅自减药或停药
复查	术后定期门诊随访，检查肝功能、血常规等 术后每 3 个月复查一次，半年后每半年复查一次

【并发症的处理及护理】

并发症的处理及护理见表 26-23。

表 26-23　并发症的处理及护理

常见并发症	临床表现	处理
出血	创腔引流管持续有新鲜血液流出，2 小时内引出鲜红色血液 > 100ml 或 24 小时 > 500ml 伤口敷料持续有新鲜血液渗出	保守治疗：静脉滴注止血药物 保守治疗无效者再次手术治疗

续表

常见并发症	临床表现	处理
伤口感染	术后体温＞39℃，创腔引流液浑浊呈脓性，伤口难以愈合	抗生素治疗 充分引流 物理或药物降温治疗
肾上腺皮质危象	虚脱、乏力、心率快、脉搏细速、体温升高、血压下降、直立性低血压、呼吸急促、发绀、恶心、呕吐、腹痛、腹泻、高热、精神不振、嗜睡、昏迷、休克甚至死亡	预防：术前、术中和术后补充皮质激素 治疗：快速静脉补充皮质激素 静脉补液 纠正水电解质紊乱 严密监测生命体征 对症处理

【特别关注】

（1）肾上腺性征异常症心理护理。

（2）肾上腺危象的护理。

（3）非手术病人的药物治疗。

（4）健康教育。

【前沿进展】

1. 肾上腺性征异常症的手术方式微创化趋势 腹腔镜手术的微创优点已得到公认。腹腔镜下行肾上腺肿瘤切除手术的并发症更少，手术时间与开放手术相似，手术切除的切缘和清除的淋巴结数目与开腹手术没有差别，而病人下床活动的时间和住院时间更短。因此，目前腹腔镜肾上腺切除术在临床上得到推广和运用。

2. 术后外科随访 随着肾上腺皮质癌早期诊断和早期治疗的深入发展，3年存活率不断提高。可获得随访的人数持续上升，有关术后随访的重要性和存在的问题也日益显现出来。通过电话随访、门诊随访及网络随访等各种途径的随访方式指导患者日常生活及后续治疗中需要关注的问题，同时搜集患者各个生存期内的相关资料，可为进一步提高术后患者生存质量提供客观依据。护士参与的随访是当代护理工作的重要内容之一。在循证医学深入发展的今天，还需要大规模前瞻性对照研究来证实加强随访的益处和早期治疗复发的益处。

【知识拓展】

一男子与妻子结婚十年，不久前出现浑身乏力、脸部及双下肢水肿、小腹疼痛及小便带血，医生给该男子做了盆腔 CT，发现该男子有子宫、卵巢，同时肾上腺也有肿块。该男子外部特征与大多数男性也存在差别，没有胡子和喉结，同时外部生殖器与一般男子不一样。该男子染色体结果为 XX，医学性别为女性。医生考虑其患有肾上腺性征异常，通过手术治愈了肾上腺肿块。医生建议，如果发现性征异常，要及时就医，不要羞于就医，这样才能避免耽误最佳治疗时机。

（黄　宇）

第五节　肾上腺囊肿的护理

【概述】

肾上腺囊肿是一种少见的良性疾病，近年来随着 B 超、CT、MRI 的广泛应用，偶发病例明显增多，该病各年龄段均可发生，常见于 30～50 岁，多为单侧发病，左右发病概率相等。

【病因及病理】

病因不明。肾上腺囊肿病因可能为肾上腺实质内出血、血管瘤、血管畸形、肾上腺淋巴结梗阻、肾上腺肿瘤囊性退变、寄生虫感染等。肾上腺囊肿根据组织病理学分为四种类型。

1.真性囊肿 即上皮性囊肿，约占 9%，内壁为柱状上皮，由胚胎始基残余异常发育而来。

2.内皮性囊肿 较多见，约占 45%，可再为囊性淋巴管瘤，因淋巴管扩张或淋巴管瘤所致，囊液内含乳糜，呈澄清或牛奶样；血管瘤性囊肿，因毛细血管扩张所致。

3.假性囊肿 约占 40%。可继发于良、恶性肿瘤囊性变而致的出血、坏死，如嗜铬细胞瘤、神经母细胞瘤、神经鞘瘤、转移癌等，组织学上有纤维组织形成的囊壁而无内皮或上皮细胞覆盖，囊内可见分隔带或钙化。

4.寄生虫性囊肿 约占 7%，主要为包虫囊肿，由棘球绦虫所致，囊壁较厚，常有钙化。

【诊断要点】

1.临床表现 肾上腺囊肿临床上多无明显的症状和体征，常在体检时偶然发现，当囊肿体积较大时对邻近器官造成压迫，或有出血、感染时才出现症状，如腰腹部疼痛、上腹不适、恶心、呕吐等。囊肿巨大时可在体检时触及腹部包块。

2.辅助检查

（1）实验室检查

1）儿茶酚胺：包含肾上腺素、去甲肾上腺素和多巴胺，24 小时尿内儿茶酚胺含量升高 2 倍以上即有意义。症状发作时应收集 3 小时尿送检。

2）24 小时尿香草扁桃酸（VMA）测定：VMA 是肾上腺素和去甲肾上腺素的代谢产物，由尿液排出体外。通常需送检 24 小时尿标本 3 次。

3）血儿茶酚胺测定：在高血压发作时测定有重要意义。某些食物和药物（如咖啡、香蕉、柑橘类水果、阿司匹林等）可干扰其测定值，故做上述检查前必须停用。

（2）影像学检查

1）B 超：因其较普及且价格低廉，肾上腺囊肿常先被 B 超发现。单纯性囊肿多表现为壁薄而光滑、无回声或低回声的液性暗区。B 超对棘球蚴囊肿的诊断颇具特征，如囊壁厚，呈"双边"，外厚内薄，"蛋壳"状钙化声影，内囊分离形成"水百合花"征，子囊显示的"囊中囊"。

2）CT：对肾上腺囊肿的定位诊断有较大价值。肾上腺囊肿的 CT 表现为肾上腺区圆形、椭圆形的低密度影，病灶大小不等，边界清楚，囊肿可单房或多房，约 15% 的病例囊壁有弧形或斑点状钙化，增强扫描无增强效应。但应注意当囊液蛋白、含铁血黄素及钙盐的含量较高时，囊肿 CT 值可能高于 20 Hu，即高密度囊肿，易误诊为肾上腺肿瘤。

3）MRI：肾上腺囊肿在 MRI 上的表现为边缘光滑的肿块。

【治疗】

对于直径小于 3cm，无机械压迫症状，无内分泌紊乱表现，能排除肿瘤源性假性囊肿，特别是恶性肿瘤性囊性变者，可进行动态观察，密切随访。而对于直径大于 3cm、有压迫症状或者有内分泌功能，或者怀疑有恶性肿瘤可能的均需要行手术治疗。

【主要护理问题】

1.焦虑 与担心疾病预后有关。

2.体温升高 与留置尿管、引流管及伤口感染有关。

3.疼痛 与手术创伤及管道有关。

4.部分生活自理缺陷 与术后疼痛、留置治疗性管道、卧床等有关。

5.知识缺乏 与缺乏疾病、手术及护理的相关知识有关。

6.潜在并发症 皮下气肿、高碳酸血症、肩痛、大出血，多与手术有关。

【护理目标】

（1）患者焦虑程度有所减轻。

（2）患者术后体温正常或是经处理后体温下降，最终维持正常体温。

（3）患者发生疼痛时得到及时、有效的处理。

（4）患者基本生活需要得到满足。

（5）患者及家属了解或掌握该疾病的相关知识。

（6）未发生潜在并发症，或发生并发症后能得到及时的治疗与处理。

【术前护理措施】

1.密切观察病情 包括体温、脉搏、呼吸、血压、体重和病人情绪等，重点是血压的观察，以协助临床诊治。

2.心理护理 腹腔镜手术创伤小、痛苦少、住院时间短、恢复快已被大家认可，在做好一般心理护理的同时，还必须提高患者对"术中转开放手术"及"术后可能出现并发症"的心理承受能力。

3.戒烟 对于吸烟的患者，应停止吸烟。

4. 皮肤准备　需从腹腔镜手术的特殊要求和便于术中转开放手术两方面考虑，备皮范围与开放手术相同。而腹腔镜手术进路多在脐附近，故应提前以松节油清洗脐部污垢，保证脐内皮肤完好无损。

5. 胃肠道准备　为减少肠胀气，术前 1 日禁食易产气食物，如牛奶、豆类、甜食等。术前 8 小时禁食、4 小时禁饮。术前 1 日行灌肠准备。

【术后护理措施】

1. 外科术后护理常规　见表 26-24。

表 26-24　常规护理内容

麻醉术后护理常规	了解麻醉和手术方式、术中情况
	持续低流量吸氧
	持续心电监护
	床挡保护防坠床
	严密监测生命体征
各管道观察及护理	输液管保持通畅，留置针妥善固定，注意观察穿刺部位皮肤
	伤口引流管的护理：妥善固定伤口引流管并保持通畅，防止扭曲、折叠、受压、脱出，观察引流液的量、性质及颜色，并做好记录。一般 24 小时内为血性，小于 100ml，以后逐渐减少。根据病情 24～72 小时可拔除引流管
	尿管的护理：保持引流通畅；妥善固定；保持会阴部及尿道口清洁，每日清洁消毒 2 次；患者能够下床活动即可拔除保留尿管

2. 饮食护理　术后待肠蠕动恢复、肛门排气、无腹胀时，开始进术后流质饮食（避免产气的食物），并逐渐过渡到术后半流质饮食、普通饮食，宜少食多餐。

3. 体位与活动　见表 26-25。

表 26-25 患者的体位与活动

时间	体位与活动
全麻清醒前	去枕平卧位，头偏向一侧
全麻清醒后手术当日	抬高床头，协助患者床上活动
术后第 1 日	患者可适当室内活动

注：因为腹腔镜手术是用钛夹来处理血管的，有些手术患者如果过早活动，可能会扰动手术区，使钛夹脱落导致出血。活动能力应当根据患者个体化情况循序渐进，对于年老体弱患者应减慢活动进度。

4. 健康宣教 定期到医院复查。如有切口继发性出血或分泌物溢出，不明原因的腹痛、发热，应及时就诊。

【并发症的处理及护理】

并发症的处理及护理见表 26-26。

表 26-26 并发症的处理及护理

常见并发症	临床表现	处理
腹胀	腹部膨隆，胀痛不适	术后 6 小时床上翻身活动，半卧位，24 小时后下床活动，鼓励患者适当增加活动量
发热	多数患者术后前 3 天有发热，体温在 38℃左右	若无其他明显症状，无需处理，多能自行恢复
	术后 3 天以上，体温超过 38.5℃，应考虑感染的可能	需及时查找原因，合理使用抗生素
皮下气肿	多发于胸、腹部、阴囊等处局部有握雪感、捻发音，患者可有背痛、肩痛和胸腹胀	一般无需处理，可自行消失
高碳酸血症	呼吸浅慢、疲乏、烦躁、皮下气肿	半卧位 低流量间断吸氧
	咳嗽、胸痛及神经系统症状	

续表

常见并发症	临床表现	处理
腹腔穿刺孔出血	伤口敷料渗血，创腔引流管内引流出大量的鲜红色液体或短时间内突然增多，并伴血凝块	严密监测生命体征；及时更换伤口敷料，应用止血药物；建立静脉通道补液，效果不佳时手术治疗

【特别关注】

（1）心理护理。

（2）引流管的护理。

（3）并发症的预防、处理及护理。

（4）健康教育。

【前沿进展】

首例肾上腺囊肿病例，于 1670 年由 Greislus 报道。1966 年 Foster 从组织病理学上将此病分成四种类型。自 Gagner 等首先应用腹腔镜手术切除肾上腺肿瘤以来，肾上腺病变越来越多地采用了腹腔镜的手术方式。经后腹腔途径，对腹腔干扰小，不易造成腹腔脏器损伤，术后胃肠功能恢复快，操作熟练的情况下视野较开放手术更清晰，操作更方便，止血更彻底。近年来已有大量文献证实了这一手术的优越性，已经被公认为肾上腺外科手术治疗的"金标准"。

【知识拓展】

腹腔镜手术的发展

1992 年北京大学泌尿外科研究所首先开始应用腹腔镜技术诊断和治疗泌尿外科疾病。目前，泌尿外科已经可以利用腹腔镜常规进行囊肿去顶减压、睾丸探查、精索静脉高位结扎、肾上腺手术、根治性肾切除、肾盂成形、根治性前列腺切除、全膀胱切除、肾部分切除、盆腔淋巴结切除等手术。另外，也有进行膀胱憩室切除、输尿管切开取石、膀胱全切术、尿流改道、膀胱颈悬吊、腹膜后淋巴结清扫等手术的尝试，但这些手术由于操作比较复杂，目前尚未被普遍应用。与开放手术相比，腹腔镜手术具有以下主要特点：①损伤小，切口小，瘢痕小，比传统更美观。②减少了一般开放性手术的并发症，如切口感染、切口疝、胸膜损伤等。③术后痛苦少，疼痛感较开放性手术轻。④术后康复快，当日或次日即可离床活动。传统的腰部切口在术后的较长时间内（6～12个月）局部有麻木、蚁行感，腰部难以承受重体力活动，严重影响患者的社会生活。腹腔镜手术后1个月以内患者就可以恢复正常的社会生活。⑤缩短住院日期，与开放手术相比，肾和肾上腺手术可缩短住院日5～7天，其他手术可缩短3～5天。随着科学技术的发展，微创手术已经超过了旧的开放手术。

（黄 宇）

第六节 无功能性肾上腺皮质腺瘤的护理

【概述】

临床和生化检测无内分泌功能亢进的肾上腺皮脂腺瘤，称为无功能性肾上腺皮质腺瘤（nonfunctioning adrenal adenoma），可单侧或双侧存在，为良性肿瘤。无功能性肾上腺皮质腺瘤占肾上腺无功能肿瘤的25%～30%，女性略多于男性，年龄都在30岁以上。

【病因及病理】

目前病因尚不明确，有学者认为肿瘤内细胞皮质合成的代谢终产物无皮质激素的活性；也有人认为无功能腺瘤可能是高功能腺瘤的前期病变。肿瘤呈圆形、椭圆形或扁圆形。大多直径＜5cm，表面光滑，有完整的纤维包膜，与正常的肾上腺组织相连，并往往对正常的肾上腺组织产生挤压。肿瘤内可排列无序，可见出血、坏死、钙化、局部囊性变。胞质内可见褐素颗粒，胞核成多形状，极少有分裂现象。

【诊断要点】

1.临床表现 因瘤体增长缓慢，病程多较长，一般无临床症状。个别因瘤体直径较大，对局部组织造成压迫，产生患侧腰部酸胀痛，少数患者可伴有高血压。查体多无阳性体征。

2.辅助检查

（1）影像学检查：B超、CT、MRI。

（2）生化检测：各项皮质激素包括醛固酮、糖皮质激素和性激素指标均在正常范围内。

【治疗】

首选手术治疗，尽可能切除肿瘤。但如肿瘤直径≤3cm，无临床异常征象，可先随诊观察，一般2～3个月复查影像学，如肿瘤增长较快，应尽早手术；瘤体＞3cm，特别是增长较快者，即可考虑手术切除。

【主要护理问题】

1.焦虑 与担心疾病预后有关。

2.体温升高 与留置管道及伤口感染有关。

3. 疼痛　与手术创伤及管道有关。

4. 部分生活自理缺陷　与术后疼痛、留置治疗性管道、卧床等有关。

5. 知识缺乏　与缺乏该疾病的相关知识有关。

6. 潜在并发症：皮下气肿、高碳酸血症、肩痛　与手术有关。

【护理目标】

（1）患者焦虑程度有所减轻。

（2）患者未发热或是体温下降，最终维持正常体温。

（3）患者疼痛时得到及时有效的处理。

（4）患者基本生活需要得到满足。

（5）患者及家属能复述相关疾病、手术及护理的相关知识。

（6）患者未发生并发症，或发生并发症后能够得到及时治疗与处理。

【术前护理措施】

1. 心理护理　帮助患者及家属了解该疾病的诊断、治疗及预后。取得患者及家属的信任、理解和配合。

2. 胃肠道准备　为减少肠胀气，嘱患者术前1日禁食易产气食物，如牛奶、豆类、甜食等。术前8小时禁食、4小时禁饮。术前灌肠。

3. 皮肤准备　加强脐部的清洁消毒，以松节油清洗脐部污垢，并且保证脐内皮肤完好无损。

【术后护理措施】

1. 外科术后护理常规　见表26-27。

表 26-27 常规护理内容

全麻术后护理常规	了解麻醉和手术方式、术中情况
	持续低流量吸氧
	持续心电监护
	床挡保护防坠床
	严密监测生命体征
各管道观察及护理	输液管保持通畅，留置针妥善固定，注意观察穿刺部位皮肤
	创腔引流管的护理，妥善固定伤口引流管并保持通畅
	防止扭曲、折叠、受压、脱出；观察引流液的量、性质及颜色，并做好记录。根据病情 24 ～ 72 小时拔除引流管

2. 饮食护理 术后待肠蠕动恢复、肛门排气、无腹胀时，开始进术后流质饮食（避免产气食物），并逐渐过渡到术后半流质饮食、普通饮食，宜少食多餐。

3. 体位与活动 见表 26-28。

表 26-28 患者的体位与活动

时间	体位与活动
全麻清醒前	去枕平卧位，头偏向一侧
全麻清醒后手术当日	抬高床头，协助患者床上活动
术后第 1 日	患者可适当室内活动

注：因为腹腔镜手术是用钛夹来处理血管的，有些手术患者如果过早活动，可能会扰动手术区，使钛夹脱落导致出血。活动能力应当根据患者个体化情况，循序渐进，对于年老体弱患者应减慢活动进度。

4. 健康宣教 定期复查。如有切口继发性出血或分泌物溢出，不明原因的腹痛、发热，应及时就诊。

【并发症的处理及护理】

并发症的处理及护理见表 26-29。

表 26-29 并发症的处理及护理

常见并发症	临床表现	处理
腹胀	腹部膨隆，胀痛不适	术后6小时可床上翻身活动，半卧位；24小时后下床活动。适当增加活动量
发热	多数患者术后前3天有发热，体温在38℃左右	若无其他明显症状，无需处理，多能自行恢复正常体温
	术后3天以上，体温超过38.5℃，应考虑感染的可能	查找原因，及时处理，物理或药物降温，合理使用抗生素抗感染
皮下气肿	多发于胸、腹、阴囊等处局部有握雪感、捻发音，患者可有背痛、肩痛和胸腹胀	无需特殊处理，可自行消失
高碳酸血症	呼吸浅慢、疲乏、烦躁、皮下气肿；咳嗽、胸痛及神经系统症状	半卧位，低流量间断吸氧

【特别关注】

（1）并发症的预防、观察及处理。

（2）健康宣教。

【知识拓展】

达芬奇机器人手术的应用

1985 年，机器人技术因美国加州放射医学中心使用一种自主定位立体定向装置（Puma 560）来完成脑组织活检开始在外科广泛开展。1989 年，英国皇家学院机器人技术中心使用改进的 6 自由度 Puma 机器人，开展了泌尿外科前列腺手术切除术，大大缩短了手术操作时间。1999 年年初，美国两家公司先后独立研制的宙斯（Zeus）、达芬奇（Da Vinci）两套手术机器人系统，分别得到欧洲

CE 认证，并且在次年获得美国 FDA 批准，这标志着手术机器人正式开始应用于临床。1997 年，北京航空航天大学、解放军海军总医院联合研制成功了脑外科机器人辅助定位系统，并应用于临床，使国内医用机器人研究的空白得以填补。

达芬奇手术机器人使外科手术的精确度超越了人手的极限，对于外科来说是一次革命性的飞跃，特别是泌尿外科。

泌尿系统解剖学存在很大的特殊性，因此限制了腹腔镜技术的普及和推广，导致一些复杂的手术难以掌握，手术并发症发生率较高。机器人手术在泌尿外科主要应用于前列腺癌根治、肾脏切除、肾盂成形、全膀胱切除以及输精管吻合、输尿管成形、活体供肾切取等方面。前列腺癌根治术最能体现机器人技术的优势，手术机器人能够提供宽阔视野以及准确、灵活的控制能力，并能清楚呈现组织、器官的解剖构造及神经血管束的走行，能够精细地分离淋巴结等。术后病理检查和随访都显示了机器人手术良好的肿瘤切除效果。自 2000 年首例机器人前列腺癌根治性切除手术开展以来，该手术方式在国外得到迅速推广。

目前，北欧国家超过 50% 以上的前列腺癌根治手术是由手术机器人来完成，而在美国，这一比例高达 90%，机器人手术已经成为前列腺癌根治手术的"金标准"。

（黄　宇）

第七节　肾上腺髓样脂肪瘤的护理

【概述】

肾上腺髓样脂肪瘤（adrenal myelolipoma，AML）是

一种发生于肾上腺皮质，由分化成熟的脂肪组织和散在的造血组织按照不同比例构成的肾上腺偶发瘤，亦称为肾上腺髓脂瘤或骨髓脂肪瘤。AML 多无完整的薄膜，仅有假包膜，为周围的肾上腺皮质受肿瘤压迫变薄而形成的。肾上腺髓样脂肪瘤根据所含脂肪组织和造血组织的比例不同可分为两种类型：Ⅰ型是以脂肪组织为主，瘤体呈淡黄色或橘黄色；Ⅱ型则以骨髓造血组织为主，瘤体呈红褐色或红色。男女发病率大致相仿，发病年龄为 35～65岁，单侧发病多见，且右侧多发，双侧同时发生少见。

【病因与病理】

AML 的病因和发病机制至今尚不清楚，可以概括为以下几点。

（1）胚胎发育时期错位在肾上腺的原始间叶成分胚胎骨髓造血细胞增生。

（2）造血干细胞的栓塞停留在肾上腺内。

（3）感染、坏死、烧伤、贫血、肿瘤等多种刺激因素，促使肾上腺毛细血管网状内皮细胞化生。

（4）多发性内分泌瘤病主导基因的缺乏。

也有人认为本病与肾上腺慢性感染、外伤、贫血及脂肪代谢障碍有关。目前多数人接受的学说是肾上腺皮质间质细胞特别是血管网状内皮细胞化生学说。本病绝大多数为无功能性肿瘤，本身不引起肾上腺内分泌功能的紊乱。然而，少数肾上腺髓样脂肪瘤可能合并一些具有激素分泌活性的肾上腺疾病，如原发性醛固酮增多症、嗜铬细胞瘤和库欣综合征等。

【诊断要点】

1. 临床表现 肾上腺髓样脂肪瘤大多数无肾上腺激

素分泌功能，多数患者临床上无明显症状，但当肿瘤长大可对周围脏器产生压迫，或肿瘤出现坏死、出血时可引起腰、腹部不适或疼痛。偶有因肿瘤破裂引起的急腹症，且肿瘤破裂出血严重者可导致休克。极少数肾上腺髓样脂肪瘤可能合并库欣综合征、糖尿病、肾上腺皮质功能减退等内分泌功能紊乱的疾病。

2. 辅助检查

（1）实验室检查：大多数患者肾上腺的内分泌各项指标均正常。

（2）影像学检查：①B超或彩超检查；②肾及肾上腺增强 CT 或 MRI 检查，造影剂过敏的情况下选择 MRI。影像学检查提示占位内富含脂肪组织时则应考虑肾上腺髓样脂肪瘤的可能。

【治疗】

肾上腺髓样脂肪瘤大多数无内分泌功能，其治疗方式的选择主要取决于肿瘤的大小。当肿瘤直径＜4cm、未引起其他临床症状时可先观察，定期门诊随访，每年复查彩超或 CT；当肿瘤直径＞4cm，存在破裂出血、周围压迫症状时，建议外科手术治疗。

【主要护理问题】

1. 焦虑　与担心疾病预后有关。

2. 部分生活自理缺陷　与术后留置管道、手术操作区域疼痛有关。

3. 知识缺乏　与缺乏疾病、手术及护理的相关知识有关。

4. 潜在并发症　腹胀、高碳酸血症、出血等。

【护理目标】

（1）患者焦虑程度减轻。

（2）患者基本生活需要得到满足。

（3）患者及家属能理解并复述疾病、手术及护理的相关知识。

（4）患者未发生并发症或发生并发症能得到及时治疗及处理。

【术前护理措施】

1. 密切观察病情 患者是否有腰腹部疼痛症状，以及急腹症、休克表现，以协助临床诊治。

2. 心理护理 通过介绍疾病特点、手术方式及疾病预后，让患者对疾病有充分认识，进而缓解其因对疾病和手术了解不足而产生的焦虑或恐惧。

3. 皮肤准备 尤其应加强脐部的清洁消毒，因为经腹腔径路的腹腔镜手术进路多在脐附近，故术前应提前以松节油清洗脐部污垢，并且保证脐内皮肤完好无损。

4. 胃肠道准备 术前8小时禁食、4小时禁饮。

【术后护理措施】

1. 外科术后护理常规 见表26-30。

表26-30 常规护理内容

麻醉术后护理常规	了解麻醉方式、手术方式及术中情况
	持续低流量吸氧
	持续心电监护
	床挡保护防止坠床
	严密监测生命体征
各管道的观察及护理	输液通道保持通畅，留置针妥善固定，注意观察穿刺部位皮肤

续表

各管道的观察及护理	创腔引流管的护理：妥善固定创腔引流管并保持通畅，观察引流液的量及性质，做好记录；一般术后引流液多为淡血性，且24小时内一般小于100ml，以后逐渐减少；术后根据病情24～48小时拔除创腔引流管
	尿管的护理：术后进行尿道口护理，一天两次；一般在术后1天拔除尿管
	胃管的护理：留置胃管的患者应观察胃管引流液的量及性质，多数患者在术后24～48小时即可拔除

2. 饮食护理　经后腹腔或经腹腹腔镜手术在术后第一天无腹胀等症状时则可嘱患者进食，开始恢复饮食时先饮用温开水，无明显不适时则可进食流质，逐渐过渡到半流质饮食、普通饮食，宜少食多餐；经腹开放手术则需待肠蠕动恢复、肛门排气后、无腹胀时，开始进食流食（避免进食产气多的食物），并逐渐过渡到半流质饮食、普通饮食，宜少食多餐。

3. 体位与活动　见表26-31。

表26-31　患者的体位与活动

时间	体位与活动
全麻清醒前	去枕平卧位，头偏向一侧
全麻清醒后手术当日	抬高床头，协助患者床上活动四肢
术后第1～2日	术后1日患者可床上适当活动，条件允许可床旁坐或站立；术后2日患者可适当室内活动。对于开放手术患者则需在术后2～3日下床适当活动

注：由于肾上腺肿瘤手术多为腹腔镜手术，且目前血管处理多采用合成钛夹，术后常规活动对其影响小。但其活动能力应当根据患者个体化情况循序渐进。对于年老体弱患者或开放手术患者应减慢活动进度。

4. 健康宣教　注意手术切口情况，若发生手术切口愈合不佳、感染，或发生不明原因的腹痛、发热等，应及时就诊。术后定期复查。

【并发症的处理及护理】

并发症的处理及护理见表 26-32。

表 26-32　并发症的处理及护理

常见并发症	临床表现	处理
发热	多数患者术后 3 天有发热，体温在 38℃左右	若无其他明显症状，无需处理，多能自行恢复正常体温
	术后 3 天以上，体温超过 38.5℃，应考虑感染的可能	需及时查找原因，合理使用抗生素
皮下气肿	多发于胸、腹部、阴囊等处局部有握雪感、捻发音，患者可有背痛、肩痛和胸腹胀	二氧化碳残留于人体疏松组织所致，一般无需处理可自行消失
高碳酸血症	呼吸浅慢、疲乏、烦躁、皮下气肿	半卧位
	咳嗽、胸痛及神经系统症状	低流量间断吸氧
腹腔穿刺孔出血	术中止血不彻底或钛夹脱落所致，穿刺孔敷料有渗血	浸湿后及时更换并加压包扎

【特别关注】

（1）引流管的护理。

（2）并发症的护理。

（冉　磊）

第八节 肾上腺转移癌的护理

【概述】

肾上腺是恶性肿瘤的好发转移部位之一，仅次于肺、肝和骨。目前国内尚无其发病率的确切报道。原发癌多为肺癌、肝癌、乳腺癌、肾癌、胆管癌、甲状腺癌、胃肠道癌等，尤以肺癌转移多见。

【病因及病理】

目前，肾上腺转移癌的病因尚不明确，但其起病往往较为隐匿，多无肾上腺内分泌功能紊乱。恶性肿瘤肾上腺转移的方式以血行转移为主，也可经淋巴转移或直接浸润。肾上腺转移癌以单侧多见，左右侧无明显差异，且男性往往多于女性。

【诊断要点】

1. 临床表现 肾上腺转移癌起病隐匿，一般均无肾上腺皮质或髓质功能异常表现，不易及时发现。初始无特异临床表现，以后除原发病灶症状外，多表现为腰腹部胀痛及腹部包块，甚至有急腹症，其症状主要取决于病灶的大小。少数双侧肾上腺转移癌可能引起肾上腺功能低下的症状及表现。

2. 辅助检查 B超和CT是诊断肾上腺转移癌的重要检查方法，其定位准确率高。

（1）B超：可发现直径大于1.0cm的肾上腺肿瘤。

（2）CT：可发现直径＞0.5cm的肾上腺肿瘤，能够观察邻近器官及淋巴结情况。

（3）MRI：患者不能选择CT检查时可选择MRI检

查，其表现为 T_1 加权信号低，T_2 加权信号增强，大多数不均匀或不规则。

（4）PET：对肾上腺转移癌的诊断临床价值高，但其检查费用昂贵。

【治疗】

1. 手术治疗 对肾上腺转移癌的治疗，若原发病灶稳定，有条件进行外科手术治疗的则尽早进行手术治疗。由于肾上腺转移癌的早期检出、手术技术的提高，肾上腺转移癌的手术治疗成功率亦得到明显提升。对原发癌能彻底控制、单一肾上腺转移和一般状态好的患者均应行手术切除。对于双侧肾上腺转移，可做一侧肾上腺全切，另一侧做大部切除，或切除双侧肾上腺后做激素替代治疗。

2. 其他 对于不能进行手术切除的肾上腺转移癌则以治疗原发疾病为主，同时可选择性地进行局部放疗、全身化疗、射频消融等治疗方式，甚至可选择性栓塞转移癌的供应血管，并可向瘤体内注入化疗药物。然而，上述治疗方式的疗效仍需进一步的临床研究证实。

【主要护理问题】

1. 焦虑与恐惧 与担心疾病的预后和手术、化疗、放疗的经济承受能力及经济状况改变有关。

2. 营养失调：低于机体需要量 与肿瘤所致的高分解代谢状态及摄入减少、吸收障碍、手术创伤有关。

3. 疼痛 与肿瘤生长侵犯神经、肿瘤压迫及手术创伤有关。

4. 知识缺乏 与缺乏术后康复、肿瘤防治的相关知识有关。

5. 潜在并发症：感染、出血　与手术有关。

【护理目标】

（1）患者焦虑及恐惧程度减轻。

（2）病人营养状况得到维持和改善。

（3）患者的疼痛减轻或缓解，舒适感增加。

（4）患者能理解并复述各项检查、手术及康复等方面的知识。

（5）患者未发生并发症或发生并发症能得到及时治疗与处理。

【术前护理措施】

1. 心理护理

（1）解释手术的必要性、手术方式及注意事项。

（2）鼓励患者表达自身感受。

（3）教会患者自我放松的方法。

（4）针对个体情况进行针对性心理护理。

（5）鼓励患者家属和朋友给予患者关心和支持。

2. 营养

（1）根据情况给予高蛋白、高热量、高维生素、低脂、易消化、少渣食物。

（2）不能进食者遵医嘱静脉补充热量及其他营养。

3. 皮肤准备　经腹腔径路的腹腔镜手术进路多在脐附近，故术前应提前以松节油清洗脐部污垢，并且保证脐内皮肤完好无损。其他手术方式不需特殊的皮肤准备。

4. 胃肠道准备　由于肾上腺占位手术多为经后腹腔径路的腹腔镜手术，故对胃肠道准备要求不高。一般术前1日口服缓泻剂促进胃肠道排空，术前8小时禁食，4

小时禁饮。对于肿瘤体积过大，需经腹腹腔镜切除的则可在术前1日晚清洁灌肠，以避免 Troca 穿刺建立操作通道时损伤肠道。对于需经腹开放手术的则可术前留置胃管，减轻术中胃肠道对术野的影响，避免术后胃潴留、呕吐对术后恢复的影响。

【术后护理措施】

1. 外科术后护理常规 见表 26-33。

表 26-33 常规护理内容

麻醉术后护理常规	了解麻醉方式、手术方式及术中情况
	持续低流量吸氧
	持续心电监护
	床挡保护防止坠床
	严密监测生命体征，重点观察血压的变化
各管道的观察及护理	保持输液管道通畅，留置针妥善固定，注意观察穿刺部位皮肤
	创腔引流管的护理：妥善固定创腔引流管并保持通畅，观察引流液的量及性质，做好记录；一般术后引流液多为淡血性，且24小时内一般小于100ml，以后逐渐减少，术后24～48小时拔除血浆引流管
	尿管的护理：术后进行尿道口护理，一天两次，一般在术后1天拔除尿管
	胃管的护理：留置胃管的患者应观察胃管引流液的量及性质，多数患者在术后24～48小时即可拔除

2. 饮食护理 经后腹腔或经腹腹腔镜手术在术后第1日无腹胀等症状时则可嘱患者进食，开始恢复饮食时先饮用温开水，无明显不适时则可进食流质，逐渐过渡到半流质饮食、普通饮食，宜少食多餐；经腹开放手术则需待肠蠕动恢复、肛门排气、无腹胀时，开始进食流食（避免产气多的食物），并逐渐过渡到半流质饮食、普

通饮食，宜少食多餐。

3. 体位与活动 见表26-34。

表26-34　患者的体位与活动

时间	体位与活动
全麻清醒前	去枕平卧位，头偏向一侧
全麻清醒后手术当日	抬高床头，协助患者床上轻微活动四肢
术后第1～2日	术后1日患者可床上适当活动，条件允许可床旁坐或站立；术后2日患者可适当室内活动。对于开放手术患者则需在术后2～3日下床适当活动

注：由于肾上腺肿瘤手术多为腹腔镜手术，且目前血管处理多采用合成钛夹，术后常规活动对其影响小。但其活动能力应当根据患者个体化情况循序渐进。对于年老体弱患者或开放手术患者应减慢活动进度。

4. 疼痛护理 评估患者疼痛情况；有镇痛泵患者，注意检查管道是否通畅，评价镇痛效果是否满意；遵医嘱给予镇痛药物，提供安静、舒适的环境。

5. 健康宣教 见表26-35。

表26-35　肾上腺转移癌患者的出院指导

保持心情舒畅	各种刺激，情绪波动，可促进肿瘤的发生和发展。肿瘤患者应保持良好的心态，避免刺激和情绪波动
注意营养	康复期患者应均衡饮食，摄入高热量、高蛋白、富含膳食纤维的各类营养素，多食新鲜水果蔬菜，饮食宜清淡、易消化
加强随访	在手术治疗后3年内至少3个月随访1次，继之每半年复查1次，5年后每年复查1次

【并发症的处理及护理】

并发症的处理及护理见表26-36。

表26-36 并发症的处理及护理

常见并发症	临床表现	处理
出血	伤口处渗血，引流液颜色鲜红，引流量增多，患者出现面色苍白、心慌气短、心率加快、烦躁不安等休克现象。发生血压下降、中心静脉压降低、血红蛋白减少等	保守治疗难以奏效时，立即采取手术治疗 应立即输血、输液，给予止血药，并做好二次手术准备
感染	尿路感染的症状；肺部感染的症状；切口或腹腔内感染 血象增高 体温升高	药物抗感染治疗 多饮水，达到内冲洗的目的 加强管道护理和会阴部护理 鼓励病人多翻身、深呼吸，有效咳嗽、咳痰 加强皮肤和口腔护理 早期下床活动，以促进肠蠕动、减轻腹胀、增进食欲、促进血液循环及切口愈合

【特别关注】

（1）饮食护理。

（2）并发症的处理及护理。

【知识拓展】

肾上腺是肿瘤转移的好发部位之一，仅次于肺、肝、骨，居第四位，远比原发性肾上腺皮质癌多见。原发癌肾上腺转移的主要途径为血液循环和淋巴系统，但在人体肿瘤转移至肾上腺者多为单侧。腹腔镜下切除肾上腺对于确诊的或疑似的原发性肾上腺癌一直被认为是禁忌。原发性肾上腺癌是一种局部侵袭性疾病，开放手术时，肿瘤的彻底清除及局部淋巴结清扫可使患者获得较好的预后。

（冉　磊）

第九节　肾上腺成神经细胞瘤的护理

【概述】

肾上腺成神经细胞瘤（adrenal neuroblastoma）亦称神经细胞瘤，是来源于交感神经的高度恶性的肿瘤，生长迅速，很小的肿瘤即可通过淋巴系统和血液转移至肝脏、骨髓甚至皮下。临床少见。成人偶发，是儿童最常见的一种肿瘤，占儿童恶性肿瘤的 15%，多发生于婴幼儿，半数为 2 岁以前小儿。男女之比为 1.7：1。其发生可能与遗传因素有关。半数发生在肾上腺髓质，亦可谓肾上腺髓质无功能性神经肿瘤；亦可见于腹部、颈部、纵隔、腹主动脉旁交感神经链、盆腔等外周交感神经的任何部位。

【病因及病理】

肾上腺成神经细胞瘤的病因尚不明确。肾上腺成神经细胞瘤早期有完整的包膜，肿瘤呈实质性，中等硬度，呈分叶状或结节状，表面血管丰富；肿瘤大小、形状不定，小者数厘米，大者可占据整个腹腔。较小时有包膜，发展较大者，包膜即不完整，可合并出血、坏死、囊性变及钙化等。肿瘤组织内有神经分泌颗粒，可合成、分泌、储存及释放多种儿茶酚胺化合物，但因在进入血液循环前已经失活，故无相关临床表现。肿瘤可多发，恶性程度高、发展快、转移早，可早期穿破包膜浸润至周围组织，发现时半数已有远处转移，可经血液、淋巴转移到骨髓（如颅骨眼眶部）、肝脏、皮下及骨髓等处。

【诊断要点】

1. 临床表现

（1）可于腹部、颈部、盆腔扪及肿块，呈球形，深而固定，表面不光滑，发展较快，可越过中线。

（2）恶病质表现：有贫血、消瘦、苍白、发热等表现。

（3）消化道症状：有食欲缺乏、恶心、呕吐、腹痛、腹泻等症状。

（4）肿瘤出血症状：肿瘤增大、局部疼痛、腹腔内出血表现等。

（5）内分泌表现：因分泌儿茶酚胺化合物，可有皮肤潮红、出汗、心悸、不安、易激惹、感觉异常等症状。

（6）压迫症状：肿瘤增大可压迫周围组织产生相应的压迫症状。

（7）转移症状：转移至眼眶则有突眼、眶上出血症状；转移至骨，则有局部疼痛，如四肢痛，可发生病理性骨折；转移至肝脏，则有肝大疼痛；转移至皮下，则有皮下结节；淋巴结转移时有淋巴结肿大等。

2. 辅助检查

（1）实验室检查

1）常规检查：血红蛋白降低，淋巴细胞 $> 3 \times 10^9/L$。

2）生化检查：显示内分泌功能正常，血、尿中肾上腺素（E）、去甲肾上腺素（NE）、高香草酸（HVA）及 3- 甲氧 -4 羟基苦杏仁酸（VMA）升高。

3）血浆癌胚抗原阳性，预示预后差。

4）尿中查出甲基酪氨酸表示有转移；单克隆抗体 E3 显示有转移肿瘤；特异性血清试剂显示淋巴结转移。

5）放射性免疫性检查显示有细胞毒性淋巴细胞、血清封闭抗体；血中血管活性肠肽（VIP）值增高，可区别肿瘤性腹泻与非肿瘤性腹泻。

（2）影像学检查

1）B超：显示实质性占位病变。界限清楚但不规则的非均质光团，有钙化的声影；合并坏死、出血时则密度不均；可显示肝转移。

2）CT：显示密度不均的肿瘤及钙化灶，可显示与周围组织关系及大血管受累情况。

3）全身骨显像：评价是否存在骨转移。

【治疗】

1.手术治疗　肾上腺成神经细胞瘤一经确诊，应及早手术切除。术中已发现肿瘤转移，应尽量切除原发病灶及转移的淋巴结。如肿瘤巨大与周围血管粘连时，应尽量大部切除肿瘤，残余瘤组织待术后做放射治疗或化学治疗。成神经细胞瘤对放疗敏感，但单独使用放疗效果不理想。

2.药物治疗　术后需每隔2周应用长春新碱 $1.5mg/m^2$、环磷酰胺 $300mg/m^2$，交替用药，每种药物各用6周，持续1年。

【主要护理问题】

1.知识缺乏　与缺乏肾上腺成神经细胞瘤疾病知识有关。

2.营养失调：低于机体需要量　与癌肿消耗、手术创伤有关。

3.疼痛　与肿瘤增大压迫周围组织、手术创伤有关。

4.睡眠型态紊乱　与手术及术后管道限制有关。

5.潜在并发症：出血、感染等　与手术、疾病本身有关。

【护理目标】

（1）患者了解有关肾上腺成神经细胞瘤的有关知识。

（2）患者营养失调得到纠正和改善。

（3）患者主诉疼痛减轻或缓解，舒适度增加。

（4）患者睡眠情况得到改善。

（5）术后未发生相关并发症，或并发症发生后能得到及时治疗与处理。

【术前护理措施】

1. 心理护理　讲解肾上腺成神经细胞瘤的有关知识及治疗方法，给予心理支持，从而更好地配合治疗及护理。

2. 饮食护理　增加热量，多吃易消化、营养丰富的食物，纠正贫血，改善全身营养状况，提高病人对手术的耐受性。

3. 术前完善各项检查准备

4. 胃肠道准备　术前禁食 8 小时，禁饮 4 小时。

【术后护理措施】

（1）按外科麻醉术后护理常规（见表 26-33）。

（2）监测生命体征，每 15 ～ 30 分钟测血压 1 次，血压平稳 6 小时后可改为 1 ～ 2 小时测一次，或依病情而定。密切观察呼吸频率及有无憋气等症状，若有异常及时协助医生处理。定时雾化吸入、拍背，帮助患者排出痰液，预防术后肺部并发症的发生。

（3）术后禁食期间可根据患者体重、身高补充液体，饮食正常后停止补液。术后常规使用抗生素预防感染。

（4）密切观察伤口有无渗血情况，准确记录伤口引流量，渗血量多时及时通知医生处理伤口。

（5）做好各种引流管的护理。患儿自控力差，活动范围大，对各种引流管应及时固定。保持引流管通畅，勿打折、牵拉，防止脱落。

（6）密切观察尿液的颜色、性质，准确记录24小时尿量。如无尿或大量血尿及时通知医生。

（7）术后禁食，肠功能恢复后开始进流食、半流食，逐渐过渡到普通饮食。

（8）术后6小时半卧位，协助床上翻身活动。鼓励患儿早下床活动，可以促进胃肠功能恢复。

（9）患儿心理情绪变化受身体舒适度的影响较大，可以通过观察情绪变化早期发现病情变化。患儿家长的情绪变化是随着患儿病情变化而变化的，同时向家长解释必要的护理常识，增加家长对疾病的认识，减轻心理负担，共同做好患儿的护理。

（10）长春新碱（VCR）有神经毒副反应，有的患者用后有手麻、腹痛、四肢颤抖等现象。环磷酰胺（CTX）用后可致皮肤色素沉着。对于这些反应应耐心向患者解释清楚，大多数情况下在停药后会逐渐消失。在化疗期间患儿要多饮水。

（11）健康宣教：讲解化疗、放疗等综合治疗的意义，以确保患者出院后能自觉配合后续治疗。保证适度的休息，适度身体锻炼，加强营养，增强体质。定期复查B超、CT有利于及时发现复发或转移。

【特别关注】

（1）引流管的护理。

（2）观察患儿的情绪变化。

（冉　磊）

第二十七章　肾脏囊性疾病的护理

【概述】

　　人体肾脏是成对的器官，位于腹膜后，右侧比左侧稍低，肾组织由外向内可分为皮质和髓质。肾囊性疾病是人体最多的囊性病，是肾脏内出现单个或多个大小不等的与外界不相通的良性囊性肿块的总称，分为遗传性和非遗传性两大类。遗传性病变以多囊肾多见。非遗传性疾病中则以单纯性肾囊肿为常见，占囊性肾疾病的 70% 左右（图 27-1）。

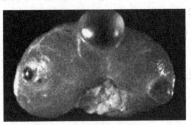

图 27-1　单纯性肾囊肿

【病因】

　　单纯性肾囊肿是最常见的肾脏良性疾病，发病率在肾脏囊性疾病中居首位。其病因不明确，绝大多数为非遗传性疾病，近年来研究认为可能由肾小管憩室发展而来。极少数为遗传病，可能与常染色体显性遗传有关。

　　多囊肾是一种遗传性疾病，特点是双侧肾脏有多个囊肿致使肾脏体积增大而其功能性肾组织减少。分为常染色体隐性遗传多囊肾（RPK）及常染色体显性遗传多囊肾（DPK）。RPK 的基因定位于 6 号染色体；而 DPK 的基因定位于 16 号和 4 号染色体。DPK 的预后不好，平均生存 4 ～ 13 年。

【病理】

单纯性肾囊肿可以是一侧，也可以是双侧，每个肾脏有一个或少数几个囊肿。囊肿一般孤立呈球形，位于肾皮质浅表者可改变肾脏外形。也可位于皮质深层或髓质，直径为 0.5 ～ 1cm，也可以是 3 ～ 8cm，囊壁薄而透明，内含草黄色液体，较黏稠，如有过炎症，囊壁可增厚、纤维化甚至钙化。囊肿与肾盂不相通，壁内衬以单层扁平上皮细胞。单纯肾囊肿的自然变化缓慢。

多囊肾的肾脏里布满大小不等的与外界不相通的囊性肿块，直径从数毫米到数厘米不等。肾盂肾盏变形，可继发肾小球硬化，肾小管萎缩或间质纤维化。由于囊肿增大到一定程度压迫肾实质，进一步发展可致肾衰竭。

【诊断要点】

（一）单纯性肾囊肿

1. 临床表现　单纯性肾囊肿一般无明显临床症状，为偶然发现。往往因其他原因做检查或体检时被发现。但当囊肿生长到一定大小时，如有囊内出血或继发感染，或压迫邻近肾实质时才引起症状。

（1）腰、腹部不适或疼痛：由于肾脏肿大和扩张，肾包膜张力增大，肾蒂受到牵拉，或者由邻近器官受压引起。另外，肾脏多囊导致肾脏含水量大，变得沉重，下坠牵拉，也会引起腰部疼痛。疼痛的特点为隐痛、钝痛，固定于一侧或双侧，向下部及腰背部放射。

（2）感染：囊内出血或继发感染，则会使疼痛突然加剧。如合并结石或出血后血块阻塞尿路，则可加重肾盂积水，出现肾绞痛。这种梗阻还可以使肾脏发生感染，出现畏寒、发热、脉搏增快等症状。

（3）血尿：可表现为镜下血尿或肉眼血尿。发作呈周期性。发作时腰痛常加剧，剧烈运动、创伤、感染可诱发或加重。出血原因是囊壁下方有许多动脉，压力增加或合并感染，可使囊壁血管因过度牵拉而破裂出血。

（4）腹部肿块：有时为患者就诊的主要原因，60%～80%的患者可触及肿大的肾脏。一般而言，肾脏越大，肾功能越差。

（5）蛋白尿：一般量不多，24小时尿内不会超过2g。多不会发生肾病综合征。

（6）高血压：因囊肿压迫肾脏，造成肾缺血，使肾素分泌增多，引起高血压。在肾功能正常时，已有50%以上患者发生高血压，肾功能减退时高血压的发生率更高。

（7）肾功能减退：由于囊肿占位、压迫，正常肾组织显著减少，肾功能进行性减退。

2. 辅助检查 ①腰腹部超声检查；②CT检查；③MRI检查；④静脉肾盂造影检查。

（二）多囊肾

1. 常染色体隐性遗传多囊肾（RPK）的临床表现 因类型及发病时期而不完全相同。主要病变在肾和肝，表现为不同程度的肾集合管扩张、肝纤维化和胆管扩张。主要发生于婴幼儿，又称婴儿型多囊肾，临床上少见，可同时见于兄弟姐妹中而父母则无表现。多数患儿在出生后不久便死亡。

（1）胎儿型于胎儿期死亡。

（2）新生儿型于1岁以内死亡，婴儿由于肺发育不良而表现为呼吸抑制，新生儿期少尿，常因肾衰竭或呼吸衰竭而死亡。

（3）幼儿和少年可出现高血压和充血性心力衰竭，门静脉高压症，食管静脉曲张，脾肿大。

2. 常染色体显性遗传多囊肾（DPK）的临床表现　主要表现为多发双侧肾囊性病变。早年无症状，大多数在40岁左右出现症状，也有的直到尸检时才被发现。

（1）高血压：是最常见的症状，与肾缺血和肾素-血管紧张素-醛固酮系统激活有关。

（2）肾功能受损：表现为夜尿增多，尿液检查有血尿、少量蛋白尿，常会缓慢地发展成为慢性肾衰竭。

（3）腰部或腹部疼痛：主要表现为钝痛，有10%～20%的人合并肾结石。30%～40%的人伴有多囊肝。

（4）其他：可出现胰腺囊肿、脾囊肿、结肠憩室、蛛网膜下腔出血。

3. 辅助检查　①肾脏超声检查；②X线检查；③CT检查；④MRI检查；⑤同位素扫描；⑥在囊肿摄影术下经皮囊肿抽吸；⑦实验室检查：血常规、血生化、尿常规等。

【治疗】

1. 单纯性肾囊肿

（1）单纯性肾囊肿直径＜4cm，无症状时不需要做任何治疗，但要定期复查，观察囊肿是否继续增大。无症状者应经常进行尿液检查，包括尿常规、尿培养，每半年至一年进行一次肾功能检查，包括内生肌酐清除率。由于感染是本病恶化的重要原因，所以不在十分必要时，不要进行尿路创伤性检查。

（2）肾囊肿去顶减压术：囊肿较大，出现腰部症状者需行手术治疗，绝大多数囊肿预后较好。

（3）单侧肾切除术：一侧肾实质广泛破坏，对侧肾功能正常者，可行肾切除术。

2. 多囊肾

（1）肾囊肿去顶减压术：为减轻囊肿对肾实质的压迫，延缓肾功能的减退，延长生存期，可采用肾囊肿去顶减压术，亦能减轻疼痛，降低血压。

（2）血液透析净化：晚期患者出现慢性肾衰竭时，行肾囊肿去顶减压术无治疗意义，需做血液透析。

（3）同种肾移植术：晚期患者肾衰竭合并严重高血压、感染时，条件许可者可做同种肾移植术。

【主要护理问题】

1. 舒适的改变　与疼痛、血尿等有关。

2. 焦虑／恐惧　与患者对疾病的恐惧、担心预后有关。

3. 营养失调　与消化吸收不良、进食不当有关。

4. 有受伤的危险　与高血压急性发作有关。

5. 潜在并发症　感染、出血、肾衰竭。

【护理目标】

（1）患者主诉不适感减轻或消失。

（2）患者焦虑／恐惧程度减轻，配合治疗及护理。

（3）患者营养状况得到改善或维持。

（4）患者未发生意外损伤。

（5）术后未发生相关并发症，或并发症发生后能得到及时治疗与处理。

【术前护理措施】

1. 心理护理

（1）应主动与患者交流沟通，讲述疾病有关知识，让患者了解疾病及转归，详细介绍术前和术后的注意事项，给予心理疏导的同时耐心向患者及家属介绍手术过程、方法及术后注意事项。

（2）了解患者的思想情况，耐心讲解手术目的及术前各项准备工作，减轻患者焦虑和恐惧情绪，主动关心患者，倾听述说，稳定患者情绪。

（3）建立良好的医患关系，耐心解释患者提出的疑问，做好健康宣教。保持室内安静舒适，避免各种不良刺激，教会患者自我放松的方法。

（4）强调此术式的优点，并用成功病例进行现身示范，给予患者精神及心理支持，增强自信心。

2. 饮食护理

（1）食盐摄入的限制：控制食盐时，根据病人病情和肾功能程度做调整。

（2）蛋白质的控制：蛋白质摄入过低或过多，对肾脏都无益处。尤其是多量摄入蛋白质后，可产生过多的代谢产物，如晚期肾衰竭、尿毒症毒素中尿素、肌酐、胍类、多胺和某些中分子物质基本上都是氮（蛋白质）的代谢产物。控制蛋白质对于减轻肾脏负担，减少晚期肾衰竭、尿毒症毒素的产生，缓解病情均起重要作用。

（3）水的摄入：单纯性肾囊肿时，由于肾脏浓缩功能下降，体内代谢产物需要较多的水分才能从肾脏排出，因而单纯性肾囊肿病人如无明显的水肿、心力衰竭、高血压时，不应盲目限水。

3. 病情观察　定时监测血压及监测肾功能，观察尿液性状、体温变化等,并做好护理记录。遵医嘱及时给予降压药物及利尿药物,用药后密切观察疗效,做好用药护理。

4. 预防意外发生 如发现上感、咳嗽、发热,患者月经来潮、皮疹、感染等情况,通知医生考虑手术延期。按时服药,控制血压,避免血压骤升引发脑出血及左心衰竭。

5. 预防感染 注意患者皮肤卫生,观察有无软组织及呼吸道感染。术前应做好各项准备,认真备皮,清理切口周围皮肤的污垢,剃净体毛。同时保持个人卫生,勤换内衣。

6. 术前常规准备

(1)术前行抗生素敏试,术晨遵医嘱带入术中用药。

(2)协助完善相关术前检查:心电图、胸部 X 线片、B 超、CT 或 MRI。

(3)完成各项血液及体液检查:血常规、血生化、出凝血试验、尿常规等。

(4)术前 8 小时禁食,4 小时禁水。

(5)术前 1 日做好个人卫生。术晨更换清洁病员服。

(6)术晨与手术室人员进行患者、药物等相关信息核对后,送入手术室。

【术后护理措施】

1. 外科术后护理常规 见表 27-1。

表 27-1 常规护理内容

麻醉术后护理常规	了解麻醉和手术方式、术中情况、切口和引流情况
	持续低流量吸氧
	持续心电监护
	去枕平卧,头偏向一侧,保持呼吸道通畅
	床挡保护防坠床
	严密监测生命体征

续表

伤口观察及护理	保持切口干燥，注意观察有无渗血，如渗血或渗液及时更换敷料　观察有无腰痛、腹胀等症状
各管道观察及护理	保持腹膜后引流管及尿管通畅，妥善固定引流管，以防滑脱；定时挤压，避免折叠、受压而引流不畅，引流管不应超过腹部平面。观察引流液颜色、性质、量的变化。留置尿管的患者，做好尿管护理，每天2次
疼痛护理	评估患者疼痛情况　有镇痛泵患者，注意检查管道是否通畅，评价镇痛效果是否满意　安慰鼓励患者　遵医嘱给予镇痛药物　提供安静、舒适的环境
基础护理	保持皮肤清洁、干燥，定时皮肤护理及翻身。做好口腔护理、晨晚间护理，温水擦洗、雾化吸入、患者清洁等工作，预防感染

2. 饮食护理　术后禁饮水，待肛门排气、无腹胀时，进食术后流食，并逐渐改为术后半流质饮食、术后普食，以少食多餐为宜。宜进低热量、低糖、高蛋白、高钾、低钠、营养丰富、易消化食物，注意营养丰富，忌生冷、产气、刺激性食物。

3. 体位与活动　见表27-2。

表27-2　患者体位与活动

时间	体位与活动
全麻清醒前	去枕平卧位，头偏向一侧
全麻清醒后手术当日	平卧位或侧卧位
术后第1日	自主卧位，但以半卧位为主
术后第2日起	可在搀扶下下床沿床边适当活动，并逐渐增加活动度

注：活动能力应当根据患者个体化情况循序渐进，对于年老或体弱的患者，应当适当推后活动进度。

4. 健康宣教 见表27-3。

表 27-3 肾囊肿患者的出院宣教

饮食	饮食规律，宜进高热量、低蛋白、低钠、营养丰富、易消化食物，防止水、电解质失调
活动	根据体力，适当活动。避免剧烈的体力活动和腹部创伤，肾脏肿大不宜手术者，宜用吊带代替腰带，以免引起囊肿破裂
服药	遵医嘱应用降压药物，控制高血压，减少并发症的发生，应遵循病情，按时服药，不得擅自减药或停药
感染	预防感冒，防止急性肾炎加重肾脏负担。忌食被污染的食物
复查	术后定期门诊随访，检查肝肾功能、血常规等
	术后每3个月复查B超一次，半年后每半年复查一次，至少复查5年

【并发症的处理及护理】

并发症的处理及护理见表27-4。

表 27-4 并发症的处理及护理

常见并发症	临床表现	处理
出血	引流管持续有新鲜血液流出，2小时内引出鲜红色血液 > 100ml 或 24 小时 > 500ml；伤口敷料持续有新鲜血液渗出；患者脉搏增快、血压下降、尿液减少等失血表现	严密观察生命体征及切口渗血情况。保守治疗：静脉滴注止血药物，加快输液速度，输血，使用升压药物、吸氧等。保守治疗无效者应及时行再次手术
感染	术后体温 > 39℃ 引流液浑浊呈脓性 伤口难以愈合	抗生素治疗 高热时给予物理降温或退热药物治疗 解除尿路梗阻
肾衰竭	下肢水肿，少尿，无尿	血液透析，有条件可做同种肾移植术

【特别关注】

（1）多囊肾患者的饮食护理。

（2）肾衰竭的护理。

（3）控制高血压药物治疗。

【前沿进展】

近期应用实验模式生物如线虫（秀丽隐杆线虫）和家鼠的纤毛与鞭毛进行基本细胞生物学研究使人类发生常染色体显性多囊肾的原因变得清楚。生化学家 James Calvet 写道："这些发现证明了遗传学和动物模型的能力和重要性。如果没有这些遗传学研究的指引，有谁会想到一条小小的纤毛会成为研究多囊肾病的基础？"

纤毛在肾脏发育中发挥重要作用，纤毛结构功能异常直接导致肾囊肿性疾病的发生。所有的纤毛和鞭毛的装配和维持都需要依赖鞭毛内运输这个非常重要的生理过程来完成。鞭毛内运输是蛋白质插入纤毛和鞭毛膜特定位点必不可少的一项细胞功能。这些插入的膜蛋白可以启动环境反馈和细胞内信号转导通道。它们在肾小管上皮细胞的纤毛中发挥特殊作用，通过上述鞭毛内运输机制定位于肾小管上皮细胞的纤毛，被认为是正常肾细胞的发育和发挥功能的关键。纤毛上皮细胞排列于尿收集管的内腔，感觉尿流率的变化。纤毛感受尿流率的功能异常可引起肾小管上皮细胞的程序性细胞死亡（凋亡），产生常染色体显性多囊肾特征性的多囊肿。常染色体显性多囊肾可能由环境信号的转导蛋白或感受蛋白发生突变所致，也有可能是鞭毛内运输失败的结果。

【知识拓展】

肾囊肿的饮食禁忌

1. 禁忌内脏熟食 特别是肝脏，肝脏的功能是解毒，很多动物代谢的毒素都遗留在内脏中，病人食用后会增加肾脏负担，加重病情。

2. 禁忌发酵性食品 酵性食品，主要是菌变发酵的食品，如豆腐乳、臭鸡蛋类。

3. 禁忌高蛋白食物，要摄取低蛋白饮食 每一种肾病，都应该低蛋白饮食，避免体内氮类代谢物合成，减轻肾脏的排泄力，如大豆、豆腐及其他豆类制品。

4. 禁忌酒类 饮料、酒类，特别是白酒，宜戒掉，酒类可以刺激多囊蛋白活性，加速囊肿生长。

5. 四不吃 过咸类不吃、辛辣刺激类不吃、被污染的不吃、烧烤类不吃，而肾功能不全或发生尿毒症者还应注意豆类及其制品不吃，肾囊肿食疗限制动物类高蛋白食品、油腻类食品。

（邓 兰）

第二十八章　肾血管性疾病的护理

第一节　肾血管性高血压
（肾动脉畸形）的护理

【概述】

肾血管性高血压是由肾动脉病变引起的，并且在血管病变修复后或切除病变肾脏后高血压得到明显缓解。

【病因】

肾血管性高血压患者占总高血压患者的 1% ~ 10%，恶性高血压同时伴肾功能不全者的发病率上升到 30% ~ 40%。第一病因是动脉粥样硬化，大动脉炎次之，在我国较少见的原因还有纤维肌发育异常。

【病理】

引起肾动脉疾病的两种主要的病理分型是动脉粥样硬化（ASO）和纤维增生异常（FD）。大约 70% 的肾血管病理变化是由动脉粥样硬化造成的。这种疾病可能局限于肾动脉，但更常见的是全身动脉粥样硬化表现，可累及冠状动脉、腹主动脉、脑血管和下肢血管。粥样硬化的狭窄不常发生于远端动脉或累及分支，而更常发生于肾动脉近端 2cm 处。研究表明，动脉粥样硬化的患者中 42% ~ 53% 会发生进展性动脉堵塞（图 28-1）。

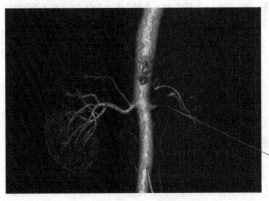

动脉狭窄

图 28-1　肾动脉狭窄

【诊断要点】

1. 临床表现　高血压发病年龄＞ 55 岁或者＜ 30 岁更常见于肾血管性疾病，典型的是年长患者出现 ASO 和年轻患者出现 FD。高血压的持续时间短和突然发病常常与肾血管性高血压有关，使用两种或两种以上的药物难以控制的高血压更与肾血管性疾病相关。

2. 辅助检查　①多普勒超声；②放射性核素检查；③螺旋 CT 血管成像；④磁共振血管成像；⑤肾动脉血管造影；⑥外周血浆肾素活性检查。

【治疗】

继发于纤维增生不良的肾血管性高血压患者，通过血管造影发现病变的类型和相应发展过程来指导治疗方案的确定。血管中膜纤维增生的患者更偏向于选择药物控制高血压作为首选，血管成形术适用于那些使用多种药物都不能控制高血压的患者。血管内膜或中层外纤维增生的肾动脉狭窄更好发于年轻的患者，出现药物难以控制的高血压，最终引起缺血性肾脏萎缩，对这些患者进行早期的干预治疗是必要的。治疗原则是控制高血压，保护肾功能。治疗方法可以选择保守治疗，即用药物控制血压；也可以选择手术治疗和药物治疗相结合的方法。手术治疗包括：①外科血管成形术；②经皮腔内血管成形术；③血管内支架植入；④肾切除或者部分切除等。

【主要护理问题】

1. 舒适度改变　与高血压症状及手术创伤等有关。

2. 组织灌注异常　与高血压和肾脏血流灌注异常有关。

3. 焦虑　与患者对疾病的治疗及对预后的担心有关。

4. 知识缺乏　与缺乏控制高血压及疾病康复的相关知识有关。

5. 潜在并发症　出血、血栓形成、支架管移位、吻合口再狭窄、感染等。

【护理目标】

（1）患者主诉不适感减轻或消失。

（2）患者组织灌注异常的状况得到改善。

（3）患者焦虑程度减轻，对疾病的治疗方式有一定的了解，积极配合治疗及护理。

（4）患者及家属了解疾病治疗与康复知识。

（5）术后未发生相关并发症，或并发症发生后能得到及时治疗与处理。

【术前护理措施】

1. 心理护理

（1）解释肾动脉疾病手术的必要性、手术方式及注意事项。

（2）针对个体情况进行个性化心理护理。

（3）鼓励患者的家属和朋友给予患者关心与支持。

（4）尽量消除心理因素造成的血压过高。

（5）告知并指导患者手术时的体位，帮助患者提前适应。

2. 饮食及胃肠道准备　患者应限制钠的摄入，指导患者进低盐饮食和易消化的食物，忌酒及辛辣饮食，鼓励患者多食新鲜蔬菜、粗纤维食物，保持大便通畅，忌用力排便，避免高血压引起的血管意外。术前8小时禁食，4小时禁饮，术晨可用5ml温水常规服用降压药物。

3. 病情观察及护理

（1）监测患者血压并记录血压的控制情况，及时向医生反馈并遵医嘱调整降压药用量。

（2）观察患者有无头晕、头痛、恶心、呕吐、视物模糊等高血压征象，做好安全防护措施。

（3）准确记录患者小便量。

（4）观察患者有无肾血管出血症状与体征。

4. 扩容治疗　根据病情需要予适当等渗溶液扩容治疗。

5. 抗凝剂的使用　根据手术方式指导患者术前2～3日口服抗凝药物。

6. 术前常规准备

（1）协助完善相关术前检查：肾动脉的相关检查、B超、心电图、肝肾功检查、出凝血试验等。有动脉粥样硬化的患者还应全面评估冠状动脉和脑血管情况。

（2）指导患者深呼吸及有效咳痰，练习床上大小便。

（3）术前1日行抗生素过敏试验，根据结果及医嘱带入术中用药。

（4）术前一晚过度紧张的患者，可遵医嘱给予适当的镇静治疗。

（5）术晨更换清洁病员服，如行介入手术常规腹股沟备皮。

（6）术晨与手术室人员进行患者、药物及其他相关信息核对后，建立静脉通道，送入手术室。

【术后护理措施】

（一）介入手术术后护理

1. 一般护理措施 严密监测生命体征，持续 24 小时床旁心电监护，密切观察意识及呼吸的变化。部分患者术后可能出现血压下降较快的情况，如不及时调整用药，就会引起低血压甚至休克等。术后准确记录生命体征，观察穿刺处及腰部情况，严格交接班，发现异常情况及时处理。

2. 健康宣教 见表 28-1。

表 28-1 介入手术患者的出院宣教

饮食	戒烟酒，优质蛋白质、清淡、易消化饮食，低盐、低脂、低胆固醇饮食，适当食用含钾和钙的食物
活动	劳逸结合，避免重体力劳动和剧烈运动
用药指导	嘱患者按时服药，尤其是抗凝剂的服用不能间断
并发症观察	教会患者及家属监测血压及自我观察有无出血倾向，介绍相应并发症表现，有问题时及时就诊
复查	术后尤其是服用抗凝剂期间注意随访 注意监测凝血功能，复查 B 超等

（二）开放性手术术后护理

1. 外科术后护理常规 见表 28-2。

表 28-2 常规护理内容

麻醉术后护理常规	了解麻醉及手术方式、术中情况、手术切口和引流情况
	持续心电监护及吸氧
	床挡保护防止坠床
	严密监测生命体征及患者意识状况
伤口观察及护理	观察伤口渗血、渗液情况，如有异常及时通知医生
	观察腰部体征，有无腰痛、腰胀等
各管道观察及护理	输液管保持通畅，留置针妥善固定，注意观察穿刺部位皮肤
	尿管按照尿管护理常规进行
	创腔引流管护理参照表 28-3
疼痛护理	评估患者疼痛情况，注意检查管道是否通畅，避免管道打折及受压
	有镇痛泵患者，评价镇痛效果是否满意
	遵医嘱给予镇痛药物
	提供安静、舒适的环境
基础护理	做好皮肤护理、晨晚间护理等工作

2. 创腔引流管护理 见表 28-3。

表 28-3 创腔引流管护理内容

通畅	定时挤捏管道，使之保持通畅
	勿折叠、扭曲、压迫管道
固定	告知患者引流管放置的重要性，避免过度牵拉
	若引流管不慎脱出，应立即通知主管医生，由医生或在医生指导下重置引流管
观察并记录	观察引流液性状、颜色、量；如果突然出现引流液由暗红变为鲜红，或者量由少变多、血压下降、心率增快等情况，提示有出血的现象，应引起重视，立即通知医生
无菌	每周更换引流袋/瓶 1～2 次，更换时注意遵循无菌原则，倾倒引流液时也需注意无菌操作

3. 饮食护理 见表 28-4。

表 28-4 患者饮食护理

时间	进食内容	备注
术后当天至肛门排气	禁食	—
肛门排气后或术后2～3天	清淡易消化的术后饮食	术后第2～3天如肛门仍未排气则可以尝试让患者进少量温水，无不适后逐渐开始饮食，以刺激胃肠功能的恢复，但需注意循序渐进，由稀到干，少食多餐

4. 体位与活动 见表 28-5。

表 28-5 患者体位与活动

时间	体位与活动
全麻清醒前	平卧位，头偏向一侧
全麻清醒后至手术当日	低半卧位
术后第1日	半卧位为主，床上肢体运动
术后第2日	半卧位为主，增加床上活动
术后第3日起	协助室内活动，适当增加活动度

注：活动能力应当根据患者个体化情况及伤口引流液情况循序渐进。对于年老或体弱及伤口引流量较多者，应当相应推后活动进度。

5. 健康宣教 见表 28-6。

表 28-6 肾血管性高血压疾病开放手术患者的出院宣教

饮食	清淡、易消化、高蛋白、高维生素饮食
活动	适当活动
并发症观察	观察并记录血压情况，告知患者有哪些异常表现时应及时就诊
复查	术后1个月门诊随访 以后3个月复查一次，半年后再复查一次，有不适及时就诊

【并发症的处理及护理】

介入手术术后并发症的处理及护理见表 28-7。

表 28-7 介入手术术后并发症的处理及护理

常见并发症	临床表现	处理及护理
出血	穿刺点渗血严重，有血肿形成肾血管破裂和局部血肿形成引起的患侧腰痛、胀痛	严密观察，异常情况及时通知医生进行处理。用手压迫穿刺部位 15～30 分钟，无活动性出血后，加压包扎 6～12 小时，压力以既能阻止出血又不阻断足背动脉搏动为原则。患肢放平伸直制动 12～24 小时，绝对卧床 24 小时，48 小时后可适当床旁活动。随时观察穿刺部位有无出血、血肿，并监测足背动脉搏动情况
血栓形成	血管痉挛或闭塞、血压升高、腰痛、少尿或血尿	遵医嘱进行抗凝治疗，在用药的过程中，注意观察皮肤黏膜、消化系统等有无出血现象，监测凝血时间，用药期间尽量避免有创检查。出现血栓形成现象时遵医嘱对症处理
支架移位	血压升高、腹痛、尿少	严密观察临床表现，发现异常及时通知医生处理
感染	体温升高等异常表现	加强无菌观念，遵医嘱合理运用抗生素，发生感染征象时对症处理

开放性手术常见并发症的处理及护理见表 28-8。

表 28-8 开放性手术常见并发症的处理及护理

常见并发症	临床表现	处理
出血	创腔引流管突然有新鲜血液流出，伤口敷料持续有新鲜血液渗出，引流量由少变多、脉搏增快，甚至血压下降，血红蛋白降低	保守治疗：用止血药物、升压药物，加快补液，使用代血浆或输血保守治疗无效者应及时行再次手术

续表

常见并发症	临床表现	处理
吻合口再狭窄甚至闭塞	血压升高、腰痛、尿少、血尿等	立即通知医生，遵医嘱予对症处理，必要时再次手术治疗

【特别关注】

（1）围手术期血压的管理与控制。

（2）术后并发症的早期观察及处理。

【前沿进展】

肾血管性高血压治疗的目标集中在有效地控制血压同时稳定肾功能上。肾动脉性疾病作为动脉粥样硬化性疾病的一个方面，应该紧密随访来确定肾血管损害的稳定和复发；随着时间的推移，改变其临床环境，仔细处理影响肾脏的血管疾病是必要的。当血压恶化、肾功能障碍和靶器官出现症状时，必须重新评定疾病的进展和（或）复发。目前血管成形术已经逐步取代外科手术成为肾血管性高血压的主要手术治疗方式。

【知识拓展】

血压是机体内部复杂的生理生化过程表现出的简单物理学现象。1896 年，意大利人发明了水银柱式血压计，用汞柱升高的毫米数表示人体血压的高度。

在未使用降压药物的情况下，3 次不同日期测量：收缩压 ≥ 140mmHg（1mmHg=0.133kPa）或舒张压 ≥ 90mmHg，或者目前服用降压药物控制血压，血压虽低于 140/90mmHg，但都可诊断为高血压。

以前，在进行居民高血压抽样调查时一般要求测量右臂血压。但在实际工作中，医护人员发现左、右臂血压相等的人极少，有 50% 的患者的血压是左臂高于右臂，而治疗高血压必须以高的一侧为准。因此，居家测血压最好左、右手臂都进行测量，以高的一侧为准。此外，近年来，电子血压计越来越多地进入家庭和临床，但是真正的药物试验和指导患者用药仍应以台式血压计为准，这样可以减少误差。

（马　莉　余咿淼）

第二节　其他肾血管相关性疾病的护理

【概述】

肾血管性疾病主要包括肾动脉瘤、肾动静脉瘘、肾动脉栓塞性疾病、中主动脉综合征、胡桃夹现象以及前面所述的肾血管性高血压等。

通常肾血管"畸形"是指形态、结构异常，伴有功能障碍并出现病理性改变，而变异则指仅有形态结构改变而不影响脏器功能，也未造成病理学变化。某些肾血管的变异可能在特定情况下出现病理改变，而肾血管畸形也可能不构成病理改变。

【病因】

胡桃夹现象又称左肾静脉压迫综合征，是左肾静脉在腹主动脉和肠系膜上动脉所形成的夹角处受机械性挤压而引起的反复性、发作性血尿或体位性蛋白尿、腹痛等一系列症状。多见于青少年，以男性多见。肾动脉瘤是肾动脉及其分支单一或两者同时出现由动脉壁弹性组织及动脉中层强度减弱造成的局限性扩张（图 28-2）。

肾动静脉瘘包括先天性、原发性及获得性肾动静脉瘘三类。肾动脉栓塞的病因：细菌性心内膜炎、无菌性心脏瓣膜赘生物、心房颤动、心外科手术、囊状肾动脉瘤、心脏肿瘤、急性心肌梗死及室壁瘤。中主动脉综合征是以累及主动脉和包括肾动脉在内的主动脉主要分支的非特异性狭窄为特征的一种少见疾病，多发生于儿童或年轻人。

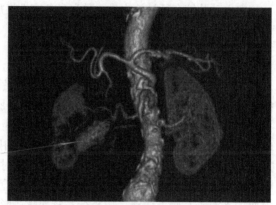

图 28-2　肾动脉瘤

【病理】

胡桃夹现象：正常情况下，肠系膜上动脉与腹主动脉夹角为 45° ~ 60°，常被肠系膜脂肪、淋巴及腹膜等填充，使左肾静脉不致受到挤压。但在某些情况下，如青春期身高迅速增长、椎体过度伸展、体型急剧变化、回流受阻，淤积血液经静脉和肾盏间形成的异常交通支排出，或由肾盏穹隆部静脉壁变薄破裂而引起相应的临床表现。

先天性动静脉瘘有血管曲张或者血管瘤样结构的特点；原发性动静脉瘘病因不明，但血管造影表现和获得性动静脉瘘相似；获得性动静脉瘘血管造影结果为动静脉间单发性交通，属于最常见的类型。

肾动脉血栓形成一般累及中近 1/3 的肾动脉主干，而肾动脉栓塞则常累及周围肾动脉分支。由于左肾动脉与主动脉间形成的夹角更为锐利，急性肾动脉闭塞和创伤后肾动脉闭塞更常见于左侧。

中主动脉综合征被认为是一种自身免疫性疾病。

【诊断要点】

1. 临床表现

（1）胡桃夹现象：血尿、蛋白尿、左腹部疼痛或腰痛为主要临床表现，男性可见不同程度的精索静脉曲张，在剧烈活动、直立体位或并发感染时症状可加重。腹部B超或 CT 可见左肾静脉扩张，是最简便、最常用的检查方法；尿红细胞形态为非肾小球性，休息卧位时尿蛋白阴性，直立后或活动后尿蛋白可阳性；膀胱镜检查可确定血尿来源于左侧上尿路。选择行左肾静脉造影，同时测压。

（2）肾动脉瘤：大部分肾动脉瘤较小且没有症状，最常见的临床表现是高血压，肋缘下或腰部疼痛、血尿、腹部杂音以及比较少见的可触及的搏动性包块。一般而言，在腹平片上肾门或肾门附近发现了环状钙化后就应该考虑肾动脉瘤的诊断。

（3）肾动静脉瘘：取决于瘘的大小，严重高血压、腹痛、血尿、上腹部杂音、左精索静脉曲张、心功能不全、眼底检查为动脉变细、反光增强及动静脉交叉现象为主要的症状。

（4）肾动脉栓塞性疾病：双侧急性肾动脉闭塞表现为迅速的进行性加重的少尿性肾衰竭，而单侧肾动脉的慢性闭塞则可能由于侧支循环的建立而不被发觉。最常见的症状是伴有恶心、呕吐或发热的腹部钝痛或腰痛。其他的表现包括高血压、蛋白尿、镜下血尿、白细胞增多及血清乳酸脱氢酶水平增高。

（5）中主动脉综合征：以累及主动脉和包括肾动脉在内的主动脉的主要分支的非特异性狭窄为特征，是发生于儿童和年轻人的一种少见疾病。

2. 辅助检查 ①动脉血管造影；②多普勒超声；③磁共振血管成像（MRA）；④计算机体层血管成像（CTA）；⑤数字减影血管造影（DSA）；⑥胸部 X 线检查：肾动静脉瘘的患者可见肺纹理增加，心脏扩大。

【治疗】

1. 胡桃夹现象

（1）手术治疗

1）手术适应证：经 2 年以上观察或内科对症治疗症状无缓解或加重者；有肾功能损害，并排除其他原因，且出现并发症，如腰酸、头晕、乏力者。

2）手术方式：包括左肾静脉移位术、肠系膜上动脉切断再植术等。

（2）介入治疗：目前常采用左肾静脉内支架置入术。

（3）保守治疗：适用于病情较轻的患者。

2. 肾动脉瘤 一般来说，没有症状、血压正常、钙化完全且直径＜2cm 的动脉瘤不需手术处理。有下列情况的肾动脉瘤不论大小均应手术切除：引起局部症状如腰痛、血尿的动脉瘤；发生于生育期并计划妊娠的女性；引起显著肾动脉狭窄的动脉瘤；引起高血压及肾缺血的动脉瘤；剥脱性动脉瘤；在影像学监测下有明确扩大趋势的动脉瘤；血管造影检查发现有血栓形成迹象的肾动脉瘤。目前有两种血管内治疗肾动脉瘤的方法：第一种是动脉瘤栓塞法；第二种是动脉支架植入法，通过支架维持血流防止动脉瘤的形成。

3. 肾动静脉瘘 治疗方法的选择取决于病因及相关的临床表现。对于肾癌患者应该及时切除患肾。另外，根据不同的适应证，还可以选择动静脉栓塞术、肾部分或全部切除术等治疗方法。

4. 肾动脉栓塞性疾病 治疗方法有抗凝治疗、经导管的血栓栓子切除术及肾血管再通术。

5. 中主动脉综合征 治疗方式有血管成形术、自体肾移植。

【**主要护理问题**】

1. 焦虑 与患者长期反复血尿，对疾病知识缺乏、担心预后等有关。

2. 舒适度改变 与疼痛、手术创伤、管道限制等有关。

3. 组织灌注异常 与高血压、肾脏血流灌注异常有关。

4. 潜在并发症 出血、血栓形成、支架管移位、吻合口再狭窄、感染等。

5. 知识缺乏 与缺乏疾病康复的相关知识有关。

【**护理目标**】

（1）患者焦虑程度减轻，对疾病的治疗方式有一定的了解，配合治疗及护理。

（2）患者主诉不适感减轻或消失。

（3）术后未发生相关并发症，或并发症发生后能得到及时治疗与处理。

（4）患者组织灌注异常的状况得到改善。

（5）患者及家属了解疾病治疗与康复知识。

【术前护理措施】

1. 心理护理

（1）给予患者安慰及心理支持，向其讲解疾病的相关知识。

（2）讲解手术的必要性及手术优点，以减轻患者心理压力，增强战胜疾病的信心。

（3）教会患者自我放松的方法。

（4）创造一个安静、整洁、安全、舒适的环境，尽量避免一切不良刺激。

2. 饮食护理及肠道准备

（1）术前3天多饮水，保证每日尿量在2000～3000ml（胡桃夹现象）。

（2）术前8小时禁食，4小时禁饮。

（3）指导患者进低盐、易消化的食物，忌酒及辛辣饮食，鼓励患者多食新鲜蔬菜、粗纤维食物，保持大便通畅。

3. 术前常规准备

（1）协助完善相关术前检查：肾动脉的相关检查、B超、心电图、肝肾功能检查、出凝血试验等。

（2）指导患者深呼吸及有效咳痰，练习床上大小便。

（3）术前1天行抗生素过敏试验，根据皮试结果及医嘱带入术中用药。

（4）术前晚过度紧张的患者，可遵医嘱给予适当的镇静治疗。

（5）术晨更换清洁病员服。

（6）术晨与手术室人员进行患者、药物及其他相关信息核对后，建立静脉通道，送入手术室。

【术后护理措施】

1. 介入手术术后护理 严密监测生命体征，持续24小时床旁心电监护，密切观察意识及呼吸的变化。部分患者术后可能出现血压下降较快的情况，如不及时调整用药，就会引起低血压，甚至休克等。术后准确记录生命体征，观察穿刺处及腰部情况，严格交接班，发现异常情况及时处理。

2. 外科术后护理常规 见表28-9。

表28-9 常规护理内容

麻醉术后护理常规	了解麻醉和手术方式、术中情况、切口和引流情况
	持续低流量吸氧
	持续心电监护
	床挡保护防坠床
	严密监测生命体征及患者的意识状况
伤口观察及护理	观察伤口有无渗血、渗液，若有，应及时更换敷料
	观察腹部体征，有无腰痛、腰胀等
各管道观察及护理	输液管保持通畅，留置针妥善固定，注意观察穿刺部位皮肤
	尿管按照尿管护理常规进行，一般术后第3日可拔除尿管，拔管后注意关注患者自行排尿情况
	腹腔引流管护理参照相关护理要求
疼痛护理	评估患者疼痛情况
	有镇痛泵患者，注意检查管道是否通畅，评价镇痛效果是否满意
	遵医嘱给予镇痛药物
	提供安静、舒适的环境
基础护理	做好口腔护理、定时翻身、雾化吸入、患者清洁等基础工作

3. 创腔引流管护理 见表28-10。

表28-10 创腔引流管护理内容

通畅	定时挤捏管道，使之保持通畅
	勿折叠、扭曲、压迫管道
固定	告知患者引流管放置的重要性，避免过度牵拉
	若引流管不慎脱出，应立即通知主管医生，由医生或在医生指导下重置引流管
观察并记录	观察引流液性状、颜色、量；如果突然出现引流液由暗红变为鲜红，或者量由少变多、血压下降、心率增快等情况时提示有出血的现象，应引起重视，立即通知医生
无菌	每周更换引流袋/瓶1～2次，更换时注意无菌原则，倾倒引流液时也需注意无菌操作

4. 饮食护理 术后当天到肛门排气前，禁食禁饮。肛门排气后从流食开始逐步恢复到普食，术后第2～3天如肛门仍未排气则可以尝试让患者进少量温水，无不适后逐渐开始饮食，以刺激胃肠功能的恢复，但需注意循序渐进、由稀到干、少食多餐的原则。注意进营养丰富的饮食，忌生冷、产气、刺激性食物。

5. 体位与活动 见表28-11。

表28-11 其他肾血管性疾病患者体位与活动

时间	体位与活动
全麻清醒前	去枕平卧位，头偏向一侧
全麻清醒后手术当日	半卧位为主，适当的肢体活动
	胡桃夹现象：右侧卧位或半卧位，右侧卧位可减轻腹主动脉对左肾静脉的压迫
术后第1～3日内	半卧位为主，增加床上活动，避免下床，以减少活动、重力等因素对吻合口的牵拉
术后第3日起	开始下床活动，以利肠蠕动

注：活动能力应根据患者个体化情况及伤口引流液情况循序渐进，对于年老或体弱及伤口引流量较多者，应当相应推后活动进度。

6. 健康宣教 见表28-12和表28-13。

表 28-12　胡桃夹现象术后患者的出院宣教

知识宣教	告知患者术后血尿不可能立即消失，一般需要 2～4 周
活动	2 个月内避免剧烈活动，半年内避免重体力劳动
饮食	嘱患者加强营养，进食高蛋白、高纤维素食物，多饮水
复查	术后一年定期复查尿常规及腹部 B 超等

表 28-13　其他肾血管性疾病开放手术患者的出院宣教

饮食	清淡、易消化、高蛋白、高维生素饮食
活动	适当活动
并发症观察	观察并记录血压情况，告知患者有哪些异常表现时应及时就诊
复查	术后 1 个月门诊随访
	以后 3 个月复查一次，半年后再复查一次，有不适及时就诊

【并发症的处理及护理】

并发症的处理及护理见表 28-14～表 28-16。

表 28-14　胡桃夹现象并发症的处理及护理

常见并发症	临床表现	处理及护理
腹膜后出血	腹痛、腹胀、腰背部酸胀或神志淡漠，面色苍白，皮肤湿冷，脉搏细速，呼吸急促，血压下降，尿量减少和酸中毒等低血容量症状 伤口持续有新鲜血液渗出 实验室检查示红细胞计数（RBC）、血红蛋白（Hb）及血细胞比容（HCT）的数值均下降	保守治疗：补充血容量，必要时输血 密切观察生命体征及尿量 观察引流液的颜色、性状、量 密切观察腹部体征和末梢循环 为防止血管吻合口血栓形成，一般不予以止血治疗，保守治疗无效者应及时再行手术

常见并发症	临床表现	处理及护理
静脉血栓形成	腰部酸胀、血尿持续加重实验室检查示白细胞增多；血浆乳酸脱氢酶升高；抗凝血酶Ⅲ及纤溶酶原含量下降	溶栓疗法：常用溶栓剂有尿激酶、链激酶、阿替普酶等抗凝治疗：常用药物有低分子量肝素、双香豆素类（如华法林）、小剂量阿司匹林或噻氯匹定等密切观察症状有无加重定期监测血常规、生化指标手术治疗：保守治疗无效者应及时行手术治疗
肠梗阻	腹痛伴呕吐吐胃内容物	予以胃肠减压，静脉补充水、电解质

表 28-15　介入手术并发症的处理

常见并发症	临床表现	处理
出血	穿刺点渗血严重，有血肿形成肾血管破裂和局部血肿形成引起的患侧腰痛、胀痛	严密观察，异常情况及时通知医生进行处理。用手压迫穿刺部位 15～30 分钟，无活动性出血后，加压包扎 6～12 小时，压力以既能阻止出血又不阻断足背动脉搏动为原则。患肢放平伸直制动 12～24 小时，绝对卧床 24 小时，48 小时后可适当床旁活动。随时观察穿刺部位有无出血、血肿，并监测足背动脉搏动情况
血栓形成	血管痉挛或闭塞，血压升高，腰痛，少尿或血尿	遵医嘱进行抗凝治疗，在用药的过程中，注意观察皮肤黏膜、消化系统等有无出血现象，监测出凝血时间，用药期间尽量避免有创检查。出现血栓形成现象时遵医嘱对症处理

续表

常见并发症	临床表现	处理
支架移位	血压升高、腹痛、尿少	严密观察临床表现，发现异常及时通知医生处理
感染	体温升高等异常表现	发生感染征象时对症处理，遵医嘱合理运用抗生素抗炎治疗

表 28-16 外科手术常见并发症的处理及护理

常见并发症	临床表现	处理
出血	创腔引流管突然有新鲜血液流出 伤口敷料持续有新鲜血液渗出 引流量由少变多，脉搏增快，甚至血压下降、血红蛋白降低	保守治疗：用止血药、升压药物，加快补液，使用代血浆或输血 保守治疗无效者应及时行再次手术
吻合口再狭窄甚至闭塞	血压升高，腰痛、尿少、血尿等	立即通知医生，遵医嘱予对症处理，必要时再次手术治疗

【特别关注】

术后并发症的早期观察及处理。

【前沿进展】

肾脏介入治疗不仅有助于判断肾血管疾病的部位，还能通过微创手段改善肾脏血流、维护血管通路，且避免患者经受较大手术创伤，具有微创、安全、康复时间短的优点，介入肾脏病学在医学领域将展现广阔的应用前景。

【知识拓展】

粥样硬化介入治疗的适应证与禁忌证

适应证：在行介入治疗之前，评估肾动脉狭窄与临床症状之间的因果关系是非常重要的。若直径狭窄≥70%，且跨狭窄收缩压差大于20mmHg，则有血运重建指征；直径狭窄达50%～70%，则需要进行严格的功能评估；直径狭窄≤50%，一般视为无血运重建指征。临床标准主要包括：①高血压3级；②挽救肾功能；③患者伴随心脏问题。

禁忌证：①患者患侧肾脏已经明显萎缩；②患者伴随严重的缺血性肾病；③患者有对比剂严重过敏或者胆固醇栓塞病史；④患者伴随其他严重疾病；⑤患者患侧肾动脉解剖结果不适合做介入治疗；⑥行介入治疗后会影响其他重要后续治疗的患者也不适合做介入治疗。

（马　莉　佘咿森）

第二十九章　输尿管其他疾病的护理

第一节　输尿管梗阻的护理

【概述】

正常的输尿管是一对扁而细长的管道，位于腹膜后脊柱两侧，左右各一，上端起自肾盂末端，下端终于膀胱。成人输尿管长 25～30cm，两侧长度大致相等，管径粗细不一，平均为 0.5～1cm。

输尿管呈柔和的"S"形，共有三个生理弯曲：第一个弯曲称肾曲，位于输尿管的上端；第二个弯曲称界曲，位于骨盆上口部位；第三个弯曲称骨盆曲，由于绕过坐骨棘而形成。有三个生理狭窄部：上狭窄部位于肾盂输尿管连接部位；中狭窄部位于骨盆上口、输尿管跨过髂血管部位；下狭窄部位于输尿管膀胱连接部位，是输尿管的最窄处。

由于输尿管的解剖特点，输尿管发生病变时最容易在弯曲和狭窄部位形成梗阻，即为输尿管梗阻。输尿管梗阻临床上单侧多见，也可为双侧梗阻。输尿管梗阻后若不能及时解除，将导致肾积水、肾功能损害，最终致肾衰竭。

【病因】

1. 先天性输尿管梗阻　常见为输尿管狭窄、输尿管膨出、输尿管异位开口、输尿管膀胱反流、腔静脉后输尿管、输尿管囊肿、异位肾等（图 29-1）。

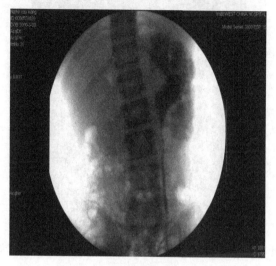

图 29-1　左侧肾盂输尿管交界处狭窄

2. 肿瘤性输尿管梗阻　常见为原发性输尿管肿瘤、转移性恶性肿瘤和盆腔肿瘤等，可压迫或侵犯输尿管而造成梗阻。

3. 炎症性输尿管梗阻　输尿管自身的炎症、结核、脓肿、血吸虫感染等，引起输尿管管腔的狭窄、变形，程度严重者可导致输尿管管腔闭塞。

4. 其他疾病性输尿管梗阻

（1）结石是输尿管梗阻最常见的病因，其中输尿管结石未完全阻碍尿液排出亦无任何症状者称为"静石"，但实际上尽管部分尿液能从结石与输尿管壁的细小空隙中缓慢流过，仍会形成慢性梗阻（图 29-2）。

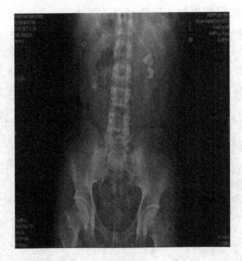

图 29-2　右输尿管结石，右侧输尿管双 J 管置入术后，左肾结石

（2）创伤性输尿管梗阻，盆腔手术或输尿管镜检查治疗时意外损伤输尿管，盆腔恶性肿瘤术后放射治疗引起输尿管损伤，都可引起输尿管管腔的狭窄或闭塞。

（3）妇产科相关梗阻因素，如妊娠、子宫内膜异位症、输卵管卵巢脓肿等。

（4）盆腔脂肪增多症、腹膜后纤维化、主动脉瘤等。

输尿管梗阻发生的原因在不同年龄和性别的人群中有一定的差异，如儿童以先天性疾病为主，青壮年以结石、损伤及炎性狭窄为主，妇女以盆腔内疾病为主，老年男性则以肿瘤为主。

【病理】

输尿管梗阻的基本病理改变为梗阻以上部位压力增高，尿路扩张积水，若梗阻长时间不能解除，则导致肾积水、肾功能损害，最终致肾衰竭。

1. 梗阻受损阶段 输尿管梗阻时，梗阻近端压力增高，管腔扩张，血循环受影响而产生梗阻性充血。

2. 代偿阶段 输尿管梗阻继续存在，输尿管收缩力增加，管壁平滑肌增生，管壁增厚并扩张。

3. 失代偿阶段 输尿管梗阻仍未解除，管壁平滑肌逐渐萎缩，管壁变薄，近端管道继续扩张中，管道肌层张力消失，产生肾积水。

【诊断要点】

1. 临床表现

（1）疼痛：可为输尿管梗阻的突出症状，表现为患侧腰腹部疼痛，多为不同程度的持续性钝痛，严重者呈肾绞痛。排尿时出现腰部、腹部疼痛，为膀胱 - 输尿管反流现象，大量饮水后症状加重。

（2）尿量变化：双侧完全性梗阻可导致无尿，部分梗阻时则可引起多尿，间歇性梗阻则可反复出现少尿或无尿，紧接着出现明显多尿。

（3）肿块：长时间梗阻可使肾脏增大，肾盂积水，在腰腹部出现肿块。

（4）肾衰竭：双侧梗阻可以肾衰竭为主要表现，如乏力、食欲缺乏、恶心、呕吐、水肿、贫血等。

（5）其他：输尿管梗阻并发感染时可出现发热、脓尿，部分患者可出现尿频、尿急等膀胱刺激症状。输尿管梗阻并发结石时可出现血尿。

2. 辅助检查

（1）实验室检查：急性感染期白细胞升高，慢性感染白细胞升高通常不明显；可有镜下血尿或肉眼血尿，尿液中可有细菌和脓细胞；肾功能不全时血尿素氮、肌酐可增高。

（2）影像学检查

1）B超：是输尿管梗阻的首选检查方法，简单、无创。可对肾积水分级，了解输尿管梗阻的大致部位及病变性质的初步诊断，也是治疗后随访的重要手段。

2）排泄性尿路造影和逆行肾盂造影：诊断输尿管梗阻临床常用的方法是X线尿路造影。如果患侧肾功能好，排泄性尿路造影清晰，可显示梗阻的部位、形态及患侧肾积水的程度；如果肾功能差，排泄性尿路显影不清楚的患者，可行逆行尿路造影，以显示梗阻的部位及病因；肾功能严重损害，同时又无法行逆行肾盂造影的患者，可行超声引导下经皮穿刺造影以明确诊断。

3）CT：CT平扫能清楚显示泌尿系统的病变位置及与相邻组织的关系；CT增强显示的病变边界更清楚，对小的病变更容易发现，但肾功能受损者慎用；CTU对输尿管的畸形、变异、受压等改变显示更清楚，泌尿系统的所有结石都能发现；CT薄层平扫加三维重建可以显示不同原因引起的输尿管梗阻。CTU结合CT轴位图像能进一步明确输尿管狭窄的良恶性肿瘤。

4）磁共振成像（MRI）：近年来MRI已被广泛应用于尿流梗阻性疾病的诊断。尤其是MRU对梗阻的定位及定性诊断很有帮助，可很好地显示输尿管梗阻段和全程的特征，其影像与尿路造影相似。由于MRU不需使用含碘的造影剂和插管技术就可显示尿路情况，患者安全、无创伤、无并发症，尤其是在肾功能严重破坏并有尿路梗阻时更为适合。

5）放射性核素检查：肾图是肾盂积水已明确的、可疑梗阻的首选检查方法，是检查分侧肾功能的常用方法。可用于总肾及分肾功能的检测，以及鉴别机械性与动力性上尿路梗阻。

（3）输尿管镜检查：对于病因不明的输尿管梗阻患者建议行输尿管镜检查以明确病因，必要时取活检明确诊断。

【治疗】

输尿管梗阻患者应明确梗阻原因，用药治疗或经手术去除梗阻因素，最大限度地保护肾功能，控制感染，防止并发症的发生。如梗阻时间不长又无并发症，则可以取得满意的疗效，预后良好。如形成梗阻的病因不能明确，不能及时和积极地诊治，同时伴有严重并发症，则预后不良。

1. 明确引起梗阻的原因并给予针对性的治疗　如肾盂输尿管连接部狭窄时可行狭窄段切除术，解除梗阻。肾、输尿管结石时，结石＜7mm可望自行排出或药物排石治疗，较大结石（7～15mm大小的结石）可行体外冲击波碎石、经皮肾镜取石或经输尿管软镜钬激光碎石等，解除梗阻，使尿路畅通。其他原因引起的输尿管梗阻、结核性狭窄、由肿瘤产生的外来压迫等，应根据原发病进行更广泛的手术治疗。

2. 积极治疗并发症，保护肾功能　采取必要的治疗措施保护肾功能，尽可能防止肾功能恶化并使肾功能恢复，控制尿路感染等。双侧输尿管梗阻致急性肾衰竭是泌尿外科常见的危重症之一，需要急诊处理，应先进行血液透析以维持生命，然后采取措施去除梗阻病因，若处理及时，预后良好。

3. 肾积水的治疗　若梗阻尚未引起严重的不可恢复的病变，在去除病因后，肾积水及肾功能会有所改善。若感染较重，肾功能不全或病因暂时不能去除，应在梗阻以上部位先行引流，即经膀胱镜放置输尿管支架管（又称双J管）、经输尿管镜双J管置入或在超声引导下行经皮肾穿刺造瘘引流尿液，待情况好转后再行治疗输尿管梗阻。若梗阻的原因无法去除，肾造瘘则作为永久性的治疗措施。

4. 内科治疗 纠正水电解质紊乱，及时补充丢失的水、钠和钾，定期监测尿量及电解质变化，随时调整补液量和补液种类。

5. 长期随访观察 对已接受手术治疗的患者和慢性梗阻的患者应长期随访，定期检查，如尿液检查、B超检查、肾功能测定等。

【主要护理问题】

1. 舒适度改变 与疼痛、活动受限等有关。

2. 疼痛 与结石梗阻、手术有关。

3. 体温过高 与继发感染有关。

4. 排尿型态改变 与梗阻或手术有关。

5. 焦虑/恐惧 与担心预后不良、惧怕手术有关。

6. 知识缺乏 与缺乏输尿管梗阻相关知识有关。

7. 部分自理能力缺陷 与疼痛、活动受限等有关。

8. 潜在并发症 感染、出血、漏尿、肾功能受损。

【护理目标】

（1）患者舒适度增加。

（2）患者疼痛消失或减轻。

（3）患者感染被控制或未发生新的感染。

（4）患者排尿型态改变得到改善。

（5）患者焦虑/恐惧的程度减轻或消失，积极配合治疗。

（6）患者及家属能了解或掌握输尿管梗阻相关的治疗及护理知识。

（7）患者日常生活需要得到满足。

（8）未发生并发症或并发症发生后能及时发现及处理。

【对症治疗的护理措施】

1. 肾绞痛的护理　肾绞痛多见于肾结石和输尿管结石，可为腰部疼痛或胀痛，常突然发生，疼痛可仅历时数分钟或持续长达数小时。

（1）密切观察疼痛发作的次数和持续时间，注意疼痛的部位、性质，评估疼痛的程度。

（2）观察生命体征的变化，注意患者的面色、意识和表情，警惕由剧烈疼痛所致的休克。

（3）药物治疗的护理：肾绞痛发作时应及时解除患者的痛苦，遵医嘱给予解痉止痛药物，应观察给药后有无不良反应及评估其疗效，观察症状有否缓解，并及时记录。

（4）在肾绞痛缓解后，应配合医生进一步明确诊断，做好各项检查前的准备，向患者说明检查的必要性和注意事项，以取得配合。

（5）心理护理：肾绞痛起病急，疼痛剧烈，患者可能出现紧张、恐惧等不良情绪，应安慰患者，指导其卧床休息，教会其深呼吸、局部热敷、肌肉放松等缓解疼痛的技巧，根据患者的文化程度、接受能力等针对性地讲解疼痛的原因、治疗方法，消除其思想顾虑。为患者提供安静的病房环境，缓解其紧张情绪。

2. 肾积水的护理　各种原因所致的输尿管梗阻最终都会引起肾积水，可去除病因而改善积水情况。若病因暂时不能去除或无法去除时，可行肾造瘘缓解肾积水情况。

（1）心理护理：针对性地向患者解释肾积水形成的

原因、所采用的治疗措施及其注意事项和配合要点，消除患者因不了解疾病相关知识而产生的不安和焦虑等情绪。

（2）继发感染的护理

1）密切观察体温变化，若出现高热，按医嘱给予物理或药物降温并观察疗效。

2）遵医嘱给予抗生素抗感染治疗，观察用药后的反应。

3）保持病房的整洁、通风，及时为患者更换清洁的衣物，做好皮肤及口腔护理。

4）加强营养，注意补充水分。

3. 肾造瘘术的护理

（1）术前护理

1）术前完善各项常规检查。

2）向患者解释造瘘术的必要性和重要性，讲解术前、术后的注意要点，取得患者的配合。

（2）术后护理

1）密切观察生命体征并进行记录。必要时给予心电监护。

2）活动指导：根据造瘘口的位置，指导患者取合适体位。指导患者翻身活动时应将造瘘管保护好，避免用力牵拉造瘘管，防止造瘘管扭曲、滑脱。

3）保持造瘘处周围皮肤的清洁干爽，观察敷料有无渗血渗液，若有应及时进行更换。

4）肾造瘘管的护理：妥善固定肾造瘘管，防止脱落、折叠、扭曲，保持引流通畅。观察引流尿液的颜色、性质、量并进行记录。若为鲜红色并较多时可夹闭肾造瘘管，形成压迫性止血，一般夹闭2～4小时后再开放。引流不畅时，遵医嘱使用生理盐水进行低压缓慢冲洗，冲洗中严格无菌操作，每次冲洗量＜10ml。肾造瘘管一般留置2周左右，待尿液转清、体温正常后实施夹管试验，无肾区胀痛、漏尿、发热等症状时方可拔管。拔管后嘱患者健侧卧位，可防止造瘘口渗液，保持造瘘口敷料干燥清洁，渗湿及时更换。如为永久性肾造瘘患者，注意定时更换造瘘管。

4. 急性肾衰竭的护理　双侧输尿管梗阻引起急性肾衰竭为泌尿外科急重症之一。

（1）密切观察生命体征，有无水钠潴留的症状体征。

（2）监测肾功能各项指标的变化，记录 24 小时出入量。

（3）积极治疗原发病或诱发因素，抗休克及有效抗感染等。

（4）少尿期应密切注意水电解质及酸碱平衡，特别是血钾。

（5）必要时行血液透析治疗。

【术前护理措施】

1. 心理护理　与患者多沟通交流，了解患者的心理需求，耐心讲解输尿管梗阻的相关知识及手术方式，据患者的个性特点，采取针对性的心理护理，解除其思想顾虑，稳定患者的情绪。另外还可让患者与恢复期患者交流，听取恢复期患者介绍手术前后配合治疗、促进恢复的经验。

2. 饮食指导　饮食规律，少食多餐，以营养丰富、易消化饮食为主，忌刺激性食物和烟酒。鼓励多饮水，保持尿量在 2000 ～ 3000ml/d。

3. 术前常规准备

（1）评估患者有无合并感染、血尿等情况，及时给予针对性的治疗及护理措施。

（2）完善术前常规检查及心、肺、肝、肾功能检查，正确留取标本。

（3）术前给予抗生素过敏试验，遵医嘱准备术中带药。

（4）肠道准备：根据手术方式选择相应的肠道准备方式。术前禁食8小时，禁饮4小时。

（5）术晨更换清洁的病员服，取下金属物品及活动性义齿。

（6）进行患者、药物等核对后，将患者送入手术室。

【术后护理措施】

1. 外科术后护理常规 见表29-1。

表29-1 常规护理内容

麻醉术后护理常规	了解麻醉和手术方式、术中情况、切口和引流情况
	持续低流量吸氧
	持续心电监护
	床挡保护防坠床
	监测生命体征
伤口观察及护理	观察伤口有无渗血、渗液，若有，应及时通知医生并更换敷料
	观察腹部体征，有无肠麻痹等
各管道观察及护理	输液管保持通畅，留置针妥善固定，注意观察穿刺部位皮肤
	尿管按照尿管护理常规进行
	若有造瘘管者按造瘘管护理常规进行
	创腔引流管及双J管的护理见下面相关内容
疼痛护理	评估患者疼痛情况
	有镇痛泵患者，注意检查管道是否通畅
	评价镇痛效果是否满意
	遵医嘱给予镇痛药物
	提供安静舒适的环境
基础护理	做好晨晚间护理、协助翻身拍背、雾化治疗、患者清洁等工作

2. 引流管护理

（1）妥善固定，做好引流管的标识，避免折叠、受压、移位或脱出，保持引流管通畅。

（2）密切观察引流液的性质、颜色及量。

（3）防止逆行感染：引流袋每周更换 1～2 次，严格无菌操作。留置导尿管期间每日进行尿管护理，保持尿道口及会阴部的清洁干燥。

3. 双 J 管的护理

（1）减少引起腹压增高的任何因素，如便秘、咳嗽等。

（2）鼓励患者多饮水，养成良好习惯，增加液体摄入。

（3）不做突然下蹲及扭腰动作，避免上举，不提重物，不做剧烈运动。

（4）定时排空膀胱，不憋尿，防止尿液逆流。

（5）若出现血尿，告知患者可能因双 J 管刺激使输尿管、膀胱黏膜充血，基本上可自行消失。

（6）若出现尿频、尿急、尿痛等膀胱刺激症状，告知患者可能是双 J 管位置不当或刺激膀胱三角区引起，可在调整体位后使症状缓解或消失。嘱患者放松精神，适当改变体位并减少活动。

4. 饮食护理 根据手术方式的不同选择相应的饮食指导，全麻术后患者待肠蠕动恢复后由禁食逐步恢复至术后流质饮食、半流质饮食和普食。

结石的患者：鼓励患者多饮水，保证每日尿量在2000～3000ml，促进残留碎石排出。多食蔬菜、水果及富含维生素 A 的食品，如猪肝、鸡蛋；限制饮食中草酸丰富的食物，如菠菜、芹菜、韭菜、豆类等；少食含钙高的食物，如海带、黑木耳、乳制品等；儿童尿酸铵结石多与代谢有关，由低磷酸盐饮食导致，常见于非母乳喂养的儿童；成人尿酸铵结石多与高尿酸症合并感染有关，复发率高。

5. 体位与活动　见表29-2。

表 29-2　患者体位与活动

时间	体位与活动
全麻清醒前	去枕平卧位，头偏向一侧
全麻清醒后手术当日	平卧位或低半卧位
术后第 1 日	半卧位或低半卧位，适当床上活动

注：肾实质切开取石术或肾部分切除术者绝对卧床 2 周，翻身时协助纵轴翻身。留置肾造瘘管的患者，指导翻身前先将肾造瘘管留出一定的长度，然后再转向对侧，下床或活动时，必须先将肾造瘘管保护好。

6. 健康宣教　见表29-3。

表 29-3　输尿管梗阻患者术后出院宣教

饮食	多饮水、勤排尿、不憋尿，以防尿液逆流，引起尿路感染 若为结石引起梗阻的患者，应指导维持饮食营养的综合平衡，强调避免其中某一种营养成分的过度摄入。根据结石成分分析给予相应饮食，如低草酸、低钠、低蛋白、低嘌呤饮食等
活动	根据患者情况，适当活动：带双 J 管患者，勿做用力弯腰或扭腰的动作，避免用力咳嗽、用力排便等突然增加腹压的活动，以防止双 J 管脱落或移位，一般 1 个月后在膀胱镜下拔除双 J 管
复查	术后定期门诊随访，观察尿色、尿量有无异常，有无腰痛、发热等症状。定期复查：肾功能、尿液常规，B 超、X 线或 CT 检查等，术后 3 个月至半年复查排泄性尿路造影，以了解肾功能的恢复情况

【并发症的处理及护理】

并发症的处理及护理见表 29-4。

表 29-4 并发症的处理及护理

常见并发症	临床表现	处理
出血	创腔引流管持续有新鲜血液流出，2 小时内引出鲜红色血液＞100ml 或 24 小时＞500ml；伤口敷料持续有新鲜血液渗出；患者脉搏增快，血压下降，面色苍白，尿量减少等	监测生命体征，及时更换伤口敷料并加压包扎，遵医嘱用止血药，加快静脉输液速度或输血，补充血容量，遵医嘱使用升压药。无效时应及时行再次手术
感染	伤口出现红、肿、热、痛，有脓性分泌物体温升高，血象增高咳嗽、咳痰等	密切观察体温变化，及时给予对症处理及抗生素的使用，视情况行细菌培养 雾化吸入，鼓励咳嗽、咳痰；伤口敷料渗湿及时更换，并注意观察伤口愈合情况 做好留置尿管、创腔引流管等管道的护理，适当多饮水
漏尿	创腔引流有小便样引流物。多见于肾盂、输尿管穿孔或梗阻引流不畅时	术后应妥善固定各引流管，保持其引流通畅，观察并记录引流液性质、颜色及量，严密观察敷料有无渗液、肾周有无肿胀，询问患者有无腰部胀痛等情况

【特别关注】

（1）输尿管梗阻的病因。

（2）术后各种引流管的护理。

（3）漏尿的预防、观察及护理。

（4）出院健康宣教。

【前沿进展】

1. 输尿管梗阻治疗方法多样化

（1）逆行球囊扩张：曾经是20世纪80年代泌尿外科医生治疗输尿管梗阻的重要方法。球囊扩张联合临时腔内支架置入方法成为一种被认可的输尿管梗阻治疗方式。禁忌证：活动性感染或输尿管狭窄长度大于2cm。

（2）顺行球囊扩张：当逆行插管失败时，可考虑行顺行输尿管球囊扩张。行经皮肾穿刺造瘘术，留置肾造瘘管引流，待感染控制，肾功能改善后再治疗输尿管梗阻。

（3）输尿管支架管置入术：输尿管支架管（双J管）的主要作用是扩张梗阻或者狭窄的输尿管，在减少输尿管瘘的同时，促进伤口愈合。输尿管支架管置入术能治疗大多数的输尿管梗阻，尤其是腔内病变；而外部病变压迫输尿管引起的梗阻可考虑经皮穿刺造瘘引流及手术治疗；其他治疗无效或是预后较差的患者，可考虑长期留置输尿管支架管并定期更换，避免单根支架管引流不畅，可以留置2根支架管以保证引流通畅。

（4）输尿管镜用于输尿管狭窄的诊断及治疗。治疗输尿管狭窄的腔内技术有钬激光内切开、冷刀切开。据报道外科手术导致输尿管狭窄的发生率为0.5%～11%，此外还有恶性肿瘤、结石及尿路重建等因素；以回肠代输尿管的手术，术后输尿管肠吻合口的发生率为4%～8%，利用钬激光输尿管内切开，是一种合适的选择。

（5）经皮肾穿刺造瘘手术：最初开展经皮肾穿刺造瘘术是在20世纪70年代，随着内镜下操作技术的进步，影像学技术的发展，输尿管镜设计上的改善，生物阻抗为基础的穿刺针的应用和机器人手术的发展，医用机器人将会运用到泌尿外科经皮穿刺肾造瘘手术中。

2. 输尿管支架管材料的革新　自1978年Finney首先使用输尿管支架管后，输尿管支架管广泛应用于临床上。目前输尿管支架管材料种类主要有人工合成多聚物材料支架、金属材料支架和可降解材料支架三类。最常见的是人工合成多聚物材料支架，因易断性、坚硬性及脆性引起很多相关并发症，再狭窄率高，生物相容性较差，制约了其在某些方面的应用。输尿管的金属材料支架常应用于泌尿系统的尿道狭窄和前列腺增生，现在输尿管的金属材料多是不锈钢、超耐热合金钛或镍钛合金等，可防止衣壳形成、创伤小、耐受好、再狭窄率低，可用于肿瘤源性的输尿管梗阻，近期效果好，但远期易再次发生狭窄、血尿、移位等并发症，且置入后不易取出，目前尚期待更理想材质的支架管解决肿瘤源性的输尿管梗阻问题。可降解材料是人工合成的有机化合物，具有安全性好、生物相容性较好、并发症较少等优势，应用于医学领域的作用越来越重要，可生物降解材料应用于输尿管支架管尚处于基础研究阶段，该支架管的开发和应用将是今后输尿管支架管治疗的重要课题。

理想的生物材料应有以下特点：良好的生物相容性、抗感染、抗衣壳形成、抗反流作用，旋转后稳定、引流充分、患者耐受性好、不易移位、价格低等。

【知识拓展】

输尿管梗阻的急诊处理

急性输尿管梗阻的患者常因肾绞痛不能耐受或者梗阻出现无尿、脓肾、肾功能减退,药物治疗效果不佳而需急诊处理。临床主要表现为发热、腰腹部持续剧烈的疼痛、血白细胞升高。输尿管梗阻的急诊处理原则主要在于解除梗阻,防止尿外渗及感染,恢复和保存肾功能。急性输尿管梗阻的原因包括泌尿性结石、先天性狭窄及肿瘤压迫等,其中输尿管结石引起的梗阻比较常见。急诊手术指征为梗阻引起肾积水、肾感染、肾周积液、急性肾功能不全。急诊处理的方法:输尿管插管、经皮肾穿刺造瘘术、输尿管镜或输尿管切开取石、血液透析。手术方法:经膀胱镜输尿管插管是梗阻引起急性肾衰竭的首选治疗方法;输尿管镜碎石、留置双J管是解除梗阻的理想方法;经皮肾穿刺造瘘术是置管失败的急诊补救措施及病情原因不能解除的永久引流尿液的措施;必要时暂时行血液透析治疗。

(王志红)

第二节 输尿管畸形的护理

一、输尿管数目异常

【概述】

输尿管数目异常包括输尿管重复畸形和输尿管发育不全。输尿管重复畸形(ureteral duplication)是输尿管先天性畸形中最常见的一种，分为完全性和非完全性两种，可发生于单侧，也可发生于双侧，女性多于男性。先天性输尿管发育不全在临床上极为罕见，双输尿管发育不全伴双肾不发育时，多数不能存活。

【病因病理】

输尿管重复畸形与胚胎发育过程有关。胚胎第 4 周时，输尿管芽迅速增长，近端形成输尿管，远端进入生肾组织，并且发育成肾盂、肾盏及集合管等。如在输尿管与生肾组织汇合前过早发出分支，则形成不完全性重复肾输尿管畸形；如中肾管多发出一输尿管芽，与正常输尿管并列走行，进入生肾组织，则形成完全性重复肾输尿管畸形。先天性输尿管发育不全目前病因不明。

【诊断要点】

1. 症状与体征　输尿管重复畸形：①尿路感染是最常见的症状；②肾积水；③排尿困难；④漏尿；⑤腹痛。

2. 辅助检查

（1）B 超：无创、经济、可重复，且确诊率较高，为首选检查方法。

（2）排泄性尿路造影：是确诊的主要依据。

（3）MRU：诊断输尿管异位开口有很高的敏感性和准确性，能迅速、简便、无创地对输尿管异位开口进行诊断，在 B 超、CT 检查结果可疑，仍不能排除重肾时，MRU 可对尿路积水、梗阻定位准确率达 100%。

（4）CT：CTU 及 CT 三维重建，可见相连并扩张的患侧输尿管与囊肿。

（5）膀胱尿道镜、阴道镜检查：膀胱内有两个以上的输尿管管口或尿道、阴道存在异位开口输尿管。

【治疗】

1. 保守治疗　无临床症状及并发症者，可定期行泌尿系统 B 超检查。

2. 手术治疗

（1）输尿管膀胱再植术：适用于有梗阻、反流及临床症状，但上半肾功能良好者。

（2）输尿管肾盂吻合术：适用于非完全性重复肾输尿管畸形者。

（3）无功能半肾或全肾及输尿管切除术：适用于有尿路梗阻及感染，而上肾部功能丧失、上输尿管迂曲扩张及输尿管膨出者。

二、输尿管位置异常

（一）下腔静脉后输尿管

【概述】

下腔静脉后输尿管（retrocaval ureter）又称为输尿管前下腔静脉。为胚胎期下腔静脉发育异常所致。其特点是右侧输尿管绕过下腔静脉的后侧面走向中线，再从内向外沿正常途径至膀胱。发病率较低，临床上罕见，多见于男性，男女比例为 3 ：1，一般在 30 ～ 50 岁时因出现右腰痛或血尿等症状而被发现。

【病因病理】

本病与胚胎时期主静脉、下主静脉、上主静脉及下腔静脉的发育有关。胚胎发育至 12 周时，如果后主静脉不萎缩，肾环前面组成下腔静脉，输尿管位于下腔静脉后，即形成下腔静脉后输尿管。

【诊断要点】

1. 症状与体征　①腰部胀痛不适；②泌尿系统感染；③血尿和结石等。

2. 辅助检查

（1）B 超。

（2）IVU 及逆行肾盂输尿管造影：为本病的主要诊断方法，显示输尿管的"S"形或反向"J"状改变基本上可明确诊断。

（3）MRU：可以清楚地显示输尿管的解剖走行，是目前诊断下腔静脉后输尿管最好的无损伤的方法。

（4）CT 或 CTU。

【治疗】

1. 保守治疗　适用于无明显临床症状及有轻度肾积水者。

2. 手术治疗

（1）输尿管复位术：肾盂及上 1/3 输尿管积水明显者。

（2）肾输尿管切除术：右肾功能完全丧失者。

（3）输尿管端端吻合术。

（4）肾盂离断术、输尿管复位术、肾盂成形术。

（二）髂动脉后输尿管

【概述】

髂动脉后输尿管（retroiliac ureter）又称输尿管前髂动脉。临床较罕见，常并发其他畸形，其中 10% ～ 15% 的男性患者合并生殖器畸形。

【病因病理】

病因目前还不明确，可能与胚胎发育时髂动脉发生异常以及肾脏在髂动脉后上升有关。

【诊断要点】

1. 症状与体征 输尿管下段梗阻、继发的上尿路梗阻、尿路感染。

2. 辅助检查

（1）CT 或 CTU、MRU：有较高诊断价值。

（2）尿路造影。

【治疗】

1. 保守治疗 适用于无临床症状及并发症者。

2. 手术治疗

（1）输尿管复位术。

（2）肾输尿管切除术。

三、输尿管开口异位

【概述】

输尿管开口异位（ectopic ureteral orifice）是指输尿管开口不在膀胱三角区两侧。女性输尿管异位开口于尿道、子宫、子宫阔韧带、阴道壁、处女膜、外阴等，男性可开口于后尿道、射精管、精囊等处。个别患者开口于直肠，是小儿常见的泌尿系统畸形，女性多见，是男性的 2～12 倍。

【病因病理】

本病与胚胎发育有关。由于膀胱迅速发育，输尿管被牵向上方，如果输尿管没有随膀胱向上移动，就形成输尿管开口异位。

【诊断要点】

1. 症状与体征 见表 29-5。

表 29-5 输尿管开口异位临床表现

女性	男性
尿失禁（最典型）	一般无尿失禁
阴道分泌物（典型）	尿路感染，尿频、尿急
尿路感染	附睾炎
腹痛、生长发育停滞和慢性感染、尿路梗阻等	便秘、腹痛、盆腔痛、射精不适、不育等

2. 辅助检查

（1）静脉尿路造影：最重要的诊断方法。

（2）膀胱尿道镜检查。

（3）体格检查：尿道口、阴道口或前庭部尿道与阴道间小孔间断流尿。

【治疗】

主要手术治疗方式有以下几种：

1. 输尿管膀胱吻合术 适用于单侧输尿管开口异位、肾功能良好者。

2. 肾、输尿管切除术 适用于单侧输尿管开口异位并且肾功能丧失、肾发育不良无功能者。

3. 上半肾及上肾输尿管切除术 适用于重复肾输尿管、上输尿管开口异位并且上半肾发育不良且无功能者。

四、先天性输尿管狭窄

（一）先天性肾盂输尿管连接部梗阻

【概述】

先天性肾盂输尿管连接部梗阻（ureteropelvic junction obstruction，UPJO）是泌尿系畸形中较常见的一种，发病率仅低于隐睾和尿道下裂。男性多于女性，左侧多于右侧，双侧较少见，占 10% 左右。

【病因病理】

输尿管连接处狭窄是最常见原因，高位输尿管、迷走血管压迫、肾盂输尿管连接处瓣膜、输尿管起始部扭曲或粘连折叠可导致梗阻。肾盂本身缺乏张力、输尿管起始部缺陷影响输尿管蠕动亦可造成肾积水。

【诊断要点】

1. 症状与体征 ①间歇性腰部钝痛，有时合并恶心、呕吐；②腹部肿块或肾积水（儿童多见）；③肉眼血尿、镜下血尿或脓尿；④极少出现高血压。

2. 辅助检查

（1）B 超：是肾积水诊断的首选检查方法。

（2）静脉肾盂造影：为主要的诊断方法。

（3）排泄性尿路造影：可判断膀胱输尿管反流是否导致肾积水，亦可了解其梗阻是否合并膀胱输尿管反流。

（4）CT 和 MRI。

【治疗】

1. 治疗原则 解除梗阻并尽可能地保留肾脏，以最大限度地保护患者的肾功能。

2. 手术方式 ①肾盂成形术；②肾切除术；③肾造瘘术。

（二）输尿管瓣膜

【概述】

输尿管瓣膜（ureteral valves）是输尿管黏膜过多形成皱褶，内含平滑肌，可发生于输尿管任何一段，输尿管中 1/3 段及肾盂输尿管连接处最少见。输尿管瓣膜可以呈单片状，也可以呈横隔状。

【病因】

目前主要有以下三种病因：①有胚胎皱襞残留学说；②膜形成学说；③输尿管胚胎发育畸形学说。但都不能全面解释各种现象。

【诊断要点】

1. 临床症状 无特异性。

2. 辅助检查

（1）B 超。

（2）IVP 与逆行输尿管造影：输尿管有膜状充盈缺损，呈"腊肠"样，是诊断本病最有价值的 X 线征象。

（3）输尿管镜检同时取活检，并且同时切除瓣膜是最佳的诊治方法。

【治疗】

手术治疗

（1）肾、输尿管切除术：适用于患肾基本无功能者。

（2）单纯输尿管瓣膜切除术。

（3）病变段输尿管切除断端斜行吻合术。

（三）输尿管口膨出

【概述】

输尿管口膨出（ureteral orifice bulging）又称输尿管口囊肿，是指输尿管末端向膀胱内呈囊性扩张，是小儿泌尿外科领域最棘手的疾病之一，女性更常见。

【病因病理】

目前不甚清楚，存在几种观点：一是认为膨出的输尿管可能是胚胎发育时期的 Chwalle 膜的不完全溶解所致；二是膀胱内输尿管肌层发育异常，使得无支撑的输尿管出现一个球样的形状；三是负责膀胱扩张的发育刺激也同时作用于膀胱内输尿管。

【诊断要点】

1. 临床症状 在婴幼儿较明显，主要有尿路感染、尿路脓毒症、阴道包块、腹部包块，偶见血尿。

2. 辅助检查 ①B超；②静脉尿路造影；③膀胱造影；④膀胱尿道镜检查。

【治疗】

1. 保守治疗

2. 手术治疗

（1）经尿道囊肿切开手术。

（2）上半肾及上肾大部分输尿管切除术。

（3）输尿管口膨出部分切除、输尿管膀胱吻合术。

五、原发性巨输尿管

【概述】

原发性巨输尿管（primary megaureter）又称先天性巨输尿管，是一种较为少见的输尿管畸形，主要特点是全程输尿管扩张，但无机械性梗阻和反流性病变。最常发生于 30～50 岁人群，男性多于女性。多为单侧，双侧者约占 40%。

【病因病理】

巨输尿管症在 1923 年首先由 Caulk 描述，主要原因是胚胎期输尿管发育速度快于肾脏上升速度，输尿管外膜结缔组织增生，使输尿管呈扭集、迂曲、扩张、引流不畅，蠕动波传导至扭集点时减弱，末端输尿管在下行尿液的牵张作用下，发生逆向蠕动，与顺行蠕动波重叠，形成功能性梗阻，病变进行性加重，使肌层尤其是纵肌出现压迫性萎缩，加之炎症细胞积聚，胶原纤维增生，最终使输尿管肾盂扩张积水。巨输尿管症主要是管壁环肌肥厚、纵肌减少造成的，其次是由于管壁胶原组织增生和慢性炎症。一般将巨输尿管症分为原发性、梗阻性及反流性三大类，任何一种巨输尿管症最终的病理变化均是导致同侧肾积水、肾功能损害。

【诊断要点】

（1）B 超。
（2）静脉尿路造影。
（3）排泄性膀胱尿道造影。
（4）逆行造影。
（5）磁共振尿路成像。

【治疗】

1. 保守治疗 适用于症状不重,输尿管扩张较轻者。

2. 手术治疗 输尿管裁剪整形加抗逆流的输尿管膀胱吻合术是治疗先天性巨输尿管症的首选手术方式。

六、 输尿管畸形患者的护理措施

【主要护理问题】

1. 低效性呼吸型态(术后6小时内) 与麻醉及插管有关。

2. 疼痛 与手术切口、管道牵拉等有关。

3. 舒适度改变 与疼痛、管道及导线牵拉有关。

4. 焦虑/恐惧 与尿液性状改变及预后不确定有关。

5. 排尿异常:排尿困难、漏尿、尿失禁 与疾病本身有关。

6. 排尿型态改变 与术后留置保留尿管有关。

7. 部分自理能力缺陷 与术后伤口疼痛及各种管道限制有关。

8. 睡眠型态紊乱 与疼痛及担心预后有关。

9. 知识缺乏 与缺乏疾病相关知识有关。

10. 潜在并发症 出血、感染、漏尿、肾积水等。

【护理目标】

(1)患者能保持有效呼吸。

(2)患者疼痛消失或缓解,学会自我调节方式。

(3)患者主诉不适感减轻或消失。

(4)患者焦虑/恐惧程度减轻,配合治疗及护理。

(5)排尿异常的症状减轻或缓解。

(6)患者理解留置尿管的意义和重要性,排尿异常得到改善。

（7）患者生活需要得到满足。

（8）患者睡眠情况得到改善。

（9）患者获得疾病相关知识，积极配合治疗。

（10）术后未发生相关并发症，或并发症发生后能得到及时治疗与处理。

【术前护理措施】

1. 心理护理

（1）解释手术的必要性、手术方式和注意事项。

（2）鼓励患者表达自身感受。

（3）教会患者自我放松的方法。

（4）根据个体情况进行针对性心理护理。

（5）鼓励患者家属和朋友给予患者关心和支持。

2. 术前常规准备

（1）协助完善相关术前检查。

（2）术前行抗生素过敏试验，术晨遵医嘱带入术中用药。

（3）术前一天遵医嘱行肠道准备，术前禁食8小时，禁饮4小时。

（4）术晨更换清洁病员服。

（5）术晨建立静脉通道。

（6）取下活动性义齿、首饰、项链等，交由家属保管。

（7）术晨与手术室人员进行患者、药物信息核对后，送入手术室。

【术后护理措施】

1. 外科术后护理常规　见表29-6。

表 29-6　常规护理内容

麻醉术后护理常规	了解麻醉和手术方式、术中情况、切口和引流情况
	持续低流量吸氧
	持续心电监护
	床挡保护防坠床
	严密监测生命体征
伤口观察及护理	观察伤口有无渗血、渗液，若有，应及时通知医生并更换敷料
	观察伤口局部有无肿胀，有无腹痛、腹胀等
各管道观察及护理	有输尿管支架管的患者，保留尿管期间，应保持尿管引流通畅、有效引流，带管期间避免剧烈运动，以免输尿管支架管移位。有腰部胀痛及膀胱刺激症状应及时查明原因，对症处理
	尿管护理见表 29-7
	肾造瘘管护理见表 29-8
	创腔引流管妥善固定，保持通畅。观察引流液性状及量
疼痛护理	评估患者疼痛情况
	有镇痛泵患者，注意检查管道是否通畅，评价镇痛效果是否满意
	遵医嘱给予镇痛药物
	提供安静、舒适的环境
基础护理	做好口腔护理、定时翻身、雾化吸入、患者清洁等工作

2. 尿管护理　见表 29-7。

表 29-7　尿管护理内容

保持通畅	定时挤捏管道，使之保持通畅
	勿折叠、扭曲、压迫管道
	及时倾倒尿液，保持有效引流
妥善固定	卧位时，尿管及引流袋妥善固定于床旁；坐位或立位时，尿管位置不可高于耻骨联合
	用胶布或棉带将尿管固定于患者大腿内侧、腹部或腹股沟等处
	向患者及家属行健康宣教，防止尿管意外脱出
	若尿管不慎脱出，切勿自行安置尿管，应立即通知主管医生，遵医嘱重置尿管

续表

观察并记录	观察尿液颜色、性质、量；正常情况下手术当天尿液可为淡红色
	观察患者腹部体征，有无腹胀
	保持会阴部、尿道口清洁，每日尿道口护理 2 次
	引流袋每周更换 1 ~ 2 次
	引流袋上贴标签，注明置尿管时间及更换引流袋时间
	观察患者是否有水、电解质紊乱
拔管	输尿管膀胱再植者 7 ~ 10 天拔除

3. 肾造瘘管的护理　见表 29-8。

表 29-8　肾造瘘管护理内容

保持通畅	定时挤捏管道，保持通畅
	如有引流不通畅，不做常规冲洗，以免引起感染。必须冲洗时应由医生严格无菌操作，低压、缓慢冲洗，每次冲洗量不超过 10ml
	如患者有腰胀不适，应立即停止冲洗
	勿折叠、扭曲、压迫管道
	及时倾倒尿液，保持有效引流
妥善固定	妥善固定肾造瘘管，严防脱落
	引流管及引流袋妥善固定于床旁，避免牵拉造瘘管
	引流袋位置应低于造瘘处
	告知患者肾造瘘管的重要性，切勿自行拔出
	若造瘘管不慎脱出，应立即通知主管医生，由医生重置造瘘管
观察并记录	观察引流液的颜色、量
	观察患者腰部体征，有无腰胀
	保持造瘘管周围敷料清洁、干燥、固定
	引流袋每周更换 1 ~ 2 次，引流袋上贴标签，注明置管时间及更换引流袋时间，观察患者是否有发热及水、电解质紊乱
拔管	拔管前试行夹管，无漏尿、无腰胀、体温正常
	自造瘘管注射亚甲蓝后，可以从尿道排出
	经造瘘管造影，显示尿路通畅
	符合以上三条之一者，证实肾盂至膀胱引流通畅时，方可拔管

4. 饮食护理 见表 29-9。

表 29-9 患者饮食护理

时间	进食内容	进食量
术后当天至肛门排气	禁食、禁饮	—
肛门排气	饮水、术后流质饮食	以无腹胀为适量
肛门排气第 1 日	术后半流质、软食	以无腹胀为适量
肛门排气第 2 日	普食	以无腹胀为适量

5. 体位与活动 见表 29-10。

表 29-10 患者体位与活动

时间	体位与活动
全麻清醒前	去枕平卧位，头偏向一侧
全麻清醒后手术当日	低半卧位
术后第 1 日	半卧位为主，增加床上运动四肢 肾切除患者多患侧卧位利于止血及引流
术后第 2 日	半卧位为主，可在搀扶下适当床旁活动，肾部分切除者需卧床休息 2 周以上
术后第 3 日起	适当增加活动度

注：活动能力应当根据患者个体化情况循序渐进，对于年老或体弱的患者，应当相应推后活动进度。

6. 健康宣教 见表 29-11。

表 29-11 输尿管畸形患者的出院宣教

饮食	饮食规律、营养丰富、容易消化 肾切除患者避免食用野生菌
用药	肾切除患者避免使用对肾功能有影响的药物

续表

活动	根据体力适当活动
	带有输尿管支架管的患者避免剧烈运动
	肾部分切除者建议卧床休息 2 周
病情观察	带有输尿管支架管的患者若发生腰部胀痛、发热、血尿等及时就医
	输尿管支架管 4～6 周在膀胱镜下拔出，特殊患者遵医嘱拔管
复查	术后每 3 个月复查一次，半年后每半年复查一次，至少 5 年
	也可遵医嘱定期复查

【并发症的处理及护理】

并发症的处理及护理见表 29-12。

表 29-12　并发症的处理及护理

常见并发症	临床表现	处理
出血	伤口敷料持续有新鲜血液渗出	监测生命体征
	引流管内有鲜红色液体流出，术后 2 小时大于 100ml，术后 24 小时大于 500ml	保守治疗：用止血药，补充血容量
	血压下降，脉搏加快	保守治疗无效者应及时行再次手术
尿瘘	伤口敷料持续有淡黄色液体渗出，创腔引流在术后早期有大量淡血性液，2～3 天后仍然有淡黄色液体流出；输尿管支架管拔除后出现持续腰部疼痛不适	保持创腔引流及保留尿管引流通畅 抗感染 尽快行输尿管插管
肾积水	轻者无症状 有肾积水者，腰部钝痛	输尿管插管 肾穿刺造瘘
感染	体温大于 38.5℃ 伤口红、肿、热、痛，有脓性分泌物	物理或药物降温 应用有效抗生素 充分引流

续表

常见并发症	临床表现	处理
感染	伤口延迟愈合 咳嗽、咳痰 尿路刺激症状	雾化吸入，拍背咳痰 适当多饮水，保证每日尿 量大于 2000 ～ 3000ml

【特别关注】

（1）双 J 管护理。

（2）术后并发症的早期观察及处理。

【前沿进展】

重复肾、输尿管是较常见的泌尿系统畸形之一，是胚胎时期中肾管发育异常所致。早期多无症状，多体检发现；或继发于泌尿系统感染，而出现血尿、腰痛和发热；或因肾积水时，检查发现腹部包块。重复肾多数融合为一体，仅表面有浅沟，常位于上位，体积较小，功能较差，且有两套肾血管，输尿管开口处多有狭窄，容易积水并发感染或结石。可分为完全性和不完全性重复肾，不完全性重复肾的两条输尿管上段分开，下段成一条，形成"Y"字形，与膀胱连接位置正常，超声对于这类重复肾检出率较低；完全性重复肾的两条输尿管完全分开，分别与上下位肾盂独自相连，与下位肾盂相连的通常开口于膀胱三角区的正常位置，而与上位肾盂相连的通常开口异常，一般于开口处存在不同程度狭窄或闭塞，易造成输尿管、肾盂重度积水，但无输尿管梗阻，超声能见到上下位肾盂回声，但输尿管显示困难。静脉肾盂造影对于无输尿管梗阻的重复肾效果较好，完全性重复肾合并输尿管梗阻能够被明确诊断。

对内壁不光滑并有分隔的肾上极的囊状回声，寻找有无与其相连的输尿管；而与之鉴别的肾囊肿为孤立的无回声区，未见与其相通的管道样回声。对重复肾输尿管畸形具有较高的诊断率的彩色多普勒超声，对肾功能差、排泄性肾盂造影不明显的患者能提供更可靠的信息，更有优势，是一种简便、经济、可多次反复的检查，无放射性、无创伤性，是诊断重复肾输尿管畸形的理想方法之一。

【知识拓展】

2 例罕见的泌尿系统先天性畸形

文献报道 1 例 2 岁的女孩，排尿时尿道鼓出一囊泡，手术切开膀胱查见尿道内口后与输尿管开口间有一鸡蛋大的囊肿，囊内右侧有约 2cm 直径小囊，小囊内又有一约 0.2cm 直径腔穴，插入 12 号尿管可以直通右肾。术中切除大小囊壁，间断缝合小囊外侧缘与正常右输尿管开口内侧缘，使贴近。置导管于正常和异常的输尿管内，从尿道引出，做膀胱造瘘，术后经导管造影为右重复肾、输尿管畸形，因此诊断为重复肾并输尿管末端囊肿。另 1 例女性患者，26 岁，出生不久就出现脐孔流尿，脐周满布尿疹。入院诊断为脐尿管未闭，术中见膀胱呈立位葫芦状，而顶部有由粗渐细的长约 15cm 的管道通向脐部，又似胃状。膀胱容量为 800～1000ml，膀胱顶部的管道起始部直径约 10cm，连脐处约 1.5cm。术中切除部分膀胱顶和全部脐尿管，缩小膀胱，使其有正常张力。术中在脐尿管左侧还见有一直径约 0.2cm 的索带与脐尿管伴行，走向膀胱底部侧后方再移向后腹壁，以防压迫肠管，断定非输尿管后予以切除。

　　明确诊断复杂多变的泌尿系统先天性畸形，术前应详尽检查，术中须仔细探查。成人患者可以做重复肾输尿管、膀胱的切除，以彻底防止癌变和窦道感染；小孩和少年，以合并、移植等既简单又能解决问题的手术方法为宜。

（王光碧）

第三十章　膀胱其他疾病的护理

第一节　膀胱憩室的护理

【概述】

先天性膀胱憩室是由于先天性膀胱壁肌层薄弱而膨出，继发性膀胱憩室多继发于尿道瓣膜、神经源性膀胱、感染或医源性原因等引起的膀胱出口梗阻。小儿先天性膀胱憩室多见于男性，发病率不高，主要表现为反复发作的排尿困难及尿路感染，但往往引起上尿路损害，病情多较重。

【病因】

膀胱憩室分为先天性和继发性两种。先天性膀胱憩室是由于膀胱壁肌层局限性发育薄弱而膨出，多为单发，可位于膀胱的侧壁、后壁或膀胱顶部，憩室自膀胱逼尿肌肌束之间向外突出，含有膀胱黏膜及肌层者即为真性憩室；继发性膀胱憩室最常见于膀胱出口处梗阻或神经源性膀胱的尿道功能异常，其次多为下尿路梗阻病变引起，如前列腺增生、尿道狭窄、尿道瓣膜等病变引起，前列腺增生、尿道狭窄、尿道瓣膜等使膀胱内压力增高，导致膀胱壁肌层断裂，黏膜向外膨出，此类憩室多发生在膀胱三角区两侧及后壁，憩室壁由黏膜和结缔组织组成，即假性憩室，常为多发。

【病理】

其实所谓膀胱憩室的病因病理，是指由膀胱肌层的缺陷，导致膀胱的局部向外膨出，好发于膀胱侧后部，常伴膀胱小梁小房形成。

【诊断要点】

1. 临床表现 临床症状一般不明显，如果合并梗阻、感染可出现排尿困难、尿频、尿急、尿痛及血尿等尿路刺激症状，有些病例可有尿潴留。憩室较大时可出现下腹胀满感及二次排尿现象，这是本病的特征性表现。

2. 辅助检查

（1）膀胱尿道镜检查：可直观地了解膀胱憩室的大小、位置以及憩室开口与输尿管开口的关系。

（2）静脉尿路造影：可以显示突出膀胱外的囊球影，有颈部与膀胱相连。

（3）B超：显示与膀胱侧面或后壁相连的囊袋样或圆球状液性暗区，后壁回声增强。

（4）CT：增强扫描显示突出膀胱外的充盈造影剂的囊球影。如憩室内合并结石或肿瘤可见充盈缺损。

【治疗】

1. 憩室体积较小者 如有膀胱出口梗阻原因，可解除梗阻病因，憩室不予特殊处理，定期复查。

2. 憩室较大影响膀胱功能或合并其他并发症者 需要采用手术治疗。膀胱憩室手术切除指征：①憩室较大，直径超过6cm，明显影响膀胱收缩功能及尿流动力学者；②持续感染；③多发结石；④并发肿瘤，输尿管梗阻；⑤憩室压迫膀胱颈导致尿潴留；⑥输尿管口开口于膀胱憩室内。

3. 手术方式 分膀胱内、膀胱外和经尿道三大类。

（1）可直接打开膀胱前壁探查膀胱腔，找到憩室位置行全层切除，要求切至正常膀胱组织，以保证术后膀胱功能。

（2）如术前行膀胱镜等检查明确为单纯膀胱憩室未合并其他并发症者，可术前逆行充盈膀胱，打开腹壁暴露膀胱后直接于膨突于膀胱之外的膀胱憩室周围环形切割取出膀胱憩室。

（3）如膀胱憩室位置明确，可行腹腔镜下膀胱憩室切除。

（4）如巨大膀胱憩室严重影响膀胱功能，考虑切除后膀胱残存正常组织过少需进一步行膀胱扩大术。

【主要护理问题】

1. 焦虑/恐惧　与对手术的惧怕、担心预后等有关。

2. 舒适度改变　与术前排尿不适，术后伤口疼痛、安置管道有关。

3. 部分自理能力缺陷　与手术后卧床、安置管道有关。

4. 排尿型态的改变　与安置造瘘管及保留尿管有关。

5. 潜在并发症　出血、感染、漏尿、输尿管损伤等。

【护理目标】

（1）患者的焦虑恐惧程度减轻，配合治疗及护理。

（2）患者主诉不适感减轻或消失。

（3）患者日常生活需要得到满足。

（4）患者接受并适应安置的管道。

（5）术后未发生相关并发症，或并发症发生后能得到及时治疗与处理。

【术前护理措施】

1. 心理护理

（1）解释膀胱憩室手术的必要性、手术方式和注意事项。

（2）鼓励患者表达自身感受，教会患者自我放松的方法。

（3）介绍手术的过程和麻醉方式，使患者对手术和麻醉有初步的了解。

（4）主动与患者交谈，通过仔细的观察和耐心的交谈，发现患者表现出来的主要心理问题，并针对手术患者不同的心理状态做好术前宣教，通过讲解将有关手术信息提供给患者，有助于降低由信息缺乏而引起的焦虑、恐惧、紧张，增强对手术的信心。

2. 营养　膀胱憩室患者饮食宜清淡，进食高蛋白、高营养、含维生素丰富的食物。

3. 胃肠道准备　术前一天应进清淡、易消化的饮食，术前晚遵医嘱应清洁灌肠，术前8小时禁食，4小时禁饮。

4. 病情观察及护理

（1）尿路感染的观察与护理：膀胱憩室可并发感染而有尿液混浊，所伴发的膀胱输尿管反流和尿路扩张积水是尿路感染的主要原因，同时大的膀胱憩室，当排尿终止时，憩室内存留的尿液又回流入膀胱，呈假性残余尿，容易并发感染。但1岁以内的婴儿发生尿路感染时，一般无特异性临床表现，多数患儿只有病容、发热、烦躁、喂养不佳、呕吐及腹泻等症状；儿童发生尿路感染时，表现在尿路的体征也不多，少数患儿表现为间歇性排尿不适、排尿困难。所以在术前护理中，应勤观察患儿的各项体征，反复耐心地询问年长患儿有何不适，一

且有尿痛、耻骨上区疼痛或尿失禁等体征时，都应高度
怀疑，报告主管医生及时处理，以免延误手术。

（2）尿潴留的观察与护理：大的膀胱憩室在尿液充
盈时体积可达膀胱的数倍，压迫膀胱出口引起梗阻致排
尿困难，压迫输尿管可致输尿管梗阻和移位，甚至会造
成急性尿潴留。所以术前护理中应仔细询问患者的排尿
情况，如每天排尿的次数、每次排尿的量以及排尿时是
否费力等，并准确记录，必要时行下腹部叩诊检查，以
便及时判断是否有尿潴留发生。同时鼓励患者多饮水，
保证每天的尿量在2000～3000ml。如果发现患者排尿量
或次数减少等情况，及时报告医生，避免发生尿潴留。

（3）对巨大膀胱憩室患者应限制活动量，避免意外
发生：部分膀胱的巨大憩室可在下腹部扪及囊性包块，
如果活动时磕碰或摔倒，有可能发生意外。

（4）膀胱造瘘的护理与指导：婴儿且病情严重者应
先做膀胱造瘘术，待年龄增长、病情好转后再进一步治
疗。患儿住院期间向家长交代膀胱造瘘的目的是引流尿
液防止上尿路进一步损害，因此要护理好膀胱造瘘，避
免膀胱造瘘感染，保证引流通畅。膀胱造瘘处用干净的软
布或一次性尿裤包裹，定期更换，便于引流尿液；注意
保护造瘘周围皮肤。如膀胱造瘘周围皮肤出现潮红、湿
疹时外涂氧化锌软膏，每日2次，予每次消毒后涂抹。

（5）膀胱造瘘管的护理与指导：巨大膀胱憩室切除
术后一般需留置膀胱造瘘管10～14天，使膀胱憩室切除
膀胱修补后的创面完全愈合。①造瘘管引流液的观察：
在院期间，提前告知患者及家属留置膀胱造瘘管期间有
可能出现的问题及预防办法，指导其学会正确观察尿液
的颜色、性状及量（或记排尿日记）。正常的尿液应是
淡黄色、清亮，手术后早期引流出的尿液为淡红色或红

色稍深，2～3天后颜色会逐渐正常；留置造瘘管1周左右尿液内可能会出现絮状沉淀，要嘱患者多饮水、勤排尿，可减少感染，并能起到膀胱冲洗、防止造瘘管阻塞的作用。同时要随时注意观察造瘘管是否通畅，避免扭曲、打折而出现的引流不畅。②引流袋的固定及注意事项：患者术后需卧床并将引流袋妥善固定于床旁，固定时引流袋的高度应始终低于造瘘口，用安全别针将尿袋固定在床旁，引流袋底部的位置应在造瘘口以下10cm处。更换尿袋时一定要先排空引流袋内的尿液，防止尿液反流引起逆行感染。

5. 术前常规准备

（1）积极协助完善各项相关术前检查：心电图、B超、尿路造影、CT、出凝血试验等，以明确诊断，为手术提供准确依据。

（2）术前行抗生素过敏试验，术晨遵医嘱带入术中用药。

（3）术前8小时禁食，4小时禁饮。

（4）术晨更换清洁病员服。

（5）与手术室人员进行患者、药物信息核对后，送入手术室。

【术后护理措施】

1. 外科术后护理常规　见表30-1。

表30-1　常规护理内容

麻醉术后护理常规	了解麻醉和手术方式、术中情况、切口和引流情况
	持续低流量吸氧
	持续心电监护
	床挡保护防坠床
	严密监测生命体征

续表

伤口观察及护理	观察伤口有无渗血、渗液，若有，应及时通知医生并更换敷料， 观察腹部体征，有无腹痛、腹胀等
各管道观察及护理	输液管保持通畅，留置针妥善固定，注意观察穿刺部位皮肤 造瘘管的护理参照膀胱造瘘管的观察与指导 创腔引流管观察引流液的颜色、性状及量 尿管护理详见表30-2
疼痛护理	评估患者疼痛情况 有镇痛泵患者，注意检查管道是否通畅，评价镇痛效果是否满意，遵医嘱给予镇痛药物，提供安静、舒适的环境
基础护理	做好口腔护理、尿管护理、定时翻身、雾化、患者清洁等工作

2. 尿管护理 见表30-2。

表30-2 尿管护理内容

通畅	定时挤捏管道，使之保持通畅 勿折叠、扭曲、压迫管道 患者进食后应鼓励多饮水，保证每日尿量在2000～3000ml
固定	妥善固定，不能高于耻骨联合 告知患者尿管的重要性，切勿自行拔出 若不慎脱落，应立即通知主管医生，按无菌导尿术重新安置
观察并记录	观察尿液性状、颜色、量；正常情况下手术后2～3天引流液为淡红色，以后逐渐为淡黄色、清亮

3. 饮食护理 膀胱憩室患者术后饮食护理应根据麻醉种类和手术大小而定。对于小憩室行开放膀胱憩室切除术者或腔镜切除者术后6小时即可进食，术后可先饮水50～100ml，如无腹胀不适，再进食流质、半流质饮食，逐渐过渡到普食。

4. 体位与活动 见表30-3。

表 30-3　患者体位与活动

时间	体位与活动
全麻清醒前	去枕平卧位，头偏向一侧
全麻清醒后手术当日	低半卧位
术后第 1 日	半卧位为主，增加床上活动，可在搀扶下适当沿床边活动
术后第 2 日	半卧位为主，可在搀扶下适当屋内活动
术后第 3 日起	适当增加活动度

注：活动能力应当根据患者个体化情况循序渐进，有大出血及漏尿倾向的患者应卧床休息，不宜下床活动。

5. 健康宣教　见表 30-4。

表 30-4　膀胱憩室术后患者的出院宣教

饮食	要饮食规律、要营养丰富、要容易消化。忌刺激性食物、忌烟酒，同时指导患者多饮水，保证每日尿量在 2000～3000ml
排尿观察	患者应观察排尿情况，男性患者应观察有无尿线变细
复查	出院 2 周后门诊随访，检查尿常规、膀胱 B 超
	术后每 3 个月复查一次，如无异常半年后每年复查一次

【并发症的处理及护理】

并发症的处理及护理见表 30-5。

表 30-5　并发症的处理及护理

常见并发症	临床表现	处理
出血	创腔引流持续有新鲜血液流出	保守治疗：用止血药物
	2 小时内引出鲜红色血液＞100ml 或 24 小时＞500ml	静脉用收缩血管药物
	伤口敷料持续有新鲜血液渗出	保守治疗无效时再次手术止血
	保留尿管及膀胱造瘘管引流尿液为鲜红色	

续表

常见并发症	临床表现	处理
漏尿	患者尿量减少 急性腹膜炎的症状 血象增高 伤口敷料有尿渗出	及时更换浸湿的敷料 安置负压充分引流漏液 保护局部皮肤
尿路感染	脓尿、发热 排尿时有膀胱刺激征	指导患者多饮水 使用抗生素抗感染治疗 高热患者降温治疗并维持水、电解质平衡

【特别关注】

（1）膀胱憩室术后护理措施。

（2）术后管道护理。

（3）术后并发症的观察及处理。

（4）心理护理及健康宣教。

【前沿进展】

膀胱憩室微创化是未来外科手术的新发展趋势，达芬奇手术机器人技术作为微创技术的较高阶段，体现了对疾病微创化、无创化的不懈追求。目前发达国家已由传统腹腔镜时代跨入机器人微创时代。但主流机器人还尚处于"主-仆"阶段，仅可称为机器人辅助技术，但伴随智能化的发展，具有人工智能的机器人将更多地运用于临床和社会。

【知识拓展】

埃博拉病毒（Ebola virus，EBOV）又译作伊波拉病毒，名称出自非洲扎伊尔的"埃博拉河"，是一种能引起人类和灵长类动物产生埃博拉出血热（EBHF）的烈性传染病病毒，由此引起的出血热是当今世界上最致命的病毒性出血热，已造成10余次具有规模的暴发流行。埃博拉病毒首次暴发就夺走了近300人的生命，2014年病毒再度暴发，已致4000人死亡，确诊可能感染和疑似病例3069例。这一病毒杀手已引起WHO的高度重视。

埃博拉病毒属于丝状病毒，这是一种十分罕见的病毒。典型症状和体征包括突起发热、极度乏力、肌肉疼痛、头痛和咽喉痛。随后会出现呕吐、腹泻、皮疹、肾脏和肝脏功能受损，某些病例会同时有内出血和外出血。出现疫情时，感染风险较高的人员：①医务人员；②与患者有密切接触的家庭成员或其他人；③在葬礼过程中直接接触死者尸体的人员；④在雨林地区接触了森林中死亡动物的人。

埃博拉病毒可通过与患者体液直接接触，或与患者皮肤、黏膜等接触而传染。病毒潜伏期可达2～21日，但通常只有5～10日。在疾病的早期阶段，埃博拉病毒可能不具有高度的传染性。在此期接触患者甚至可能不会受感染。随着疾病的进展，患者的腹泻、呕吐和出血所排出的体液将具有高度的生物危险性。

人类通过密切接触感染动物的血液、分泌物、器官或其他体液而感染埃博拉病毒。在非洲，人们因处理受感染患病或者死去的热带雨林中的黑猩猩、大猩猩、果蝠、猴子、森林羚羊和豪猪等而感染。一旦有人与感染埃博拉病毒的动物发生接触，就可能在社区造成人际传播。当人们通过破损皮肤或黏膜与感染者的血液、体液或其他分泌物（粪便、尿液、唾液和精子）直接接触时就可发生感染，接触被埃博拉患者的血液和体液污染的环境或物品（如脏衣物、床单或者用过的针头）时，也可发生感染。

医务人员在救治埃博拉患者时如果没有穿戴合适的个人防护装备，就可能会接触到这一病毒。卫生系统各个层面（医院、诊所和卫生站）的医疗卫生保健人员都应当了解该病的性质及传播方式，并严格遵守感染控制防护措施。在处理埃博拉死者尸体时，必须穿戴具有较强保护性的防护服和手套，并将死者立即埋葬。

只要患者血液和分泌物中带有埃博拉病毒就会具有传染性。因此，感染的患者应由医护人员密切观察，并进行实验室检查，以确保在出院回家前患者体内不再有该病毒的存在。当医护人员确定患者可以回家时，患者就不再具有传染性，不会对社区中的其他任何人造成感染。男性在康复后仍可能在长达7周的时间内通过其精液将病毒传给性伴侣。因此，男性康复后至少在7周内要避免性交，或者在康复后7周内进行性交时要戴安全套。

（刘　艳）

第二节　膀胱膨出的护理

【概述】

膀胱是一储存尿液的囊性空腔脏器。膀胱空虚时，完全位于盆腔内，充盈时则向前上部膨胀至腹腔。

膀胱膨出是女性生殖系统损伤的一种，由前盆腔缺陷导致膀胱和尿道向阴道壁膨出，为盆腔器官脱垂最常见的形式之一。

【病因】

膀胱膨出最常见的原因是产伤，导致膀胱正常位置的骨盆底筋膜及肌肉的损伤而又未及时修复。分娩时应用助产，如产钳术、胎头吸引术、臀位牵引术等，使膀胱子宫颈筋膜及阴道壁，尤其是阴道前壁及其周围的耻骨尾骨肌过度伸展、松弛，甚至撕裂，在产褥期未能恢复，尤其是过早从事体力劳动，致膀胱失去支持力量而向阴道壁膨出，形成膀胱膨出；筋膜前部薄弱则可形成尿道膨出。

膀胱膨出常发生在经产妇，初产妇极为少见。未产妇发生膀胱或尿道膨出是由盆腔内结缔组织或筋膜和盆底肌肉先天不足引起的。

【病理】

膀胱膨出是因为阴道壁及膀胱本身支持组织的过度伸展、变薄，同时两侧固定膀胱的耻骨子宫颈筋膜在盆腔筋膜腱弓被撕裂形成阴道前壁旁侧组织缺陷。

【诊断要点】

1. 临床表现

（1）轻度膀胱膨出无明显症状。

（2）重度膀胱膨出者有阴道坠胀感或突出的包块使患者有"坐球感"，并多伴有下坠感和腰部酸胀感。增加腹压如剧烈活动、长久站立、咳嗽、喷嚏等时症状加重，休息、侧卧位或俯卧位时症状缓解。

（3）严重膀胱膨出时，可发生排尿困难、尿潴留，患者用手将脱出的阴道前壁还纳后排尿通畅。

（4）膀胱内长期出现残留尿液时，可引起下尿路感染。

（5）按膀胱膨出的不同程度，临床上可分为三度：

轻度：膨出的膀胱达处女膜缘，尚未膨出阴道口外。

中度：膨出的膀胱部分膨出阴道口外。

重度：膨出的膀胱全部膨出于阴道口外。

如膀胱膨出伴子宫脱垂，子宫颈距外阴口在 4cm 以内，有时在外阴口可见子宫颈。

2. 辅助检查

（1）体检时嘱患者增加腹压可有漏尿发生。

（2）嘱患者排空尿液后导尿，或 B 超测定残余尿量。

（3）尿常规：嘱患者留取晨尿，了解有无尿路感染。

（4）指压试验：患者取膀胱截石位，嘱患者在膀胱充盈后咳嗽，若有尿液漏出，再用中指和示指压迫尿道两侧，再次咳嗽，观察能否控制尿液漏出。

（5）用无菌导尿探子插入膀胱，若在阴道前壁膨出物内触及导尿管，则可以进一步确诊膀胱膨出。

（6）膀胱造影：可显示膀胱形态及病变。

【治疗】

绝经前症状不明显者一般不需处理，但绝经后患者由于盆腔筋膜和肌肉支持组织变薄，需要进行治疗。

1. 非手术治疗

（1）子宫托：阴道内放入子宫托，可对膀胱、尿道和尿液控制提供充足的暂时性支持。

（2）盆底肌肉锻炼：目的是收紧和加强盆底肌群，一般持续 6～12 个月。

（3）雌激素替代治疗：对于绝经后的患者可极大地改善肌肉筋膜，支持组织的张力、质量和血供。

2. 手术治疗　应该遵循既要维持阴道的长度和深度，又要维持膀胱和肠道的功能这两个原则。

（1）阴道前壁修补术：适用于重度膀胱、尿道膨出或有尿潴留和反复膀胱感染，伴或不伴膀胱和尿道改变所致的压力性尿失禁者。修复手术的目的不仅仅是修补缺陷，还应实现结构重建和组织替代。

（2）前盆底重建术：适用于中度膀胱膨出的患者。利用生物网片替代受损的盆底筋膜组织，分别在前、中、后部各放 2 根悬吊带，经定位穿刺导入后分别加固阴道直肠隔和膀胱阴道周围韧带，起到修复和重建的作用，是近年来一种新兴的微创手术方式。

【主要护理问题】

1. 恐惧／焦虑 与害怕手术，担心预后不良有关。

2. 排尿型态改变 与严重膀胱膨出时发生排尿困难、尿潴留有关。

3. 舒适度改变 与手术创伤、各种管道限制有关。

4. 潜在并发症 出血、感染、网片侵蚀等。

【护理目标】

（1）患者焦虑、恐惧程度减轻，积极配合治疗及护理。

（2）患者恢复正常的排尿功能。

（3）患者主诉疼痛减轻，舒适感增加。

（4）术后未发生相关并发症，或并发症发生后能得到及时发现和处理。

【术前护理措施】

1. 心理护理 主动关心患者，以诚恳、亲切的态度与患者进行交流。耐心讲解与疾病有关的知识和治疗方法，取得信任。尊重并理解患者，尽量满足其合理的要求。与家属进行充分沟通，获得家属亲人的支持，减轻患者的担忧、焦虑和恐惧等不良情绪的影响，树立战胜疾病的信心，积极配合治疗和护理。

2. 术前宣教 解释手术的必要性、手术方式、术后注意事项以及术后可能出现的不适和并发症。术前进行床上排便训练，教会患者如何床上使用便盆。

3. 胃肠道准备 术前禁食 8 小时，禁饮 4 小时，必要时术晨遵医嘱静脉补液。

4. 阴道准备 术前 3 天予 1 : 20 聚维酮碘＋生理盐水 500 ～ 1000ml 行阴道冲洗，每日 1 ～ 2 次。冲洗后局部涂雌激素软膏，1 次 / 日。

5. 术前常规准备 协助患者修剪手指甲和脚趾甲，术前一晚沐浴，术晨更换清洁病员服，取下眼镜、可活动义齿、首饰等物品。

【术后护理措施】

1. 外科术后护理常规 见表 30-6。

表 30-6　常规护理内容

术后护理常规	了解手术方式、术中情况等
	严密监测生命体征
	持续低流量吸氧
	持续心电监护
	床挡保护避免坠床
伤口观察及护理	观察阴道渗血、血肿情况，若发现出血较多，应及时通知医生处理
各管道观察及护理	妥善固定留置针，保证静脉输液的通畅，注意观察穿刺部位皮肤有无红肿
疼痛护理	评估患者疼痛情况
	有镇痛泵患者，注意检查管道是否通畅
	疼痛评分≥ 4 分时，可遵医嘱给予镇痛解痉药物
	提供安静、舒适的病房环境，保证良好的休息
基础护理	做好晨、晚间护理及口腔护理、尿管护理、雾化治疗等

2. 尿管护理 见表 30-7。

表 30-7 尿管护理内容

通畅	定时挤捏管道，使之保持通畅
	避免打折、扭曲、压迫管道
	及时排空引流袋，保持引流袋位置低于耻骨联合，防止尿液反流
观察并记录	观察尿液性状、颜色、量，做好记录
清洁	做好尿道口护理，并保持外阴部的清洁和干燥
固定	妥善固定尿管，翻身活动时避免牵拉尿管，防止尿管脱落
拔管	术后 72 小时可拔管，拔管后注意观察患者自行排尿情况

3. 饮食护理 见表 30-8。

表 30-8 患者饮食护理

时间	进食内容	进食量
术后 6 小时内	禁食	—
术后 6 小时后	普食	少量多餐

4. 体位与活动 见表 30-9。

表 30-9 患者体位与活动

时间	体位与活动
全麻清醒前	去枕平卧位，头偏向一侧
全麻清醒后手术当日	平卧位为主
术后第 1～3 日	卧床休息，鼓励自主翻身，但禁止半卧位，以降低外阴及阴道张力
术后第 3 日起	床旁及病室内适当活动

5. 健康宣教 见表 30-10。

表 30-10　膀胱膨出患者的出院宣教

饮食	鼓励患者多进食高蛋白、高维生素、高纤维素、易消化的食物，多吃新鲜蔬菜和水果，多饮水，保持大便通畅，避免引起腹压增高的一切因素
活动	术后 2 周可恢复日常活动，出院 3 个月内避免参加重体力劳动及剧烈活动，加强盆底肌的锻炼
复查	术后 1 个月、3 个月、6 个月定期复诊，如自觉有排尿困难及阴道内有肿物或压迫感等，及时门诊复查
预防措施	实现计划生育，正确处理分娩 产后避免过早参加体力劳动，产后加强保健操锻炼 需矫正或避免肥胖，避免便秘、慢性咳嗽等腹压增高的因素，积极治疗原发疾病等。绝经后雌激素低下者，可适当补充雌激素

【并发症的处理及护理】

并发症的处理及护理见表 30-11。

表 30-11　并发症的处理及护理

常见并发症	临床表现	处理
伤口感染	会阴伤口红肿、疼痛、分泌物增加	术后遵医嘱应用抗生素，保持外阴清洁，伤口充分引流＋局部抗感染治疗
网片侵蚀外露	网片突出黏膜，伴有反复发作的感染，分泌物增多、阴道流液、性交疼痛及出血、局部息肉形成，一般发生在术后 3~6 个月	剪除外露网片，局部涂雌激素。严重者需将网片拆除
膀胱损伤	肉眼血尿	及时通知医生止血对症处理，延长留置尿管时间，以利于膀胱修复
会阴血肿	阴道出血、切口渗血、里急后重感、肛门坠胀痛	及时更换敷料及止血对症处理

续表

常见并发症	临床表现	处理
下肢静脉血栓	患侧肢体肿胀，局部疼痛	预防措施：指导患者早期床上翻身，适当活动四肢 治疗措施：遵医嘱进行抗凝治疗，患肢抬高制动，观察患肢皮肤温度及颜色，监测出凝血时间
坠积性肺炎	肺部感染症状	指导患者有效深呼吸，由下而上轻叩背部，协助患者排痰，补充水分，如痰液黏稠不易咳出，可雾化吸入

【特别关注】

（1）术前阴道准备。

（2）健康宣教。

（3）术后并发症的护理。

【前沿进展】

盆底超声在女性盆底修补和重建术中的应用价值

女性盆底是一个三维立体的结构，二维超声很难显示出盆底的完整构造以及盆底器官与周围组织的相互关系。如今三维超声作为一种新兴的影像学技术，在盆底解剖结构成像中具有突出的优点，它可以同时显示相互垂直的矢、横、冠3个断面，从而获得普通二维超声无法观察到的完整的盆膈裂孔的声像图。应用盆底三维超声显示盆底生理解剖结构的可靠性、影像图的重建和结果的精准性已经得到了充分的肯定。不管是妊娠晚期女性或是未育女性，都可通过三维超声获得盆底的横切面图像，准确地测量出裂孔大小，清晰地显示出裂孔结构与形态，更好地帮助评估疾病。此外，盆底三维超声还能观察盆底肌膜、耻骨直肠肌的产伤，评估盆底肌肉损伤的程度，为相关疾病的诊断提供影像学依据，因此能更好地指导临床选用适宜的治疗方式。

阴道前后壁修补术等传统手术方式，虽能使患者的症状得到暂时缓解，但术后复发率高。近年来，随着对盆底解剖研究认识的不断深入和更新，盆底修补和重建手术有了突破性的进展。目前手术中使用的网片植入材料在 MRI 及 X 线检查中难以被发现，而盆底超声在这方面具有独特优势。三维超声成像既可以全程定位盆底的植入材料，又可以评估术前及术后手术成功的可能性，大大地提高了手术的治疗效果，并从根本上实现了从解剖结构的恢复到功能上的恢复。

【知识拓展】

盆底功能障碍性疾病（pelvic floor dysfunction，PFD）是指由于盆腔支持结构损伤、缺陷及功能障碍造成的一系列疾病的总称，主要包括盆腔器官脱垂（pelvic organ prolapse，POP）（表 30-12）、压力性尿失禁（stress urinary incontinence，SUI）等，严重影响了妇女的生活质量和身心健康。

表 30-12　盆腔器官脱垂的分类

Ⅰ.阴道前壁（前腔室）

A.膀胱膨出

1.中央（后部）

2.侧面（前部）

3.联合

B.尿道膨出——罕见

Ⅱ.阴道顶壁（中腔室）

A.肠疝

1. 前部
2. 后部
B. 子宫脱垂
C. 子宫阴道脱垂，伴膀胱膨出、肠疝和直肠脱垂
D. 阴道穹隆外翻，伴膀胱膨出、肠疝和直肠脱垂

Ⅲ. 阴道后壁（后腔室）
直肠脱垂
1. 低位
2. 阴道中位
3. 高位

Ⅳ. 会阴体缺陷

盆腔器官脱垂的手术原则：减轻症状，维持或改善泌尿道、肠道和性生活的功能，使盆腔结构和支撑体恢复正常的解剖结构，预防新的盆腔支撑缺陷和症状的发生，纠正并发的盆腔疾病，获得持久的效果。

盆腔器官脱垂的非手术方式包括采取有效的措施改善危险的发病因素，进行盆底肌肉锻炼和使用阴道雌激素。

（杨　洋）

第三节　膀胱阴道瘘及输尿管阴道瘘的护理

【概述】

膀胱阴道瘘（urethrovaginal fistula）是指排尿时部分或全部尿液通过阴道排出体外或流经体内其他器官再排出体外的病理状态。

输尿管阴道瘘（ureterovaginal fistula）是指瘘管连通输尿管与阴道。国内多见于分娩损伤和手术损伤，近年来发病率有所降低。

【病因病理】

在发达国家中，膀胱阴道瘘常由阴道手术引起，包括抗尿失禁手术、阴道前壁脱垂的修复术和尿道憩室切除术。在非发达国家中，膀胱阴道瘘最常见的病因是滞产。阴道瘘可分为先天性和外伤性。先天性瘘是在胚胎期5周以后，尿生殖皱襞未能将直肠从尿生殖窦分隔开，致尿道与直肠或阴道相通。

膀胱阴道瘘多由外伤引起。如尿道球部骑跨伤，伴有骨盆骨折的膜部尿道损伤，锐器、弹片等所致的贯通伤等都可导致尿道瘘，尿道异物、结石、经尿道的器械操作等亦可由尿道内损伤而造成尿道瘘。

输尿管阴道瘘临床上较为少见，多为妇产科手术所致，发生率为 0.5% ~ 13.4%。常见病因如下：

1. 分娩损伤 由于胎儿过大、胎位不正、骨盆狭窄等原因造成难产，胎儿压迫输尿管而发生缺血坏死。

2. 妇科手术损伤 子宫颈癌、盆腔炎症、腹膜后肿瘤等都能影响输尿管的正常解剖位置和功能而造成输尿管的损伤。

3. 外伤 如骨盆骨折、火器伤等均能造成输尿管阴道瘘。

4. 泌尿系统畸形 如先天性输尿管开口于阴道侧穹隆。

【诊断要点】

1. 临床表现

（1）漏尿：尿液不断经阴道流出。单侧输尿管阴道瘘，除能自主排尿外，同时从阴道中有尿液间断流出。尿道阴道瘘，排尿时阴道内有尿液流出。

（2）尿湿疹：外阴、大腿内侧、肛门等部位因长期的尿液浸渍，局部皮肤表现为红肿、增厚，有时会有丘疹或浅表溃疡，外阴会出现灼痛、瘙痒。

（3）继发月经改变和不孕：许多尿瘘者可出现月经稀少或闭经。

（4）精神抑郁或心理异常。

2. 辅助检查

（1）女性妇科检查：阴道内镜、双合诊和三合诊检查，了解阴道子宫颈情况，子宫大小、位置及活动度。同时注意瘘孔大小、位置和周围瘢痕程度，有无炎症。用金属导尿管或子宫探针探查尿道，了解尿道长度，有无闭锁、狭窄、断裂等。

（2）亚甲蓝注入膀胱试验：可以鉴别是膀胱阴道瘘还是输尿管阴道瘘以及寻找极小的膀胱阴道瘘。

（3）靛胭脂试验：对疑为输尿管异位开口或输尿管瘘的患者，可由静脉注射靛胭脂 5ml，5～7 分钟后见蓝色液体由瘘孔溢出，适用于先天性输尿管口异位或输尿管瘘者。

（4）膀胱尿道镜检查：可了解膀胱容量，有无炎症、结石、憩室等，可了解瘘孔数目、大小、位置，瘘孔与输尿管口、尿道内口的关系。

（5）静脉肾盂造影及放射性核素肾图可了解尿路情况，确定输尿管瘘的位置及了解肾功能。

【治疗】

尿瘘依瘘孔位置分为三类：简单尿瘘、复杂尿瘘、最复杂尿瘘。治理原则是把最复杂尿瘘变为复杂尿瘘，

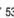

把复杂尿瘘变为简单尿瘘，简单尿瘘通过手术修补多可成功，因此手术是治疗输尿管阴道瘘和尿道阴道瘘最好的手段，输尿管阴道瘘术中或术后 24 小时内发现输尿管损伤，应立即手术修补或输尿管膀胱再植。若术后数日发现尿瘘，可经膀胱镜或输尿管镜下放置输尿管支架管，同时留置尿管进行引流，有部分小的瘘口可自行愈合，不能自行愈合者则需行手术修补，手术方式如下：

1. 经阴道途径手术　经尿道输尿管支架置入术、经会阴尿道阴道瘘修补术。

2. 经腹途径手术　腹腔镜输尿管阴道瘘修补术（腹腔镜下输尿管膀胱再植术）。

【主要护理问题】

1. 焦虑/恐惧　与患者长期漏尿、担心手术是否成功有关。

2. 疼痛　与术后伤口有关。

3. 舒适度改变　与漏尿、尿疹等有关。

4. 潜在并发症　感染、吻合口瘘、输尿管狭窄、伤口出血等。

5. 自我形象紊乱　与患者长期漏尿、异味有关。

6. 皮肤完整性受损的危险　与会阴部皮肤长期尿液浸渍有关。

【护理目标】

（1）患者焦虑/恐惧程度减轻，配合治疗及护理。

（2）患者主诉疼痛减轻、缓解。

（3）患者主诉不适感减轻或消失，感觉舒适。

（4）术后未发生相关并发症，或并发症发生后能得到及时治疗与处理。

（5）患者自我形象感增强，有一定的社交自信。

（6）患者皮肤完整无破损。

【术前护理措施】

1. 心理护理

（1）解释手术的必要性、手术方式和注意事项。

（2）患者因长期漏尿，精神负担重，怕接触周围的人员，应鼓励患者表达自身感受。

（3）教会患者自我放松的方法。

（4）鼓励患者家属和朋友给予患者关心和支持。

2. 生活护理　保持床单位清洁干燥，协助患者做好生活护理。

3. 皮肤护理　患者外阴由于尿液的刺激，皮肤会出现瘙痒、泛红、湿疹等症状，保持外阴清洁干燥，垫尿垫。

4. 预防感染　做好会阴部的皮肤护理，告诉患者勤清洗、换尿布，尿布应选用透气、吸水性强的棉布。

5. 营养支持　由于尿液自阴道流出而不能自控，致使周身散发异味，患者会刻意减少进食、进水量，使其营养的摄入受到影响，身体消瘦，并有可能伴有贫血，入院后除进行相关的知识宣教外，还应指导患者适量多饮水，遵医嘱给予静脉输入营养液，补充电解质等改善营养状况。

6. 术前常规准备

（1）术前行抗生素过敏试验。

（2）术前禁食 8 小时，禁饮 4 小时。

（3）术前一日遵医嘱清洁灌肠。

（4）协助完善相关术前检查：血常规、胸部 X 线、心电图、B 超、出凝血试验等。

（5）给患者提供安静的病室环境，保证睡眠，以保障手术的顺利进行。

（6）术晨准备：更换清洁病员服，测量生命体征，遵医嘱准备带入手术室的抗生素，取下义齿、眼镜、手表等饰物。

（7）与手术室人员核对患者、病历、检查报告、药物等相关信息后送入手术室。

【术后护理措施】

1. 术后护理常规 见表 30-13。

表 30-13 常规护理内容

麻醉术后护理常规	了解麻醉和手术方式、术中情况、切口和引流情况 持续低流量吸氧 持续心电监护 床挡保护防坠床 严密监测生命体征
伤口观察及护理	观察伤口的渗血、渗液情况，如渗出较多，通知医生予对症处理，并及时更换伤口敷料
各管道观察及护理	输液管保持通畅，留置针妥善固定，注意观察穿刺部位皮肤 创腔引流管保持引流通畅，指导患者向引流管方向侧卧，以利于引流，时常轻轻挤压引流管，防止堵塞，并注意观察引流液的颜色、量 尿管妥善固定，保持引流通畅，防止扭曲、折叠，每日消毒尿道口2次。嘱患者勿牵拉导尿管，下床活动时保持引流袋位置低于耻骨联合处，以防尿液反流
输尿管支架管的护理	早期放置输尿管支架管是治疗输尿管阴道瘘的较好方法。为保证引流的通畅，促进瘘口的尽快闭合及肾功能恢复，予患者体内常规放置输尿管支架管，向家属和患者解释放置管道的目的，保持大便通畅，指导进食新鲜蔬果，并强调注意配合的事项，如弯腰的动作不宜过大，不宜过度活动，避免手臂的大伸展运动，防止支架管的异位

拔管期护理	拔尿管后注意观察排尿时伴随的症状、腰腹疼痛、排尿困难、排尿量及颜色,是否有异道排尿的情况,膀胱残余尿情况
会阴护理	保持会阴部清洁;勤换卫生垫与内裤,避免穿紧身内裤

2. 体位与活动 见表 30-14。

表 30-14 患者体位与活动

时间	体位与活动
全麻清醒前	去枕平卧位,头偏向一侧
全麻清醒后手术日	卧位或半卧位

3. 健康宣教 见表 30-15。

表 30-15 尿道阴道瘘及输尿管阴道瘘患者的出院宣教

饮食	四要:要饮食规律、要少食多餐、要营养丰富、要富含粗纤维 四忌:忌刺激性食物、忌坚硬食物、忌易胀气食物、忌烟酒 带尿管期间应告知患者多饮水,保持每日尿量在 2000 ~ 3000ml
活动	四肢及腰部避免大幅度伸展动作,不做突然的下蹲动作及重体力活动,保持会阴部清洁干燥,3 个月内禁止性生活,1 ~ 2 年内避免阴道分娩,以免瘘复发,定期随访
复查	患者及家属观察尿色、尿量及性质,教会患者自我观察排尿是否通畅,告知有尿频、尿急、血尿、发热、纳差、腰部胀痛等不适时,立即就诊;1 个月后复查 X 线、B 超,并拔除双 J 管

4. 并发症的观察与护理 双 J 管置入后常有膀胱刺激征、血尿、尿液反流、尿路感染、双 J 管向下移位脱出尿道等并发症。观察尿色及尿量,体温变化,询问患者有无尿频、尿急、尿痛、腰部酸痛等症状,嘱患者多饮水,保持每日尿量在 2000 ~ 3000ml,以冲洗尿路,防止

尿盐沉积形成管壁结石；遵医嘱应用抗生素；避免剧烈运动；减少引起腹压增高的各种因素，如用力排尿、咳嗽，保持大便通畅，进食营养丰富、易消化的食物；拔出导尿管后嘱患者勤排尿，避免膀胱过度充盈。

【特别关注】

（1）会阴护理。

（2）健康宣教。

（3）并发症的观察及护理。

（4）心理护理。

【前沿进展】

在发达国家中，女性尿道阴道瘘主要发生在经腹子宫切除术后，而在发展中国家则主要由分娩损伤所致，其他则为外伤、骨盆恶性肿瘤侵袭等。目前的检查方法中，X线尿道造影图像质量差、观察角度单一、易受骨盆遮挡，无法观察尿道周围软组织情况，不能真正反映尿道受压程度。B超受人为因素影响、分辨率有限、图像信息相对较少等，也有一定局限性。

64排螺旋CT扫描速度快、不受呼吸运动影响，可从多角度、多种方式观察病灶的情况。多平面重建（MPR）能够显示尿道阴道瘘瘘管的情况，还可多方位全面观察尿道周围软组织及骨质情况。三位立体的虚拟现实（VR）图像，可以消除腹腔脏器和肌肉骨骼的影响，从任意方位观察尿道，有较高的敏感性和准确性，充分显示瘘管的长度和尿道的损伤程度。最大密度投影（MIP）可以整体观察尿道损伤的情况。尿道仿真内镜（CTVE）为无创性成像技术，可以清晰准确地显示瘘口及数量，较好地显示腔内正常解剖，多方位观察病变的全貌。手术方式的选择可根据瘘口的位置、形成原因以及与邻近组织的关系等，提高手术的成功率，减少术后并发症，提高患者的生活质量。

【知识拓展】

输尿管是一对长管状组织，由平滑肌、黏膜及外层包以疏松结缔组织的外膜形成。上端与肾盂相接，从腹膜后的腰大肌前缘向下进入盆腔，越过盆壁髂总血管分叉，前伸至盆腔深部，穿过子宫颈外 2cm 处的子宫动脉下缘，在阴道侧穹隆上方向内侧接近膀胱，经过膀胱子宫颈韧带前后叶所形成的隧道，进入膀胱壁，在其内斜行 1.5～2.0cm，于膀胱三角区的外侧角开口。输尿管可分为 3 段，即腹腔段、盆腔段及膀胱段。由腹主动脉分出的卵巢动脉，沿腹膜后腰大肌前方下行进入骨盆腔，跨过输尿管与髂总动脉或髂外动脉，经骨盆漏斗韧带向内行，再经过卵巢系膜进入卵巢门。由髂内动脉分出的子宫动脉，向前下方走行至子宫外侧，于约距子宫颈内口水平 2cm 处横跨输尿管而达子宫侧缘，分出子宫体支和子宫颈阴道支。这些血管的分支会合于输尿管鞘膜，保障输尿管血供。因此，输尿管损伤多见于子宫动脉、主韧带、阴道侧穹隆和骨盆漏斗韧带等部位。

（刘任平）

第三十一章　尿道其他疾病的护理

第一节　尿道狭窄的护理

【概述】

尿道狭窄是泌尿系统常见疾病，分为前尿道狭窄和后尿道狭窄。前尿道狭窄是指狭窄部位在尿道膜部的远端，后尿道狭窄是指狭窄部位在尿道膜部及前列腺部。

尿道狭窄是尿道器质性病变造成尿道管腔狭小，阻力增加，进而发生排尿困难。由于解剖特点，尿道狭窄绝大多数见于男性，女性则少见。

【病因】

尿道狭窄的病因有很多，主要可分为以下几类：

1. 先天性尿道狭窄　尿道外口狭窄、尿道瓣膜、精阜肥大、尿道管腔先天性缩窄等。

2. 炎症性尿道狭窄　由尿道感染所致，其中淋菌性尿道狭窄有增加趋势，而结核性尿道狭窄少见。

3. 外伤性尿道狭窄　尿道损伤后瘢痕挛缩所引起，常见的是骑跨伤。

4. 医源性尿道狭窄　包括经尿道的腔镜手术、经尿道检查操作、尿道外伤手术时吻合对合差、尿道扩张及牵引损伤、尿道局部感染未控制等。尿道狭窄的另一常见病因是留置尿管不当，置入的导尿管太粗、留置时间过长、导尿管牵引不当，使尿道黏膜受压迫，诱发炎症，使其发生出血坏死，进而发生狭窄。这类尿道狭窄易发生在生理性狭窄和弯曲处，也可发生于全尿道。此外，这类尿道狭窄的发生率与导尿管的材质也有关，橡胶导尿管最易诱发，并可引起严重炎症渗出和出血，乳胶次之，硅胶最少，仅引起轻度组织水肿。

临床上以外伤性和炎症性尿道狭窄最为常见。

【病理】

男性尿道狭窄是由于各种原因使尿道黏膜或其下的尿道海绵体形成瘢痕，引起尿道管腔管径缩小，或因外伤而尿道分离，在分离处组织纤维化使尿道闭塞。

【诊断要点】

1. 临床表现

（1）梗阻性排尿困难：是最主要的症状，和尿道狭窄部位、长短、程度有关。患者可表现为尿线变细、分叉，排尿时间延长，排尿无力。严重者尿不成线，呈滴沥状。逼尿肌代偿功能不全可引起尿潴留和充盈性尿失禁。排尿困难可在劳累、发热、性生活、尿道器械检查或尿道造影后加重，甚至出现尿潴留。

（2）肾功能损害：少数患者因长期尿道梗阻导致尿潴留、肾积水从而引起慢性肾功能不全。

（3）性功能障碍和男性不育：尿道狭窄可引起精液排出障碍、阴茎勃起障碍等。

（4）并发症：可并发感染如尿道炎、尿道周围蜂窝组织炎、急性附睾炎、膀胱炎，甚至肾盂肾炎，出现败血症。其他并发症包括结石、膀胱憩室、疝和脱肛。

2. 辅助检查

（1）尿道造影：对诊断尿道狭窄有着非常重要的意义，可清晰显示狭窄部位、程度、长度等（图31-1）。常用造影方法有逆行尿道造影和排尿性膀胱尿道造影两种。

（2）尿道镜及膀胱尿道镜检查：可确定狭窄的长度

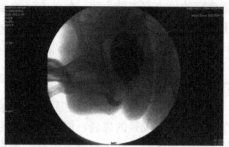

图 31-1　尿道膜部狭窄

和部位。对于无法排尿和有膀胱造瘘管的患者，运用尿道造影结合内镜检查确定尿道狭窄的解剖是非常有帮助的。

（3）超声检查：是一种安全、可靠的检查方法，能显示尿道狭窄的部位、长度、程度等，对临床治疗有重要指导意义。

（4）磁共振成像：了解尿道狭窄的长度、程度以及狭窄尿道周围瘢痕组织的厚度，对于手术方式及手术时机的选择，特别是复杂的尿道损伤有很大帮助。

（5）尿道探子检查：能直接观察狭窄的部位、形态、程度及长度。

（6）尿流动力学检查：可判断尿道狭窄的严重程度，但尿道腔径缩小 30% ～ 50%，尿流率才有明显变化，因此尿流率对轻度尿道狭窄的诊断价值较小。

【治疗】

治疗原则包括：①以恢复尿道的解剖连续性和完整性为原则，尽量避免施行永久性尿路改道手术；②积极治疗尿道及尿道周围感染；③有肾衰竭者，应首先行膀胱造瘘及其他全身治疗；④有尿道直肠瘘者，应先行结肠造口；⑤避免在治疗过程中发生新的并发症。

尿道狭窄的治疗有多种方法,各种方法的选择主要根据尿道狭窄的病因、部位、程度、长度、并发症等,再结合具体医疗技术等条件而定。常见的手术治疗方法如下。

1. 非开放性手术

(1)尿道扩张术:是先期治疗和后续治疗最基本的常规操作,对于狭窄较轻的患者,能起到较好的作用,但对于外伤性尿道狭窄,疗效有限。尿道扩张并发症包括出血、尿道穿破、感染等。

(2)尿道内切开术:是指经尿道用冷刀切开狭窄瘢痕,松解瘢痕收缩以扩大尿道腔的方法,如 Otis 刀尿道内切开、尿道冷刀切开。尿道内切开术最常见的并发症是再狭窄、出血、液体外渗至海绵体周围组织。

(3)尿道内切开及电切术。

(4)尿道内支架植入术:分为可移性和永久性植入。

(5)激光:可以切开或气化瘢痕组织,远期效果还有待观察。

2. 开放性手术

(1)开放性尿道成形术:用于复杂性尿道狭窄,特别是长段狭窄。其包括管状成形术和补片成形术。缺损的尿道可用阴茎皮肤、膀胱黏膜或口腔黏膜、直肠黏膜等代替。目前口腔黏膜应用最多,被认为是最适合的尿道替代物,有取材方便、创面愈合快、术后形成的尿道宽阔柔软等优点。

(2)尿道瘢痕切除对端吻合术:有利于尿道完整性和连续性恢复,术后通畅率较高、并发症少,被认为是治疗单纯性尿道狭窄的最好方法。其适用于 2~3cm 的球部及骨盆骨折后膜部尿道狭窄。

（3）尿道拖入术：优点是手术方法较尿道吻合术简便，缺点是术中或术后牵引导尿管的松动均将影响对位，任何对位不良均会导致手术失败。

【主要护理问题】

1. 排尿型态改变　与尿道狭窄、留置尿管有关。

2. 焦虑　与缺乏疾病知识、担心复发有关。

3. 舒适度的改变　与手术、尿管刺激有关。

4. 疼痛　与手术切口有关。

5. 部分生活自理缺陷　与手术有关。

6. 潜在并发症　出血、感染。

【护理目标】

（1）患者尿路通畅。

（2）患者焦虑程度减轻，配合治疗及护理。

（3）患者主诉不适感减轻或缓解。

（4）患者疼痛减轻或缓解。

（5）患者生活基本需要得到满足。

（6）患者没有发生并发症或并发症得到及时控制。

【腔内手术术前护理措施】

1. 心理护理

（1）尿道狭窄患者多数病程较长，反复就医，焦虑和自卑感较重，并且担心手术预后，常有恐惧心理。应耐心倾听患者的诉求，并鼓励患者表达自身感受。

（2）建立良好的护患关系，根据个体情况给予患者心理支持，树立信心。

（3）讲解尿道狭窄的相关知识、治疗手段及护理相关事项，减轻患者焦虑及恐惧心理。

（4）与患者家属沟通，全面动态掌握患者心理，并详细告知手术风险及并发症。

2. 留置尿管的护理

（1）避免反复粗暴插管，以免加重尿道损伤。

（2）留置尿管期间鼓励患者多饮水，保持每日尿量在 2000 ~ 3000ml，以达到内冲洗的作用。

3. 耻骨上膀胱造瘘的护理

（1）尿道狭窄若不能插入导尿管，可行耻骨上膀胱穿刺造瘘，引流尿液。

（2）注意保持造瘘口局部干燥，及时更换敷料，防止感染。

（3）拔管之前先夹闭造瘘管，排尿通畅后才可拔管。

（4）其他护理措施同留置尿管护理。

4. 术前准备 尿道腔内手术前准备与一般外科手术相同。术前禁食 8 小时，禁饮 4 小时；手术前一日口服灌肠剂清洁肠道；术晨更换清洁病员服。

【腔内手术术后护理措施】

1. 外科术后常规护理 见表 31-1。

表 31-1 外科术后常规护理内容

术后护理常规	了解麻醉方式、术中情况
	保持呼吸道通畅，持续低流量吸氧
	根据情况安置心电监护
	床挡保护防坠床
	监测生命体征
管道观察及护理	保持输液管路通畅，注意妥善固定留置针，观察穿刺部位
	保持膀胱冲洗管路及尿管通畅
	观察引流小便的颜色、量
基础护理	做好口腔护理、鼓励床上活动、保持床单位清洁干燥

2. 持续膀胱冲洗及护理　见表 31-2。

表 31-2　持续膀胱冲洗及护理

冲洗液	无菌生理盐水
冲洗方式	持续冲洗，根据尿液颜色调整冲洗速度
冲洗时间	一般为 1 ～ 3 日，排出液转为淡红色或淡粉色时，可改为间断冲洗或停止冲洗
护理	同前列腺增生术后护理

3. 尿管护理　见表 31-3。

表 31-3　尿管护理

尿道口护理	留置尿管期间注意保持尿道口清洁，每日用 0.5% 聚维酮碘清洁尿道口 2 ～ 3 次，分泌物多时需及时清洁，预防感染
妥善固定	患者术后需留置硅胶尿管，硅胶尿管刺激性小，可以起到很好的支撑引流作用。术后需妥善固定硅胶尿管，集尿袋应低于膀胱水平，避免接触地面，注意保持尿管通畅，避免牵拉、折叠和扭曲，防止尿液反流
保持引流系统密闭	保持整个尿液引流系统密闭，不要随意打开接头。患者离床活动时，尿管及集尿袋应妥善安置，搬运时应夹闭引流管，但应及时打开引流管，以保持通畅
拔管时间	根据瘢痕的大小、硬度等具体情况，一般尿管需要保留 2 ～ 4 周

4. 患者体位与活动　见表 31-4。

表 31-4　患者体位与活动

时间	体位与活动
术后 6 小时内	去枕平卧
术后 6 小时之后	半卧位，床上活动
停止持续膀胱冲洗后	下床活动，避免腹压增加因素，预防手术创面出血

5. 饮食护理 见表 31-5。

表 31-5 患者饮食的护理

时间	进食内容
术后 6 小时内	禁食、禁饮
术后 6 小时之后	普食，进高蛋白、易消化、富含纤维食物，防止便秘。多饮水，忌辛辣，保持每日尿量在 2000～3000ml

6. 病情的自我观察及随访 术后定期门诊复查，出现排尿不畅、尿流变细时及时就诊，必要时行尿道扩张术。

【尿道开放性手术前护理措施】

1. 心理护理 同腔内手术心理护理。

2. 局部皮肤的准备及护理

（1）皮肤清洁：术前 3 日需要彻底清洁会阴皮肤，包括阴茎、阴囊、肛周，每日用稀释后的聚维酮碘（含碘 0.5%）坐浴 3～5 次，每次 20～30 分钟，要特别注意清洗阴囊皱褶处皮肤、包皮和冠状沟。每日坐浴后更换清洁内裤。

（2）备皮：术前 3 日即开始备皮，手术区域皮肤每日备皮 1 次，动作轻柔，注意防止皮肤刮伤。

3. 术前口服抗生素预防和控制感染 根据尿常规、尿培养检查结果调整，若尿常规发现有白细胞，尿培养阳性，伴有感染症状，则需给予抗生素治疗。

4. 肠道准备 为防止术后大便污染伤口，以及排便时对伤口的牵拉，尿道成形术的患者术前需进行肠道准备。术前 3 日给予无渣或少渣饮食，术前 1 日进流质食物并口服灌肠液，术前 8 小时禁食，4 小时禁饮。

5. 尿管和膀胱造瘘护理 同腔内手术护理。

6. 口腔护理 对于取颊黏膜修补尿道的患者，需详细评估患者口腔情况，了解有无口腔疾病，避免辛辣刺激食物，预防口腔溃疡。

【尿道开放性手术后护理措施】

1. 外科术后常规护理　见表 31-6。

表 31-6　外科术后常规护理

术后护理常规	了解麻醉方式、术中情况
	保持呼吸道通畅，持续低流量吸氧
	根据情况安置心电监护
	床挡保护防坠床
	监测生命体征
管道观察及护理	保持输液管路通畅，注意妥善固定留置针，观察穿刺部位
	观察引流小便的颜色、量
疼痛护理	评估患者疼痛情况
	冰袋冷敷，以减轻疼痛，同时预防阴茎异常勃起导致的出血和移植物存活不良。冷敷时注意更换部位
	遵医嘱给予镇痛，有镇痛泵者，注意检查管路是否通畅，评估镇痛效果
基础护理	做好患者的口腔护理、协助定时翻身、保持床单位清洁干燥，保持局部清洁卫生，每次大便后由前向后轻轻擦洗会阴及肛周，再用软布擦干，保持干燥

2. 伤口护理　见表 31-7。

表 31-7　患者伤口护理

伤口包扎	阴茎段尿道伤口用弹力绷带包扎，使阴茎处于与躯体垂直位，阴茎伸直处于上翘位置。包扎松紧适宜。阴囊和会阴部伤口加压包扎，视情况改用普通纱布包扎
伤口保护	用支被架支撑被盖，防止阴茎受压引起吻合口移位
观察并记录	术后 24 小时内严密观察伤口渗血、渗液情况，观察阴茎有无水肿。如局部有明显水肿，应重新包扎伤口，以解除压迫，缓解水肿
	术后应注意保持会阴清洁干燥，避免潮湿

3. 口腔护理　如果取颊黏膜修补尿道，术后做好口腔护理，保持口腔卫生，早晚及进食后可用抗菌含漱剂漱口，避免张口过大。拆线后可使用溃疡愈合药物促进新生组织的生成，并进行张口训练，防止患者因疼痛及紧张心理因素引起的张口受限。

4. 尿管护理　见表31-8。

表31-8　尿管护理

尿道口护理	留置尿管期间注意保持尿道口清洁，每日用0.5%含碘溶液清洁尿道口2～3次，分泌物多时需及时清洁，预防感染
保持分泌物排出通畅	必要时可用庆大霉素滴入尿道口每日3次，并定时轻轻挤压尿道，将尿道内的分泌物挤出，避免感染
妥善固定	患者术后需留置硅胶尿管，硅胶尿管刺激性小，可以起到很好的支撑引流作用
	术后需妥善固定硅胶尿管，注意保持尿管通畅，避免牵拉，防止尿液反流
保持引流系统密闭	集尿袋应低于膀胱水平，避免接触地面
	保持整个尿液引流系统密闭，不要随意打开接头
拔管时间	由于尿道上皮细胞的再生、修复需要2～4周，一般尿管需要保留4周左右。留置尿管期间清空集尿袋内的尿液时，注意保留50～100ml尿液在引流袋内，以减轻下次尿液流动所需的动力，为伤口减压，有利于伤口愈合

5. 饮食指导　见表31-9。

表31-9　饮食指导

时间	进食内容
术后6小时内	禁食禁饮
术后6小时之后	普食，进高蛋白、易消化、富含纤维食物，防止便秘。忌辛辣、刺激、坚硬及易胀气食物。多饮水，保持每日尿量在2000～3000ml
	如果取颊黏膜修补尿道，由于口腔有创面，术后3日内进流质饮食

6. 体位与活动 见表 31-10。

表 31-10 患者体位与活动

手术方式	体位与活动
尿道瘢痕切除端 - 端吻合术	术后第 2～3 日可下床活动
尿道成形术	需卧床 1～2 周，尤其是颊黏膜嵌入尿道成形术后，吻合口需要在低压状态下才有利于愈合，患者术后需平卧 2 周，坐位或床头太高会增加会阴部压力，影响吻合口的血供
	患者术后早期应避免下肢的外展动作，防止尿道吻合口受牵拉而移位

7. 皮肤护理 患者长期卧床，活动受限，容易发生压疮。协助患者翻身，定时按摩受压部位，促进血液循环，防止压疮发生。

8. 健康教育 见表 31-11。

表 31-11 尿道狭窄术后患者出院宣教

尿管自我护理	术后需 2～4 周拔管，多数患者带管回家，需指导患者做好留置尿管的自我护理，保持尿道口清洁。教会患者掌握尿液倾倒的正确方法
活动	注意休息，出院后 2～3 周继续以卧床为主，可以站立、适当地走动等，但不宜久坐，久坐会影响会阴部血供，可能导致吻合口瘢痕增生。3 个月内避免重体力劳动和增加腹压的动作，3 个月内避免性生活
饮食	选择富有营养、易消化、富含粗纤维的食物，以增进食欲，增强抵抗力，促进伤口愈合
随访	尿管留置 4 周，拔管时行顺行尿道造影。术后 3 个月复查尿道造影或尿道镜，以后每 6 个月复查 1 次。患者排尿困难或尿线变细，尿道造影或尿道镜发现尿道管腔小于 16F 或排尿困难，需要尿道扩张，即确定为尿道狭窄复发

【并发症的处理及护理】

并发症的处理及护理见表 31-12。

表 31-12 并发症的处理及护理

常见并发症	临床表现	处理及护理
出血	伤口大量鲜血渗出 尿道口渗血 保留尿管引出鲜红色尿液	口服普鲁苯辛、地西泮及雌孕激素,可以一定程度防止阴茎勃起及平滑肌痉挛导致的出血和吻合口黏膜移位 采用冷敷腹股沟部位的方法防止阴茎勃起,告知患者口服药物的目的和重要性,协助患者按时服药,避免漏服
感染	发热 尿道口分泌物增多 会阴伤口有脓性分泌物	术前做好会阴部皮肤准备 做好尿管护理,保持尿道口清洁,保持会阴部清洁干燥,避免大便污染伤口 抗生素抗感染治疗
漏尿	伤口有尿液渗出 发热	按要求平卧,避免过度活动 妥善固定尿管,避免滑脱、牵拉 充分引流 抗感染治疗

【特别关注】

(1) 尿管护理。

(2) 体位与活动。

(3) 并发症的处理及护理。

(4) 健康教育。

【前沿进展】

对于长段的前尿道狭窄（≥2cm），采用替代组织的尿道成形术具有良好的治疗效果。常用的尿道替代材料有口腔黏膜和阴茎部皮肤，其他较少使用的有大腿上份和下腹部的皮肤及膀胱黏膜与结肠黏膜。根据替代组织的类型，可分为带蒂皮瓣和游离移植物。带蒂皮瓣需要的手术程序较游离移植物复杂，且需要皮下的结缔组织提供血供，所需手术时间较长。虽然部分前瞻性研究显示带蒂皮瓣移植手术成功率与游离移植物相仿，但是其术后可能出现皮肤坏死（15%）、瘘管形成（5%）。目前，带蒂皮瓣移植仅建议治疗多次复发的尿道阴茎部狭窄患者。过去 10 年有大量的研究采用口腔黏膜作为移植物治疗尿道狭窄。Barbagli 等通过回顾性研究分析 375 例游离移植物尿道成形术治疗球部尿道狭窄患者，发现采用口腔黏膜的手术成功率（80%）明显高于皮肤移植物（60%）。但是，应用游离移植物手术治疗尿道阴茎部狭窄时，两种替代物在手术成功率方面并无明显差异（70%）。由于获取皮肤移植物的手术程序比口腔黏膜简单、省时，因此建议采用包皮组织或大腿上份皮肤替代口腔黏膜作为移植物重建尿道。

　　游离移植物尿道成形术中可将移植物置于尿道背侧或腹侧，Andrich 等认为，背侧移植物尿道成形远优于腹侧，其狭窄复发率分别为 5%、14%；而 Meneghini、Heinke 等则认为，腹侧移植物尿道成形术的远期效果并不逊于背侧。笔者对背侧和腹侧移植物镶嵌尿道成形术的结果，以及对该两种技术的优缺点进行系统比较后发现，移植物背侧镶嵌尿道成形术优于腹侧，游离皮肤移植物应尽可能置于尿道背侧，背侧移植物镶嵌尿道成形术更适用于球部尿道狭窄的修补。Palminteri 等在 2008 年报道了 48 例口腔颊黏膜背腹侧联合镶嵌成形术治疗球部尿道狭窄，平均随访 22 个月，成功率为 89.6%，首次证明了游离移植物联合镶嵌成形术的治疗优势。从 2008 年起，笔者首次应用游离移植物背腹侧联合镶嵌成形术治疗阴茎部尿道狭窄，并对 2005 ～ 2010 年四川大学华西医院因前尿道狭窄行游离移植物镶嵌成形术共 77 例患者进行了随访，其中游离移植物单侧（背侧或腹侧）镶嵌成形 51 例，联合镶嵌成形 26 例患者。研究发现，单侧与联合镶嵌成形术的总体成功率无明显差异（单侧 72.5%，双侧 88.5%），但对于阴茎阴囊交界部狭窄的治疗效果联合镶嵌成形术明显优于单侧镶嵌成形术（单侧 60.9%，双侧 88.9%）。联合镶嵌成形术与单侧镶嵌成形术相比可以实现瘢痕组织 100% 覆盖，保证了组织学上的连续性，更加有利于上皮细胞的生长和组织的生成。其次，联合镶嵌后管腔直径较单侧镶嵌大，术后发生再次狭窄的概率降低。最后，其在阴茎阴囊交界部尿道狭窄的优势可能是因为该段尿道管腔细、局部血供较其他部位脆弱，单侧移植物面积过大不利于存活，联合镶嵌则可使移植物减少单片面积，更易于血管化和组织存活。

【知识拓展】

男性生殖器硬化性苔藓样病（male genital lichen sclerosus, MGLSc）是一种慢性复发性疾病，主要发生于包皮、阴茎头、尿道外口、尿道舟状窝和前尿道，常可导致尿道狭窄，引起排尿困难。MGLSc 在任何年龄都可以发病，其发病呈双峰分布，好发于青春期前儿童和 40 岁以后成人。发病机制目前尚不明确，可能是一种不明起源的皮肤慢性炎性疾病，自身免疫、遗传、感染、局部创伤等可能是其病因。病理变化包括表皮过度角化、基底层细胞空泡样变性、真皮层水肿、上皮下胶原纤维硬化伴透明样变性、网状结构萎缩、真皮层的淋巴细胞减少、皮肤上 1/3 的真皮萎缩合并钉突结构减少和胶原组织匀化等。但 MGLSc 诊断不能只依赖于病理，必须结合临床表现诊断。MGLSc 发病隐匿，早期可累及包皮、阴茎头，患者常有瘙痒、针刺感或伴有疼痛，病情进展可出现溃疡、脓性分泌物、扁平苔藓和硬皮样变。最后纤维化导致组织融合，形成瘢痕，可导致全尿道狭窄，出现尿无力、排尿困难、尿流变细等症状。目前局部应用糖皮质激素为本病的首选药物，手术治疗主要适用于尿道狭窄引起的排尿梗阻及痛性勃起等问题。手术主要方式：①尿道外口整形；②尿道重建；③皮瓣修补；④会阴部尿道造口。

（钟莉慧　廖　堃）

第二节　尿道异物的护理

【概述】

尿道异物分医源性和非医源性两种，多由非医源性因素引起。尿道异物种类较多：塑料线、体温计、断裂的导尿管、笔杆、发夹、铁钉、豆粒等。由于男性尿道长而弯曲，故尿道异物多见于男性。异物进入尿道一定深度后，因异物刺激尿道括约肌引起强烈收缩，产生较强的推动力和牵拉力，促使异物逐渐进入后尿道或膀胱，由于男性尿道的特殊解剖结构特点，异物特别是锐性或杆状物容易滞留在后尿道。女性尿道短直，插入尿道的异物易进入膀胱而成为膀胱异物。

【病因】

异物进入尿道主要有 3 种途径：经尿道外口插入、经膀胱排入、经手术或开放性损伤带入。以经尿道外口插入最为多见。

【诊断要点】

1. 临床表现

（1）疼痛：为早期症状。男性患者可出现阴茎勃起痛和性交痛。

（2）排尿困难或尿潴留：尿道受异物阻塞可导致尿线变细甚至尿潴留。

（3）出血：有尿道黏膜损伤时可见尿道滴血或出血。

（4）感染：异物引起尿道炎和膀胱炎时可出现尿频、尿急、尿道灼痛，以及尿道分泌物增加，分泌物为脓性或血性，如并发尿道脓肿，可出现发热的全身症状。

（5）如果异物在局部长期停留，会由于感染、创伤等原因引起尿外渗、尿瘘、尿道周围憩室发生。

2. 辅助检查

（1）X线检查：可显示金属或不透光异物的形态和位置。

（2）B超、尿道造影：可判断异物的大小与形态。

（3）膀胱尿道镜检查：可直接看到异物，但也有加重尿道损伤的可能。

（4）尿道触诊及直肠指检：可触到异物。

【治疗】

治疗方法取决于异物的形状、部位、活动性及大小。

（1）对于尿道外口的可见异物，用尿道镜或长钳、镊子、止血钳轻柔、缓慢拉出即可。

（2）内腔镜治疗：后尿道异物可经尿道镜取出，不能经尿道取出者，可推入膀胱，再经膀胱尿道镜取出。

（3）对于带钩的、粗糙或已嵌入尿道壁的异物，应多选择经会阴球部尿道切开取出。

（4）合并尿道周围脓肿或蜂窝组织炎者，根据病情行膀胱造瘘或多处切开引流。

【主要护理问题】

1. 排尿型态异常　与异物刺激和尿路梗阻有关。

2. 焦虑 / 恐惧　与自卑、缺乏相关知识有关。

3. 舒适度的改变　与尿道异物所致的尿路刺激征、疼痛等有关。

4. 潜在并发症　感染、尿路梗阻、出血。

【护理目标】

（1）患者尿路通畅。

（2）患者焦虑、恐惧程度减轻，积极配合治疗及护理。

（3）患者症状得到改善，疼痛减轻或消除，舒适度增加。

（4）患者没有发生并发症或并发症得到及时控制。

【术前护理措施】

1. 心理护理

（1）严肃认真倾听和理解患者感受，不可讽刺嘲笑患者，讲明危害性，减轻患者思想负担。

（2）根据个体情况给予患者心理支持，树立信心。

（3）讲解相关知识及治疗手段，减轻患者焦虑、紧张情绪，使患者积极配合治疗。

2. 病情观察　观察疼痛程度，了解患者自解小便情况，有无发热、尿潴留等，并做好护理记录。

3. 术前常规准备

（1）术前行抗生素过敏试验，遵医嘱准备带入手术室用药。

（2）术前协助完善相关检查：心电图、胸部 X 线片、B 超、CT 等。

（3）完成各项实验室检查：血常规、生化、出凝血试验、尿常规等。

（4）术前 8 小时禁食，术前 4 小时禁水。

（5）与手术室人员进行患者、药物等相关信息核对后，将患者病历、影像学资料、手术用药等交手术室工作人员，将患者送入手术室。

【术后护理措施】

1. 外科术后护理常规　见表 31-13。

表 31-13　常规护理内容

麻醉术后护理常规	了解麻醉和手术方式、术中情况、切口和引流情况
	保持呼吸道通畅，持续低流量吸氧
	持续心电监护
	严密监测生命体征
	床挡保护防坠床
伤口观察及护理	保持切口干燥，注意观察有无渗血，如有渗血或渗液，则及时更换敷料
各管道观察及护理	输液管保持通畅，留置针妥善固定，注意观察穿刺部位皮肤
	保持尿管通畅，勿折叠、挤压、扭曲，妥善固定，以防滑脱，观察引流液颜色、性状、量
疼痛护理	评估患者疼痛情况
	对于有镇痛泵的患者，注意检查管道是否通畅，评价镇痛效果是否满意
	安慰鼓励患者
	遵医嘱给予镇痛药物
	提供安静、舒适的环境
基础护理	由于患者术后因疼痛惧怕活动，易出现压疮，故应保持皮肤清洁、干燥，定时进行皮肤护理及翻身。做好口腔护理、患者清洁等工作

2. 饮食护理 根据手术方式，局部麻醉手术后可进食，全身麻醉术后 6 小时可少量饮水，如无不适，可进流质饮食，术后第 2 日可正常饮食，以清淡、高蛋白、富含纤维素饮食为主，预防便秘。如出现恶心、呕吐，头偏向一侧，防止呕吐物误吸，必要时遵医嘱使用止吐剂。

3. 体位与活动 见表 31-14。

表 31-14 患者体位与活动

时间	体位与活动
全身麻醉清醒前	去枕平卧，头偏向一侧
全身麻醉清醒后手术当日	平卧或侧卧
术后第 1 日	自主卧位，但以半卧位为主，增加床上运动
术后第 2 日起	在搀扶下适当屋内活动，并逐渐增加活动量

注：活动量应当根据患者个体情况循序渐进增加，对于年老或体弱的患者，应适当推后活动进度。

【并发症的处理及护理】

并发症的处理及护理见表 31-15。

表 31-15 并发症的处理及护理

常见并发症	临床表现	处理及护理
出血	尿道口渗血 保留尿管引出鲜红色尿液	鼓励患者多饮水，症状轻者随着排尿次数增加可缓解。必要时须行膀胱冲洗。遵医嘱给予止血药物
感染	发热 尿道口分泌物增多 会阴伤口有脓性分泌物	监测体温，高热时可予以温水擦浴等物理降温或必要时遵医嘱予以药物降温、抗生素治疗 做好尿管护理，保持尿道口清洁 保持会阴部清洁干燥，避免大便污染伤口 按要求平卧，避免过度活动
漏尿	伤口有尿液渗出 尿外渗 发热	妥善固定尿管，避免滑脱、牵拉 充分引流 抗感染

【特别关注】

（1）心理护理。

（2）并发症的处理及护理。

【前沿进展】

泌尿外科心理治疗技术如下。

1. 心理护理原则

（1）建立良好的护患关系：是心理护理的条件和基础，如果护患关系不良，则患者不能积极参与治疗和护理，无法达到预期的治疗目的。

（2）针对性与计划性：根据患者个体差异、医院环境及设备，针对性地进行心理治疗。

（3）多样性与灵活性：常一种方法为主，多种方法为辅，根据患者实际情况调整护理方法。

（4）保密性：尊重患者的个人隐私，确保康复和治疗顺利进行。

2. 心理治疗的分类

（1）按治疗对象分为个别、夫妻、家庭、集体治疗。

（2）按心理学派分为心理动力、行为主义、认知、人本主义学派。

（3）按治疗特性分为一般性和特殊性心理治疗。

【知识拓展】

"异物伤害"是儿童意外伤害中最常见的一种。很少有人关注的还有膀胱异物和阴道异物。异物滞留阴道多发生于学龄前女童，发生这种情况的原因最有可能的是女童的自己行为；其次，可能是年龄相仿的同伴放入，多数是由于她们对于身体有孔器官的好奇。提醒家长，一定要培养孩子正确的卫生习惯，特别是很多家长喜欢给孩子穿开裆裤，这种习惯是很不好的，把孩子的外生殖器暴露在外，孩子就可能有意无意地玩弄外生殖器。家长平时照顾孩子时要多加留意，如发现孩子身体异样，则应及时就医。同时要教育孩子认识隐私、保护隐私，适时引导他们健康成长。

（唐　澜）

第三节　尿道开口异常的护理

【概述】

尿道是泌尿系统最末端的器官，主要生理功能为排出尿液，男性兼有排精功能。成年男性尿道长16～22cm，可分为阴茎部（海绵体部）、膜部和前列腺部，并存在3个狭窄、3个扩大和2个弯曲，内径平均为0.5～0.6cm。女性尿道长3～5cm，特点是短、直和宽，内径约为1cm。男性尿道开口异常是指尿道口不在正常开口位置，可分为尿道上裂和尿道下裂。女性尿道开口异常罕见。

【病因】

本病病因尚不明确，近年来发病率逐年上升，尿道下裂发病率为0.4‰～8‰，为多因素致病，包括遗传、环境（如孕激素环境），也可有潜在基因、染色体和（或）激素代谢异常等原因，如基因变异或突变、雄激素代谢与细胞信号传导异常，以及环境内分泌干扰物（EED）参与等。低体重和小样新生儿、妊娠期药物摄入包括己烯雌酚（DES）、体外受精（IVF）等均与尿道下裂的发病率升高相关。最近还观察到DES可产生隔代影响。

【病理与分类】

男性尿道开口异常根据尿道开口在阴茎的解剖部位分为尿道下裂和尿道上裂,以尿道下裂多见。按开口位置分为3型:前段型(开口于冠状沟以远)、中段型(开口于阴茎体部)和后段型(开口于阴茎阴囊交界处近端)。男性尿道上裂按尿道开口部位不同分为3型:阴茎头型、阴茎体型和完全型(图31-2)。

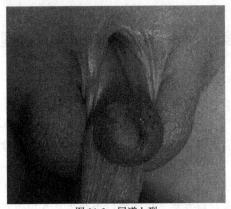

图31-2　尿道上裂

【诊断要点】

1.临床表现

(1)尿道开口位置异常:尿道下裂患者因尿道开口异常可出现向阴茎腹侧下方歪斜或散开的尿流,使患者站立排尿困难(图31-3)。70%的尿道上裂患者伴有尿失禁。

(2)阴茎弯曲畸形:男性尿道下裂表现为向下弯曲畸形,可分为0～4级,男性尿道上裂表现为阴茎向背侧弯曲上翘,可发生痛性阴茎勃起。

(3)包皮的异常分布:男性尿道下裂患者的阴茎包

皮集中在阴茎头上方，呈"头巾状"堆积；男性尿道上裂患者的包皮堆积在阴茎腹侧。

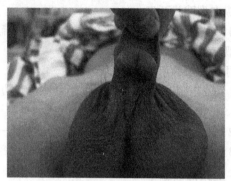

图 31-3 尿道下裂

2. 辅助检查 一般不需要辅助检查即能明确诊断。对于后段型尿道下裂患者，需要评估是否存在假两性畸形，检查包括：①生殖系统超声及造影检查；②染色体分析；③性腺活体组织学检查；④实验室检查，测定性激素及其代谢产物。

【治疗】

手术是治疗尿道开口异常的最佳方法，治疗的目的包括保留上尿路、重建外生殖器及控制尿流。

1. 尿道开口异常的手术

（1）阴茎弯曲矫形术。

（2）尿道成形术。

（3）阴茎头成形术。

（4）尿道口成形术。

2. 尿道下裂的手术治疗目标

（1）矫正阴茎：使阴茎勃起时挺拔，能进行正常的性生活。

（2）修复缺失尿道：重建新尿道，管径一致。

（3）重建新尿道口：新尿道口位于阴茎头正常位置，呈纵向裂隙状开口。

（4）站立排尿：术后患者能站立排尿，尿流正常，阴茎外观接近正常。

3. 尿道上裂的手术治疗目标

（1）矫正阴茎背曲：阴茎伸直后外观和功能接近正常。

（2）重建尿道：重建的尿道弹性好，管径一致。

（3）控制尿失禁：重建膀胱颈，改善膀胱容量。

【主要护理问题】

1. 预感性的悲哀 与患者对预期治疗目标担心有关。

2. 社交生活孤独 与患者无正常的生理生活有关。

3. 有皮肤受损的危险 与术后严格卧床有关。

4. 潜在并发症 出血、感染、尿道狭窄、漏尿或尿瘘。

【护理目标】

（1）患者对治疗充满信心，减轻悲观情绪，配合治疗及护理。

（2）患者主动融入社会，性格开朗，有正常的社交。

（3）受压部位血液循环良好，皮肤完整有弹性。

（4）术后未发生相关并发症，或并发症发生后得到及时治疗与处理。

【术前护理措施】

1. 心理护理

（1）患者是先天性生殖器畸形，排尿姿势与其他人不同，心理压力大，表现为性格孤僻，有些患者在入院后甚至不让医务人员检查其阴茎、阴囊。在护理过程中，对于年龄小的患者，要给予特别的关怀和照顾。对于年龄较大的患者，要态度和蔼，尊重患者，保护隐私。

（2）讲解先进的医疗技术水平，介绍成功的病例，取得患者及其家属信任，利用与患者及其家属之间的沟通，提高其对手术成功的信心。

（3）利用家庭和社会的支持，增强患者的自信心，消除自卑情绪。

（4）针对个体情况进行针对性心理护理。

2. 会阴部皮肤准备　检查术区的皮肤有无炎症、溃烂，并进行相应的处理。术前皮肤护理准备如下。

（1）备皮：术前 3 ～ 5 日每日备皮 1 次，范围为前起耻骨联合，后至肛门周围皮肤。

（2）清洁：每次备皮后用清水清洗会阴部，注意洗净阴囊皱襞，包皮过长者要翻转洗净，并更换干净内裤。

（3）局部浸泡：用温盐开水与 5% 聚维酮碘按 10：1 稀释后浸泡局部手术区，术前 3 ～ 5 日开始，每次浸泡 3 ～ 5 分钟，直到术晨为止，浸泡时应注意水温及保暖，防止感冒。

（4）大便的管理：术前应尽量减少大便次数，避免多次大便对会阴部皮肤造成污染，每次大便后用清水洗净肛门及周围皮肤。

3. 胃肠道准备

（1）饮食：术前 3 日进食少渣饮食，术前 1 日进食流质饮食，术前禁食 8 小时，禁饮 4 小时。

（2）灌肠：术前 1 日及术晨清洁灌肠。灌肠的目的是使患者在术后 3 ～ 5 日控制排便次数，保持会阴部清洁干燥。

4. 病情观察及护理

（1）观察并记录患者的生命体征。

（2）疼痛的护理：可遵医嘱给予解痉镇痛药，缓解痛性阴茎勃起。

（3）尿路感染者注意观察体温、尿液颜色和性状及腰部体征，遵医嘱给予抗生素治疗。

5. 术前常规准备

（1）术前行抗生素过敏试验，术晨遵医嘱带入术中用药。

（2）协助完善相关术前检查：心电图、彩超、血常规、尿常规及出凝血试验等。

（3）术晨更换清洁病员服。

（4）术晨遵医嘱建立静脉通道。

（5）术晨与手术室人员进行患者、药物相关信息核对后，送入手术室。

【术后护理措施】

1. 外科术后护理常规　见表31-16。

表31-16　常规护理内容

麻醉术后护理常规	了解麻醉和手术方式、术中情况、切口和引流情况
	持续低流量吸氧
	持续心电监护
	保持呼吸道通畅，将患者头偏向一侧，防止呕吐物吸入呼吸道内
	床挡保护防坠床
	严密监测生命体征
伤口观察及护理	伤口用弹力绷带均匀轻加压包扎，包扎时压力需适中，不宜过large，以防止新尿道坏死
	敷料拆除时间视手术类型及伤口预后而定，一般3～5日
	若有痂皮或血痂形成，用盐水纱布湿敷后除去，若发现创面感染，应尽早拆除缝线
	拆开绷带后如伤口无渗出及红肿，则不再覆盖，保持局部通风干燥，用聚维酮碘消毒，每日3次
	伤口敷料如被尿液渗湿，则及时更换敷料

续表

各管道观察及护理	输液管保持通畅，留置针妥善固定，注意观察穿刺部位及皮肤
	新尿道成形术后阴茎伸直上翘固定，使用支被架（图31-4）托起盖被，以免重力压迫伤口
	新尿道口分泌物多，应保持尿道口湿润，利于分泌物吸出，必要时轻轻挤压尿道口或旋转尿管帮助分泌物排出
	术后患者尿道均留置尿管支撑尿道，部分患者同时还留置膀胱造瘘管。保持管道引流通畅，防止其受压、折叠、扭曲。注意观察引流尿液的颜色、性状、量，并详细记录。尿袋定期更换，尿袋的位置不可高于膀胱水平面，以防尿液反流引起感染
防止阴茎异常勃起	保持病室安静，避免嘈杂、吵闹
	及时缓解、消除局部疼痛
	遵医嘱使用镇静、解痉镇痛药及雌激素
疼痛护理	常因手术创伤、留置尿管、血块刺激引起膀胱痉挛或尿道肌肉痉挛而发生疼痛，阴茎勃起可使疼痛加剧，以术后1～3日最为明显
	对年龄小的患儿，安排家长陪住，满足患者的心理依赖，安抚患者情绪
	对于成年患者，应特别注意防止阴茎异常勃起，对疼痛反应较强烈时，要根据医嘱给予镇静、解痉镇痛药
	静脉镇痛泵镇痛。应用山莨菪碱减少膀胱痉挛，避免疼痛引起躁动致尿道出血或损伤
	支被架支起盖被，避免直接接触伤口，减轻疼痛及减少污染伤口的机会
基础护理	患者术后应卧床1周，给予必要的生活护理、皮肤护理。保持床单位清洁、干燥。注意翻身，防止压疮发生。术后须注意患者活动，防止损伤已愈合的成形尿道。保持局部清洁，防止便秘

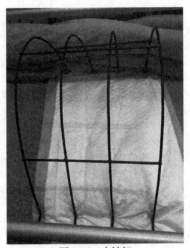

图 31-4　支被架

2. 饮食护理　见表 31-17。

表 31-17　患者饮食护理

时间	进食内容	进食量
术后 6 小时开始	饮水	少量
术后 6 小时～ 5 日	饮水，无渣流质	正常量
术后 6 日以后	含粗纤维多、高营养、高热量、高蛋白的食物，忌辛辣、刺激及产气食物	正常量

注: 要反复向患者及其家属讲明限制饮食的必要性和术后过早排便的危害。排便用力，可增加切口的张力，在排便排尿中枢的控制下，常大小便一起排，可使尿液通过未完全愈合的尿道伤口，也可产生尿道瘘或残余尿液滞留于再造的尿道内，易使伤口感染，再加上手术切口距离肛门较近，粪便中的细菌进入到切口的深层组织易引起感染。因此尿道下裂术后要多吃无渣流食，如奶类、果汁、菜汁、肉汤、各种营养液等，要求高营养、高热量、高蛋白、低纤维素饮食。这样既有利于切口的愈合，又能适当控制排便。鼓励患者多饮水，保持每日尿量在 2000 ～ 3000ml，有利于尿路的清洁，达到内冲洗的目的。

3. 体位与活动 见表 31-18。

表 31-18 患者体位与活动

时间	体位与活动
全身麻醉清醒前	去枕平卧，头偏向一侧
全身麻醉清醒后手术当日	平卧位，可使用一个枕头
术后 1～5 日	严格卧床，严禁下床活动，床头不宜过高，以15°～30° 为宜，卧床期间帮助患者活动下肢
术后 6～28 日	以卧床为主，可轻微活动

4. 健康宣教 见表 31-19。

表 31-19 尿道开口异常的出院宣教

饮食	四要：要饮食规律、要少食多餐、要营养丰富、要富含粗纤维 四忌：忌刺激性食物、忌坚硬食物、忌易胀气食物、忌烟酒
活动	术后 28 日内以卧床为主，逐步可轻微散步及站立，可以单侧臀坐，3 个月内避免重体力劳动，避免增加腹压的活动及性生活。防止外力对会阴部的挤压、撞击或摩擦
个人卫生	注意会阴部清洁，每日温水坐浴，勤换内裤，防止感染 保持会阴部温暖，包皮瓣遇冷会收缩导致排尿困难
复查	出院 1 周左右来医院复查，如有必要，则进行预防性尿道扩张。如出现尿线变细，及时行尿道扩张术。行二期手术或阴茎弯曲校正术后半年，待瘢痕软化后尽快来医院进行尿道成形术，争取早日恢复正常的生殖功能和排尿功能

【常见并发症的处理及护理】

常见并发症的处理及护理见表 31-20。

表 31-20 常见并发症的处理及护理

常见并发症	临床表现	处理及护理
出血	阴茎局部伤口有鲜红色血液渗出	保守治疗：止血 局部重新包扎伤口 保守治疗无效时应手术探查

续表

常见并发症	临床表现	处理
感染	阴茎红肿、发绀；伤口或新尿道口有脓性分泌物流出；患者体温＞38℃	去除敷料，取分泌物送培养，聚维酮碘温盐开水坐浴（同术前），之后挤出创面渗液，加强消毒，严重时拆开缝线、手术清创
		保持尿道口分泌物引流通畅
		更换敏感抗生素，适量，足疗程
尿瘘	漏尿	排尿后拭干瘘口
		6个月后视情况手术补瘘
尿道狭窄	排尿困难、尿线变细	行尿道造影、膀胱尿道镜检查以确定狭窄部位、长度、程度，必要时行尿道狭窄冷刀切开术或尿道重建术

【特别关注】

（1）尿道术前会阴部皮肤准备。

（2）术后伤口及饮食护理。

【前沿进展】

1. 选择患儿最佳的手术年龄 在 20 世纪 80 年代，国外学者 Schultz 就提出尿道下裂患儿最佳的手术矫正年龄为 6 ～ 18 个月。此与美国儿科学会（AAP）推荐的生殖器手术的理想年龄基本一致。主要理由是该年龄段处于生殖器无意识的窗口期，可最大程度减少手术恐惧，最少影响性心理发育。尽管有研究表明各种治疗措施对性心理发育的影响程度还需更多研究证据支持，但新近研究并结合过去手术并发症随年龄增加而增加的发现，还是支持尽早手术为好。目前 4 ～ 6 个月患儿首次手术的效果已获证实。

2. 尿道下裂的修复方法进展　尿道下裂的手术治疗方法有 300 多种，手术方式可以根据尿道外口的位置、阴茎头及尿道口的形状、阴茎下弯的程度、阴茎腹侧皮肤的缺损程度、包皮的多少、尿道板的完整程度、术者对各种手术的经验等来选择。阴茎头型、冠状沟型及冠状沟下型的尿道下裂手术方式有 MAGPI、Mathieu 及尿道前移等；阴茎体型尿道下裂手术方式有 Mathieu、Duckett、加盖岛状皮瓣法（onlay island flap）、Snodgrass 等；重度尿道下裂（阴囊型、会阴型）主要手术方法有联合皮瓣（Duckett+Duplay）、膀胱黏膜移植、颊黏膜移植、保留尿道板手术等；多次手术失败的尿道下裂目前多选择膀胱黏膜手术或颊黏膜手术。

3. 尿道下裂术后管理及展望　尿道下裂的术后管理是保证手术成功的关键，包括术后疼痛的管理、阴茎勃起的管理、引流管的管理、创面的管理及预防性使用抗菌药物。对于术后疼痛及阴茎勃起，有人主张给予镇痛药、镇静药及己烯雌酚。Sengezer 主张成人尿道下裂术后前 3 日给予椎管麻醉，起到预防阴茎勃起及镇痛的作用。关于创面的管理，有学者认为早期去除包扎，暴露创面，用红外线理疗；也有学者认为为创面提供湿性愈合环境，以促进伤口愈合，减少换药疼痛。目前是保持创面干燥还是提供湿性愈合环境尚无定论。术后合理预防性使用抗菌药物，可以减少尿路感染的风险。

【知识拓展】

组织工程在尿道重建中的应用

1990 年，Romagnoli 首先报道应用体外培养的尿道上皮细胞为 2 例尿道下裂患儿重建新尿道，核心步骤是将扩增的上皮细胞成形为片状，一期移植到患者阴茎腹侧。术后 10 日膜片成活，将其卷成管状尿道。这一报道震惊学术界，给科研工作者很大鼓舞，也为尿道疾病患者带来福祉。目前组织工程技术用于尿道重建有 2 种方式。一种是片状尿道替代，即将片状移植物以"镶嵌补片"的方式修复尿道。片状尿道替代无需端端吻合，操作简单，但其修复范围小，不能完全满足临床需要。de Filippo 等以为对片状尿道替代来说，种子细胞并非必需。大量的实验和临床研究也证实了这一点。单纯支架材料，包括聚羟基乙酸（PGA）、小肠黏膜下层（SIS）、膀胱黏膜下层（BAMG）、尿道细胞外基质（UECM）用于片状尿道替代，结果均令人满意，但在尿道修复范围较大时，其效果仍存在争议。另一种重建方式为管状尿道替代，一些严重的尿道下裂和长段尿道狭窄患者缺乏正常的尿道板，常需行管状尿道替代。由于缺乏正常的尿道板支撑、修复范围大、手术操作较复杂、术后吻合口狭窄及尿瘘的发生率较高，因此对修复材料的要求也较高。尽管有成功应用单纯支架材料进行尿道管状替代的报道，但多数研究认为单纯支架材料由于术后挛缩明显，不适合用于管状尿道替代。Shokeir 等用 UECM 管状修复犬 3cm 长的尿道缺损，术后 3 个月移植物挛缩为 0.3cm，所有动物均发生进行性尿道狭窄。同期，de Filippo 等和 Fu 分别应用自体尿路细胞和包皮上皮细胞作为种子细胞，联合 BAMG 管状替代尿道取得成功，结果均明显优于单纯应用 BAMG 的对照组，显示种子细胞在管状尿道替代方面的重要性。其机制可能与种子细胞可明显缩短体内尿道组织再生时间有关。应用细胞支架复合物替代尿道，将是今后研究的主要方向。

由此可见，尿道组织工程作为新兴医学技术，已初步应用于临床，并展露出其明显的优越性。相信在科研工作者的努力下，尿道组织工程必将焕发出更强大的生命力，冲破尿道重建工作中一道道难题。

（叶　鑫）

第四节　尿道肉阜的护理

【概述】

尿道肉阜又称尿道肉芽肿或血管性息肉，是女性尿道末端良性息肉状赘生物，常位于尿道口的后方，是女性常见的尿道疾病，发病率约为73%。男性尿道肉阜在临床上较罕见，国内外少有报道。

【病因】

本病的发病原因尚未清楚，其发生可能与外阴部慢性炎症刺激、雌激素水平严重降低、局部黏膜下静脉曲张及尿道黏膜脱垂外翻等因素有关。

【病理】

1. 病理检查　镜下可见大量扩张的毛细血管、结缔组织和上皮细胞。被检组织看上去像是被鳞状或移行上皮覆盖的肉芽组织床。上皮组织的包绕可形成乳头状结构，炎性浸润较常见。

根据其炎性细胞浸润、纤维化及静脉曲张的程度不同，可分为以下3种类型。

（1）乳头状瘤型：肉阜表面覆盖移行或鳞状上皮，呈乳头状瘤样生长，上皮下为纤维结缔组织并伴有炎性细胞浸润。

（2）血管瘤型：被覆上皮下方的结缔组织中有大量扩张增生的毛细血管。

（3）肉芽肿型：被覆上皮较薄，间质有大量炎性肉芽组织。

2. 激素检查 雌性激素可能低于正常水平。

【诊断要点】

（1）尿道口带蒂或无蒂的息肉样改变，尿道肉阜一般较小。其可发生于尿道各壁，尿道口6点钟处多见。带蒂息肉多数基底较宽，突起于尿道黏膜表面，质软、色淡红或深红。

（2）尿道口疼痛：感染时可有分泌物，出现烧灼样疼痛，在排尿、活动、衣裤摩擦、性交时疼痛加重。有时可引起尿频、尿急和排尿分散。

（3）接触性出血：接触、摩擦容易造成损伤，但很少发生大量出血。

（4）肿块过大时可引起排尿困难。

【治疗】

无症状者不需治疗，有症状者可采用以下治疗方法。

1. 药物治疗 适当补充雌激素有助于治疗和改善症状。

2. 手术治疗 对于长期不愈者，可电灼、冷冻、激光或手术切除。手术切除应包括基底，并将切口缝合（图31-5）。

【主要护理问题】

1. 焦虑 与患者惧怕手术、担心预后有关。

2. 舒适的改变 与尿道口疼痛有关。

3. 潜在并发症 出血、感染。

【护理目标】

（1）患者焦虑程度减轻，配合治疗及护理。

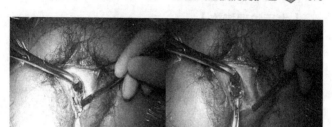

A   B

图 31-5　尿道肉阜手术治疗

（2）患者主诉不适感减轻或消失。

（3）术后未发生相关并发症，或并发症发生后能得到及时治疗与处理。

【术前护理措施】

1. 心理护理

（1）尿道肉阜疾病相关知识指导：手术的必要性、手术方式和注意事项。

（2）饮食指导：忌辛辣刺激性饮食、烟酒及咖啡，预防感冒，适当多饮水。

（3）个人卫生指导：每日温水清洗会阴部 2 次，穿宽松的棉质内裤。

2. 术前常规准备

（1）术前行抗生素皮试，术晨遵医嘱带入术中用药。

（2）协助完善相关术前检查：心电图、出凝血试验等。

（3）术前禁食 8 小时，禁饮 4 小时。

（4）术晨更换清洁病员服。

（5）术晨与手术室人员进行患者、药物相关信息核对后，送入手术室。

【术后护理措施】

1. 外科术后护理常规 见表 31-21。

表 31-21 常规护理内容

全身麻醉术后护理常规	了解麻醉和手术方式及术中情况
	持续低流量吸氧
	持续心电监护
	床挡保护防坠床
	严密监测生命体征
伤口护理	尿道肉阜切除后，于尿道口应用纱球压迫 24 小时
	观察外阴切口有无红肿、渗出及分泌物，如敷料渗湿、脱落，及时予以更换
各管道观察及护理	输液管保持通畅，留置针妥善固定，注意观察穿刺部位皮肤
	尿管按照尿管护理常规进行护理，一般术后第 3～5 日可拔除尿管，拔管后注意关注患者自解小便情况
基础护理	做好口腔护理、尿管护理、定时翻身、患者清洁等工作

2. 饮食护理 见表 31-22。

表 31-22 患者饮食护理

时间	进食内容	进食量
术后 6 小时内	禁食禁饮	—
术后 6 小时后	饮水	50~100ml
饮水后	普食	—

3. 体位与活动 见表 31-23。

表 31-23 患者体位与活动

时间	体位与活动
全身麻醉清醒前	去枕平卧，头偏向一侧
全身麻醉清醒后手术当日	低半卧位
术后第 1 日	床上自动体位，半卧位为主，增加床上四肢运动 适当病室内活动

注 活动能力应当根据患者个体化情况循序渐进，对于年老或体弱患者，应相应推后活动进度。

4. 健康宣教 见表 31-24。

表 31-24 尿道肉阜切除术后患者的出院宣教

饮食及活动	摄入高蛋白、高热量、高维生素、高碳水化合物、低脂、全营养食品，注意劳逸结合，参加体育锻炼，增强免疫力
个人卫生	保持会阴部清洁、干燥，穿宽松、棉质内裤，1个月内禁止性生活
随访	术后半个月、1个月随访

【特别关注】

（1）穿衣指导。

（2）尿管的护理。

【前沿进展】

1. 钬激光治疗尿道肉阜 德国 Dornier 公司脉冲式钬激光器直视下用 400μm 钬激光光纤（能量 1.0 ～ 1.5J，频率 8 ～ 10Hz）照射肉阜。钬激光既有良好的气化作用，又有极佳的止血效果；光纤能伸入尿道深部，定位准确，对周围组织损伤轻微，创面愈合快，无术后尿道阴道瘘、局部瘢痕形成、尿道口狭窄等并发症。

2. 铥激光治疗尿道肉阜 铥激光波长 2μm，最大输出功率为 50W，光纤直径为 271μm（1.4F）。主要是利用激光对组织的切割效应，具有气化和凝固组织的双重作用，同时具有良好的止血效果。铥激光治疗尿道肉阜方法简单、手术时间短、止血可靠，一次即可治愈。

（张　丽）

第三十二章　男性泌尿生殖系统其他疾病的护理

第一节　阴茎异常勃起的护理

【概述】

阴茎异常勃起是一种阴茎在无性刺激的情况下，病理性持续长时间勃起状态。准确地讲，阴茎异常勃起应与正常夜间勃起相区别，阴茎异常勃起临床上较少见。此病一方面能激发超强的性功能及生殖能力；另一方面又会导致阴茎病理性改变，影响正常的性功能及健康，给患者造成精神和心理障碍。

【病因】

根据发病因素，阴茎异常勃起分为动脉性阴茎异常勃起（又称非缺血性阴茎异常勃起）和静脉阻塞性阴茎异常勃起（又称缺血性阴茎异常勃起）。

1. 动脉性阴茎异常勃起

（1）海绵体动脉撕裂，血液直接汇入海绵窦。

（2）阴茎海绵体内注射血管活性药物引起长时间的动脉平滑肌舒张，海绵窦内血流量持续增加。一定时间后可转化成静脉阻塞性阴茎异常勃起。

（3）手术治疗有动脉 - 海绵体直接吻合术，动脉血可经异常通道直接进入海绵窦。

（4）阴部内动脉造影。

2. 静脉阻塞性阴茎异常勃起　较动脉性阴茎异常勃

起常见，后果也较为严重。

（1）血管外小静脉阻塞：某些因素引起海绵体平滑肌持续性舒张，导致血管外小静脉持续性阻塞。

1）药物：某些药物包括治疗阴茎勃起功能障碍的药物、抗精神病药物、镇静药物、抗高血压药物、中枢兴奋药物等可影响神经平滑肌，诱导阴茎异常勃起。

2）神经性：中枢神经性疾病（如脑动脉瘤破裂、癫痫等）、椎间盘突出症、损伤性截瘫、四肢瘫等可使阴茎神经受到过度或持续性刺激，导致阴茎异常勃起。

3）其他：阴茎损伤引起组织水肿，从而压迫白膜下小静脉。

（2）血管外内静脉阻塞：主要由导致血液黏滞度增高等因素引起。

1）血液疾病：如镰刀细胞性疾病、其他血红蛋白疾病、白血病等。

2）肠外高营养：长期静脉输入浓度大于10%的脂肪乳剂可能会引起阴茎异常勃起。

3）其他：原发或继发肿瘤如原发性尿道癌、转移性前列腺癌及损伤性微循环栓塞等能使阴茎血流受阻，从而引起阴茎异常勃起。

（3）特发性阴茎异常勃起：约60%的原因不明，多数与过度的性刺激有关，为特异性。

【病理】

1. 动脉性　是由各种因素引起的海绵体动脉持续出血或海绵体动脉血液经异常通道直接注入海绵体，海绵体动脉间压力梯度极度下降或消失，海绵体过度充盈所致。

2. 静脉阻滞性　主要由于持续性血管或血管内白膜下小静脉阻塞，海绵窦内血液不能正常回流到体循环所致。

异常勃起超过 12 小时，在电镜下可见小梁间质出现水肿，至 24 小时窦状内皮破坏，基膜裸露，48 小时海绵窦内血栓形成，平滑肌细胞硬化或向纤维细胞转化。

【诊断要点】

1. 静脉阻塞性和动脉性阴茎异常勃起的临床特征 见表 32-1。一般通过病史和体格检查可明确诊断。

表 32-1 静脉阻塞性和动脉性阴茎异常勃起的临床特征

	静脉阻塞性阴茎异常勃起	动脉性阴茎异常勃起
海绵体完全坚硬	常勃起	勃起
阴茎疼痛	通常是	很少是
血气分析	常有	少有
血液系统疾病	低氧血症、酸中毒	接近动脉血
活性药物	通常是	很少有
会阴阴茎外伤	很少有	通常有
发生阴茎勃起功能障碍风险	高	低
保守治疗	不推荐	推荐

2. 辅助检查

（1）血液学实验室检查：白细胞计数、分类和血小板计数检查可发现血液病患者。

（2）彩色多普勒超声检查：静脉阻塞性阴茎异常勃起患者的海绵体动脉和海绵窦血流很少或没有。而动脉性阴茎异常勃起患者的海绵体动脉和海绵窦有正常或高流速的血流，有时可显示海绵体动脉周围高速的动脉血湍流和动脉 - 海绵体瘘。

3. 鉴别诊断

（1）阴茎海绵体穿刺

1）静脉阻塞性阴茎异常勃起的血气检查结果：$PO_2 < 30mmHg$，$PCO_2 > 60mmHg$，$pH < 7.25$。

2）动脉性阴茎异常勃起的血气检查结果为：$PO_2>90mmHg$，$PCO_2<40mmHg$，$pH=7.40$。

（2）阴部内动脉造影

1）静脉阻塞性阴茎异常勃起行阴部内动脉造影时缺乏静脉回流影像，由于淤血、凝血块形成，海绵体内可出现充盈缺损。

2）动脉性阴茎异常勃起行阴部内动脉造影可见动静脉瘘或假性动脉瘤，以便于同时行栓塞治疗。

【治疗】

1. 保守治疗 先给予镇静、镇痛、阴茎局部冷敷、挤压等对症治疗，无效后可采取阴茎海绵体内抽血、灌洗，阴茎海绵体内应用 α 肾上腺素类药物。

2. 介入治疗 疑为损伤性动脉出血引起的动脉性阴茎异常勃起时，可在阴部内动脉造影的同时行出血动脉栓塞治疗。治疗前须行多普勒超声检查。

3. 手术治疗 目的是分流海绵窦内的血液，提高海绵体动脉-海绵窦间的压力梯度，恢复正常的海绵体动脉血液血供。常用分流手术包括阴茎海绵体尿道海绵体分流术、大隐静脉分流术、阴茎海绵体阴茎头分流术、阴茎海绵体与阴茎背深或背浅静脉分流术等。

【主要护理问题】

1. 焦虑/恐惧 与患者对阴茎异常勃起的认识不足及担心预后有关。

2. 自我形象紊乱 与阴茎持续勃起、肿胀有关。

3. 舒适度的改变 与阴茎持续勃起、疼痛等有关。

4. 知识缺乏 与患者缺乏相关疾病知识有关。

5. 潜在并发症 阴茎海绵体坏死、阴茎纤维化、阴茎勃起功能障碍（erectile dysfunction,ED），阴茎畸形等。

【护理目标】

（1）患者焦虑、恐惧程度减轻，配合治疗及护理。

（2）患者自我形象得到维护。

（3）患者不适感减轻或消失。

（4）患者及其家属了解或掌握疾病相关知识。

（5）术后未发生相关并发症，或并发症发生后能得到及时发现与处理。

【术前护理措施】

1. 心理护理

（1）向患者介绍相关的医护人员，提供隐蔽的环境，保护患者的隐私，消除患者的陌生感，增强安全感。

（2）耐心倾听患者的感受，了解其心态并保护患者的隐私。建立良好的护患关系，取得患者的信任。

（3）向患者及其家属详细讲解该病的相关知识，鼓励其家人更多地关心、安慰患者，增强患者战胜疾病的信心和勇气，使其能主动配合治疗及护理。

（4）详细讲解手术的必要性、手术方式和注意事项。

（5）疼痛明显时遵医嘱给予镇痛药，过度紧张时给予镇静药。

2. 术前常规护理

（1）协助完善相关术前检查：心电图、胸部 X 线片、血常规、生化、出凝血试验等。

（2）术前行抗生素皮试，并遵医嘱带入术中用药。

（3）术前遵医嘱禁食禁饮。

（4）术前更换清洁病员服。

（5）与手术人员核对患者、药物及其他相关信息，送入手术室。

【术后护理措施】

1. 外科术后护理常规　见表 32-2。

表 32-2　术后常规护理内容

全身麻醉术后护理常规	了解麻醉和手术方式、术中情况
	持续低流量吸氧
	持续心电监护
	床挡保护防坠床
	严密监测生命体征
伤口观察及护理	观察伤口有无渗血、渗液。若敷料渗湿，及时更换
尿管观察及护理	妥善固定尿管，防止折叠、扭曲、受压，保持引流通畅
	做好尿道口护理，每日消毒清洗尿道口 2 次，保持会阴部清洁卫生
	鼓励患者多饮水，达到内冲洗的目的
	拔除尿管后观察患者自行排尿情况
疼痛的观察及护理	评估患者疼痛情况，对于有镇痛泵的患者，注意保持管道通畅并及时评价镇痛效果；必要时遵医嘱给予镇痛药
	保持环境舒适、安静
基础护理	做好口腔护理、尿管护理、定时翻身、患者清洁等工作

2. 阴茎血液循环的观察及护理

（1）严密观察阴茎颜色、血液循环情况，阴茎是否肿胀，勃起状态是否完全解除，局部有无渗血、渗液。如发现异常，立即通知医生并及时处理。

（2）告知患者及其家属切忌过度活动及触摸伤口。

（3）一切护理操作如换药、翻身、整理床单位等都应动作轻柔，避免碰撞伤口引起伤口疼痛。

（4）使用支被架，防止被子压迫阴茎引起疼痛而影响血液循环。

（5）加强药物治疗：遵医嘱给予口服华法林 2.5mg，每日 2 次，以防阴茎再次勃起。

3. 饮食护理 见表 32-3。

表 32-3 患者的饮食护理

时间	进食内容	进食量
术后 6 小时内	禁食	—
术后 6 小时后	饮水	50~100ml
饮水后	普食	少量多餐

4. 体位与活动 见表 32-4。

表 32-4 患者的体位与活动

时间	体位与活动
全身麻醉清醒前	去枕平卧，头偏向一侧
全身麻醉清醒后	平卧位为主，水肿消退前禁止下床活动

注：活动能力应当根据患者个体化情况循序渐进，对于年老或体弱患者，应当相应推后活动进度。

5. 心理护理 重视患者的主观心理感受，加强与患者之间的交流，了解患者对该病治疗的理解程度，清楚患者的思想负担和治疗障碍，同时还要鼓励患者的家属给予支持和帮助，尤其是患者的妻子，对患者的治疗起着不可估量的作用。要充分表达医护人员对患者的尊重与关怀，以取得患者及其家属的信任。针对患者存在的心理问题，采用正面心理疏导和侧面心理支持相结合的方法。让患者正确理解疾病发生的机制，以及治疗的基本常识。使患者减轻心理压力，保持良好的身心状态，积极配合治疗，促进早日康复。

6. 出院宣教　见表 32-5。

表 32-5　患者出院宣教

饮食	忌辛辣、刺激饮食及烟酒，多饮水，多食易消化、富含粗纤维的食物，预防感冒及便秘
注意事项	保持会阴部清洁，避免感染。避免各种强烈的性刺激。戒除手淫，避免性生活时忍精不射。保持心情愉快，不要过度紧张，不可郁怒伤肝。宜平卧休息。出现阳痿时不要乱用药，应及时到医院就诊，采取有效的治疗措施，以避免病情延误与恶化

【并发症的处理及护理】

并发症的处理及护理见表 32-6。

表 32-6　并发症的处理及护理

常见并发症	临床表现	处理及护理
出血	局部渗血，血肿	静脉滴注或肌内注射止血药；穿刺或切开引流，放出积血
感染	阴茎红、肿、热、痛，体温升高	抗感染，多饮水，勤排尿，加强尿管护理和会阴护理
皮肤坏死	颜色紫黑、皮肤冰冷、触觉消失	手术治疗
阴茎海绵体纤维化	阴茎海绵体出现条索状硬结，勃起时轻微疼痛、有牵拉感	局部理疗，加强心理护理
阴痿	早泄、遗精、不射精、逆行射精	心理护理，药物治疗，必要时行手术治疗
阴茎畸形	阴茎形态畸形	心理护理、手术治疗

【特别关注】

（1）心理护理。

（2）健康宣教。

（3）并发症的处理及护理。

【前沿进展】

阴茎异常勃起变型的治疗

阴茎异常勃起的变型主要有周期性阴茎异常勃起、顽固性阴茎异常勃起、神经性阴茎异常勃起、原发性阴茎异常勃起及药物引起的阴茎异常勃起等。原则上，所有的周期性阴茎异常勃起都应该按照缺血性阴茎异常勃起的治疗原则来治疗。但是，这种周期性的本质会抵抗将来再发生阴茎异常勃起的处理，如海绵窦内注射拟交感神经药和阴茎假体植入等。最有效的治疗是激素治疗，但不应用于未成年的患者。

（廖　艳）

第二节　阴茎异物的护理

【概述】

阴茎是男性的外生殖器官，正常成年男性阴茎静息情况下长7~10cm。阴茎由背侧两根阴茎海绵体及腹侧一根尿道海绵体构成。阴茎海绵体是一对血管性海绵体组织，两者在前1/3相互连接；尿道海绵体位于阴茎中轴的腹侧，围绕尿道的海绵体部，从尿生殖膈至尿道外口，末端膨大成阴茎头。阴茎的皮肤与下腹壁的皮肤相延续，在冠状沟处折叠附着形成包皮。阴茎分为三部分：阴茎头、阴茎体和阴茎根。

阴茎异物是指将异物套入阴茎或包皮等，大多发生于阴茎体与阴茎根。阴茎异物是泌尿外科的一种少见急症，好发于青春期少年和成年男性。

【病因】

阴茎异物患者多因精神异常、性变态、好奇心、手淫或恶作剧等，而将异物套入或者植入阴茎。

【病理】

阴茎异物大多是患者用橡皮筋缚扎阴茎，环状物如金属环、螺丝帽等套入阴茎（图32-1）或指环植入阴茎，导致阴茎静脉回流受阻，远端肿胀，甚至绞窄形成阴茎缺血、坏死等临床表现。而又常因患者自责羞愧隐瞒病史，延迟就医而导致延误治疗。

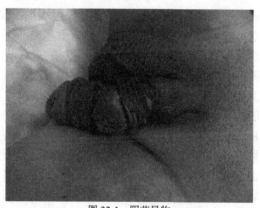

图 32-1　阴茎异物
阴茎近端有硬质轴承嵌顿，阴茎远端明显水肿、淤血

【诊断要点】

1. 临床表现　由于嵌顿部位、时间及阴茎受压程度不同而表现各异，Bhat 等将阴茎绞窄分为 5 级：1 级，单纯阴茎远端包皮水肿，不伴阴茎皮肤及尿道损伤；2 级，

有阴茎皮肤损伤和海绵体受压，但无尿道损伤，同时伴有阴茎远端感觉障碍；3级，尿道损伤但无尿瘘，同时阴茎远端感觉丧失；4级，尿道海绵体断裂形成尿瘘，阴茎海绵体进一步受压伴有感觉丧失；5级，阴茎远端坏死或自行离断。其临床表现包括：①阴茎充血肿胀；②排尿困难、尿潴留、尿痛；③阴茎坏疽；④尿道损伤、尿瘘；⑤性功能障碍或性交困难。

2. 辅助检查

（1）X线、超声等影像学检查血流信号。

（2）尿常规检查等以辅助诊断。

【治疗】

阴茎异物根据患者的具体情况采用线绳缠绕法、线锯法、穿刺抽吸法、工具切割法、阴茎皮肤环切翻转剥脱术、局部麻醉下直接剪断等方法进行异物处理。阴茎肿胀程度较轻的患者，可用润滑油涂抹阴茎后，直接取下嵌套物；嵌套远端阴茎严重充血肿胀者，可使用注射针头或者刀片穿刺或者切开水肿的阴茎包皮、皮肤或龟头多处，挤压、引流放液，待水肿消退阴茎明显缩小后，涂凡士林或者无菌液状石蜡滑润创面及异物环，将嵌顿异物取出；对于质地坚硬的嵌套物，可以使用牙科钻等器械切割，注意在阴茎皮肤及嵌顿异物之间加垫保护，局部使用冰盐水降温，防止继发热损伤；对于诸如钢圈、轴承等坚硬无法切割的物质，阴茎肿胀严重者，需全身麻醉下行阴茎皮肤环行切开翻转剥脱将嵌顿异物取下再行复位术。对于塑料环、橡皮筋等异物，可在局部麻醉下用剪刀、线锯或者牙科钻等断环后取出，需要注意的是，在切割时勿伤及阴茎。

【主要护理问题】

1. 疼痛　与异物嵌顿挤压阴茎有关。

2. 舒适度的改变　与阴茎肿胀或疼痛有关。

3. 皮肤完整性受损　与阴茎充血、水肿、破溃有关。

4. 自我形象的紊乱　与阴茎异物嵌顿有关。

5. 焦虑　与担心预后有关。

6. 恐惧　与担心手术等有关。

7. 睡眠紊乱　与舒适度改变、焦虑、排尿困难、疼痛等有关。

8. 相关知识缺乏　与文化程度及阴茎损伤相关医学知识缺乏有关。

9. 家庭支持障碍　与家庭支持不够或不理解有关。

10. 潜在并发症　感染，阴茎皮肤坏死、坏疽，尿瘘，性功能障碍等。

【护理目标】

（1）患者疼痛减轻或消失。

（2）患者主诉不适感减轻或消失。

（3）保护皮肤的完整性。

（4）患者自信心增加。

（5）有效心理疏导，减轻患者焦虑程度。

（6）患者恐惧程度降低，配合治疗及护理。

（7）患者睡眠状况得到改善。

（8）患者对阴茎异物相关知识有一定了解。

（9）做好家属工作，得到家属支持或理解。

（10）未发生相关并发症，或并发症发生后得到了及时治疗与处理。

【术前护理措施】

1. 心理护理

（1）主动关心患者，加强对患者心理的疏导，增加患者对治疗的信心，减轻患者的焦虑、恐惧等情绪，鼓励患者家属给予患者关心、支持和理解，有助于患者身心早日康复。

（2）对患者进行阴茎异物的相关知识指导并解释手术的必要性、手术方式及手术的相关注意事项。

（3）忌烟酒、辛辣刺激性饮食，注意保暖，预防感冒。

（4）提供隐蔽的操作环境，保护患者的隐私，维护患者的自尊心，消除患者自卑心理。

（5）保证患者能充分休息。

2. 病情的观察及护理

（1）严密观察患者的精神及情绪情况。

（2）观察阴茎的肿胀程度，皮肤的颜色、温度及触觉。

（3）了解患者的疼痛情况。

（4）观察患者的排尿情况。

3. 术前常规准备

（1）对患者进行术前健康知识宣教。

（2）协助完善相关术前检查：B超、心电图、生化检查、出凝血试验等。

（3）术前行抗生素皮试，遵医嘱带入术中用药。

（4）术前禁食 8 小时，禁饮 4 小时。

（5）术前个人卫生清洁：剃胡子、修剪指甲、更换清洁病员服等。

（6）术晨根据手术室的安排，进行患者、药物相关信息核对后，送入手术室。

【术后护理措施】

1. 外科术后护理常规　见表 32-7。

表 32-7　常规护理内容

全身麻醉术后护理常规	了解麻醉和手术方式、术中情况、伤口情况
	持续心电监护
	持续低流量吸氧
	床挡保护预防坠床
	严密监测生命体征
伤口的观察及护理	告知患者切忌过度活动及触摸、碰撞伤口
	观察患者伤口有无渗血，及时通知医生更换敷料，保持伤口敷料干燥
	使用支被架，防止盖被压迫阴茎，影响阴茎的血液循环
管道观察及护理	留置针妥善固定，穿刺点无红肿渗液，保持输液管道通畅
	根据手术情况，安置保留尿管，妥善固定，尿管按照尿管护理常规进行护理，根据恢复情况拔除尿管后注意关注患者自解小便情况
疼痛的护理	评估患者疼痛情况
	遵医嘱给予镇痛药
	提供安静休息环境，分散患者的注意力
基础护理	做好晨晚间护理
	做好口腔护理、尿管护理、皮肤护理
	做好定时翻身活动、患者清洁等工作

2. 饮食护理　见表 32-8。

表 32-8　饮食护理

时间	进食内容	进食量
术后 6 小时内	禁食禁饮	—
术后 6 小时后	饮水	—
饮水后	普食	—

3. 体位与活动 见表 32-9。

表 32-9 体位与活动

时间	体位与活动
全身麻醉清醒前	去枕平卧，头偏向一侧
全身麻醉清醒后手术当日	半卧位
术后第 1 日	床上自动体位，增加床上四肢运动
拔除保留尿管后	病室内活动

注：活动能力应根据每个患者个体的差异情况循序渐进。

4. 健康宣教

（1）饮食清淡，加强营养，多食水果、蔬菜，适量多饮水，忌烟酒、辛辣刺激性食物，保持大便通畅。

（2）保持会阴部清洁干燥，做好尿管护理。

（3）切忌过度活动，术后 3 个月内禁止性生活，穿宽松衣裤，避免外力对会阴部的挤压、摩擦或撞击。

（4）避免观看不健康影视等，以免引起患者兴奋。

（5）注意休息，适量活动，保证良好的睡眠。

（6）注意保暖、预防感冒。

（7）加强对患者的心理健康疏导，积极进行性心理卫生健康教育，增加患者的信心，鼓励调动家属给予患者支持与关心，促使患者身心健康，消除患者的自卑心理，保护患者自尊心。

【并发症的处理及护理】

并发症的处理及护理见表 32-10。

表 32-10 并发症的处理及护理

常见并发症	临床表现	处理及护理
感染	阴茎红、肿、热、痛	合理使用抗生素抗感染
	体温升高	严密监测生命体征
	阴茎及会阴部皮肤组织	多饮水
	溃烂	加强会阴部护理

续表

常见并发症	临床表现	处理
皮肤坏死、坏疽	皮肤颜色紫黑	局部清创处理
	皮肤冰冷	
	触觉消失	
尿瘘	阴茎肿大	尿管至少保留 7 日
	尿管引流量减少	保持尿管引流通畅
性功能障碍	性欲障碍	给予心理疗法及疏导
	阴茎勃起功能障碍	给予相关治疗

【特别关注】

（1）术前患者的心理疏导。

（2）家属的关心、支持和理解。

（3）术前阴茎局部的处理及护理。

（4）术后阴茎局部的护理。

（5）术后阴茎皮肤、温度、触觉等的观察。

（6）留置尿管的护理。

（7）术后并发症的预防、观察及处理。

（8）心理护理。

（刘　玲　李红艳）

第三节　隐睾的护理

【概述】

隐睾系指一侧或双侧睾丸停止于下降途中，而未进入同侧阴囊内。一般临床分为腹腔内型、腹股沟管内型和腹股沟管外型（耻骨上型及耻骨下型）。腹腔内型隐睾指睾丸位于患者腹腔内肾下极至腹股沟内环口上方，非腹腔型隐睾指睾丸位于腹股沟内环口下方位置，但未降至阴囊，临床上约 80% 的隐睾为非腹腔型。因此，新生儿出生后立即检查，如阴囊内摸不到睾丸，并不能诊断为隐睾，必须在新生儿 6 个月后进行复查。

【病因】

病因尚未完全清楚。可能与以下多种因素有关。

1. 解剖学因素

（1）睾丸引带功能异常。

（2）提睾肌缺损。

（3）腹股沟环与腹股沟管均狭窄。

（4）精索血管或输精管过短。

（5）睾丸本身发育缺陷。

2. 内分泌因素

（1）甲胎蛋白阻断垂体 - 睾丸轴。

（2）隐睾患者血液中可检测出抗促性腺激素抗体，与自身免疫有关。

因此，通常认为双侧隐睾多为内分泌因素导致，单侧多与局部及机械性因素有关。

【病理】

隐睾伴有不同程度发育不全，睾丸体积缩小，质地松软，36%～79% 的隐睾患侧伴有附睾和输精管发育畸形。隐睾组织学改变从 2 岁开始，其改变的程度和隐睾所处的位置有关，位置越高，病理损伤越严重；越接近阴囊部位，病理损害就越轻微。隐睾的病理改变随着年龄的增长而逐渐加重。成人隐睾，其曲细精管退行性变，几乎看不到精子。

【诊断要点】

1. 临床表现

（1）患侧阴囊空虚：单侧者阴囊发育不对称，双侧者表现为阴囊发育差，甚至无明显阴囊，阴囊内触不到睾丸。

（2）生育能力下降或不育：隐睾周围的温度比阴囊内高 1.5 ～ 2.5℃ , 影响精子生成。双侧隐睾者有可能失去生育能力，单侧隐睾者也偶有不育。

（3）隐睾伴鞘状突未闭：隐睾多伴有鞘状突未闭而发生腹股沟斜疝。

（4）隐睾扭转：隐睾发生扭转的概率较阴囊内睾丸高出 21 ～ 53 倍。

（5）隐睾恶变：隐睾恶变为肿瘤的概率比正常位置睾丸高 18 ～ 40 倍，恶变的年龄多在 30 岁以后。6 岁以前行睾丸固定术比 7 岁以后手术者发生恶变的概率明显降低。

（6）精神和心理影响：阴囊空虚及睾丸大小、位置异常，使隐睾患者产生自卑心理，对不育的忧虑可引起精神上的痛苦。

2. 辅助检查

（1）一般体格检查。

（2）B 超检查。

（3）CT 检查。

（4）MRI 检查。

（5）放射性核素标记 hCG。

（6）腹腔镜检查：对难触及、无法触及的高位隐睾诊断的准确率可达 97% 以上，也是准确率最高的方法。

【治疗】

1. 治疗目的

（1）生理缺陷得以完全纠正。

（2）避免患儿心理精神上的障碍。

（3）隐睾恶变容易及时发现。

（4）可能改善生育能力。

2. 治疗方法

（1）激素治疗。

（2）手术治疗：隐睾诊断一旦确定，出生 6 个月后即可手术，最晚不能超过 2 岁，包括隐睾切除术、睾丸下降固定术（传统手术方式及腹腔镜手术）。

【主要护理问题】

1. 焦虑 / 恐惧　与患者阴囊发育不良、自卑及对不育的忧虑有关。

2. 部分自理能力缺陷　与术后卧床和留置治疗性管道有关。

3. 舒适度的改变　与术后疼痛、留置尿管有关。

4. 知识缺乏　与缺乏隐睾相关知识有关。

5. 潜在并发症　出血、感染、睾丸回缩、精索扭转、睾丸萎缩等。

【护理目标】

（1）患者焦虑 / 恐惧程度减轻，配合治疗及护理。

（2）患者合理的生活需要得到保证。

（3）患者主诉不适感减轻或消失。

（4）患者及其家属对隐睾相关知识有一定了解或掌握。

（5）术后未发生相关并发症，或并发症发生后能得到及时治疗与处理。

【术前护理措施】

1. 心理护理

（1）向家长或患者介绍医护人员的技术水平、疾病手术治疗的必要性、注意事项，消除家长、患儿或患者的心理障碍。

（2）患者对新技术了解少，担心治疗效果，易产生恐惧和焦虑。应充分与患者沟通，详细讲解手术的优势，介绍成功案例，增加其信心，消除顾虑，降低应激反应，以良好的心态接受手术。

（3）男性因不育会有明显精神心理症状并可能发生焦虑、抑郁。已行隐睾下降固定的部分患者可发生无精子症，不能生育导致夫妻感情失和，易产生心理障碍。因此，术后应给予心理治疗等综合治疗手段。

2. 营养 根据情况给予高蛋白、高热量、高维生素饮物。

3. 术前常规准备

（1）完善术前相关检查：血常规、尿常规、大便常规，肝肾功能，电解质，凝血全套，胸部 X 线片，心电图，B 超检查等。

（2）术前行抗生素过敏试验。

（3）成人术前禁食 8 小时，禁饮 4 小时；新生儿和婴儿禁母乳 4 小时，配方奶和非母乳（动物性乳品）患儿术前需禁食 6 小时。

（4）术晨更换清洁病员服。

（5）行腹腔镜高位隐睾下降固定术者，脐部应彻底清洁，避免切口感染。术前 1 日用碱性皂液清洗脐部。术晨使用聚维酮碘溶液进行脐部消毒。

【术后护理措施】

1. 外科术后护理常规 见表 32-11。

表 32-11　常规护理内容

全身麻醉术后护理常规	了解手术方式、术中情况
	去枕平卧，头偏向一侧
	持续低流量吸氧
	持续心电监护
	严密监测生命体征
	床挡保护防坠床

伤口观察及护理	观察伤口有无渗血、渗液，渗液的颜色及量
	如敷料渗湿，则及时更换
管道观察及护理	留置针妥善固定，输液管保持通畅，注意观察穿刺部位皮肤
疼痛护理	评估患者疼痛情况
	遵医嘱给予镇痛药物
基础护理	提供安静、舒适的环境，观察排尿情况，防止尿液污染敷料，做好口腔护理、患者清洁等工作

2. 饮食

（1）术后 6 小时内禁饮禁食。

（2）术后 6 小时后可开始饮水，如无呕吐、腹痛、腹胀等不适，逐渐进食流食、半流食直至普食。

（3）加强营养，进食营养丰富的肉类、蛋、奶及新鲜的蔬菜和水果，多食含纤维素丰富的蔬菜水果，如芹菜、韭菜、西兰花等，防止便秘。

3. 体位与活动 见表 32-12。

表 32-12 患者体位与活动

时间	体位与活动
全身麻醉清醒前	去枕平卧，头偏向一侧
全身麻醉清醒 2 小时后	平卧、侧卧，垫枕头，适度床上活动
术后第 1 日	半卧位为主，适当增加床旁活动
术后第 2 日	床旁活动为主

4. 健康宣教 见表 32-13。

表 32-13 隐睾术后患者的出院宣教

饮食	忌烟、酒及辛辣刺激性食物，多饮水，多吃蔬菜和水果及富含纤维素的食物

续表

活动	养成良好的生活习惯，保持心情愉快。术后3个月内避免重体力劳动、剧烈运动及持久站立等
性生活	成人术后3个月内禁止性生活
复查	定期门诊随访，复查B超，了解睾丸血运和生长情况

5. 心理护理 重视隐睾患者的性功能障碍，并给予及时心理治疗。对于有心理障碍的患者，应及时与其家属沟通，获得亲友的支持。隐睾患者术后心理问题主要表现为抑郁症状，应在对隐睾患者手术治疗的同时，采取心理治疗等综合治疗手段，使隐睾患者得到更全面的康复。

6. 术后随访 建议术后每3个月复查1次B超至术后2年，定期观察，部分双侧高位隐睾患儿术后动态监测性激素水平变化有助于全面了解睾丸情况。

【并发症的处理及护理】

1. 睾丸回缩及精索扭转的观察与护理

（1）术后观察睾丸位置。如睾丸回缩至阴囊上部，可继续观察，不必手术；若回缩至外环口以上，则于3个月后再次行睾丸固定术。

（2）精索扭转后，睾丸血运发生障碍，可致睾丸坏死。若术后患儿出现睾丸剧痛和触痛，并有恶心、呕吐，应立即通知医生，根据情况采取相应措施。

2. 睾丸萎缩的观察和护理 睾丸萎缩的原因主要为精索血管短，睾丸下降困难，过度游离腹股沟段的精索血管而导致精索血管损伤所致，因此患儿术后出现睾丸触痛及牵拉痛，且隐睾患者年龄越大，睾丸在异常位置时间越长，对睾丸的生长发育及生精功能的影响越严重，将来恶变率也明显增高。建议术后每3个月复查1次B超至术后2年，以后还需定期观察睾丸变化。

【特别关注】

（1）并发症的预防、处理及护理。

（2）健康宣教。

（3）心理护理。

【前沿进展】

腹腔镜睾丸下降固定术

对于过去常规开放手术探查难以确认仅有输精管盲端或未发育的睾丸，在术中清晰地看到两侧内环口精索血管、输精管及腹腔内的睾丸组织，通过探查精索血管和输精管的走向和终端，可鉴别诊断睾丸缺如或高位隐睾。很多医院现将腹腔镜作为无法触及隐睾诊治的"金标准"，行腹腔镜检查，可迅速辨明隐睾的位置，腹腔镜下行睾丸下降固定术可更高位松解精索血管、输精管，最大可能地将睾丸无张力下降到阴囊内最低位置，并且有手术操作精细、分离范围小、最大限度减少损伤、保护睾丸血供等优点。睾丸距离内环口 1.0cm 内，精索血管发育相对较好，且长度松解后能够将睾丸无张力放到阴囊者，向肾下极方向充分松解精索血管，向膀胱后方松解输精管，可行松解精索血管术式；对于睾丸距离内环口 1.5～2.0cm 以上，精索血管短或者发育很差，输精管充分松解后往往可游离 3～4cm，长度足够到达阴囊，引带发育良好，睾丸体积至少 8mm×5mm×3mm，外观无明显其他异常，离断精索血管后睾丸颜色变化不明显，可行 Flowler-Stephens Ⅰ期或分期术式。

【知识拓展】

激素治疗

激素治疗于 1930 年开始应用于临床，主要针对有下

丘脑 - 垂体 - 性腺轴异常的隐睾患者，外用绒毛膜促性腺激素（hCG）和促黄体生成素释放激素或促性腺激素释放激素（LHRH 或 GnRH）可以弥补这个缺陷，使隐睾下降至阴囊并维持生殖细胞发育。激素治疗对高位阴囊隐睾和腹股沟外环部隐睾效果较好，激素治疗对睾丸下降的作用是很微小的，主要用于改善睾丸血液循环，促进生殖细胞的成熟和解决生育问题。其多适用于 1 岁内的患儿，6 个月后即可开始使用激素的治疗主要有 hCG、LHRH 或 GnRH，也可 LHRH + hCG 联用。由于激素本身的各种不良反应，建议对于滑动性睾丸或低位隐睾可以尝试采用激素治疗，部分睾丸下降固定术后的患儿也可谨慎使用。hCG 限用 1 个疗程：1000 U 肌内注射，每周 2 次，连用 5 周，完成疗程后 1 个月再复查。

（高梦雨）

第四节　精索静脉曲张的护理

【概述】

精索静脉曲张是指精索的蔓状静脉丛因各种原因引起回流不畅或静脉瓣不全导致静脉丛扩张、迂曲，阴囊内形成血管性团块。

【病因】

解剖学因素致精索静脉曲张称原发性精索静脉曲张。常见原因：①精索内静脉瓣膜不健全；②周围结缔组织薄弱；③静脉壁平滑肌或弹力纤维缺乏；④提睾肌发育不良。

其他原因引起肾静脉或下腔静脉梗阻时，精索内静脉回流受阻，引起精索静脉曲张，称为继发性精索静脉曲张。常见原因：腹膜后肿瘤、肾肿瘤、肾积水等。

【诊断要点】

1. 临床表现

（1）站立时一侧阴囊下垂，伴局部坠胀、坠痛感，向同侧腹股沟、下腹部、腰部及会阴部放射。

（2）劳累、行走、站立过久，症状加重，休息平卧后症状减轻或消失。

（3）检查时可发现：立位时一侧阴囊胀大、下垂，可见或触及蚯蚓状曲张的蔓状静脉团；平卧后，静脉团缩小或消失，再次站立后该团块又会出现或增大。

2. 辅助检查

（1）B超检查。

（2）CT检查。

（3）MRI检查。

【治疗】

1. 非手术治疗　包括阴囊托带、局部冷敷、避免性生活过度等。

2. 手术治疗　精索内静脉高位结扎术应用较多，以往主要采取开放手术，近年来主要采取腔镜手术，如经脐单孔双通道腹腔镜精索静脉高位结扎术，两孔及三孔腹腔镜精索静脉高位结扎术，导管引导下泡沫硬化剂治疗，经腹股沟显微精索静脉结扎术。

3. 中医治疗　精索静脉曲张不育术后结合中药或纯中药辨证治疗、经方验方、中成药口服、中药静脉滴注、针灸、运动疗法。

【主要护理问题】

1. 焦虑/恐惧　与患者对疾病的恐惧、担心预后有关。

2. 舒适度的改变　与疼痛、手术等有关。

3. 潜在并发症　出血、感染、阴囊水肿、尿潴留、伤口裂开、精索静脉曲张复发、睾丸鞘膜积液、阴囊疼痛等。

【护理目标】

（1）患者焦虑/恐惧程度减轻，配合治疗及护理。

（2）患者主诉不适感减轻或消失。

（3）术后未发生相关并发症，或并发症发生后能得到及时治疗与处理。

【术前护理措施】

1. 心理护理

（1）向患者及其家属介绍精索静脉曲张高位结扎术的优点、方法和注意事项，介绍手术成功的病例，同时告知可能出现复发、鞘膜积液、伤口感染、疼痛等并发症；术后一般不影响美观；手术只处理精索内静脉，不涉及阴茎海绵体，不会造成器质性性功能障碍。

（2）针对其心理障碍等原因予以个体化心理护理，提高精索静脉曲张患者的孕育率；建立沟通平台，把心理护理从院内延伸到院外。

（3）指导家属给予必要的关心和支持，平和心态对待，告知患者若手术满意可不借助辅助生殖技术而使配偶自然妊娠，增强其治疗的信心。

2. 手术准备

（1）注意保暖，防受凉，避免术后咳嗽导致腹压增高，从而影响伤口愈合。

（2）训练床上排尿，避免术后发生尿潴留。

3. 术前常规准备

（1）完善术前相关检查：血、尿、便常规，肝肾功能，电解质，凝血全套，胸部 X 线片，心电图等。行阴囊彩超检查，明确精索静脉曲张的程度。

（2）术前禁食 8 小时，禁饮 4 小时。

（3）腹腔镜精索静脉高位结扎术前脐部均应彻底清洁，避免切口感染。术前 1 日用碱性皂液清洗脐部。术晨再用聚维酮碘溶液进行脐部消毒。

（4）术晨更换清洁病员服。

（5）术晨与手术室人员核对患者、药物及其他相关信息后，送入手术室。

【术后护理措施】

1. 外科术后护理常规　见表 32-14。

表 32-14　术后常规护理

麻醉后护理常规	了解麻醉和手术方式及术中情况
	去枕平卧，头偏向一侧
	持续低流量吸氧
	持续心电监护
	严密监测生命体征
	床挡保护防坠床
伤口观察及护理	观察伤口有无渗血、渗液，渗液的颜色及量
	敷料渗湿及时更换
	"丁"字带托起阴囊
	观察阴囊有无血肿
管道观察及护理	留置针妥善固定，输液管保持通畅，注意观察穿刺部位皮肤
疼痛护理	评估患者疼痛情况，遵医嘱给予镇痛药物
基础护理	提供安静、舒适的环境，观察自解小便情况，做好口腔护理、定时翻身、患者清洁等工作

2. 饮食

（1）术后 6 小时内禁饮禁食。

（2）术后 6 小时后可开始饮水，如无腹痛、腹胀等不适，逐渐进食流食、半流食直至普食。

（3）忌烟酒及辛辣刺激性食物。

（4）多饮水，多吃新鲜蔬菜、水果，多食高纤维素、易消化食物，保持大便通畅。

3. 体位与活动 见表 32-15。

表 32-15 患者体位与活动

时间	体位与活动
全身麻醉清醒前	去枕平卧，头偏向一侧
全身麻醉清醒后手术当日	平卧位、侧卧位
术后第 1 日	卧床为主，适当床旁活动

4. 健康宣教 见表 32-16。

表 32-16 精索静脉曲张术后患者的出院宣教

饮食	忌烟、酒及辛辣刺激性食物，多饮水，多吃蔬菜和水果及富含纤维素的食物
活动	术后 1 周可恢复正常工作生活。术后 3 个月内避免重体力劳动、剧烈运动及持久站立等
性生活	成人术后 1 个月内禁止性生活，保持个人卫生，防止感染发生
复查	术后 1～2 个月常规来门诊复查

【并发症的处理及护理】

1. 阴囊水肿 做好心理护理，消除其恐惧心理；卧床休息；"丁"字带托起阴囊；局部用 50% 硫酸镁湿敷，一般1周内水肿可自行消退。

2. 尿潴留　术前训练床上排尿；心理护理；提供利于排尿的环境；调整体位和姿势；诱导排尿；必要时安置保留尿管。

【特别关注】

（1）术后伤口的护理与观察：保持皮肤清洁，及时更换渗湿敷料，保持敷料干燥、清洁，预防伤口感染，伤口出现红肿热痛、切口疼痛并伴体温升高时应考虑感染，及时报告医生，使用抗生素抗感染。给予雾化吸入，鼓励有效咳嗽排痰，避免用力咳嗽影响伤口愈合。

（2）健康宣教。

（3）定期复查。

【前沿进展】

单孔腹腔镜精索静脉高位结扎术

单孔腹腔镜技术近年发展迅速，2007年Rane报道的单纯肾切除手术是最早的泌尿外科纯单孔腹腔镜手术，目前泌尿外科已开展了前列腺癌根治术、全膀胱切除术等复杂手术。与传统腹腔镜手术相比，单孔手术的优势在于通过一个多通道套管建立气腹，形成操作空间，利用可弯或预弯器械进行操作，手术创伤更小，术后康复更快，手术瘢痕被脐部皮肤皱襞掩盖，因此患者体表手术瘢痕不明显，更加美观，但需特制的单孔多通道平台及预弯或可弯的器械。这些器械容易损坏，费用高，同时单孔多通道平台直径大，需要的手术切口也较大。

【知识拓展】

中医治疗精索静脉曲张不育

中医认为精索静脉曲张不育多因瘀血为患；或因肝肾不足，外感寒湿，气滞血瘀，筋脉失濡；或因举重担物，长途践涉，筋脉受伤，肝络瘀滞；或因湿热下注，脉络失和；或因脾虚气陷，血运无力。其发病多表现为血运受阻，蕴而化热，血不养睾，热灼精伤，而致男性不育。主要的中药方如少腹逐瘀散，大黄蟅虫颗粒，五子衍宗丸。补肾活血方：组成有熟地、枸杞、巴戟天、淫羊藿、当归、川芎，均能明显改善患者的精子质量和精子功能，提高精子的密度、活力、活动率，降低精子的畸形率，改善患者的临床症状，临床疗效显著。中西医结合治疗的方法有穴位注射、蜂疗。在中西医结合方面，不仅发挥了手术治疗解除局部病因和症状的长处，并且可以充分发挥中药活血化瘀、补肾生精、改善精液质量和提高受孕率的功能。利用中医优势，提倡多种途径治疗精索静脉曲张不育。

（高梦雨）

第五节　睾丸扭转的护理

【概述】

睾丸扭转又称精索扭转，是由于精索顺其纵轴旋转导致睾丸的血液供应突然受阻而造成的睾丸急性缺血、坏死性病变。20岁以下者多发，左侧多见。

【病因】

（1）睾丸发育不良及睾丸系膜过长，睾丸活动度过大。

（2）睾丸呈水平状时、睾丸下降不全或腹腔内睾丸较易发生扭转。

（3）睾丸和其附属物的先天性畸形。

（4）鞘膜异常。

（5）体位突然改变等外力影响，如运动，外伤引起睾丸过度活动而发生睾丸扭转。

【病理】

睾丸扭转的病理改变及预后与扭转的程度、扭转后引起睾丸缺血的时间有着重要关系。

睾丸扭转后，首先发生静脉回流障碍，如扭转未能及时解除，组织肿胀不断加剧，并引起动脉供血障碍，最终导致睾丸坏死。

【诊断要点】

1. 临床表现

（1）突发一侧阴囊内睾丸疼痛，左侧多见，常常在安静休息及夜间睡眠中突然疼醒。起初为隐痛，随后加剧并变为持续性剧烈疼痛。

（2）疼痛有时向下腹部及同侧腹股沟放射。

（3）可伴恶心、呕吐，少数有低热。

（4）睾丸局部肿胀，有触痛。阴囊皮肤可见红肿，仅限于患侧。

（5）阴囊抬高试验（Prehn征）阳性。

2. 辅助检查

（1）多普勒超声检查：可灵敏检测出血管内血流，音量大小与血流量大小成正比（图32-2）。

（2）核素扫描。

（3）MRI 检查。

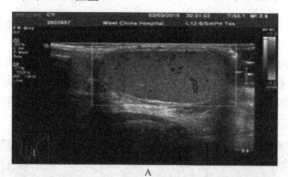

A

B

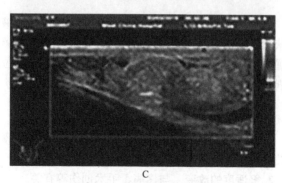

C

图 32-2 睾丸扭转 B 超检查

A. 左侧睾丸；B. 右侧睾丸；C. 右侧精索

【治疗】

1. 手术复位及睾丸精索固定 尽早手术探查,争取在出现症状 6 小时内将睾丸复位,并将睾丸、精索与阴囊内层鞘膜间断缝合固定,防止术后再次扭转。睾丸扭转无法恢复其血液循环或睾丸扭转超过 24 小时,睾丸发黑坏死(图 32-3),应予以切除,同时行对侧睾丸固定以防扭转。

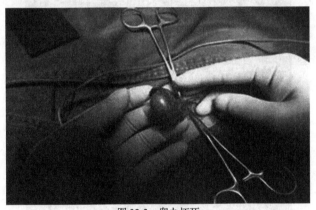

图 32-3 睾丸坏死

2. 手法复位 发病在 6 小时以内,阴囊内无渗液、皮肤无水肿,可试用手法复位。复位成功的标志是睾丸位置下降、精索松弛、疼痛减轻,多普勒超声或同位素检查显示血流恢复正常。

【主要护理问题】

1. 焦虑/恐惧 与患者对疾病的认识不足、担心预后有关。

2. 舒适度的改变 与疼痛、手术创伤等有关。

3. 潜在并发症 伤口感染、睾丸坏死。

【护理目标】

（1）患者焦虑/恐惧程度减轻，配合治疗及护理。

（2）患者主诉不适感减轻或消失。

（3）术后未发生相关并发症，或并发症发生后能得到及时治疗与处理。

【术前护理措施】

1. 心理护理

（1）讲解疾病的病因、发病特点、诊治配合及预后情况。

（2）保护患者隐私，帮助其克服羞涩心理。

（3）鼓励患者表达自身感受，多关心、安慰患者及其家属。

（4）向患者及其家属讲解手术的必要性，介绍麻醉及手术的简要经过。

2. 营养　诊断明确前，应禁饮禁食，遵医嘱予以静脉补充水、电解质等。

3. 病情观察

（1）观察并记录患者睾丸疼痛程度、变化情况。

（2）恶心、呕吐严重者，注意观察液体出入量和电解质。

4. 术前准备　一旦诊断明确或高度怀疑睾丸扭转，应尽早手术治疗。

（1）完善术前相关检查：多普勒超声检查、血常规、肝肾功能、凝血全套、胸部 X 线片、心电图等。

（2）术前行抗生素皮试。

（3）术前禁食、禁饮。

（4）更换清洁病员服，遵医嘱建立静脉通道。

（5）与手术室人员核对患者、药物及其他相关信息后，送入手术室。

【术后护理措施】

1. 外科术后护理常规 见表 32-17。

表 32-17 常规护理内容

麻醉术后护理常规	了解麻醉和手术方式及术中情况
	去枕平卧，头偏向一侧，保持呼吸道通畅
	持续低流量吸氧
	持续心电监护
	严密监测生命体征
	床挡保护防坠床
伤口观察及护理	观察伤口有无渗血、渗液，渗液的颜色及量
	敷料渗湿时及时予以更换
	观察阴囊皮肤颜色，局部有无红、肿、疼痛
	观察对侧睾丸情况，有无红、肿、疼痛
	保持阴囊皮肤清洁干燥，抬高阴囊，预防阴囊水肿
尿管的护理	妥善固定，防止折叠、扭曲、受压，保持引流通畅
	尿袋的位置应低于耻骨联合水平，高于地面，防止尿液反流和逆行感染
	做好尿道口护理，保持会阴部清洁卫生
	鼓励患者多饮水
疼痛护理	评估患者疼痛情况
	根据疼痛评分，予以心理安慰或遵医嘱给予镇痛药
基础护理	提供安静、舒适的病房环境，做好口腔护理和患者清洁等

2. 饮食

（1）术后 6 小时内禁饮、禁食。

（2）术后 6 小时后可饮水，如无腹痛、腹胀等不适，可进流质饮食，逐渐过渡到半流质饮食再到普食。饮食宜高蛋白、低脂肪、营养丰富、易消化，避免刺激性食物。

3. 体位与活动　见表 32-18。

表 32-18　患者体位与活动

时间	体位与活动
全身麻醉清醒前	去枕平卧，头偏向一侧
全身麻醉清醒后手术当日	低半卧位、侧卧位，托高阴囊
术后第 1 日	半卧位为主，增加床上四肢运动、托高阴囊
术后第 2 日	病情稳定，指导患者下床活动

注：卧床休息，保持会阴部清洁，利于恢复。活动能力应当根据患者个体化情况循序渐进。起床活动时使用提睾带。

4. 健康宣教　见表 32-19。

表 32-19　睾丸扭转术后患者的出院宣教

饮食	忌烟酒及辛辣刺激性食物，多饮水，定时排尿，防止尿路感染继发附睾炎，多吃蔬菜和水果及富含纤维素的食物
活动	术后使用提睾带至少 3～4 周。3 个月内避免骑跨运动，避免阴囊局部剧烈震荡及重体力劳动。防止健侧睾丸外伤
性生活	成人术后 1 个月内禁止性生活
复查	患侧睾丸保留的患者，由于缺血再灌注损伤，可能会出现睾丸萎缩，一般术后随访 3～6 个月。行睾丸切除的患者定期复查睾丸 B 超及精液常规，了解对侧睾丸功能。一旦健侧睾丸出现疼痛不适，及时就诊

【特别关注】

（1）体位与活动。

（2）健康宣教。

（3）病情观察。

（4）心理护理。

【前沿进展】

提睾带使用的护理

使用提睾带有减轻阴囊水肿和坠痛的作用。使用时应保持会阴部清洁，每日 2 次温水清洗阴囊。提睾带应选择棉质、透气性好的，使用时注意松紧适度，保持清洁干燥，若浸湿，应及时更换。

（许　婷）

第六节　睾丸鞘膜积液的护理

【概述】

正常情况下睾丸鞘膜腔内有少量浆液，使睾丸有一定的滑动范围。阴囊鞘膜腔内集聚的液体超过正常量而形成的囊肿称为鞘膜积液。精索部鞘状突未闭合且有积液，则形成精索鞘膜积液。

【病因】

睾丸鞘膜积液分为原发和继发两种。原发者病因不清，病程缓慢，可能与慢性炎症和创伤有关；继发者伴有原发疾病，如睾丸炎、附睾炎、创伤等，表现为急性鞘膜积液。慢性鞘膜积液多无明显诱因，可并发于睾丸肿瘤、结核、梅毒等。

【病理】

原发性鞘膜积液浆液多为淡黄色清亮的渗出液；继发性急性鞘膜积液浑浊，如有出血则呈棕褐色，含有大量红细胞、白细胞，炎症严重时呈脓性。

【诊断要点】

1. 临床表现　本病一般无自觉症状，积液多时可出现以下症状。

（1）阴囊内有囊性肿块（图32-4）。

（2）质软，有弹性和囊性感。

（3）下坠感或轻度牵扯痛。

（4）巨大的鞘膜积液引起排尿及性生活困难，亦可影响行动。

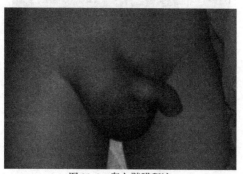

图32-4　睾丸鞘膜积液

2. 辅助检查

（1）B超检查鞘膜积液肿块呈液性暗区（图32-5）。

（2）透光试验阳性。

【治疗】

1. 非手术治疗　适用于病程缓慢、积液少且无明显症状者。2岁以下患儿的积液可自行消退，不需手术治疗。

2. 手术治疗　积液量大而无明显自行吸收甚至影响正常生活者，应手术治疗。包括：①鞘膜翻转术；②鞘膜切除术；③鞘膜开窗术；④睾丸鞘膜折叠术。

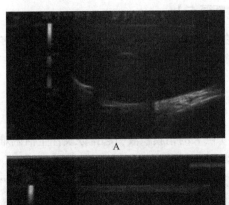

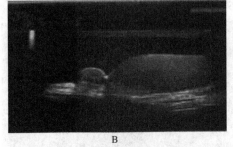

图 32-5 睾丸鞘膜积液 B 超检查

A. 右侧睾丸；B. 右侧睾丸鞘膜

【主要护理问题】

1.焦虑 / 恐惧 与患者缺乏疾病的相关知识、恐惧、担心预后有关。

2.舒适度的改变 与局部体液淤积、手术创伤等有关。

3.潜在并发症 出血、感染等。

【护理目标】

（1）患者焦虑 / 恐惧程度减轻，配合治疗及护理。

（2）患者主诉不适感减轻或消失。

（3）术后未发生相关并发症，或并发症发生后能得到及时治疗与处理。

【术前护理措施】

1. 心理护理

（1）向患者或患儿家属耐心讲解手术的必要性和治疗效果，介绍手术过程、麻醉及相关注意事项。

（2）请康复期患者现身说教，使患者树立信心，消除恐惧的心理。

（3）进行个性化心理护理。

（4）保持患者情绪稳定。

2. 术前常规准备

（1）完善术前相关检查：血常规、尿常规、肝肾功能、电解质、凝血全套、胸部 X 线片、心电图、B 超检查等。

（2）术前行抗生素皮试。

（3）术前禁食 8 小时，禁饮 4 小时。

（4）术晨更换清洁病员服，遵医嘱建立静脉通道。

（5）与手术室人员核对患者、药物及其他相关信息后，送入手术室。

【术后护理措施】

1. 外科术后护理常规　见表 32-20。

表 32-20　常规护理内容

麻醉术后护理常规	了解麻醉方式、手术方式、术中情况
	持续低流量吸氧
	持续心电监护
	严密监测生命体征
	床挡保护防坠床
伤口观察及护理	观察伤口有无渗血、渗液，渗液的颜色及量
	敷料渗湿及时更换
管道观察及护理	留置针妥善固定，输液管保持通畅，注意观察穿刺部位皮肤

续表

疼痛护理	评估患者疼痛情况
	根据疼痛评分，给予心理安慰或遵医嘱给予镇痛药物
基础护理	提供安静、舒适的环境，观察排尿情况，做好口腔护理、 饮食护理、患者清洁等工作

2. 饮食

（1）术后 6 小时内禁饮、禁食。

（2）术后 6 小时后可开始饮水，如无腹痛、腹胀等不适，逐渐进流食、半流食到普食。以高热量、高蛋白、高维生素饮食为主。

3. 体位与活动 见表 32-21。

表 32-21 患者体位与活动

时间	体位与活动
全身麻醉清醒前	去枕平卧，头偏向一侧
全身麻醉清醒后手术当日	半卧位、侧卧位
术后第 1 日	半卧位为主，增加床旁活动
术后第 2 日	如患者病情稳定，则指导患者下床活动

注：活动能力应当根据患者个体化情况循序渐进。

4. 健康宣教 见表 32-22。

表 32-22 睾丸鞘膜积液术后患者的出院宣教

饮食	忌烟酒及辛辣刺激性食物，多饮水，多吃蔬菜水果及富含纤维素的饮食
活动	术后 1 周可恢复正常工作生活。术后 1 个月内避免重体力劳动、 剧烈运动及持久站立、提重物、抬重物等
性生活	成人术后 1 个月内禁止性生活
复查	术后 1～2 个月复查，必要时及时就诊

【特别关注】

健康宣教。

【前沿进展】

临床上腹股沟阴囊鞘膜积液较少见，占鞘膜积液的 0.17% ～ 3.1%，主要表现为腹股沟阴囊鞘膜积液经腹股沟管向腹腔内延伸成"葫芦"状。腹股沟阴囊鞘膜积液同鞘膜积液一样属于先天性疾病，大多在 1 岁内发现，成人也有散在报道，多由婴儿期发展而来。多普勒超声检查大大提高了该病的检出率，不仅可以明确诊断，还可以显示突出的囊肿对周围组织的压迫情况及睾丸结构的改变。仅少数腹股沟阴囊鞘膜积液可自发吸收，且只是腹腔内部分吸收，阴囊内部分会持续存在。手术治疗的目的为避免复发和减少手术并发症。随着近年来对该病的深入认识及手术方法的不断改善，经腹股沟入路的标准术式也得到改进，同时经腹腔镜的微创手术治疗腹股沟阴囊鞘膜积液方面也积累了一定经验。但目前对于该病的最佳手术方式仍在探讨中。

【知识拓展】

孙思邈（581—682），汉族，京兆华原（现陕西铜川市耀州区）人，是北周、隋唐与唐代医药学家，被后人誉为"药王"。代表作品有《存神炼气铭》、《千金要方》、《千金翼方》等。

孙思邈是我国古代著名医学家，传说有一次，一位得了尿闭症的患者找到他，神情十分痛苦。孙思邈仔细打量这个患者，只见他的腹部像鼓一样高高隆起。患者双手捂着肚子，呻吟不止。孙思邈见状，心里非常难过，他想：尿流不出来，大概是排尿的口子不灵。尿脬盛不下那么多尿，吃药恐怕来不及了。如果想办法从尿道插进一根管子，尿也许就能排出来。可是，尿道很窄，到哪儿去找这种又细又软、能插进尿道的管子呢？正为难时，他忽瞥见邻居家的孩子拿着一根葱管吹着玩。孙思邈眼睛一亮，也找来一根细葱管，切下尖头，小心翼翼地插入患者的尿道，并像那小孩一样，鼓足两腮，用劲一吹，果然，患者的尿液从葱管里缓缓流了出来。待尿液放得差不多后，他将葱管拔了出来，患者这时也好受多了，直起身来，连连向孙思邈道谢。该法的原理在于通过葱管的传导，借助气体的张力，使尿道扩张，迫使气体进入膀胱造成"胞胀"，进而开启膀胱括约肌，利用尿潴留时膀胱本身的压力将尿液排出体外。所以说在医学史上，孙思邈是世界上第一个发明导尿术的人。

孙思邈记述了葱管一口吹式导尿术，据《备急千金要方》记载："凡尿不在胞中，为胞屈僻，津液不通，以葱叶除尖头，纳阴茎孔中深三寸，微用口吹之，胞胀，津液大通便愈。"这段文字详细记载了导尿术的适应证、导尿工具及导尿管插入尿道的深度和具体操作办法。该方法的优点在于操作较简单，易于掌握，对尿道损伤小，术后感染机会少，是比较理想的导尿方法。

（许　婷）

第七节　男性不育的护理

【概述】

男性生殖系统由内、外生殖器两部分组成。外生殖器包括阴囊和阴茎；内生殖器包括睾丸、排精管道（附睾、输精管、射精管和尿道）及附属腺体如精囊腺、前列腺和尿道球腺等。男性的正常生殖活动包括精子的发生、成熟、排放及获能等一系列生理过程。男性生殖系统器官发育异常或精子发育过程的任何一个环节出现问题均可能导致男性不育。世界卫生组织（WHO）对男性不育症做了详细的定义，即经过 12 个月以上未采取任何避孕措施的性生活而没有使配偶妊娠。

在西方工业发达国家，育龄夫妇不育的发病率波动于 10% ～ 20%。尽管在我国不育症发病率平均约为 10%，但随着环境的变化及生活习惯等的改变，不育症的发生率有上升趋势。据统计，在众多不育人群中男性不育约占 20%，而由夫妇双方原因引起的不育占 30% ～ 40%。

【病因】

引起男性不育症的原因极其复杂，其往往不是一种独立因素引起的，而更可能是多种综合因素引起的，因此男性不育症不是一种独立的疾病，而是由多种疾病或因素共同导致的结果。引起男性不育的原因主要分为三个层次，即睾丸前、睾丸和睾丸后三个环节，具体常见病因主要包括：

（1）原发性下丘脑疾病、垂体疾病及外源性或内源性激素水平异常等引起的内分泌紊乱，导致精子发育异常。

（2）男性生殖器官异常，包括染色体异常、隐睾症、免疫性疾病（如抗精子抗体的产生）、男性生殖道感染（如睾丸附睾炎）、精索静脉曲张、外伤、医源性损伤、理化及环境因素、特发性原因等，引起生精功能障碍及精液异常。

（3）男性性功能障碍导致不能完成性生活、精子运动障碍、精子活动力或功能障碍、前列腺疾病及排精管道异常等。

【病理】

通过睾丸穿刺活检术获得睾丸内组织，然后进行生殖病理观察，能直接判断精子发生的功能或精子发生障碍的程度；同时，还能对睾丸合成类固醇的能力及其障碍进行定量评分，从而为男子不育症的诊断提供直接资料，对治疗措施的选择和以后的评估提供可靠的依据。睾丸穿刺活检术对无精症的患者具有重要的意义，不仅可以鉴别梗阻性无精子症或原发性睾丸萎缩（原发性无精症），指导治疗；还可以通过该方法使继发性无精症者获得精子进行辅助生殖。

【诊断要点】

男性不育症的病因多种多样，对男性不育症的诊断至少应明确以下几点内容：①明确是男性不育，还是女性不育或者是男女双方均存在不育问题；②如确实是男性不育，需明确是绝对还是相对不育；③需明确是原发性不育还是继发因素造成的不育；④需要针对不同的原因做出分析，以便寻找最佳的治疗措施。男性不育的主要诊断流程包括：

1. 病史 详细而完整的病史对男性不育症的诊断具有重要作用，应询问患者发病情况和既往诊治经过，同时询问患者是否有全身系统性疾病、感染性疾病、生殖系统创伤或手术史、与男性生殖系统相伴随的一些特殊疾病及是否接触过对男性生殖系统有害的理化和环境因素、职业和生活习惯等。此外还应询问患者的家族史、生长发育史、生育史、过去史及个人史、勃起功能及射精功能等。

2. 体格检查 对于男性不育的诊断具有重要作用，检查应在安静、整洁、光线充足、温度适宜的房间进行，同时应注意保护患者的隐私。体格检查包括全身检查和泌尿生殖系统专科检查。全身检查除一般体格检查内容外，还包括男性第二性征检查、体型和营养状况等，查看有无男性女性化、男性乳房发育等，有无男性内分泌紊乱。泌尿生殖系统检查主要是对生殖器官（阴茎、阴囊、腹股沟区域、睾丸、附睾、输精管、前列腺和精囊）的检查。

3. 辅助检查　针对不同的病因采取不同的检查方式，常规病因查找及不育类别判断的主要检查包括：①精液检查；②内分泌激素检查；③泌尿生殖系统彩超；④睾丸活组织检查；⑤染色体分析；⑥免疫学检查；⑦腹部CT；⑧输精管道及尿道等造影。

【治疗】

男性不育症的治疗应针对不同的病因而实施，且因其原因复杂，往往为复合因素共同作用，其治疗也常为多种措施共同进行。男性不育症的治疗措施主要有预防性治疗、非手术治疗和手术治疗等多种方法。

1. 预防性治疗

（1）预防性传播疾病。

（2）自我体检，及早发现问题，及早治疗。

（3）避免接触有害理化及环境因素。

（4）避免损害睾丸功能，若有潜在影响生育的危险因素，应及早冻存精子。

2. 非手术治疗

（1）特异性治疗：内分泌治疗（促性腺激素治疗、促内源性促性激素分泌治疗等），抗感染治疗，免疫性不育治疗（洗涤精子、糖皮质激素）等。

（2）非特异性治疗：外源性补充雄激素（雄激素替代治疗），外源性促性腺激素及释放激素治疗。

（3）抗雌激素治疗，非激素治疗等。

3. 手术治疗

（1）提高睾丸精子发育的手术：阴囊探查术或睾丸下降固定术、精索静脉高位结扎术。

（2）附睾或睾丸精子抽吸术。

（3）解除输精管的梗阻：输精管吻合术或输精管附睾吻合术。

（4）经尿道射精管口切开术。

4. 辅助生殖

（1）自身或供者人工授精。

（2）体外受精胚胎移植术。

（3）显微操作辅助受精技术。

【主要护理问题】

1. 焦虑　与患者对不育引起的心理问题及担心预后有关。

2. 有感染的危险　与手术切口位置有关。

3. 疼痛　与手术伤口有关。

4. 知识缺乏　与缺乏男性不育的相关知识有关。

5. 性功能障碍　与心理性性功能障碍有关。

6. 潜在并发症　尿路感染、腹胀、阴囊血肿、阴囊水肿、睾丸扭转等。

【护理目标】

（1）患者焦虑程度减轻，积极配合治疗及护理。

（2）预防感染，手术切口愈合良好。

（3）患者主诉疼痛减轻或消失。

（4）对疾病有正确的认识，能积极配合治疗和护理。

（5）引起心理性性功能障碍的因素得到缓解或解决。

（6）术后未发生相关并发症，或并发症得到及时处理后缓解或治愈。

【术前护理措施】

1. 心理护理

（1）主动与患者沟通，应用心理疏导的方式，让患者说出不育的感受，使患者充分倾诉并有机会发泄，从而理顺患者的情绪。

（2）对患者及其家属宣讲不育的原因及治疗等相关知识，让其对男性不育症有正确的认识，并充分发挥家庭支持的作用，鼓励患者与家属开诚布公地交谈，给予患者心理支持与安慰，缓解患者心理压力。

（3）对患者进行检查目的、治疗方法、治疗效果及其相关知识的宣教，使其更好地配合医护人员的治疗工作，以提高手术治疗的成功率。

（4）向患者解释不育手术治疗的必要性、手术方式、注意事项及手术治疗的成功病例，取得患者的信任，增强患者治疗的信心。

2. 术前常规准备

（1）按泌尿外科手术术前常规护理。

（2）协助完善相关术前检查：精液检查、输精管造影、睾丸活组织检查、激素检查、B超、心电图、胸部X线片、凝血功能检查等。

（3）行抗生素皮肤过敏试验，遵医嘱将术中用药带入手术室。

（4）行阴囊手术者，术前2日彻底清洗会阴，每日至少1次。

【术后护理措施】

1. 外科手术后护理常规 见表32-23。

表32-23 常规护理内容

麻醉后护理常规	了解麻醉和手术方式、术中情况
	持续心电监护，严密监测生命体征
	持续低流量吸氧
	床挡保护，防止坠床
	对于腰麻、硬膜外麻醉或腰硬联合麻醉者，术后应去枕平卧6小时，并密切观察有无恶心、呕吐、头痛、尿潴留及神经症状等

续表

伤口的观察 及护理	观察伤口敷料有无渗血，对于阴囊手术患者，更应密切观察伤口周围是否出现水肿、血肿。可将阴囊托起以预防局部血肿及水肿。行腹股沟手术者可使用 0.5～1.0kg 沙袋压迫切口以预防出血
	行腹腔镜手术者应观察腹部体征，有无腹痛、腹胀等
	协助未留置尿管患者排尿，并防止尿液污染伤口，引起感染
疼痛护理	观察患者伤口疼痛情况，遵医嘱给予缓解疼痛的护理措施
各管道观察 及护理	妥善固定留置针，保持输液管道通畅，注意观察穿刺部位皮肤有无红肿、液体外渗及静脉炎发生
	留置尿管的患者按照尿管护理常规进行尿管护理，一般术后第1～2日可拔除尿管，拔管后注意关注患者排尿情况
基础护理	做好晨晚间护理、定时翻身、雾化吸入、患者清洁等工作

2. 饮食护理 术后 6 小时内禁食、禁饮；6 小时后饮水，饮水后如无恶心、呕吐、腹胀等不适症状，则可开始进食。多食易消化、富含纤维素的食物，如芹菜、韭菜、香蕉等，在留置尿管期间及拔除尿管后在病情允许的情况下多饮水，保持每日尿量在 2000～3000ml。

3. 健康宣教 见表 32-24。

表 32-24 男性不育患者术后的出院宣教

心理护理 及生活 干预	对于存在较大精神压力的患者，建议其主动减轻工作、生活中的压力，通过适当的运动进行自我调节，缓解紧张情绪，保持乐观的心态；适当的运动，可以每日运动 30～45 分钟
	通过向有吸烟习惯、饮酒习惯及熬夜习惯的患者及其亲属说明不良生活习惯对男性生育功能的危害及相关机制，让其理解戒烟、戒酒和避免熬夜在造成男性不育疾病中的重要意义
	通过宣教，使患者认识到规律、健康的性生活的重要性，避免婚外性生活，以免传染性病，对已感染者及时有效地治疗
	养成好的卫生习惯，男性应每天对包皮、阴囊进行清洗；要尽量避免以下情况，如穿紧身而透气性差的裤子、骑自行车、驾车、坐沙发等
	健康饮食，补充维生素，应着重多摄入蔬菜水果和海产品，并定期摄入动物肝脏

续表

随访复查	药物治疗应规律，持续 3 ～ 5 个月
	定期复查精液常规，若无好转甚至恶化需及时就诊
	精索静脉曲张手术后避免早期活动及长期站立，以防止复发
	泌尿生殖系统感染者，应定期复查尿常规、前列腺液等，直至康复
	有心理性疾病者，应进行心理卫生治疗

【并发症的处理及护理】

并发症的处理及护理见表 32-25。

表 32-25　并发症的处理及护理

常见并发症	临床表现	处理及护理
出血	伤口敷料持续有新鲜血液渗出，阴囊血肿	阴囊加压包扎，充分引流，若血肿继续增加则应手术治疗
感染	尿路感染：出现尿频、尿急、尿痛甚至脓尿	术后及早拔除尿管，多饮水，积极应用抗生素控制感染
	伤口感染	行会阴部手术者，术前应进行局部皮肤清洁，预防术后感染；感染切口局部更换敷料，并可使用新型敷料促进愈合
阴囊水肿	阴囊肿胀，局部皮肤坏死脱落	术后托起阴囊以预防水肿发生；若已发生阴囊水肿，则仍应托起阴囊，局部可用高渗盐水或硫酸镁外敷，促进恢复
睾丸扭转	会阴疼痛	术后早期正确评估疼痛原因，以防止漏诊；若发生睾丸扭转，应及早手术复位或手法复位
腹胀	行腹腔镜手术者，术后可能出现严重腹胀	保守治疗，留置胃管及肛管等，无效者可行中西医结合治疗

【特别关注】

（1）心理护理。

（2）术后并发症的预防、早期观察及处理。

（3）健康宣教。

【前沿进展】

无精症是指经过至少两次精液质量分析证实精液中缺乏精子，其发病率 <1%，可分为两大类：一类为睾丸本身生精功能正常，但精子排出通道梗阻，睾丸产生的精子无法排出体外，即梗阻性无精症，约占无精症的 40%；另一类为睾丸本身生精功能障碍，即非梗阻性无精症。梗阻性无精症多数为输精管道梗阻引起，主要原因包括附睾梗阻、输精管节育术、感染、医源性损伤、遗传性和先天性因素等，其中附睾梗阻为最常见的原因。

梗阻性无精症的治疗方法主要为输精管附睾吻合术，通过重建精子排出通道，建立精子自然排出的渠道从而提高自然受孕率。但传统的输精管附睾吻合术成功率较低，输精管道的复通率和自然妊娠率都不能令人满意。随着显微技术在泌尿外科的应用，显微镜下重新吻合输精管附睾对于输精管和附睾梗阻具有重要意义。显微外科输精管附睾吻合技术的发展，使得输精管附睾梗阻的复通率由原来的不足 50% 上升到 80% 以上，而自然受孕率由原来的 10% ～ 20% 上升至 30% ～ 40%。显微外科输精管附睾吻合术是治疗附睾梗阻所致的无精症患者的极其有效的方法，根据病情往往首先选择单侧进行重建，若病情需要，可进行双侧吻合、近附睾尾部吻合，从而获得更高的总体复通率和自然受精率。

显微外科输精管附睾吻合术为梗阻性无精症患者带来了福音，使患者能够实现自然受孕，为患者带来了更多心理上的积极意义，该项技术值得推广应用。

【知识拓展】

男性不育的危险因素

1. 高温　睾丸位于阴囊内，温度低于体温，是精子发生和成熟的必需条件。隐睾、精索静脉曲张、长时间高温环境、长期高热、热水坐浴、洗桑拿、阴囊湿疹等均能致睾丸温度升高，引起生精障碍。洗桑拿可使精子畸形率增高，穿紧身牛仔裤也会影响局部散热。

2. 电磁辐射　长时间大剂量的辐射可出现性激素分泌紊乱、曲细精管萎缩、生精细胞减少及排列紊乱、成熟精子减少、附睾分泌紊乱等。手机、电脑等日常生活电器电离辐射虽然量较少，但是否会影响男性生育能力尚在研究中。

3. 前列腺炎　慢性前列腺炎可能导致精子自发顶体反应水平升高及诱发顶体反应水平降低，活性氧自由基增多。前列腺分泌功能减退，产生抗精子抗体，病原体直接损害精子。

4. 重金属离子　大剂量或长时间接触某些重金属离子如铅、镉、锰、汞会产生明显的生殖毒性。镉积累于睾丸和附睾，使睾丸间质充血水肿。铅对睾丸产生直接毒性作用，其所致的生殖系统损害，可累及配偶妊娠及后代。

5. 饮酒　乙醇可损伤下丘脑-垂体-性腺生殖轴内分泌功能，导致睾酮降低，精液量、精子数量减少，精子密度和活力降低等。

6. 吸烟　是男性不育的重要危险因素之一，研究认为吸烟可导致圆头精子增多、精子 DNA 碎裂等，影响精子的运动参数。大量吸烟（每日 20 支以上）及长期吸烟

（烟龄 10 年以上）可能是引起不育的重要原因。

7. 精索静脉曲张　使血液回流受阻、静脉压增高、血液中毒性代谢产物积聚、微循环障碍，通过产生过量活性氧及抗精子抗体，引起精子凋亡、性激素分泌紊乱等造成不育。

8. 病毒、弓形虫感染　目前大都认为青春期或之后感染腮腺炎病毒可并发睾丸炎导致不育。弓形虫速殖子对精子运动影响明显，可能是男性不育的原因之一。

9. 年龄　尽管有的男性在较大年龄仍有生育能力，但在年龄增长过程中会伴随着生育方面的相应改变。随着年龄的增长，精液量和精子活动率明显减少。

10. 不育持续时间　长时间的不育，会致心理压力增大、性激素水平下降、神经内分泌功能紊乱；不育的时间越长，睾丸的生殖潜力越低，不育时间持续 4 年以上，每月生育的成功率仅为 1.5%。

（陈　叶）

第七篇　其　他

第三十三章　泌尿系统伤口的护理

第一节　泌尿系统伤口护理常规

【伤口的定义】

广义的伤口定义：当身体的各部分或器官受到各种不同伤害性的打击时所导致的各种程度上不同的损伤。

狭义的伤口定义：指机体正常组织在各种致伤因子和（或）致病因素的作用下所导致的皮肤及其他组织的损害，常伴有皮肤完整性的破坏，以及一定量的正常组织的丢失，皮肤的正常功能受损。

【伤口的分类】

伤口的分类有助于伤口的正确评估及治疗方案的选择。划分标准不同，伤口的分类也有所不同，临床上常用的分类方法有以下几种：

按照伤口开放与否分为闭合性损伤和开放性损伤两类。

按照伤口的污染程度及是否发生感染分为清洁伤口、清洁污染伤口、污染伤口、感染伤口。

按照伤口愈合时间的长短分为急性伤口和慢性伤

口。在泌尿系统伤口护理中，最多见的是急性伤口，如手术切口、外伤伤口等。

按照受伤原因分为物理性损伤、辐射线损伤、化学性损伤、病理性损伤、电源损伤、温度性损伤。物理性损伤是泌尿系统最常见的一类伤口，如手术切口、撕脱伤、刀伤等。

按伤口颜色分为红色伤口、黄色伤口、黑色伤口、混合性伤口。

【伤口愈合的病理生理】

伤口的愈合是指由于致伤因子的作用造成组织损伤后，局部组织通过再生和肉芽组织增生，对损伤和缺损的组织进行填充、连接或替代的一系列病理修复过程。

1. 伤口的生理性愈合 伤口的愈合大致分为三个阶段。

（1）炎症期/渗出期（清创期）：此期由创伤瞬间开始，在生理条件下持续3～6日。炎性细胞随之趋化、渗出至局部创面，巨噬细胞吞噬坏死的细胞碎片，中性粒细胞吞噬细菌并释放蛋白水解酶以清除细胞外基质中受损和失活的成分，目的在于清除损伤或坏死组织，为组织再生和修复奠定基础。

（2）增生期（肉芽期）：此期开始于创伤后的第1周内，持续2～3周，慢性伤口的时间可更长。主要由成纤维细胞增生，血管内皮细胞增殖、分化、迁移，组织基质分泌新生毛细血管和肉芽组织形成。

（3）稳定期（上皮形成期/分化期）：伤口修复开始于创伤后2～3周，可持续2年左右。主要的参与细胞组织为成纤维细胞、胶原蛋白，细胞活动现象表现为血管萎缩、胶原蛋白重组。伤口特征为伤口瘢痕收缩、上皮覆盖完成、颜色变浅、抗拉力增强。

2. 伤口的病理性愈合 是指众多原因对创面的生理性修复机制造成负面影响，导致创面坏死物质不易脱落、异常的炎症反应、酶类活性的改变、促修复细胞因子和修复细胞效率低下以及顽固的感染，创面缺乏达到愈合的必要条件，停滞于炎症期或增生期，包括外伤、放射性损伤、药物损伤、感染、糖尿病足、血管性溃疡、癌性溃疡及压疮等。

慢性创面可抑制细胞增殖和血管形成，表现为一种停滞或者继续恶化的病理愈合过程，故慢性创面的愈合也称为病理性愈合。

【影响伤口愈合的因素】

伤口的愈合类型、时间及修复程度与创面大小、受伤原因、患者自身健康状况等多种因素有关，一般来说可以将影响伤口愈合的因素分为全身因素和局部因素两大类。

1. 全身因素 年龄、营养状况、血管功能不全、组织氧气灌流不足、药物使用、免疫力低下、神经系统障碍、心理因素、凝血功能障碍、新陈代谢疾病、吸烟等。

2. 局部因素 伤口感染、伤口过分肿胀、局部摩擦、牵拉、压迫、伤口温度和湿度、局部伤口组织缺氧、无效的血纤维蛋白分解、异物、结痂、坏死组织、局部药物的使用等。

【手术后切口的分类】

泌尿外科疾病包括肾上腺、肾脏、输尿管、膀胱、尿道及男性生殖系统。手术涉及范围广，根据手术所涉及的区域，手术切口分四大类。

Ⅰ类切口（清洁伤口）：是指未受细菌及异物污染的伤口，可达Ⅰ期愈合。常见的为精索静脉高位结扎术、肾上腺肿瘤切除术、肾囊肿去顶减压术等切口。

Ⅱ类切口（清洁污染伤口）：是指手术切口进入消化道、呼吸道、泌尿道等管道，而无特殊污染的手术切口。伤口可能会有少量致病菌污染，但发生感染的概率仍较低。常见的为经尿道前列腺电切术、膀胱部分切除术等切口。

Ⅲ类切口（污染伤口）：是指邻近感染区或组织直接暴露于感染物的切口。此类伤口如果处理不当，伤口很快就可能从污染发展为感染，如膀胱扩大术、输尿管乙状结肠吻合术等切口。

Ⅳ类切口（感染伤口）：是指术前已存在感染或严重污染的伤口，如肾脓肿切口、阴囊脓肿切口等。

【手术后伤口的评估】

1. 伤口的观察　伤口的位置、形状、大小、颜色等。

2. 伤口渗液的观察　观察渗液的颜色、量、性状及气味等。

3. 伤口周围皮肤的观察　伤口周围皮肤有无发红、瘙痒、破溃、浸渍等。

4. 伤口疼痛的评估　使用各种工具对患者伤口疼痛进行评估。目前临床上常用的疼痛评分方法有视觉模拟评分量表、语言评分量表、数字评分量表、颜色模拟评估法、Wong-Banker面部表情量表。

【术后伤口护理常规】

1. 术后伤口处理流程　评估伤口→准备用物及环境→洗手，戴手套→除去旧敷料，洗手→戴无菌手套→清洁伤口→以干纱布吸除伤口床上多余的水分，并擦干伤口周围皮肤→选择敷料贴于伤口上，敷料要超出伤口边缘 2cm 左右→洗手，记录伤口情况。

2. 术后伤口敷料选择 伤口没有渗液时可选择生物薄膜、自黏性敷料等；伤口有少许渗液时可选择自黏性敷料、纱布等。

3. 术后伤口护理的注意事项

（1）用物准备：根据经济原则，在不影响伤口愈合的前提下，可以选择合适且价廉的传统敷料。敷料准备以不浪费为原则。临床建议使用的术后伤口敷料有自黏性敷料和透气性良好的生物薄膜，如果患者经济条件良好并且要求，也可以选用水胶体敷料，以降低不适感。

（2）除去旧敷料时所用手套可以选择一次性薄膜手套。

（3）清洁伤口不推荐使用强效消毒剂，因为术后伤口本身为清洁伤口，应用生理盐水或林格溶液清洁，可以达到去除伤口表面寄生物的目的，从而有效预防伤口感染，并且可以减少强效消毒剂对细胞的刺激作用，促进伤口愈合。

（4）要尽可能减少敷料更换的频率，但如果伤口敷料有血液渗出，则应及时更换。

【引流管拔管的护理常规】

泌尿系统手术后常见引流管有膀胱造瘘管、肾盂造瘘管、创腔引流管。创腔引流管主要用于引流手术伤口的残余积血、积液等。肾盂造瘘管主要用于输尿管梗阻或感染时的尿液或脓液引流，以预防、减轻肾功能损害，常见于输尿管梗阻及肾结石手术后。膀胱造瘘管用于下尿路梗阻时，将引流管置入膀胱达到引流尿液的目的，常见疾病如尿道狭窄、尿道断裂等。

1. 创腔引流管的拔管 见图33-1。

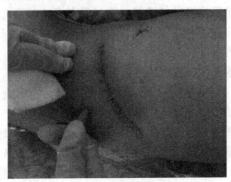

图33-1 创腔引流管拔管

（1）创腔引流管拔管护理流程：主管医生下达拔管医嘱→核对患者信息→评估伤口及创腔引流管引流情况→准备用物及环境→洗手，戴手套→除去旧敷料，洗手→戴无菌手套→清洁伤口→拆除固定引流管的缝线→缓慢拔出引流管→以干纱布吸除伤口上多余的水分并擦干伤口周围皮肤→选择敷料贴于伤口上，敷料要超出切口边缘2cm左右→洗手，记录伤口情况。

（2）创腔引流管拔管的注意事项

1）拔管动作轻柔，如出现引流管拔除困难时，切忌强行拔管，及时通知医生进行处理。

2）创腔引流管拔除后应检查引流管是否完整。

3）拔管后指导患者患侧卧位，有利于伤口残余积液及积血排出。

2. 经皮肾镜取石术（PCNL）术后肾造瘘管的拔出 PCNL术后安置的肾造瘘管常为硅胶双腔气囊导尿

管（图 33-2）。

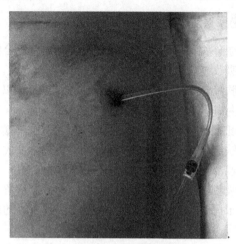

图 33-2　肾造瘘管

（1）肾造瘘管拔管护理流程：主管医生下达拔管医嘱→核对患者信息→评估伤口及肾造瘘管引流情况→准备用物及环境→洗手，戴手套→注射器抽尽造瘘管气囊内的液体→除去旧敷料，洗手→戴无菌手套→清洁伤口→拆除固定造瘘管的缝线→缓慢拔除引流管→凡士林纱布贴于造瘘口处→以干纱布吸除多余的水分并擦干伤口周围皮肤→选择敷料贴于伤口上，敷料要超出伤口边缘2cm 左右→洗手，记录。

（2）肾造瘘管拔管的注意事项

1）拔管前确保造瘘管气囊内的液体全部抽吸干净。

2）拔管时动作轻柔，切忌强行拔管。

3）拔管后指导患者健侧卧位或俯卧位，有利于瘘管伤口愈合。

4）观察患者是否出现胸闷、气紧、胸痛等症状，及时通知医生进行处理。

【泌尿系统伤口缝线拆除护理常规】

泌尿外科伤口常见皮肤缝合材料有皮肤缝合钉、丝线、可吸收缝线、缝合拉扣、皮肤黏合剂等。

皮肤缝合材料选择使用原则：缝线的选择应以缝线在物理、生物学上的特性与愈合过程的关系为根据，应确保缝线强度能维持到组织恢复到足够的力量使伤口愈合。

皮肤缝合钉和丝线：此类缝合材料拉力较大，用于腹部、腰部等伤口较大、张力较高的手术。

可吸收缝线：缝合拉力较丝线小，拆除后留下瘢痕小，用于比较表浅的伤口及对自我形象要求高的患者，此类缝线一般不用拆除，可自行吸收。

缝合拉扣和皮肤黏合剂：是新型的伤口缝合材料，用于腔镜手术后较小的切口，切口恢复后留下瘢痕小。

1. 皮肤缝合钉及丝线 见图 33-3。

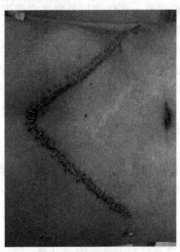

图 33-3　皮肤缝合钉

（1）皮肤缝合钉及丝线拆除护理流程：主管医生下达拆线医嘱→核对患者信息→评估伤口情况→准备用物及环境→洗手，戴手套→除去旧敷料，洗手→戴无菌手套→清洁伤口→拆除皮肤缝合钉或丝线→选择敷料贴于切口上，敷料要超出伤口边缘 2cm 左右→洗手，记录。

（2）皮肤缝合钉及丝线拆除的注意事项

1）拆除时，需观察伤口是否完全愈合。

2）腰腹部伤口拆线后，指导患者勿剧烈咳嗽或做下蹲等增加腹压的动作，必要时给予腹带保护。

2. 皮肤缝合拉扣　见图 33-4。

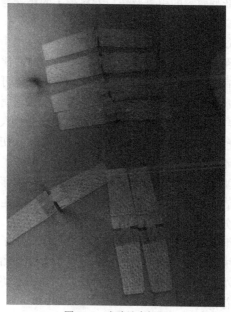

图 33-4　皮肤缝合拉扣

此类缝合材料一般都用于较小的切口。拆除缝合拉扣时把两侧拉环往上抬起、然后取下。皮肤黏合剂黏合，在伤口愈合后自行脱落。

【知识拓展】

有关伤口的处理在中国古代就有历史记载，唐朝医学家孙思邈的著作《千金要方》和《千金翼方》及明朝著名医学家李时珍的名著《本草纲目》中都对传统的中药处理和治疗伤口进行了阐述。18世纪末伤口处理以预防感染发生的干性愈合为主，直到20世纪60年代，伤口干性愈合逐渐被伤口湿性愈合理论所取代。从20世纪90年代开始，随着医护人员对伤口湿性愈合理论的认识和国外新型敷料的引进及伤口专科护士的培养与发展，国内伤口的护理方法也正在发生变化。

1962年，英国动物生理学家乔治·温特用小猪做实验，发现了聚乙烯膜覆盖保护的伤口愈合时间比暴露伤口疗法缩短了50%，之后人们认识到干性环境可以造成细胞皱缩和组织坏死，并开始逐渐重新认识湿润环境对伤口愈合的重要性，潮湿不再是创面愈合的敌人。1963年，科学家Hinman与Maibach的研究也证实了伤口愈合在湿润环境比在干性环境里快，这些发现促进了伤口湿性愈合理论的诞生和发展。随后Rovee于1972年再次证实了清洁无痂的湿润伤口其上皮细胞爬行和增生明显快于结痂伤口，湿性环境可以调节氧张力与血管生长，有利于坏死组织与纤维蛋白溶解，促进多种生长因子释放，从而加快创面愈合速度。此后，湿性愈合理念和湿性疗法在国外被广泛应用于临床各种伤口，如手术切口、烧伤、压疮等。

虽然伤口湿性愈合理论在国外已有将近50年的历史，但是直到20世纪90年代，随着新型敷料引进中国，国内的医护人员才开始对湿性愈合理论有所了解。随着国外新型敷料的引进，我国伤口治疗敷料的选择也从传统敷料逐渐向新型敷料过渡。新型敷料能够更好地满足伤口愈合的生物学需求，提供湿性环境，吸收伤口渗液，保护新生组织，防止细菌污染，同时也减少了医护人员更换敷料的频率，减轻患者的痛苦，能够加速伤口愈合的速度。

此外，更有人提出用不同方法促进伤口愈合，如电疗法、高压氧疗法、负压疗法、生长因子、组织再造等。

【前沿进展】

专业人员的培养成为伤口护理突飞猛进发展的一个重要步骤。专科护士（CNS）是在护理专业化进程中形成和发展起来的高级临床护理工作者。1909 年美国最早开始了麻醉护士的培养。从 1954 年开始，美国 CNS 的培养逐渐定位于硕士以上水平的教育，并扩展到临床的许多专业，包括 ICU、急救、糖尿病、造口、肿瘤、老年、临终、感染控制等护理领域。

我国内地 CNS 的培养和资格认证尚处于起步阶段。2001 年由中山大学护理学院、香港大学专业进修学院和香港造口治疗师学会联合在广州开办了中国内地第一所造口治疗师学校。2004 年 4 月第二所造口治疗师学校在北京大学成立。之后上海、南京和温州也相继开办了造口治疗师培训学校。到目前为止，全国已经开展了 8 所伤口造口专科护士学校。这些学校的培训内容包括造口护理、伤口护理、大小便失禁护理及专业发展等方面的理论知识和护理技术。2010 年 3 月我国第一所国际伤口治疗师培训学校——中 - 德国际伤口治疗师培训学校在四川大学华西医院正式成立，该学校由四川大学华西医院、国际慢性伤口委员会（ICW）、欧洲技术监督协会（TUV）联合主办，迄今为止，该学校已培养伤口专科护士500余名，国际伤口治疗师100余名。"北京同仁医院中-德国际伤口师培训学校"于2013年9月11日顺利通过德国慢性伤口协会（ICW）以及德国莱茵集团TÜV考察认证，北京同仁医院被正式纳为"ICW伤口师培训课程"的成员。至此，"北京同仁医院中-德国际伤口师培训学校"成为中国北方地区第一家、全国第二家具有此类资质的培训单位。经过10余年的不断创新与发展，我国在伤口护理方面积累了大量的经验，专业化水平程度不断提高，我们不断优化的伤口管理理念，伤口管理的经验和资源，必将使我国伤口护理的发展迈上一个崭新的台阶。

（彭胤琼）

第二节　泌尿系统常见慢性伤口的护理

【慢性伤口的定义】

临床上将伤口按愈合时间分为急性伤口与慢性伤口。一般认为各种原因所致的皮肤组织损伤经过治疗，愈合时间超过2周的伤口即可被称为慢性伤口，也有人认为愈合过程大于4周甚至8周的才能称为慢性伤口。

【慢性伤口处理流程】

评估患者及伤口情况→准备用物、环境及患者（采取有效镇痛方法）→洗手，戴手套→除去旧敷料，洗手→戴无菌手套→评估、清洁伤口→必要时采深部伤口分泌物进行细菌学检查→以干纱布吸除伤口床上多余的水分，并擦干伤口周围皮肤→留取影像学资料→选择敷料贴于伤口上，敷料要超出伤口边缘 2cm 左右→健康指导→洗手，记录、评价伤口情况。

【注意事项】

1. 用物及环境准备　所有直接接触伤口的或是无菌技术中用到的用物必须是无菌的。伤口处理的顺序：首先处理清洁伤口，再处理感染伤口，具有传染性的特异性感染伤口应最后处理。

2. 患者准备　预计在处理伤口过程中患者会有疼痛时，应遵医嘱在操作前半小时给予镇痛药。同时，患者的体位要舒适并且能充分显露伤口区域，并能保护患者的隐私和尊严。

3. 伤口清洗

（1）清洁伤口的清洗要从内到外，感染伤口的清洗要从外到内，并选用对组织无刺激的清洁剂，如生理盐水或林格溶液。

（2）对于有腔隙或窦道的伤口，采用冲洗方法也能有效达到清洗目的。将冲洗液从无菌容器抽到注射器内（根据伤口深度和情况抽取 10 ～ 20ml），用低压力涡流式冲洗或脉冲式冲洗，或者通过使用一个钝的探针或是短管冲洗。

4. 敷料更换频率　敷料更换的频率要依据伤口的情况和敷料的特点。不必要的更换要尽量避免，因为每次的敷料更换对伤口愈合都是一次干扰。随时检查敷料情况，出现下列情形时应及时更换：敷料渗透；敷料软化；敷料污染或是没有了吸附能力；敷料松脱。

慢性伤口很难估计更换敷料的频率。在清创阶段，根据分泌物的程度或是感染的表现，每日更换 1 ～ 2 次敷料是必要的。如果伤口是清洁的，感染得到有效控制，并且可见新鲜肉芽组织，可以减慢更换敷料的频率。随着伤口缩小和上皮形成，伤口的生理性分泌减少，更换敷料的频率可以进一步减慢。

【泌尿系统常见慢性伤口的护理】

1. 感染伤口的护理　包括继发性感染的手术切口，损伤后的时间较长已发生感染化脓的伤口（图 33-5）。

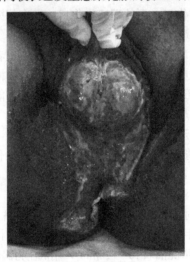

图 33-5　感染伤口

（1）原因

1）局部原因：①致病菌的污染和繁殖；②伤口的异物和坏死组织等；③环境因素。

2）其他原因：①机体的全身情况，人体的免疫力减弱会增加感染的机会；②术前的感染病灶有没有控制，术前的皮肤准备情况等；③药物的使用，如糖皮质激素、抗肿瘤药物等；④合并疾病，如糖尿病、肿瘤等。

（2）临床表现

1）局部表现：伤口红、肿、热、痛；渗出液增加；

渗出液颜色改变甚至有脓性分泌物；渗出液气味改变；肉芽组织脆弱、变色、易出血；出现腐肉或坏死组织；伤口疼痛加重；伤口延迟愈合或不愈合。

2）全身症状：感染严重或合并全身感染时，可出现发热、不适、乏力等全身症状。

3）实验室检查：伤口分泌物细菌涂片阳性，分泌物培养细菌 > 10^5/ 高倍镜。

（3）护理措施

1）伤口局部及全身评估。

2）伤口清创：目的是清除积脓、积血、坏死组织、异物和无效腔，消除细菌繁殖的场所，使有活性的组织暴露于创面。常常采用的清创方法有机械清创、自溶性清创、外科清创和酶清创。

3）控制感染：全身感染治疗前必须进行细菌培养，根据结果选用对细菌敏感的抗生素；伤口局部感染可选用抗菌敷料，常见的有含银敷料、含碘敷料、高渗性敷料等。

4）充分引流：引流物放置原则是在伤口最低位、松紧合适以保持有效引流、尾端 1～2cm 留于伤口外。常见的引流物有胶片、胶管、油纱或碘仿纱等，此类引流物只有引流作用。可做引流作用的新型敷料有银离子敷料、美盐、藻酸盐、亲水纤维敷料等，新型引流物不仅有引流作用，还有抗感染、促进伤口愈合的作用。

5）促进伤口肉芽生长：常用的有生长因子、水胶体敷料、泡沫敷料、藻酸盐敷料等。

2. 脂肪液化伤口的护理　伤口脂肪液化是指伤口处脂肪细胞无菌性变性坏死过程中细胞破裂后脂滴流出。它是腰腹部外科手术后伤口延迟愈合的原因之一。

（1）原因

1）高频电刀的广泛使用。

2）手术中拉钩的移动，牵拉挤压脂肪组织。

3）手术中使用乙醇，导致脂肪组织变性坏死。

4）手术中操作不当，缝合过紧或缝线切割脂肪组织过多，影响脂肪组织的血供。

5）切口暴露时间过长、止血不彻底等，导致脂肪组织发生氧化分解。

（2）临床表现

1）脂肪液化多发生在术后4～7日。

2）伤口有不同程度的游离，伤口内有黄色水样渗出物或血性渗出物溢出，渗出液中有漂浮的脂肪滴，挤压时增多、无臭味，伤口无明显红肿、疼痛等炎性表现。

3）渗出液培养无细菌生长。

（3）护理措施：及早处理和充分引流是治疗的关键。

1）渗出液较少时，按需要拆除缝线1～2针，排除液化的脂肪，视情况放置引流条，根据渗出液情况决定更换敷料的频次。

2）渗出液较多时，在渗液最明显处拆除部分缝线；彻底清除伤口内坏死脂肪组织和异物，使用吸收性较强的伤口敷料进行引流，常用高渗盐水纱条、藻酸盐敷料等进行充分引流。

3）合并感染时应控制感染、充分引流渗液，常用银离子敷料等。

3. 淋巴液漏伤口的护理 多发生于淋巴结清扫术后。在泌尿外科中淋巴液漏伤口最多见于腹股沟淋巴结清扫术后（图33-6）。

（1）原因

1）手术部位广泛解剖分离。

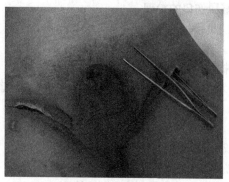

图 33-6　淋巴液漏伤口

2）手术中淋巴管损伤较难自闭，从而发生淋巴液漏。

3）肿瘤消耗引起贫血及低蛋白血症，使淋巴结清扫术后创面不易愈合，增加发生淋巴液漏的风险。

（2）临床表现

1）大量渗液，为黄色清亮液体、无异味；伤口不伴红、肿、热、痛等症状。

2）如果术后切口边缘已愈合，则触之有波浪感，穿刺引流出黄色透明液体，无异味。

3）伴伤口感染时，创口周围皮肤红、肿、热、痛明显，渗出液多为黄色脓性、有异味。

4）实验室检查：分泌物培养无细菌。

（3）护理措施

1）少量淋巴液漏时可不需特殊处理。

2）大量淋巴液漏时应予以充分引流，适当加压包扎伤口，促使淋巴管闭合。

3）淋巴液漏伴感染时应去除坏死组织、控制感染，充分引流渗液，同时予以加压包扎。

4. 漏尿伤口的护理

（1）原因

1）术前存在的基础疾病（如糖尿病、贫血、低蛋白血症）未得到有效控制。

2）术中各组织器官血运未得到好的保护，缝合技术不完善。

3）术后引流管欠通畅。

4）营养缺乏。

（2）临床表现

1）伤口或创腔引流管有尿液渗出。

2）伤口周围皮肤红肿，腹部可有压痛。

3）检查：渗出液肌酐检查结果与患者尿肌酐结果一致，考虑为漏尿。B 超、CT 检查均可提供依据。

（3）护理措施

1）及时找到漏尿原因。

2）充分引流，必要时行持续负压吸引，负压大小根据渗出液量及伤口情况随时调整。

3）加强营养支持治疗，纠正贫血、低蛋白血症。

4）原位新膀胱、扩大膀胱术后如需进行膀胱冲洗则应为低压缓慢冲洗。

5）严格控制感染。

5. 肠瘘伤口的护理

（1）原因

1）局部原因：手术创伤、感染、肿瘤侵犯等都是肠瘘的常见原因。

2）其他原因：营养不良、内稳态失衡等。

（2）临床表现

1）局部表现：伤口或引流管内有肠液、气体或食物残渣排出。瘘口周围皮肤受流出液的侵袭出现发红、糜烂、肿胀、疼痛、感染、溃疡、出血。

2）全身表现：大量肠液流失，出现明显的水、电解质失衡和严重的酸碱代谢紊乱，合并感染者有寒战、高热等表现。

3）口服亚甲蓝，瘘口处有蓝色液体排出，可确定肠瘘。

（3）护理措施

1）充分引流，必要时行持续低负压引流。引流管放置的位置合适，引流管口径大小、软硬度适宜；负压大小根据肠瘘液量的大小、黏稠程度来进行调整。

2）准确记录肠瘘伤口引流液的量、颜色、性状。

3）瘘口皮肤的保护：评估瘘口创面和周围皮肤情况，可采用护肤粉、伤口保护膜、水胶体敷料、氧化锌、紫草油等进行皮肤溃烂的预防和治疗。

4）控制感染。

5）严密监测生命体征、出入量、水电解质情况。

6）全身营养支持治疗。

6.癌性伤口的护理　癌性伤口也称为恶性皮下伤口，一般定义为上皮组织的完整性被恶性癌细胞破坏，促使肿瘤浸润上皮细胞及周围淋巴、血液组织时，造成皮肤溃疡，产生蕈状物，若持续进行而导致组织坏死时，即称为恶性肿瘤蕈状伤口（图33-7）。

（1）原因

1）癌细胞穿透上皮形成突出结节状的真菌状损害。

2）癌细胞浸润皮肤形成凹陷或腔穴的溃疡性损害。

（2）临床表现：创面易于出血、渗液，有恶臭，伴有疼痛感。

（3）护理措施

1）出血的处理：轻微出血可加压包扎或使用护肤粉、

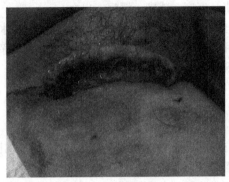

图 33-7　癌性伤口

藻酸盐敷料止血；若出血较严重，应需评估出血原因、量和可能出现的后果，采取相应的处理方法。

2）渗液的处理：渗液少时可选用超薄型泡沫敷料；渗液较多时可选用渗液吸收较强的敷料（如泡沫敷料、亲水性纤维敷料等）。

3）恶臭的处理：通过清洗伤口、控制感染、清除坏死组织等方法来减轻或去除臭味。

4）减轻疼痛：换药时评估患者疼痛程度，制订止痛方案。

【前沿进展】

蛆能治愈伤口是科学界最新的发现，治疗时只需要把蛆放在伤口位置，它就能模拟野外生活方式，大肆吞噬伤口病菌和坏死组织，防止细菌感染，并避免了药物的副作用。

蛆治疗感染伤口不但非常有效，而且快速。一些昆虫的幼体——蛆现在成为治疗压疮、慢性术后创伤和糖尿病足部溃疡等病症的新型治疗方法。这种蛆是未发育完全状态，不会在患者伤口处进行繁殖。具有代表性的叶绿蝇幼体的蛆作为一种特殊的医疗蛆，用于清除伤口腐烂组织，以腐烂的伤口组织为食，它们这种"吃的方式"对伤口愈合有特殊益处。蛆通过在伤口处分泌它们的消化酶液化或溶解了伤口坏死组织，因此通过伤口液化坏死组织、坏死组织残留物被食用或以液态脓水的形式，患者伤口最终被清洁。

2004年，经美国食品药物管理局（FDA）批准的医疗蛆已进入医疗领域，可用于治疗神经性（如糖尿病）足部溃疡、压迫性溃疡（如压疮）、静脉淤滞溃疡和术后创伤等常规性治疗方法难以治愈的病症。

【知识拓展】

众所周知一些不良的生活习惯对于伤口愈合有不良影响，吸烟就是其中之一。20世纪40年代就有大量证据表明吸烟对伤口愈合和组织修复有不良影响，会造成一些长期并发症发生，如瘘管和切口疝等。一项随机对照研究也发现吸烟患者的伤口术后发生感染的风险远高于不吸烟者，且容易发生切口裂开。吸烟通过以下方面对伤口的愈合产生影响：①烟草烟雾中所含的一氧化碳吸收入血液后能与血红蛋白结合形成碳氧血红蛋白，减少红细胞的携氧能力，因此吸烟会减少伤口组织的供氧量。②烟草中的尼古丁会引起血管收缩、血小板黏性增加及角质细胞、成纤维细胞和巨噬细胞增生与活性降低。③循环的尼古丁对于角质细胞的迁移能力有抑制作用，可以减少免疫细胞的数量和降低活性，从而增加伤口污染和感染的风险。

吸烟可以严重影响伤口愈合，但研究发现吸烟者对其危害多不了解，因此医务人员必须认真向患者解释吸烟的危害。如何通过帮助患者戒烟来改善术后伤口愈合显得尤为重要。

有研究发现虽然慢性的高浓度尼古丁存在会损害伤口愈合，但局部低浓度尼古丁则会通过刺激血管生成活动而改善伤口愈合，虽然显得有悖常理，但给探索伤口治疗指出了新的思路。

（但 丹 何其英）

第三节 泌尿系统伤口典型案例分析

【病例简介】

患者，女性，78 岁。因血尿 1 年余，膀胱部分切除术后 6 月余，经尿道膀胱肿瘤切除术后 4 月余，膀胱肿瘤化疗 1 月余，以膀胱肿瘤收入院。CT 及病理检查：膀胱浸润性尿路上皮癌（高级别）。饮食极差，每日进食流食 50～100ml；患病后体重下降 15kg，体重指数（BMI）为 17.22；患糖尿病 10 年，口服降糖药拜糖平控制血糖为 9.64～13.39mmol/L。血常规检查 HGB 77～86g/L，WBC 4.35×10^9/L；血液生化检查白蛋白 25.7g/L，总蛋白 49.1g/L；体温波动于 36.1～39.1℃。患者家庭经济状况良好，家庭支持系统良好。手术方法：在全身麻醉下行膀胱全切＋回肠膀胱术。本次术后由于患者伤口愈合不良导致腹壁裂开，再次行伤口清创＋减张缝合术。

【伤口局部评估】

伤口位于下腹部，大小为 8.0cm×7.0cm×3.5cm；沿切口下缘有 2 处 1.0cm×2.0cm 大小的减张缝合线导致的皮肤坏死；紧邻伤口右下腹为腹壁尿路造口，造口与伤口之间距离 0.5 ～ 1.0cm；伤口基底颜色 50% 为红色，50% 为黄色，伴有大量的坏死组织；按时钟描述法在 6 点处有潜行，深度为 5.5cm，10 点～ 1 点处潜行深度为 2 ～ 4.5cm；从伤口 10 点方向可见尿路造口的肠管外露；伤口大量黄色脓性渗液，轻微臭味；伤口边缘整齐，周围皮肤无红、肿、热、痛症状；按数字评分法，患者疼痛评分为 6 ～ 8 分。伤口分泌物培养结果为大肠埃希菌阳性。

【处理难点】

（1）尿路造口相比肠造口有其特殊性，尿液不受控制随意流淌，且具有刺激性和腐蚀性。

（2）患者老年，合并糖尿病 10 年，经过化疗和 4 次手术，全身营养状况差，伤口感染重并且引起菌血症。

（3）伤口周围皮肤坏死的面积大，腹壁造口肠管外露，易发生尿瘘、血流感染难于控制、腹壁全层裂开等一系列严重并发症，甚至危及患者生命。

（4）造口与伤口过于接近，造成造口袋粘贴困难，尿液大量外渗至伤口，影响伤口愈合。

【造口处理要点】

1. 全身支持治疗　①营养支持：人体白蛋白 20.0g+ 卡文 1440ml 静脉滴注，共 14 日，口服蛋白粉 30g/d；②全身抗感染治疗：亚胺培南西司他丁钠 0.5g+ 生理盐水 100ml 静脉滴注，12 小时 1 次，共 4 日，直到体温正常；③疼痛治疗：换药前 1 小时口服塞来昔布胶囊 200mg；④血糖控制：口服拜糖平＋皮下注射胰岛素或液体中加入胰岛素静脉滴注控制血糖；⑤心理护理：及时心理疏导，及时反馈换药的效果，取得患者及家属的信任，增加患者及家属的依从性。

2. 伤口处理

（1）伤口清创：用生理盐水纱条机械性清创＋外科剪清除坏死组织，清创过程中要注意动作轻柔，防止损伤伤口基底新鲜组织。

（2）伤口局部抗感染：伤口局部使用银离子敷料抗感染。

（3）有效收集尿液，减少尿液对伤口的腐蚀：伤口覆盖银离子敷料后应用防漏膏将底盘与皮肤缝隙处填满；贴上造口袋，同时在造口袋内安置吸痰管进行持续负压引流。

（4）促进肉芽生长：伤口基底颜色为 100% 红色，仅有少量黄色无味的渗液，伤口疼痛消失时，应用重组人表皮生长因子外用溶液伤口于局部喷洒，促进伤口愈合。

【造口处理效果图】

造口处理效果图见图 33-8 和图 33-9。

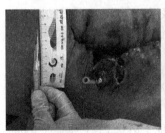 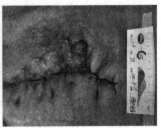

图 33-8　清创后　　　　图 33-9　伤口基本愈合

（何其英　但　丹）

第三十四章　尿路造口的护理

第一节　尿路造口护理常规

【概述】

尿路造口是指因治疗需要，外科医生在患者腹壁上人为开口，并把一段肠管拉出腹壁，开口缝于腹壁，用于排泄尿液。有回肠造口、结肠造口及空肠造口，最常见的是回肠腹壁造口。

自从 1852 年 Simon 报道为 1 例膀胱外翻的患者施行输尿管直肠吻合术以来，尿流改道发展至今已有 160 多年的历史。目前尿流改道术可分为：不可控尿流改道术、可控性尿流改道术。膀胱全切 + 回肠腹壁造口术（Bricker 术）因其操作简单、安全，并发症发生率低，曾一度是应用最普遍的尿流改道方式，至今仍为成人永久性尿流改道的常用术式。

【适应证】

（1）患神经性膀胱功能障碍，伴有膀胱输尿管反流、上行性肾积水、反复感染及肾功能受损者。

（2）患原发性或继发性膀胱恶性肿瘤而施行膀胱全切术者。

（3）患邻近器官的晚期恶性肿瘤，膀胱广泛受累，容量缩小，反复出血，压迫输尿管下端致尿路梗阻者。

【手术方法】

根治性膀胱全切后，距离回盲部 10～15cm 处，取一长 15～20cm 的带系膜游离回肠袢。恢复回肠的连续性及缝合回肠系膜，关闭游离回肠袢近端，双侧输尿管与之端侧吻合。常规置输尿管支架管，回肠远端于右下腹髂前上棘与脐连线的中外 1/3 交界处行腹壁造口。

【造口位置】

1.理想的造口位置 位于腹直肌内，因腹直肌有肌鞘固定，造口开口于此可减少造口旁疝、脱垂等并发症的发生；患者自己能看见并且手能触及，便于自己护理；有足够平坦的位置粘贴造口袋；不会有渗漏情况；不影响生活习惯及正常活动。

2.造口应避开的位置 手术切口、陈旧的瘢痕、脐、皮肤皱褶、腰部、髂骨、肋骨、腹直肌外、现有疝气的部位及慢性皮肤病病变部位，因为这些部位不利于粘贴造口用品。

【尿路造口护理】

1.造口评估

（1）尿液的观察：手术后尿液会呈淡红色，2～3日后会逐渐转为淡黄色，伴有白色絮状物，为肠管的分泌物。同时观察尿液的排出量，如尿量减少或无尿要及时通知医生。

（2）造口的观察：正常造口的直径一般为 2～2.5cm；颜色为牛肉红或粉红色，就像嘴唇的颜色一样，表面平滑且湿润；造口的理想高度为突出皮肤 1.5～2.5cm；造口的形状可以是圆形、椭圆形及不规则形。

2.更换造口袋

（1）造口袋更换流程：评估造口→准备用物及环

境→洗手，戴手套→由上到下揭除造口袋，洗手→戴无菌手套→生理盐水或温热水清洁造口及周围皮肤→以干纱布擦干造口周围皮肤→置一棉球或纱球于造口上→造口卡尺测量造口大小及形状→裁剪造口袋底盘的大小一般比造口大 2 ～ 3mm →撕去造口袋底盘保护纸→由下到上粘贴造口袋→由内到外划圆圈固定造口袋→嘱患者平卧20 ～ 30 分钟→健康教育→洗手，记录造口情况。

（2）造口袋更换的注意事项

1）更换造口袋一般可采用卧位、坐位或立位。

2）尿路造口术后可立即开始佩戴造口袋，防止尿液污染手术伤口，减少伤口感染的概率；也可增加患者的活动度、舒适度。

3）更换造口袋用物准备：根据经济原则进行选择，手术后初期建议使用两件式造口袋，便于清洁从造口排出的黏液。根据情况选用附件产品，可预防性使用皮肤保护膜以防止皮肤损伤。

4）清洁造口及周围皮肤不宜使用消毒剂、肥皂等，避免刺激造口以及引起周围皮肤干燥，影响造口底盘粘贴的稳固性。

5）造口周围粘胶一定要洗净，避免影响粘贴效果。

6）造口袋有渗漏时应及时更换。

7）尿路造口袋的更换最佳时间为早晨起床后空腹、饭前及饭后 2 小时，避免饭后及饮水后更换，因为尿量增加会增大更换难度。

8）健康教育目标是患者及家属能掌握造口袋的更换方法，知道怎样选择合适的造口用品。

3. 健康指导

（1）饮食指导：尿路造口患者无需特别忌口，每日多饮水，保持尿量在 2000ml 左右。多食富含维生素 C 的水果及蔬菜，有利于预防尿路感染；少吃会增加尿液异味的食物，如芦笋、鱼类、香料等。

（2）运动和工作：避免增加腹压的活动，如长期慢性咳嗽、提举重物等，以防造口脱垂；避免近距离接触性运动，以防损伤造口；做力所能及的家务，避免家具碰伤造口。

（3）衣着：穿着宽松、舒适的衣服，裤腰不要压迫造口。

（4）输尿管支架管的指导：术后安置输尿管支架管，作用是支撑输尿管及回肠的吻合位置，更换造口袋时防止管子脱落。按时复诊，视情况拔出输尿管支架管。

（5）造口袋的使用：造口袋一般根据不同品牌及患者皮肤情况，更换时间有所不同，若出现渗漏则需要及时更换。造口袋内有 1/3 ～ 1/2 尿液时，应及时给予排放。晚上为了保证睡眠质量，可于造口袋尾部接上尿袋。

（6）性生活：术后 3 个月可适当行房事。

（黄秀娟　何其英）

第二节　尿路造口并发症的护理

尿路造口的目的是重建正常的排尿功能，以期延长患者的生命。我们护理的目的在于改善并提升患者的生活质量。然而造口并发症长期以来一直困扰着造口患者，给其造成生理和心理上的双重打击，严重影响其生存质量。因此，认识尿路并发症的处理，积极采取预防及处理措施是极其重要的。

1. 造口出血　见图 34-1。

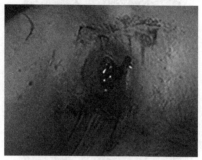

图 34-1　造口出血

（1）原因：黏膜受到摩擦；皮肤与黏膜交界处系膜血管止血不彻底；血管结扎线脱落等。

（2）临床表现：造口出血通常发生在术后 72 小时内，多数是肠造口黏膜与皮肤连接处的毛细血管及小静脉出血。大量的出血则可能是肠系膜小动脉未结扎或结扎线脱落而导致。

（3）护理措施

1）压迫止血，少量出血可用生理盐水浸湿纱布压迫止血，出血量多时可用 1‰ 去甲肾上腺素浸湿纱布进行压迫止血。

2）药物止血：用云南白药外敷后用纱布压迫止血。

3）小动脉出血时，查找出血点进行缝扎止血。

4）黏膜摩擦出血可用造口护肤粉喷洒后再用纱布按压止血，同时及早去除病因，如清洗造口时，动作轻柔；用物柔软；着装宽松；造口底盘大小裁剪适宜。

2. 造口黏膜缺血坏死　见图 34-2。

（1）原因

1）术中过分修剪肠脂垂，损伤回肠边缘动脉，血液供应不足所致。

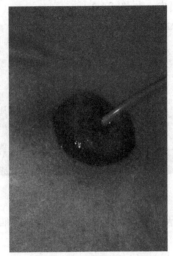

图 34-2 造口黏膜缺血坏死

2）肠管牵拉过度，压迫肠系膜血管或肠系膜扭转。

3）造口腹壁开口太小或缝合过紧。

4）严重的动脉硬化。

（2）临床表现：是术后早期最严重的并发症，多发生在术后 24～48 小时，表现为造口黏膜局部或完全呈暗红色、紫色、苍白色，失去光泽，严重者变黑，有恶臭分泌物；甚至出现腹膜刺激症状。

（3）护理措施

1）术后使用透明造口袋，便于观察造口黏膜颜色及光泽度。

2）造口袋底盘裁剪应较大，防止压迫造口。

3）观察坏死的广度和深度，对于坏死范围不超过周径 1/4，且深度不足 2cm 者，可行非手术治疗，局部应用溃疡粉，待界限清楚后再清除坏死组织。

4）造口完全坏死、有腹膜刺激征或坏死深度达筋膜层甚至超过腹膜，需剖腹探查，切除坏死肠管，重建造口。

5）解除所有加重造口缺血的因素。

3. 皮肤黏膜分离　见图34-3。

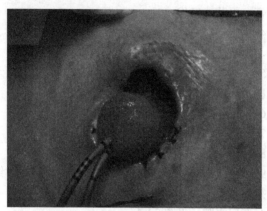

图34-3　皮肤黏膜分离

（1）原因

1）可能由于造口黏膜缺血坏死导致。

2）伤口感染，长期服用类固醇药物或患糖尿病导致造口缝线处愈合不良。

3）营养不良。

4）造口形成时皮肤开口过大。

5）造口黏膜缝线脱落。

6）腹压过高。

（2）临床表现：常发生于术后早期，表现为造口处肠黏膜与腹壁皮肤的缝合处分离。可分为部分分离和完全分离、浅层分离和深层分离；完全深层分离时可有腹膜炎症状。

（3）护理措施

1）用生理盐水清洗后评估分离程度。

2）逐步去除黄色腐肉和坏死组织。

3）分离部分表浅、渗液少时，宜使用造口溃疡粉、防漏膏，再贴造口袋。

4）分离部分较深、渗液多者，使用藻酸盐敷料、防漏膏，再贴造口袋。

5）根据造口袋粘贴的牢固性，造口底盘一般两天更换一次，渗出多时每日更换。

6）有回缩者使用凸面底盘＋腰带。

7）避免腹内压增高。

8）糖尿病患者注意血糖的监测及控制。

9）禁食期可遵医嘱给予静脉营养，肛门排气后给予饮食指导。

4. 造口水肿 见图34-4。

（1）原因

1）腹壁开口过小。

2）低蛋白血症。

3）造口袋底盘内圈裁剪过小。

4）腹带过紧等。

（2）临床表现：造口呈淡粉红色、半透明、质地紧，显示造口隆起、肿胀、紧绷，通常发生于手术后早期，可引起尿路梗阻。

（3）护理措施

1）轻度水肿不用处理。

2）严重水肿者改用两件式造口袋，用3%～10%氯化钠湿敷，每日2～3次。

3）术后早期造口袋底盘的内圈裁剪要稍大。

4）造口不应包扎在腹带内，腹带使用时不能太紧。

5）低蛋白血症者需补充血清蛋白。

6）密切观察造口黏膜颜色，避免缺血坏死。

5. 造口回缩　见图 34-5。

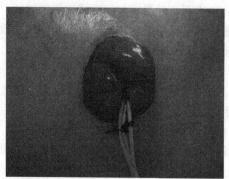

图 34-4　造口水肿

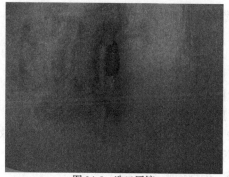

图 34-5　造口回缩

（1）原因

1）主要由于手术时肠管游离不充分，外翻肠管长度不够导致。

2）造口腹壁开口过大，缝合针距过大。

3）造口周边缝线固定不牢或过早脱落。

4）黏膜缺血坏死脱落后使肠管回缩。

5）术后体重急剧增加，造口周围脂肪过多等引起。

（2）临床表现：造口回缩指造口内陷低于皮肤表层或平齐皮肤表面，外观犹如间隙或腹部的皱纹。发生在术后或随访期，容易引起尿液渗漏、外泄，导致造口周围皮肤损伤，增加护理的难度。

（3）护理措施

1）轻度回缩使用凸面底盘＋腰带，抬高造口基底部，便于尿液收集。肝硬化、腹水患者除外。

2）使用防漏膏，避免皮肤受到尿液的污染。

3）过度肥胖者减轻体重，避免短时间内体重剧增。

4）造口黏膜回缩至腹腔内应二次手术重建造口。

5）皮肤有损伤者，可使用护肤粉和（或）皮肤保护膜。

6. 造口脱垂的护理

（1）原因

1）与腹壁肌肉薄弱有关。

2）腹部长期用力致腹内压过大。

3）腹壁肌层开口过大。

4）肠管固定于腹壁不牢等。

（2）临床表现：指肠管由造口内向外翻出来，突出长度不等；突出的肠管可能引起水肿、出血。

（3）护理措施

1）最好选用一件式造口袋，造口袋避免损伤脱垂的肠管，大小以能容纳脱垂的肠管为准，底盘裁剪大小以突出肠管最大直径为准。

2）较重时可用弹力绷带对尿路造口稍加压，防止脱垂。

3）避免增加腹压的活动，如便秘、咳嗽、提取重物等。

4）腹壁肌肉薄弱者，使用腹带加以支持固定。

5）肠黏膜出现出血糜烂时，局部使用护肤粉促进止血、愈合。

6）造口脱出严重，引起造口溃烂或坏死时，反复回纳无效者可切除多余肠段，重建皮肤黏膜的连接或重建尿路造口。

7. 刺激性接触性皮炎 见图34-6。

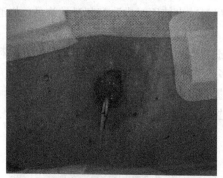

图34-6 尿渍性皮炎

（1）原因：由能够引起化学性皮肤损伤的皮肤刺激物引起，常见于以下原因。

1）造口回缩：造口底盘中心孔裁剪大小不合适；底盘粘胶侵蚀；造口粘贴不正确等原因导致渗出物刺激。

2）清洗液、肥皂液等的刺激。

3）细菌、真菌感染的化学刺激作用。

（2）临床表现

1）皮肤出现红疹、红斑、水肿、水疱、出血、溃疡、疼痛、烧灼感，局部感染。

2）造口袋渗漏及粘贴困难。

3）渗出物接触的地方出现皮炎。

（3）护理措施

1）轻度造口回缩，使用凸面底盘＋腰带；严重者可能需要手术修正。

2）使用模板裁剪底盘或预先开口的底盘。

3）及时更换造口底盘；观察渗漏位置。

4）粘贴前保持皮肤干燥。

5）附件产品的使用，如护肤粉、保护膜、防漏膏、防漏条、腰带。

6）尽量减少使用对皮肤有刺激的物品，如油脂类、肥皂液。

7）造口周围皮肤有破损时，可用亲水性敷料（如溃疡贴或多爱肤等）粘贴后再粘贴造口袋。

8）提供皮肤护理和造口用品选择指导。

8. 过敏性皮炎　见图34-7。

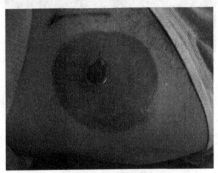

图34-7　过敏性皮炎

（1）原因

1）对造口产品及附件产品过敏，如底板、造口袋、护肤粉、防漏膏、皮肤保护膜等。

2）可能的食物及药物导致的过敏。

（2）临床表现

1）过敏原接触的皮肤出现红疹、水肿、水疱、出血、溃疡、瘙痒、烧灼感，甚至可出现局部感染。

2）造口袋渗漏及粘贴困难。

（3）护理措施

1）询问过敏史，做皮肤过敏试验，确定过敏原。

2）避免使用含有过敏材料的造口用品或附件。

3）清水清洁皮肤，忌使用含乙醇成分的清洗液。

4）有皮肤痛痒或湿疹时及时更换底盘，并使用皮肤保护粉。

5）局部使用类固醇药膏。

6）必要时口服抗过敏药。

7）治疗无效时请皮肤科治疗。

9. 撕脱性皮炎 见图34-8。

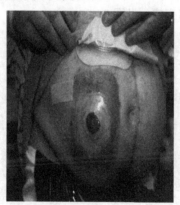

图 34-8　撕脱性皮炎

（1）原因

1）底盘、腰带、衣物对周围皮肤的摩擦或压迫。

2）揭除底盘或清洗技术太粗暴。

3）粘胶更换过于频繁或粘贴时间过长。

4）过于频繁地刮皮肤。

5）药物、放射线增加皮肤脆性。

（2）临床表现：受损区域皮肤发红、疼痛、表皮损伤。

（3）护理措施

1）调整底盘、腰带、衣服的松紧度，避免对周围皮肤的摩擦或压迫。

2）揭除底盘时动作轻柔，避免强行撕脱造口粘胶底盘。

3）清洗造口周围皮肤时动作轻柔，避免损伤周围皮肤。

4）使用黏性较低的底盘。

5）必要时使用粘胶清除剂。

6）避免频繁更换造口袋。

7）造口周围皮肤有破损时，须用亲水性敷料（如溃疡贴或多爱肤等）或藻酸盐敷料粘贴后再粘贴造口袋。

10. 造口旁疝　见图34-9。

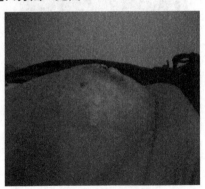

图34-9　造口旁疝

（1）原因

1）造口位于腹直肌外。

2）筋膜切口过大。

3）腹部肌肉薄弱，特别是老年人、营养不良、肥胖患者。

4）持续腹压增加，如慢性咳嗽、抬举重物、尿路梗阻。

5）腹部伤口周围经过多次手术，腹壁薄弱。

（2）临床表现

1）造口周围出现包块，可见肠形。

2）卧隐立现，咳嗽时有膨胀感、冲击感。

3）可扪及造口旁缺损。

（3）护理措施

1）定期自查两侧腹部是否对称。

2）使用造口腹带。

3）控制引起腹部压力增高的因素：如控制慢性咳嗽、避免抬举重物、限制剧烈活动、保持大便通畅等。

4）避免过度肥胖或消瘦。

5）选择合适的造口用品：轻度时选用两件式凸面造口袋＋腰带治疗。

6）重度出现嵌顿、绞窄、梗阻、穿孔时需外科手术治疗。

11. 磷酸盐沉积　见图 34-10。

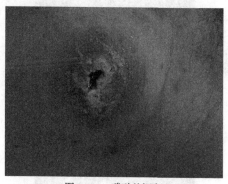

图 34-10　磷酸盐沉积

（1）原因

1）饮水量不足，尿液浓缩致碱性结晶积聚在黏膜及外露的皮肤上。

2）细菌将尿素转化，尿盐沉淀形成结晶黏附于造口及造口周围皮肤。

3）清洁欠佳。

（2）临床表现：造口及造口周围皮肤有白色或灰色粉末结晶体黏附，可伴有轻微的出血，强烈的尿臭味。

（3）护理措施

1）白醋水［醋与水的比例为 1 ：（1～3）］清洗造口与周围皮肤后再用清水清洗。

2）多饮水，每日尿量达到 2000～3000ml。

3）酸化尿液，每天服用大剂量维生素 C，一般服用 4.0g/d 使尿液酸化。

4）使用具有抗反流阀的造口袋，防止尿液反流。

5）进行尿培养，有尿路感染时需进行抗感染治疗。

12. 肉芽肿　见图 34-11。

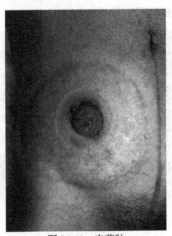

图 34-11　肉芽肿

（1）原因：大部分由缝线引起，也可能与造口袋边缘摩擦等物理刺激有关。

（2）临床表现：肉芽肿为良性组织，通常发生于黏膜与皮肤接触处，或多或少地围绕着造口的边缘生长。

（3）护理措施

1）检查造口周围是否有缝线未脱落。

2）指导患者正确测量造口及裁剪底盘大小，避免摩擦。

3）较小的肉芽肿用硝酸银点灼，使其坏死脱落，一般3天一次。较大的肉芽肿需要电灼。

13. 毛囊炎的护理

（1）原因

1）底盘粘贴区域毛发稠密，粘贴时体毛未刮除。

2）刮毛频繁，损伤毛囊。

3）清除粘胶动作粗暴，损伤毛囊。

4）皮肤抵抗力下降。

5）感染细菌通常为金黄色葡萄球菌。

（2）临床表现

1）毛囊周围出现点状红斑、水疱或脓疱。

2）皮温升高，出现红斑。

3）疼痛伴瘙痒。

（3）护理措施

1）剪掉或刮净粘贴部位的体毛，注意刮毛的频率。

2）粘胶清除剂清除残留粘胶。

3）用温和的方法清洁造口周围皮肤。

4）指导患者正确更换造口袋的方法。

5）严重时做细菌培养和药物敏感试验，使用抗生素治疗。

6）效果不佳时请皮肤科治疗。

14. 真菌感染　见图34-12。

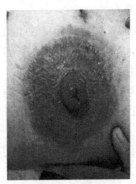

图 34-12　真菌感染

（1）原因

1）适于真菌生长的局部湿润、温暖、微酸的环境。

2）长期使用类固醇或者抗生素。

3）其他皮肤并发症导致皮肤抵抗力下降。

（2）临床表现

1）严重红斑、表面溢脓、感染周围脓疱、灰白色皮、色素沉着明显。

2）未更换过造口产品。

3）口服抗过敏药无效。

4）涂片检查：标本中找到真菌菌丝或孢子有利于诊断。

5）治疗性判断：擦涂达克宁或派瑞松有效，就可以判定是真菌感染。

（3）护理措施

1）确定导致感染的潜在原因：如渗漏。

2）轻柔清洁皮肤，并使皮肤完全干燥。

3）刮屑涂片检查确定真菌的类型，局部使用抗真菌药物。

4）使用造口粉和不含乙醇的保护膜。

5）正确使用造口袋及附件产品，评估造口袋更换频率；正确调整造口袋底盘大小；使用微凸或凸面底盘；必要时使用腰带或防漏膏。

6）效果不佳时请皮肤科治疗。

15. 周围皮肤脓肿　见图34-13。

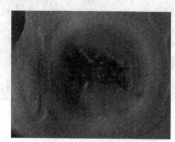

图 34-13　周围皮肤脓肿

（1）原因

1）皮肤感染。

2）可能是自身免疫性疾病、溃疡性结肠炎、风湿性关节炎、白血病等导致皮肤抵抗力下降。

（2）临床表现

1）局部疼痛明显。

2）造口袋渗漏及粘贴困难。

3）明显的扩散趋势。

4）边界清楚，伴有皮肤破损。

（3）护理措施

1）切开引流。

2）按感染伤口换药。

3）有全身症状者，使用抗生素抗感染。

4）选择恰当的造口产品及附件产品，防止尿液污染伤口。

16. 假疣性表皮增生 见图 34-14。

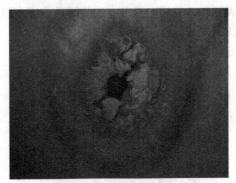

图 34-14 假疣性表皮增生

（1）原因

1）皮肤接触慢性刺激物如尿液、粪水。

2）底板开口过大导致皮肤外露。

（2）临床表现

1）表皮增厚，呈疣状增生。

2）增生部分色素沉着，呈灰色或红棕色，增生不规则。

3）损伤从底部开始，突出皮肤。

4）造口袋粘贴困难，出现渗漏。

（3）护理措施

1）做病理切片，排除可能的恶性病变。

2）硝酸银（盐）棒或高频电烧灼过度增生的组织。

3）调整造口袋底板，内圈大小合适。

4）底板粘贴时间不宜过长，黏胶底盘被腐蚀或底盘、皮肤上有渗漏痕迹时及时更换。

5）使用具有抗反流阀的造口袋、腿袋，防止尿液反流。

6）皮肤有破损时，可使用护肤粉。

17. 可能的良性或恶性病变　见图 34-15。

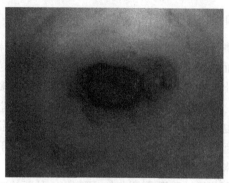

图 34-15　可能的良性或恶性病变

（1）原因：与原发疾病相关。

（2）临床表现：造口周围皮肤出现增生样组织。

（3）护理措施

1）正确剪切造口底盘，适当应用防漏产品。

2）监测增生情况，必要时做病理切片并转诊。

【前沿进展】

2006 年 Atala 等首次报道了组织工程膀胱应用于临床的研究。他们成功再造了有 3 层细胞组织结构的组织工程膀胱，并移植到患者体内用于膀胱扩大术，经过 2～5 年的追踪随访，组织工程膀胱的功能和形态均获得了持续改善，活检显示新膀胱具有移行上皮、黏膜下层和肌层的正常结构。

组织工程膀胱因其细胞来源受限、缺乏理想的支架材料和生物反应器、组织工程膀胱血管化不足、膀胱功能恢复欠佳以及医学伦理学的冲突等不能在临床上广泛应用。但是随着组织工程技术的进步，以后人造组织工程膀胱一定会更好地解决膀胱重建的一系列问题。

【知识拓展】

　　爱丽莎是丹麦的一名护士。1954年，她的妹妹琼拉因结肠癌而做了结肠造口手术，她亲眼看到妹妹的苦况，决心研制出一种新型造口护理用品，帮助妹妹和更多患者减少痛苦。因为在当时那个年代，结肠造口是公众避讳谈议的事，也没有能减少身体不便的专门造口护理用品，即使有，用起来也很繁琐、不卫生，且造价很高。对于造口护理护士来说，能把粘胶和袋子贴到患者身上就像一个梦。

　　爱丽莎经过反复研究试验，研制出一种新的造口护理用品，并申请了发明专利。这个新发明就是今天先进造口产品的雏形。这种有着革命性突破的造口袋，其特点就是一次性使用，袋子本身带有可直接粘贴在皮肤上的粘胶，使用者再也不必用那些繁琐的带子把造口袋缠裹在身上。

　　为了推广、普及自己研制发明的新型造口护理用品，爱丽莎找到了开办塑料厂的艾杰·路易斯-汉森先生，向他提出了生产造口袋的建议。艾杰的妻子琼菡妮曾经做过护士，完全明白这一新型造口袋的发明能在多大程度上帮助患者从痛苦中解脱出来，在她的支持下，工厂的工人手工制作了1000个造口袋，并将样品送给医院试用。结果，使用效果非常好，而且还引起了一家医疗权威专业期刊的关注。不久，艾杰先生的塑料制品厂就接到了许许多多的新产品订单。琼菡妮的爱心、艾杰的行动终于得到了回报，爱丽莎的奉献精神和创意产品也圆满得到了实现——这就是第一只可粘式造口袋产生的故事。

（何其英　黄秀娟）

第三节 尿路造口典型案例分析

【病史介绍】

患者，男性，81 岁。因血尿 3$^+$ 月，诊断为膀胱癌，行膀胱全切＋回肠代膀胱术后 5$^+$ 年。患者及家属发现造口及周围皮肤出现增厚，呈团块状，灰白色，偶伴有出血 1$^+$ 年，不伴疼痛症状，造口袋粘贴困难 1 周就诊。患者整体评估：高龄，神志清楚，视力低下。由家属照料生活及进行造口护理，使用康乐保公司一件式造口袋（型号：1911），造口袋使用到渗漏后才予以更换，一般更换频率为 10 ～ 14 天更换 1 次。经济条件一般。

【造口评估】

造口位于右下腹，造口周围皮肤增厚，呈疣状增生，团块样，增生大小直径为 4.0cm×4.5cm，上面覆盖大量的白色和灰色结晶。

【造口处理难点】

该患者及家属均为老年人，行动迟缓，视力低下导致自我护理能力严重下降。同时，由于该患者经济条件一般，限制了造口产品的选择使用。另外，患者增生面积大、范围广，硝酸银（盐）棒烧灼处理有限。同时，需排除可能的良性或恶性病变。

【造口处理要点】

（1）做病理切片，排除可能的恶性病变。

（2）高频电刀烧灼过度增生的组织。

（3）调整造口袋底板，内圈大小合适，比造口大

2～3mm 即可。

（4）底板粘贴时间不宜过长，粘胶底盘被腐蚀或底盘、皮肤上有渗漏痕迹时及时更换。

（5）使用具有抗反流阀的造口袋、腿袋，防止尿液反流。

（6）附件产品的使用：防漏膏、护肤粉。

（7）耐心、细致的健康指导，促进患者及家属掌握自我护理技能。

【造口处理效果图】

患者就诊时和处理 10 天后的尿路造口见图 34-16 和图 34-17。

【前沿进展】

来自丹麦的一项永久性造口患者造口周围皮肤损伤的研究发现，造口周围皮肤损伤的发生率在回肠和泌尿造口（分别为 57% 和 48%）要高于结肠造口（35%）。所有诊断为皮肤损伤的患者中有 77% 是由于皮肤接触造口排泄物引起的，并且超过 80% 的人没有寻求专业治疗。这提示我们应该对患者进行更多的教育。

一旦患者造口皮肤出现问题，底盘与皮肤粘贴将不牢固，出现排泄物渗漏。渗漏又会加剧皮肤问题，从而形成恶性循环，因此，预防渗漏是减少皮肤问题发生的关键因素。

教会患者正确的造口袋更换流程尤为重要。正确的造口袋更换流程包括三个步骤：佩戴（apply）—揭除（remove）—检查（check）（ARC 流程），其目的是对于造口患者建立一个标准的造口产品更换流程，预防和减少皮肤问题的发生，从而提高生活质量；对于造口

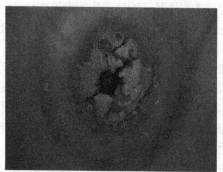

图 34-16　患者就诊时的尿路造口

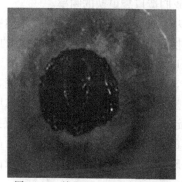

图 34-17　处理 10 日后的尿路造口

专业人员可以提高护理质量，提高患者满意度，节省护理时间。在患者手术前、手术后、恢复期和康复期，ARC流程教育应贯穿始终。

佩戴：正确的佩戴是指确保造口底盘紧密地粘贴在造口周围。

注意事项：①使用清水清洗周围皮肤；②保持周围皮肤干净、干燥；③准确裁剪造口底盘，底盘中心孔比造口直径大 2 ～ 3mm 即可；④关注造口黏膜结构的改变，选用适合的造口产品；⑤恰当采用附件产品。

揭除：正确、轻柔地移除造口袋可以避免造口周围皮肤受到损伤。

注意事项：①如果造口袋内有排泄物排出，在移除底盘前应清空袋子；②一只手轻握底盘揭除手柄，另一只手轻轻按压皮肤，缓慢轻柔地从上到下、环形揭除；③避免暴力揭除底盘；④如果底盘下的皮肤出现痒、疼痛等不适感觉，要及时及早更换。

检查：检查底盘粘胶是否已经被侵蚀；底盘上是否有残留的造口排泄物；皮肤是否有变红、色素沉着或损伤等，提示我们造口袋更换的频率。

注意事项：①检查底盘粘胶：底盘粘胶变白1cm之后就应更换底盘；②底盘应是清洁完整的，无排泄物残留；③造口周围的皮肤看起来与其下腹部其他部位的皮肤一样，表皮上没有明显的颜色改变、浸渍或损伤；④关注皮肤改变的形状是否与粘胶的腐蚀形状相匹配，以确定渗漏的原因；⑤检查结果不仅提示我们是否掌握正确的更换流程，同时提示造口用品更换的频率，所以最理想的更换时机应在底盘腐蚀前和渗漏发生前。

【知识拓展】

虽然西方文献有关肠造口的记载已经有500多年的历史，但用于治疗目的、有计划的肠造口术仅有200多年。1917年，英国的J.P.Lockhart-Mummery医生最早提出了"造口护理"的概念。1954年，Bricker进行了首例回肠尿路造口。1961年，美国的Turnbull医生首先提出了造口治疗与护理是一门新的学科的概念，即"肠造口治疗学"，并培养出世界上第一位专业的肠造口治疗师

Norma Gill（1920—1998）。1954 年，Norma Gill 因溃疡性结肠炎行全结肠切除、回肠造口术，成为一名回肠造口者。其母亲因结肠癌行结肠造口，女儿因溃疡性结肠炎行全结肠切除、回肠造口术。在与疾病的斗争及对自己与家人的护理过程中，Norma Gill 对造口者所经历的身心痛苦十分了解。1958 年，她应 Turnbull 医生的邀请来到克里夫兰基金会医院肛肠外科协助工作，开始担任技术员，帮助造口者术前、术后进行造口护理，给予患者良好的心理支持，帮助患者选择和佩戴造口袋等。在 Turnbull 的培养下，Norma Gill 成为了一名肠造口治疗师（enterostomal therapist，ET），并协助 Turnbull 培养了数百名专业护理人员。1993 年，Norma Gill 受邀来我国讲课，她来到中国后，发现中国有这么多的造口患者手术后没有专人护理，于是用她的奖学金资助上海 2 名护士赴澳大利亚造口学校学习肠造口治疗，为我国培养了 2 名肠造口治疗师，填补了我国造口治疗师的空白。据不完全统计全世界有 50 多所造口治疗师学校，经过造口治疗师学校培训的专业护士，为造口患者的康复发挥了重要作用。

（何其英）

第三十五章　泌尿系统常见检查及操作的护理

第一节　尿流动力学检查的护理

【概述】

尿流动力学（urodynamics）是借助流体力学及电生理学方法研究尿路输送、储存、排出尿液功能的学科。尿流动力学检查可为泌尿系统疾病患者的诊断、治疗方法的选择及疗效评定提供客观依据。尿流动力学检查又分为上尿路尿流动力学检查和下尿路尿流动力学检查两部分。前者主要研究肾盏、肾盂及输尿管内尿液的输送过程；后者则主要研究膀胱、尿道储存及排出尿液的过程。当前用于下尿路尿流动力学研究的检查技术较成熟，已成为泌尿外科的常规检查技术之一。

临床常用的下尿路尿流动力学检查主要包括：①自由尿流率测定；②充盈期膀胱压力测定；③尿道压力图测定；④募集电位肌电图检查；⑤膀胱尿道同步测压检查；⑥压力流率同步测定；⑦影像尿流动力学检查等。上尿路尿流动力学检查主要包括：①肾盂恒流灌注压力测定；②肾盂恒压灌注实验。

【适应证与禁忌证】

尿流动力学检查主要适用于下尿路功能紊乱：各种尿失禁、膀胱流出道梗阻、神经源性膀胱、儿童排尿功能障碍等；需要注意的是，近期内接受膀胱镜检查者或存在尿道严重畸形和狭窄、急性泌尿系统感染、凝血功能障碍等的患者不应行尿流动力学检查。

1. 自由尿流率测定 尿流率是指每秒由膀胱经尿道排出的尿液容量，以了解逼尿肌收缩与流出尿道口阻力综合作用产生的结果。

（1）适应证：适用于下尿路症状患者门诊初诊或筛选；下尿路梗阻性疾病、神经源性膀胱尿道功能障碍的初步诊断；也可作为下尿路功能障碍疾病的手术疗效评价指标和术后随访指标以及下尿路疾病药物疗效的评价指标；或与其他尿流动力学检查项目的同步联合测定。

（2）禁忌证：持续尿失禁使用尿布者、无法站立或坐姿虚弱的病患。

2. 充盈期膀胱压力测定 膀胱压力测定是由灌注的介质（气体或液体）测量到膀胱压力、膀胱容量、感觉、收缩、顺应性、随意控制能力，以了解膀胱逼尿肌的功能。

（1）适应证：适用于有储尿期和（或）排尿期症状者，用以指导治疗膀胱功能障碍的方法和评价治疗效果的手段。

（2）禁忌证：近期有急性尿路感染者；尿路狭窄等原因导致测压导管不能置入膀胱；严重的自主神经反射亢进，不能行导尿的患者。

3. 尿道压力图测定

（1）适应证：各种尿失禁和遗尿患者；各种近端尿道和膀胱颈梗阻的诊断和梗阻定位；确定储尿期症状和与近端尿道和膀胱颈功能的关系；逆行射精与膀胱颈功能的关系评估。

（2）禁忌证：与膀胱压力测定基本相同。

4. 募集电位肌电图检查 适应证：了解储尿期膀胱

容量和压力变化与尿道外括约肌舒张和收缩活动的关系；了解排尿期逼尿肌收缩排尿与尿道外括约肌活动的协调性。

5. 膀胱尿道同步测压　适应证：各种尿失禁的诊断；不稳定尿道的诊断；神经源性尿失禁发生原因的分析。

6. 压力流率同步测定　适应证：整个尿道有无梗阻存在。

7. 影像尿流动力学检查　是指在膀胱测压（充盈期和排尿期）显示和记录尿流动力学参数的同时显示和摄录 X 线透视或 B 超的下尿路动态变化图形。主要用于复杂的排尿功能障碍病因的判断。

适应证：前列腺增生术后排尿困难；复杂性神经源性膀胱尿道功能障碍；压力性尿失禁；女性排尿困难；可控制尿流改道。

【主要护理问题】

1. 焦虑　与患者担心检查的仪器是否会对身体造成伤害有关。

2. 疼痛　与检查仪器或工具刺激尿道黏膜或者是插管造成的创伤有关。

3. 知识缺乏　与缺乏检查和疾病的相关知识有关。

【护理目标】

（1）患者焦虑情绪缓解，能有效、积极配合检查。

（2）患者疼痛等不适得到改善。

（3）患者了解检查及疾病的相关知识。

【检查前的护理】

1. 心理护理　尿流动力学检查虽然是泌尿外科较为常

见的检查项目，但检查时患者对各种仪器和管道包围，常有紧张、恐惧等不良心理反应，因此应向患者讲清楚检查的目的、方法、重要性和注意事项，消除不良心理反应。

2. 检查前准备　行全套尿流动力联合检查者，检查当日晨应排空大便，检查前一日应给予缓泻药或灌肠等肠道准备，使直肠排空。检查前停用所有对膀胱功能有影响的药物。

【检查中的护理】

1. 心理护理　施行压力－流率测定者，检查中要不断地告诉患者，当达到最大膀胱测试容量时，必须尽全力排尿，只有在排尿期有尿液经尿道排出至集尿器，才能用列线图来分析判断有无膀胱出口梗阻或膀胱逼尿肌的功能状态。患者精神紧张、焦虑等状态都可抑制逼尿肌反射而影响排尿。做好患者的心理护理，消除不良的心理反应，减少因精神因素对逼尿肌反射的抑制。

2. 检查中指导　嘱咐患者在尿流测定过程中，尿线落入集尿器的位置要相对固定、不要使尿线来回摆动。如果尿线不稳，尿线落入集尿器的位置不断移动，可造成尿流率曲线的不规则波动，影响对结果的评定。

3. 检查后指导　尿流动力学检查后，患者可有尿痛、尿急、排尿困难等症状，这是由于检查导管刺激尿道黏膜所致。血尿则由于检查造成尿道黏膜的微小创伤引起，检查后多饮水。如有发热、畏寒症状，须做血液、尿液培养，必要时给予抗生素抗感染。

【特别关注】

（1）心理护理。

（2）健康指导。

【前沿进展】

20世纪60年代尿流动力学检查开始应用于临床，主要用于下尿路功能的检查和评估，俗称常规尿流动力学（con-ventional cystometry，CMG），但常规尿流动力学有许多不足之处，如检查是通过人工灌注而不是通过膀胱自然充盈的方法检查膀胱功能。人工灌注的速度明显影响了膀胱的顺应性，有时甚至诱发人为假象，使其诊断准确性受到很大影响，且检查中由于医护人员在场会影响患者排尿，导致结果不准确。20世纪80年代末，Kulseng-Hanssen发明了动态尿流动力学检查（ambulatory urodynamics monitoring，AUM），患者随身携带一个便携式的记录设备，在检查中自由活动，通过记录患者日常生活中多个排尿周期的膀胱压力变化，来了解生理性的膀胱功能。但是因为AUM的结果准确性受到各种因素的影响以及耗时明显，至今未能得到广泛的应用。近年来AUM在无线传输、便携储存及对膀胱功能评估的准确性方面均有了比较大的改进。AUM可以比较准确地检查尿急、尿失禁和神经源性膀胱，对发生于膀胱颈部至尿道外口的任何部分的尿道管腔狭窄所引起的排尿功能障碍性疾病评价也更为准确，但AUM仍旧存在一些问题。对AUM的研究放在改善检查时间、排尿日记、同步测定尿流率及导管固定方法等方面，使AUM检查更加方便，更容易在临床上得以推广。

【知识拓展】

随着儿科技术的发展和对儿童非神经源性膀胱及神经源性膀胱障碍的进一步认识，儿童尿流动力学已成为一个专业的研究领域。儿童尿流动力学检查指征包括神经性膀胱功能障碍（脊柱裂、脊膜膨出或脊髓脊膜膨出、脊髓纵裂、脊髓栓系综合征）、肛门直肠畸形、排尿异常、膀胱输尿管反流、尿失禁、下尿路梗阻、影像学检查不能明确的肾和输尿管积水。

（杨秋香）

第二节 影像学检查的护理

【概述】

随着影像学诊断技术的发展和广泛应用，放射检查对泌尿系统疾病的诊断发挥着重要的作用。

1. X线检查

（1）泌尿系统平片：常规泌尿系统X线平片即腹部平片，一般采用前后位投照，检查范围包括肾脏（kidney）、输尿管（ureter）和膀胱（bladder）。临床上习惯将其简称为KUB片。是一种无痛苦、简单常用的检查方法。有特殊需要时，也可包括前列腺及尿道。

通过检查，可以观察肾脏的位置、轮廓、大小和形状；观察泌尿系统有无结石、钙化，从而提示是否有必要进一步做造影检查，也可以作为泌尿系统造影的对照。

护理措施：

1）检查前向患者及家属说明检查的目的、步骤和注意事项，缓解患者的紧张和恐惧情绪。

2）检查前一日少渣饮食，检查当日不进早餐，尽量排空大便。

3）摄片前清除肠道内气体、粪便，可有效提高诊断的准确率。

（2）排泄性尿路造影：是通过将水溶性有机碘造影剂注入静脉，经过肾脏的排泄作用，使泌尿系统脏器内腔，如肾盏、肾盂、输尿管及膀胱等部位显影的检查方法。因此又称顺行性或静脉尿路造影，临床上常简写为IVU（intravenous urinary tract imaging）。IVU可显示整个尿路，在一定程度上反映了肾脏的排泄分泌功能。

适应证：

1）疑有尿路病变或尿路感染者。

2）不能做膀胱镜检查及逆行尿路造影者。

3）泌尿系统先天性畸形者。

禁忌证：

1）有碘过敏史。

2）肝肾功能严重受损。

3）心血管功能不全。

4）甲状腺功能亢进。

5）妊娠期的患者。

护理措施：

1）造影术前向患者及家属说明造影的目的、步骤和注意事项，缓解患者的紧张和恐惧情绪。

2）造影前6小时禁食禁饮。

3）检查前需做碘过敏试验。

4）碘过敏可出现延迟反应，造影后还应密切观察患者是否出现碘过敏反应，并做好急救的准备。

（3）逆行肾盂造影（retrograde pyelography）：是经输尿管口插入导管至肾盂，再向导管内注入造影剂来显影上尿路，是诊断上尿路疾病的主要手段。其优点是肾盂、肾盏充盈良好，显影清晰，有利于对细微结构解剖的观察；对肾功能不良的病例仍能使其显影；行膀胱检查时，还可以了解膀胱及输尿管的情况。主要缺点是创伤性检查，可引起痉挛、肾绞痛，且有上行性感染的危险。

适应证：

1）静脉肾盂造影显影不清时。

2）不能配合完成静脉肾盂造影的婴幼儿及儿童患者。

3）不适合做静脉肾盂造影检查者，如心、肝、肾功能异常及碘过敏者。

4）为了详细观察尿路的解剖形态。

5）确定血尿患者尿路内有无占位性病变。

6）确定平片所见腹内致密钙化影与尿路的关系。

禁忌证：

1）有严重血尿、急性下尿路感染及肾绞痛发作的患者。

2）伴有严重心血管疾病、尿道狭窄、尿闭、慢性肾衰竭者。

3）严重高血压的患者。

4）疑为恶性肿瘤，又有出血倾向的患者。

护理措施：

1）造影术前向患者及家属说明造影的目的、步骤和注意事项，缓解患者的紧张和恐惧情绪。

2）常规肠道准备：检查当日早晨禁食，不禁饮，有助于增强显影浓度。

3）造影前做碘过敏试验。

4）检查前应排净小便。

5）检查后注意观察有无皮疹、荨麻疹等迟发型碘过敏反应。

6）注意观察是否有疼痛、血尿、感染、无尿或少尿、肾盂反流等造影并发症的发生，如果有应及时通知医生，遵医嘱对症处理，并做好患者及家属的心理护理。

（4）尿道造影：有直接注入和排尿充盈两种方式。

适应证：尿道狭窄、肿瘤、憩室、瘘管、畸形等。

禁忌证：①尿道、前列腺、附件急性炎症者；②近期有泌尿系统器械检查史者。

（5）肾血管造影：随着经皮血管腔内诊疗技术的发展，肾血管造影技术在泌尿外科得到了广泛的应用，进一步提高了诊断的精确度。包括腹主动脉-肾动脉造影和选择性肾动脉造影等。此外还有膀胱造影、淋巴造影、精囊造影等方式，为诊断泌尿系统相关疾病做出了重要贡献。

2. 超声检查 泌尿外科超声检查是采用超声波获取男性泌尿生殖系统各脏器及组织结构的声学图像。常见的超声仪器种类有一维超声（A超）、二维灰阶超声（B超）、二维彩阶图、彩色多普勒血流成像（彩超）、三维超声、彩色造影。亦可在B超引导下行穿刺、引流及活检等诊断和治疗。但超声检查不能提供细致的解剖结构变化，易受骨骼、肠道气体等因素的干扰从而影响判断。常规超声检查部位包括双肾、输尿管、膀胱和前列腺等。

护理措施：检查前指导患者饮水 500～1000ml，使膀胱充盈，有利于观察膀胱内病变及前列腺。

3. 计算机体层成像（computer tomography，CT） 是通过X线对人体层面进行扫描，运用计算机技术进行处理从而获得图像的检查方法。其密度分辨率明显优于X线图像。CT检查具体有CT平扫、CT增强、CT三维成像等方式。

护理措施：CT增强检查前需要做碘过敏试验，检查后严密观察患者有无过敏反应。

4. 磁共振成像（MRI）检查 是将原子核在强磁场中共振产生的信息运用图像重建成像的一种影像学技术。

MRI 检查范围覆盖了几乎全身各系统。MRI 亦可进行增强扫描。对肾上腺、肾脏、膀胱、前列腺等泌尿系统组织和血管疾病的检查具有重要的诊断价值。

5. 核医学检查　泌尿系统核素检查主要有核素显像和功能检查两方面。核素显影包括放射性核素肾图（renography）、肾静态显影、肾动态显影（MAG3 肾图）、肾小球滤过率和肾有效血流量测定、放射性核素阴囊显像、前列腺癌骨转移核素骨显像等。而功能检测包括放射性肾图、卡托普利试验及利尿肾图等。

6. 正电子发射计算机断层扫描（PET）　是一种特殊的核素扫描，一般只用 10 ～ 60 分钟。由于 PET 能反映体内脏器组织或病变的功能代谢变化，而疾病功能代谢变化较形态结构变化提前 3 ～ 6 个月，所以 PET-CT 能够用于疾病的早期诊断和良、恶性肿瘤的鉴别。

【前沿进展】

经过大量的研究表明，接受 X 线辐射剂量每增加 1mSv 将增加 5/10 万的恶性肿瘤的发病率。经过 WHO 和国际放射防辐射委员会（NRPB）及国际医学物理组织（IOMP）的不懈努力，制订出了医疗辐射质量保证和质量控制标准，目的在于以最小的代价获得最佳的诊断质量。通过严格掌握 CT 检查适应证、避免多期扫描、降低扫描条件的方法，降低辐射剂量，保障广大患者及医务人员的人身安全。

【知识拓展】

"碘过敏试验"的四种方法：

1. 球结合膜试验 将 1 滴稀释 10 倍的造影剂滴于眼内，观察 5 分钟。如出现球结合膜充血、水肿、流泪等症状则为过敏。

2. 口腔黏膜试验 将 1ml 造影剂滴于舌下，观察 10 分钟。如出现口唇麻木、舌部肿胀、恶心、流涎、荨麻疹等则为过敏。

3. 皮内试验 将稀释 10 倍的造影剂注入前臂皮内，观察 10 分钟。如皮丘红晕直径超过 1cm 则为过敏。

4. 静脉内试验 将 30% 的造影剂 1ml 通过静脉注射，观察 10 分钟。如有恶心、呕吐、眩晕、心慌、胸闷、荨麻疹等症状则为过敏。

静脉内试验是最常用且最可靠的方法。碘过敏反应危险性大，因此试验前要做好急救的准备。

（胥国薇　杨秋香）

第三节　膀胱尿道镜检查的护理

【概述】

膀胱尿道镜（cystoscope）是用于观察尿道及膀胱内状况的内镜。膀胱镜检查（cystoscopic examination）是将膀胱镜经尿道插入膀胱以直接观察膀胱和尿道内病变及获取病变部位的活体组织标本的检查方法。其为泌尿外科的基本检查手段，主要有硬性镜及软性镜两类。目前在临床工作中主要应用硬性膀胱镜进行检查、治疗。

【适应证】

（1）诊断下尿路疾病。

（2）获取细胞学或组织学检查标本。

（3）明确血尿的出血部位和原因。

（4）膀胱异物、结石的诊断及取出。

（5）放置输尿管导管或支架管。

（6）膀胱尿道移行上皮肿瘤保留膀胱手术后定期复查。

（7）上尿路逆行造影诊断肿瘤、结石、梗阻的部位和程度。

【禁忌证】

（1）泌尿生殖系统急性炎症。

（2）不能采取截石体位者。

（3）女性月经期。

（4）尿道狭窄、尿道结石嵌顿等无法插入膀胱镜者。

（5）膀胱容量小于 50ml 的患者。

（6）未控制的全身出血性疾病。

（7）不能耐受检查者。

【护理问题】

1. 焦虑　与患者缺乏对检查的了解有关。

2. 疼痛　与患者对操作的耐受程度等有关。

3. 舒适的改变　与膀胱镜检查或留置尿管等有关。

4. 潜在并发症　出血、感染。

【护理目标】

（1）患者焦虑程度减轻，能配合治疗。

（2）患者的不适感及疼痛感减轻或消失。

（3）检查后未发生相关的并发症，或者发生并发症后能及时治疗和处理。

【检查前护理措施】

1. 心理护理 向患者讲解膀胱镜检查的相关知识，包括检查的必要性、检查的方式等，增加患者对膀胱镜检查的理解，减轻对检查的担忧。

2. 检查前准备

（1）进行无痛膀胱镜检查的患者术前禁食8小时、禁饮4小时。

（2）行无痛膀胱镜检查的患者及年老、体弱者检查当日须有家属陪伴。

（3）镜检前嘱患者排尽尿液。用肥皂及清水洗净外生殖器及会阴部。

（4）心脏病、高血压、脑血管疾病及下肢曾经受过外伤甚至不能外展者，应该主动告知医生。

【检查后护理措施】

接受膀胱尿道镜检查的患者绝大多数采用表面麻醉，无需特殊处理。

1. 常规护理及健康宣教 见表35-1。

表35-1 健康宣教内容

心理护理	向患者解释检查后可能出现的症状，一般轻微症状在1～3日内逐渐消失，缓解患者的焦虑情绪
饮食护理	忌食辛辣刺激性食物及烟酒，鼓励多饮水
活动指导	检查后休息30分钟，如无不适即可离开检查室，接受无痛检查治疗的患者，经麻醉医师允许后方可在家属陪同下离开医院。避免剧烈活动
健康宣教	若发生血尿、排尿困难、尿潴留甚至无尿等症状，应及时就医

2. 并发症的处理　见表 35-2。

表 35-2　常见并发症的处理

常见并发症	临床表现	处理
发热	体温升高；白细胞及中性粒细胞增高	多饮水，给予抗生素治疗，物理或药物降温
疼痛	腹痛、胀痛	疼痛轻微，可选择应用口服解痉或止痛药；疼痛剧烈者，查找原因，可选择哌替啶等肌内注射
血尿	小便为淡红色或鲜红色	轻度血尿者多饮水后即可自愈，血尿明显时除予以持续膀胱冲洗、给予止血药物外，必要时行手术止血
尿潴留	排尿不畅或排尿困难	留置保留尿管
尿道损伤	疼痛、尿道出血排尿困难	一般损伤程度较轻，不需手术治疗；若留置尿管，则2周左右可自愈；不能留置尿管，则做耻骨上膀胱造瘘，引流尿液

【特别关注】

（1）膀胱检查后并发症的处理。

（2）健康宣教。

【前沿进展】

目前，内镜已发展成为一个完整的体系，根据发展和成像构造大体分为三大类：硬管式内镜、光学纤维内镜、超声与电子内镜。近年来，随着 CCD 技术的不断进步，电子内镜出现了高分辨电子内镜、放大电子内镜、红外线电子内镜等。纤维内镜发展出如胆道子母镜、细径胰腺镜、极细径胰管镜等极细的内镜。

【知识拓展】

软性膀胱镜检查是膀胱尿道镜检查的一种类型,主要用于膀胱和尿道病变的观察和治疗。其较硬性膀胱镜检查的优点在于:①患者可采取不同体位检查,舒适度有所改善;②选用的管径较细,对尿道的损伤较小,患者痛苦少;③观察的范围大,无盲区。

软性膀胱镜仍然存在一些局限,如寿命短、价格高,当血块清除不满意时,不能行双侧输尿管插管。因此做该类检查时,应综合患者的情况选择合适的膀胱镜检查方式。

(胥国薇)

第四节　输尿管支架管置入与取出的护理

【概述】

输尿管支架管广泛用于泌尿外科,其具有内支架和内引流的双重作用,可有效解除上尿路梗阻,保护肾功能,又有替代造瘘的作用,减少术后感染、漏尿的发生,不影响患者的早期下床活动,大大缩短了患者的住院时间,但也偶发输尿管穿孔、输尿管反流、膀胱刺激征、血尿、拔管困难、输尿管内支架管滑脱、尿路梗阻、漏尿及感染、异物排斥反应等并发症。

【适应证】

输尿管内支架管置入适用于输尿管良性或恶性梗阻、辅助结石治疗、输尿管镜下碎石术、维持网状支架管径、结石显影、术中置管、结石急性发作治疗、输尿管瘘、腹膜后纤维化等。

【主要护理问题】

1. 焦虑　与患者担心检查的各种仪器和管道对身体造成的伤害有关。

2. 舒适的改变　与输尿管内支架管对黏膜的刺激或损伤造成疼痛有关。

3. 知识缺乏　与缺乏输尿管支架管置入与取出的相关知识有关。

【护理目标】

（1）患者焦虑、紧张情绪缓解或减轻。

（2）患者不适程度降低或缓解。

（3）患者对输尿管内支架管的置入和取出术的相关知识有所了解。

【护理措施】

1. 心理护理　术前向患者详细说明置管的方法和必要性，术中配合要点和注意事项，消除患者疑虑，积极配合手术及管道护理。

2. 健康指导

（1）置入支架管后，部分患者可出现膀胱刺激症状。症状较轻者，可适当改变体位来缓解症状；症状严重者，可使用解痉剂。

（2）置管后由于输尿管抗反流的作用消失，早期常规留置保留尿管进行引流。保证尿管引流通畅，防止管道扭曲、受压、堵塞，使膀胱处于低压状态。保持引流袋低于膀胱水平位，防止尿液反流。尿管拔出后，指导患者应及时排尿，不要憋尿，避免膀胱过度充盈。减少引起腹内压增加的任何因素。

（3）避免四肢、腰部同时伸展，做突然的下蹲动作及重体力劳动或剧烈运动，防止输尿管内支架管上下移动或滑脱。

（4）密切注意观察尿色、尿量的变化；若患者突然出现鲜红尿液，且逐渐加重时，应及时报告医生并协助检查处理。

（5）饮食指导：多饮水，以达到内冲洗的目的及调节尿液酸碱度，防止尿酸盐沉淀再形成结石或阻塞输尿管内支架管。多食粗纤维食物，预防大便干燥。

（6）养成良好的卫生习惯，保持会阴部清洁。

（7）定期复查，遵医嘱更换支架管或拔除支架管。

【特别关注】

（1）心理护理。

（2）健康指导。

【知识拓展】

理想的输尿管支架管应具有容易导入、引流充分、良好的生物相容性、良好的防垢性能和抗老化性、X线不易透过、B超下显影、抗反流、患者耐受性好、易更换和取出、不易移位、价格便宜等特点。

输尿管支架管在泌尿外科临床应用已有多年，Zimskind 等首先报道了经膀胱镜逆行植入可扩充硅胶管做长期引流，成功地缓解了输尿管梗阻和输尿管阴道瘘，从而使输尿管支架管长期植入治疗得到了普及和发展。1978 年，Finney 在临床上使用硅胶支架管，解决了支架管移位及脱落问题。在输尿管支架管的临床应用中，输尿管支架管存在着生物相容性，相关感染、生物膜形成以及支架管老化、尿盐沉积等问题。目前还没有某种生物材料的支架管完全具备理想的机械性能与生物相容性，完全满足临床需要。随着科技的进步，一些新的医用生物材料、新的制作工艺不断涌现，不断改进输尿管支架的理化性能、提高生物相容性、消除支架管植入相关并发症已成为科研工作者新的课题。

（杨秋香）

第五节 尿道扩张术的护理

【概述】

尿道扩张术是通过探杆的扩张，使局部充血，促进瘢痕软化，从而达到使狭窄部位敞开的目的。是治疗尿道外伤、术后瘢痕狭窄的一种方法。

【适应证】

（1）预防和治疗尿道狭窄、膀胱颈挛缩。

（2）用于放置内镜前的准备。

（3）检查尿道有无狭窄以及确定狭窄的部位和程度。

（4）检查后尿道或膀胱内有无结石或金属性异物。

【禁忌证】

（1）尿道或前列腺有急性炎症或分泌物过多的患者。

（2）尿道不明原因严重出血。

（3）尿道损伤，特别是后尿道或球部尿道外伤的患者。

（4）女性月经期、凝血功能障碍者。

（5）怀疑有尿道肿瘤的患者。

（6）严重膀胱挛缩者。

（7）每次扩张后均发生尿道热的患者。

【护理问题】

1. 恐惧 与患者缺乏对检查的了解有关。

2. 舒适的改变 与手术操作等有关。

3. 在并发症 出血、感染。

【护理目标】

（1）患者恐惧程度减轻，能主动配合治疗。

（2）患者的不适感及疼痛感减轻或者消失。

（3）未发生相关的并发症，或者发生并发症后能及时治疗和处理。

【术前护理措施】

1. 心理护理 向患者讲解尿道扩张的相关知识，包括检查的必要性、检查的方式等，增加患者对手术的理解，减轻对手术的担忧。

2. 术前准备

（1）扩张需要在麻醉下进行的患者，术前禁食8小时、禁饮4小时。

（2）保持会阴部的清洁卫生。

（3）患者应向医生陈述最近排尿异常的特点、上次尿道扩张的时间及扩张器械使用的最大型号。

【术后护理措施】

1. 健康宣教

（1）多饮水，保持每日尿量在2000～3000ml，达到内冲洗的目的，预防尿路感染。

（2）未留置尿管的患者，每日用清水清洗会阴部及尿道口 1～2 次；安置留置尿管的患者指导做好尿管护理，定期更换尿袋，引流袋保持在耻骨联合以下，避免尿路逆行感染。

2. 并发症的处理　见表 35-3。

表 35-3　并发症的处理

常见并发症	临床表现	处理
出血	小便颜色为淡红色或鲜红色	轻度血尿的患者只需多饮水；出血较重有排尿困难者，留置导尿管，必要时行持续膀胱冲洗；遵医嘱使用止血药物或抗生素，效果不佳时手术治疗
尿道穿孔	下腹部疼痛出血	立即采取止血及抗感染治疗；出血不止及排尿困难者，应行耻骨上膀胱造口术，安置保留尿管；尿道周围若感染严重或形成脓肿者，应切开引流
感染	体温升高	给予抗感染及对症治疗
尿潴留	膀胱充盈	予以留置尿管

【特别关注】

并发症的处理及护理。

【知识拓展】

尿道扩张术虽是治疗尿道狭窄和膀胱颈挛缩的有效方式，但反复扩张也易导致尿道损伤。能通过 24F 号尿管者，一般不再增大型号。两次扩张的间隔时间至少一周，经过反复扩张，随着尿道逐步增宽，可延长再次扩张的时间。

（胥国薇）

第六节 前列腺穿刺活检术的护理

【概述】

前列腺穿刺活检术是诊断前列腺癌最重要的检查手段。作为确诊前列腺癌的方法之一，多采用经会阴或经直肠前列腺穿刺法。经直肠超声引导下前列腺系统穿刺是目前广泛应用于临床的方法。目前常采用多点穿刺以提高前列腺癌的检出率。

【适应证】

（1）前列腺肿块、硬结或腺体不对称增多及血清 PSA ≥ 10.0ng/ml 的患者；PSA 为 4 ~ 10ng/ml 时，如果 PSAD > 0.26ng/（ml·cm^3）和（或）f/tPSA < 18%，或 TRUS、CT、MRI 发现前列腺有可疑病灶时。

（2）确定前列腺肿瘤的组织学类型。

（3）转移性腺癌，原发灶怀疑为前列腺者。

【禁忌证】

（1）严重的出血倾向及凝血障碍。

（2）严重的肛门疾病、肛门直肠疼痛、肛门改道。

（3）急性前列腺炎。

（4）严重的免疫抑制。

（5）严重的糖尿病、心脑血管疾病。

【护理问题】

1. 焦虑　与患者缺乏对检查的了解有关。

2. 舒适的改变　与前列腺穿刺操作有关。

3. 潜在并发症　出血、感染。

【护理目标】

（1）患者焦虑程度减轻。

（2）患者的不适感及疼痛感减轻或者消失。

（3）未发生与检查相关的并发症，或者发生并发症后能及时治疗和处理。

【检查前护理措施】

1.心理护理　向患者讲解前列腺穿刺的相关知识,包括检查的必要性及检查的过程、目的、风险和价值等,减轻对检查的担忧。

2.检查前准备

（1）检查前 7 ～ 10 日停用抗凝药物。

（2）经直肠行前列腺穿刺的患者,穿刺前排干净大便,必要时使用开塞露或清洁灌肠。

（3）用肥皂及清水洗净肛周及会阴部。

（4）活检前 30 ～ 60 分钟口服抗生素。

（5）完善血常规、出凝血时间检查。

【检查后护理措施】

1. 健康宣教

（1）告诉患者穿刺后可能出现血尿、血便、疼痛等不适并做好解释,缓解患者的紧张焦虑情绪。

（2）经指压穿刺部位不出血后,无不适即可离开。肛门坠胀感多数是由于操作中碰到肛门括约肌所致。

（3）保持会阴部清洁,多饮水,预防尿路感染。

（4）饮食宜清淡易消化,保持大便通畅。观察是否出现血尿、血精、便血等,如有不适,应及时就诊。

（5）预防性使用抗生素 1 ～ 3 日。

2. 并发症的处理 见表 35-4。

表 35-4 并发症的处理

常见并发症	临床表现	处理
感染	体温升高；尿频、尿急等尿路感染症状；急性前列腺炎症状；血象增高；少数为菌血症症状	多饮水 给予抗生素治疗 对症治疗
出血	小便为淡红色或者鲜红色 大便带血、血精	多饮水；应用止血药；安置尿管和（或）持续膀胱冲洗；如为直肠出血，采用阴道棉条塞入直肠或指头直接压迫止血

【特别关注】

并发症的处理。

【知识拓展】

前列腺液检查的正常范围见表 35-5。

表 35-5 前列腺液检查的正常范围

项目	正常范围
量	数滴至 2ml
色	乳白色，稀
白细胞	<10 个 /HP
红细胞	偶见
上皮细胞	少量
卵磷脂小体	可见，量少
淀粉样体	可见（老人易见）
吞噬细胞	偶见

(胥国薇)

第三十六章 泌尿系统常见症状的护理

第一节 血尿的护理

【概述】

血尿（hematuresis）是指尿液中的红细胞异常增多，分为镜下血尿和肉眼血尿。镜下血尿是指：离心新鲜尿液每高倍镜视野红细胞计数 $\geq$ 3 个；肉眼血尿是指：每100ml 尿液中含有 1ml 以上血液。血尿是泌尿系统疾病中常见的一种症状。

【病因】

血尿发生的原因很多，大部分为泌尿系统疾病所致。尿路的机械性损伤、梗阻、感染、结石、结核和肿瘤侵蚀可直接导致尿路血管壁破裂出血，少数血尿与全身其他系统疾病有关，包括机体代谢障碍、免疫损伤、凝血机制障碍、心血管疾病或毒素作用损伤肾小球基膜，使滤过膜与毛细血管壁的通透性增加而引起血尿。泌尿系统邻近器官病变累及尿路时，也可导致血尿。

【诊断要点】

1. 实验室检查 尿常规、血常规、血生化。

2. 膀胱镜检查 可直接观察导致血尿的膀胱、尿道病变，观察输尿管口喷血可了解血尿出自哪一侧肾脏。

3. 腹部 X 线检查、B 超、CT/MRI、肾穿刺活检 都可以作为血尿的辅助检查，对导致血尿的结石、肿瘤、囊肿、异物能起到明确诊断的作用。

【治疗】

1.病因治疗 对血尿患者的治疗应着重于查找病因，绝不能单纯地控制出血，而不进一步查明出血的原因，导致延误治疗。

2.止血药物 短期内肉眼血尿对正常机体影响不大，但长期失血可能引起贫血等并发症，同时，肉眼血尿可引起患者的恐慌、焦虑。因此，在进一步检查、明确诊断的同时，可适当给予止血药。

3.血尿的处理 绝大部分下尿路出血可经膀胱镜下电凝止血；如前列腺病变导致的后尿道出血，可用三腔或双腔气囊导尿管牵拉压迫止血；对于单侧上尿路的大出血，单纯靠药物很难控制，可行单侧肾动脉栓塞术，止血效果较好，且创伤小、恢复快。

4.膀胱血凝块填塞的处理 大量血尿较长时间停留在膀胱内可形成大量血凝块，导致患者排尿困难、尿潴留、膀胱痉挛乃至充盈性尿失禁，而且会使下尿路病灶出血加重。膀胱内血凝块不多时，可留置三腔导尿管，用生理盐水持续膀胱冲洗，直至冲洗液透明清亮；膀胱内大量血凝块填塞时，需要行膀胱镜下血凝块清除术。

【主要护理问题】

1.焦虑 与患者对血尿的惧怕、担心预后有关。

2.疼痛 与膀胱血块引发膀胱区域痉挛痛或因结石、血块造成上尿路梗阻引发肾绞痛有关。

3.排尿型态异常 与安置保留尿管有关。

4.舒适度改变 与安置保留尿管、持续膀胱冲洗等有关。

5. 睡眠型态紊乱　与管道牵拉有关。

6. 知识缺乏　缺乏疾病相关知识。

7. 潜在并发症　感染、低血容量性休克。

【护理目标】

（1）患者焦虑程度减轻，配合治疗及护理。

（2）患者主诉疼痛减轻或消失。

（3）患者能适应留置尿管。

（4）患者主诉不适感减轻或消失。

（5）患者睡眠状况得到改善。

（6）患者了解疾病相关知识。

（7）患者术后未发生相关并发症，或并发症发生后能得到及时治疗与处理。

【护理措施】

（1）心理护理

1）解释手术的必要性、手术方式、注意事项及治疗效果。

2）鼓励患者表达自身感受，多与患者沟通，安慰疏导患者。

3）教会患者自我放松的方法。

4）根据个体情况进行针对性心理护理。

5）鼓励患者家属和朋友给予患者关心和支持。

（2）疼痛护理：如果是膀胱血块引发的膀胱痉挛痛，严重者可遵医嘱使用解痉药物，如酒石酸托特罗定、间苯三酚等。如果是结石、血块造成上尿路梗阻引发的肾绞痛，不耐受者可遵医嘱使用解痉、止痛药物，如间苯三酚、曲马多、哌替啶等。

（3）妥善固定并捋顺各类管道，增进患者的舒适度。

（4）为患者提供安静、舒适的睡眠环境，必要时遵医嘱给予促睡眠药物。

（5）为患者提供疾病、护理、活动、饮食、用药等相关知识，做好健康指导。

（6）密切观察生命体征：每隔 1～2 小时测量血压、心率，并注意患者的全身情况，保证患者静脉通路通畅，及时补充血容量。遵医嘱使用止血药物，控制出血，根据病情遵医嘱及时补液、补充血容量，防止发生低血容量性休克。

（7）常规护理内容见表 36-1。

表 36-1　常规护理内容

持续膀胱冲洗及护理	观察冲洗液的颜色及量
	根据冲洗颜色调节冲洗速度
	观察腹部体征，有无腹痛、腹胀等
各管道观察及护理	输液管保持通畅，留置针妥善固定，注意观察穿刺部位皮肤
	尿管按照尿管护理常规进行，尿管拔除后注意关注患者排尿情况
基础护理	做好口腔护理、定时翻身、患者清洁等工作

【特别关注】

（1）心理护理。

（2）膀胱冲洗的护理。

【知识拓展】

运动性血尿

尿液中的红细胞异常增多称为血尿。单纯由于剧烈运动引起的血尿称为运动性血尿。其发生机制还不明确，原因可能是超负荷运动时机体需氧量增加，血液中含氧量不足，组织无氧代谢增加导致血液中乳酸和二氧化碳等代谢产物增多，使肾小球通透性改变，漏出红细胞而产生血尿，也可能与剧烈运动时肾脏受到挤压、撞击引起肾毛细血管、膀胱、尿道损伤有关。运动性血尿与其他原因造成的血尿相比有如下特点：

（1）运动后突然出现血尿，其血尿程度与运动量有明显关联。

（2）多数人运动后无不良感觉及相应疾病的症状，如眼睑水肿、尿频、尿痛、尿急等。影像学检查及生化检验结果等均正常。

（3）血尿一般在跑、跳运动后反复出现，但属自限性的良性过程，预后良好。

（李玉芬）

第二节 疼痛的护理

【概述】

疼痛（pain）是一种令人不快的感觉和情绪上的感受，伴随着现存的或潜在的组织损伤，是主观的感受。疼痛是最常见的临床症状之一，目前已成为继体温、脉搏、呼吸、血压四大生命体征之后的"第五生命体征"。疼痛不仅是一种复杂的主观感觉，而且伴有一系列生理变化及心理行为的反应，由于疼痛不仅不利于疾病的治疗，也给患者增加了痛苦，降低了患者的生存质量，因此长期以来，疼痛一直是人们研究和探索的重要课题。尤其是近几十年来，疼痛研究取得了显著的成果，并逐步形成了一套规范的疼痛诊疗体系。而疼痛护理是疼痛诊疗专业体系中的一个重要组成部分，护士是与患者接触最多的健康照护者，在充分评估和管理患者疼痛方面有着独一无二的地位。因此，护士应掌握观察、评估疼痛，解除疼痛等的相关知识和技能。

【病因病理】

疼痛刺激经由脊髓上传到丘脑和中脑。在丘脑，疼痛信息被传递到大脑的不同区域，包括躯体感觉皮质区（两者都位于顶叶）、额叶和边缘叶系统。躯体感觉皮质区可辨别疼痛的位置和强度，而副皮质区决定个体对疼痛的感觉。目前认为边缘叶系统中有控制情绪特别是焦虑情绪的细胞。因此，边缘叶系统在疼痛的情绪反应方面有重要作用。在神经传导的末端，个体在高级脑中枢的作用下感到疼痛。简单说来，当人意识到疼痛时，一个复杂的反应就启动了。因此，对疼痛的感知是心理因素、认知因素和神经生理因素相互作用的结果。它可使个体意识和了解疼痛，从而做出反应。

目前，许多学者从不同方面、不同领域对疼痛机制进行了深入、细致的研究，比较权威的有致痛释放学说、神经调节理论和闸门控制理论。

【诊断要点】

1. 各种泌尿系统疼痛的临床表现 由于泌尿系统多受自主神经支配，因此疼痛定位往往不准确，在查找病因时需结合其他临床症状综合判断。泌尿系统的疼痛主要有膀胱刺激征引起的尿痛，结石嵌顿引起的输尿管、肾区绞痛，肾积水引起的腰部胀痛，泌尿系统肿瘤引起的腰部钝痛以及手术后的伤口疼痛。尿痛主要是指排尿时受损部位产生疼痛或烧灼感，多见于炎症、结石、其他异物刺激膀胱而产生的自主或不自主的收缩痉挛或因尿液通过发炎的尿道所致。绞痛是指结石、血块、脱落组织阻塞肾盂出口处或输尿管引起肾盂或输尿管平滑肌痉挛、肾盂内压力升高，表现为腰、腹部绞痛，常伴有恶心、呕吐等消化道症状的综合征。持续性疼痛可因肾脏恶性肿瘤侵犯周围神经而引起。

2. 辅助检查　B 超、CT、X 线检查都有助于查明病因及病变部位，在进行处理时需结合临床症状详细判断。

【治疗】

1. 原发病治疗　积极治疗原发病，解除病因。

2. 药物治疗　临床上常用哌替啶、阿托品、山莨菪碱解痉止痛，但近年来也有医师发现间苯三酚、黄体酮、吲哚美辛、甲氧氯普胺等药物也有解痉、止痛的作用。

3. 物理治疗　有中医针灸止痛法、红外线超短波理疗法等，还有报道称指压法对治疗肾绞痛有效。

4. 行为认知疗法　主要有松弛术、引导想象、分散注意力、音乐疗法、生物反馈等。

【主要护理问题】

1. 焦虑　与患者对疼痛的恐惧有关。

2. 睡眠型态紊乱　与疼痛致不能入睡有关。

3. 舒适的改变　与疼痛有关。

4. 知识缺乏　缺乏疼痛相关知识。

【护理目标】

（1）患者焦虑程度减轻，配合治疗及护理。

（2）患者睡眠状况得到改善。

（3）患者主诉不适感减轻或消失。

（4）患者了解疼痛相关知识。

【护理措施】

（1）心理护理：给予心理安慰，向患者解释产生疼痛的原因，向患者介绍对抗疼痛的方法，树立其战胜疼痛的信心。

（2）积极寻找引起疼痛的原因，解除疼痛的刺激源；为患者提供安静、舒适的睡眠环境；根据疼痛评分，必要时遵医嘱使用镇痛药。

（3）健康教育：为患者提供疼痛的产生机制、引起疼痛的原因、如何面对疼痛、减轻或解除疼痛的自理技巧等方面的知识。

（4）常见止痛药的适应症及不良反应见表36-2。

表36-2　常用止痛药物的适应证及不良反应

药品名称	适应证	用法用量	不良反应
吗啡	强效镇痛剂 适用于其他镇痛药 无效的急性疼痛	5~15mg/次 静脉注射	呼吸抑制 耐药性 恶心、呕吐
哌替啶	强效镇痛剂，适用于急性疼痛	25~100mg/次 肌内注射	成瘾性 恶心、呕吐 直立性低血压
曲马多	中度至重度疼痛	100mg/次 肌内注射	恶心、头晕
布桂嗪	中等强度的疼痛	50~100mg/次 肌内注射	眩晕，少数人可出现恶心
阿托品	各类内脏性绞痛	0.3~0.5mg/次 肌内注射	心动过速，阿托品中毒时可出现中枢兴奋现象
吲哚美辛	手术后、创伤后疼痛	25~50mg/次 口服	消化不良，头痛、头晕，血尿
塞糖布	各类急性疼痛	100mg/次 口服	药物过量时易发生消化不良、腹痛

【特别关注】

止痛药物的疗效及副作用观察。

【前沿进展】

无痛病房模式

随着医学的发展，社会的进步，疼痛理念的逐步更新，疼痛已经被认为是第五大生命体征。疼痛是一种疾病，消除疼痛是患者的权利。近年来，许多学者指出，要想更好地控制术后疼痛，在研究治疗疼痛的同时，还需要探索更合理的服务机制，建立无痛病房。建立无痛病房，就是要更加关注疼痛，建立规范化的疼痛管理流程，完善疼痛评估体系，制订个性化的镇痛方案，尽量将患者控制在微痛，提高患者的舒适度，促进康复。

【知识拓展】

超前镇痛

超前镇痛是指在伤害性刺激作用于机体之前采取一定的措施，防止中枢或外周神经敏感化，减少或消除伤害引起的疼痛。超前镇痛的关键不在给药的时间，而是有效地预防疼痛处理过程中的病理生理改变，其根本的原则就是在疼痛发生之前预防疼痛，而不是在疼痛发生之后再对抗疼痛。

（李玉芬）

第三节 尿失禁的护理

【概述】

尿失禁（urinary incontinence）是指尿液不受主观控制而自尿道口点滴溢出或流出的现象。尿失禁不是一个独立的疾病，是临床上一组常见的综合征，是各种原因引起的不自主漏尿，是排尿障碍患者的常见症状。

【病因病理】

按其发生机制临床上分为以下几种：

1. 真性尿失禁 由于膀胱失去储尿作用，尿液不自主由尿道流出，膀胱经常处于排空状态。多见于外伤、手术等引起尿道括约肌受损以及中枢神经系统病变导致的神经源性膀胱。

2. 压力性尿失禁 由于尿道括约肌或盆底及尿道周围肌肉、筋膜松弛和尿道阻力下降，平时尚能控制排尿，但在腹压增高时立即流出少量尿液，常见于经产妇和绝经后妇女。

3. 充盈性尿失禁 也称假性尿失禁，指膀胱处于过度充盈状态，而导致尿液不断滴出。括约肌本身并无损伤，其原因多是下尿路梗阻，如前列腺增生、尿道狭窄等。

4. 急迫性尿失禁 是指在急迫的排尿感后尿液快速溢出，见于膀胱炎、神经源性膀胱和严重的膀胱出口梗阻导致膀胱顺应性降低的患者。

【诊断要点】

1. 病史询问 详细了解病史，患者年龄，手术史，用药史，神经系统疾病史，脊髓损伤史等。

2. 辅助检查

（1）实验室检查：尿常规和尿培养确定有无感染。

（2）尿流动力学检查：可测定膀胱内压力，尿道压力和膀胱内括约肌压力测定，是压力性尿失禁患者确诊必不可少的检查。

【治疗】

1. 真性尿失禁　保守治疗口服麻黄碱，使用阴茎夹，排尿时松开阴茎夹；手术治疗：行人工尿道括约肌植入术。

2. 压力性尿失禁　盆底肌训练，各种手术治疗包括耻骨后尿道中段悬吊术，经闭孔尿道中段悬吊术等。

3. 逼尿肌运动失调　抗胆碱能药物，神经阻滞，针灸治疗。

4. 急迫性尿失禁　提肛训练，药物疗法，膀胱扩大术。

【主要护理问题】

1. 焦虑　与患者对手术的惧怕、担心预后有关。

2. 自我形象紊乱　与长期尿液不自主排出有关。

3. 皮肤完整性受损的危险　与尿液长期刺激皮肤、黏膜有关。

4. 知识缺乏　缺乏尿失禁相关知识。

5 潜在并发症　感染、排尿困难。

【护理目标】

（1）患者焦虑程度减轻，配合治疗及护理。

（2）患者自信心增加，生活质量提高。

（3）患者皮肤完好无破损。

（4）患者了解尿失禁相关知识。

（5）患者术后未发生相关并发症，或并发症发生后能得到及时治疗与处理。

【护理措施】

1. 心理护理

（1）解释尿失禁相关手术的必要性、手术方式、注意事项及治疗效果。

（2）鼓励患者表达自身感受，多与患者沟通，安慰疏导患者。

（3）教会患者自我放松的方法。

（4）根据个体情况进行针对性心理护理。

（5）鼓励患者家属和朋友给予患者关心和支持。

2. 皮肤护理　臀部及会阴部应定时清洁并保持皮肤的干爽，指导患者使用合适的失禁用品。

3. 术后常规护理　见表 36-3。

表 36-3　常规护理内容

全麻术后常规护理	严格监测生命体征
	持续低流量吸氧
各管道观察及护理	输液管保持通畅，留置针妥善固定，注意观察穿刺部位皮肤
	尿管按照尿管护理常规进行，尿管拔除后注意关注患者排尿情况
盆底肌训练	教会并督促患者在手术前后都需进行盆底肌训练
	保持会阴部清洁干燥，防止皮肤发生尿渍、破损
基础护理	做好口腔护理、定时翻身、患者清洁等工作

【并发症的处理及护理】

并发症的处理及护理见表 36-4。

表 36-4　并发症的表现及处理

常见并发症	临床表现	处理
出血	阴道内填塞纱条上渗血、出血、会阴血肿	遵医嘱应用止血药，局部纱条压迫止血，延长纱条取出的时间
排尿功能障碍	排尿困难和尿潴留	留置导尿或间歇性自我导尿或膀胱造瘘
感染	尿路刺激征，发热	行尿培养和药敏试验，使用有效抗生素，如出现盆腔脓肿，应切开引流

【特别关注】

（1）皮肤护理。

（2）健康宣教。

【前沿进展】

前列腺切除术后男性尿失禁的治疗进展

随着中国人口老龄化及居民生活习惯的改变，中国居民前列腺癌的发病率不断攀升，而前列腺根治术是治疗前列腺癌的主要手段。近年来，前列腺根治术术后并发压力性尿失禁的情况越来越受到大家的重视，治疗男性压力性尿失禁的方式除了行 AdVance 吊带术外，人工尿道括约肌植入术是《国际尿控协会尿失禁诊治指南》推荐的治疗方法，但因其价格昂贵，难以普及。随着生活水平的提高，科学技术的发展，将来可以对人工尿道括约肌置入术不断改进与完善，也可能发现更理想的用于前列腺切除术后压力性尿失禁的治疗方法。

【知识拓展】

产科因素对产后尿失禁的影响

孕期发生尿失禁与产后出现下尿路症状使产后尿失禁的发生率增加。研究显示，孕前尿失禁使产后发生尿失禁的危险性上升2.3倍，孕期尿失禁使产后早期尿失禁发生率增加3～5倍，也使远期发病率明显上升。产后下尿路症状的出现与产后尿失禁的关系，目前的报道比较少，可能与分娩导致的逼尿肌不稳定性增加有关，可能是产后尿失禁的一个症状。孕前体重指数增长会增加产后尿失禁的发病率。尿失禁与肥胖也有相关性，肥胖增加了盆底压力，加大了盆底的损害。会阴侧切、新生儿体重和第二产程时间与尿失禁的相关性，目前仍存在较大的分歧。有认为会阴侧切切断神经和肌肉，破坏了盆底神经和肌肉的完整，影响盆底肌肉群的收缩力并影响控尿机制。第二产程时间和新生儿体重与产后尿失禁没有明显的相关性。

（李玉芬）

第四节　膀胱痉挛的护理

【概述】

膀胱痉挛是泌尿外科患者常见的一种临床症状，是由于自发的或诱发的膀胱逼尿肌痉挛性收缩而导致的膀胱区、后尿道痉挛性疼痛，同时伴有继发性出血、引流不畅、冲洗液反流、尿管周围溢尿等情况。

【病因病理】

其发生机制尚不十分清楚，主要有以下几种学说：

（1）逼尿肌去神经超敏状态所致的去神经超敏学说。

（2）逼尿肌代偿性肥大与收缩时细胞内钙离子浓度增加有关的逼尿肌超微结构变化学说。

（3）膀胱功能除了神经支配外，还有其他物质参与调解的传入神经紊乱学说。

膀胱痉挛发生可能与以下因素有关：

1. 手术创伤　大量的文献资料表明，经尿道前列腺电切术后发生膀胱痉挛的概率高达53%。

2. 堵塞　血凝块和膀胱内的组织碎屑是术后引流管堵塞的主要原因；引流管堵塞导致冲洗不畅，以致膀胱充盈和刺激膀胱收缩导致痉挛。膀胱痉挛又会增加前列腺窝的出血，出血产生的血凝块又刺激膀胱三角区，从而加重膀胱痉挛的发生，形成恶性循环。

3. 引流管刺激　膀胱的交感神经主要分布在膀胱三角区、颈部、后尿道前列腺及精囊腺等位置，因此当膀胱造瘘管位置过低，气囊导管水囊内注水过多以及过度牵拉尿管均容易刺激膀胱三角区，发生膀胱痉挛。

4. 不稳定膀胱　前列腺增生患者由于长期膀胱出口部梗阻，膀胱逼尿肌代偿性肥厚、增生，膀胱内压力增高，以致出现膀胱高敏性不稳定膀胱及顺应性降低，术后易出现逼尿肌无抑制性收缩，导致膀胱过度活动。

5. 冲洗液温度与速度　冲洗液温度过低时可以刺激膀胱发生痉挛；冲洗速度越快，膀胱痉挛的发生率也越高。

6. 精神因素　患者精神紧张、烦躁、恐惧常是诱发膀胱痉挛的因素，患者越紧张膀胱痉挛越严重。

【治疗】

膀胱痉挛是安置尿管后或进行经尿道前列腺、膀胱电切术后最常见的并发症，也是临床处理中比较棘手的症状，临床上大多数的治疗方法是在膀胱痉挛出现后才临时进行对症治疗，治疗方法被动、效果差，也增加了护士的工作量。大量文献表明，膀胱痉挛重在预防，基于膀胱痉挛产生的原因，采取相应的个性化的预防措施，能有效地预防膀胱痉挛的发生。

药物治疗主要有：

（1）盐酸山莨菪碱 10mg 肌内注射。

（2）间苯三酚静脉滴注。

（3）酒石酸托特罗定口服。

【主要护理问题】

1. 疼痛　与膀胱痉挛肌肉收缩有关。

2. 睡眠型态紊乱 与痉挛时疼痛有关。

3. 舒适的改变 与膀胱痉挛时伴有疼痛有关。

4. 焦虑 与频发膀胱痉挛有关。

【护理目标】

（1）患者疼痛缓解，配合治疗及护理。

（2）患者睡眠状况得到改善。

（3）患者主诉不适感减轻或消失。

（4）患者情绪稳定，积极配合治疗和护理。

【护理措施】

（1）心理护理：消除紧张情绪，减轻患者及家属的心理负担，从而减少膀胱痉挛的发生。

（2）保持管道通畅：保持尿管的引流通畅并妥善固定，防止牵拉、打折，减轻尿管对尿道膀胱黏膜的刺激。

（3）冲洗液的温度与速度：膀胱冲洗的温度与速度可以直接或间接引起膀胱痉挛。冲洗液的温度与速度根据冲出液的颜色调节，当冲洗液的颜色呈淡红色时，速度为平均每分钟 40 ～ 60 滴，冲洗液温度在 26 ～ 30℃，可以明显减少膀胱痉挛，减轻患者的痛苦。

（4）遵医嘱用药，注意药物的不良反应与配伍禁忌。

（5）介绍疾病相关知识，指导患者自我放松方法，缓解患者的焦虑情绪。

【预防】

基于膀胱痉挛产生的原因，重点在于减少异物对膀胱壁的刺激，保持管道妥善固定及引流通畅，教会患者自我放松，减少紧张情绪，能有效预防膀胱痉挛的发生。

【特别关注】

（1）管道的护理。

（2）膀胱痉挛的预防与处理。

【前沿进展】

口服索利那新控制膀胱痉挛

膀胱痉挛在临床上是许多医生的难题，近年来，许多学者认为缓解术后膀胱痉挛的最佳方式是尽早拔除导尿管及膀胱造瘘管，但由于疾病的需要，有很多患者需要长时间留置导尿管及膀胱造瘘管，无法通过拔管来缓解膀胱痉挛。有文献表明，在尿道手术后就口服索利那新对控制膀胱痉挛有效，而且膀胱穿刺造瘘患者可能是索利那新用药的最佳人群。

【知识拓展】

窄谱光成像

窄谱光成像（narrow band imaging，NBI）技术原理是将普通白色光过滤成窄带的蓝光（波长415nm）和绿光（540nm），由于这种波长的光很容易被血红蛋白吸收，使黏膜表层的毛细血管表现为深棕色和绿色。由于膀胱肿瘤是富于血管性的，因此NBI可以增强膀胱肿瘤和正常膀胱黏膜的对比度，从而提高膀胱肿瘤的诊断率。NBI的功能和荧光膀胱镜相似，但操作简单，配合内置的高清摄像系统和监视器，使图像非常清晰。Herr等报道，在103例复发膀胱肿瘤检查中，90例均能通过传统膀胱镜和NBI发现，另13例只能通过NBI发现，NBI的诊断阳性率比传统膀胱镜要高出12%。缺点是诊断膀胱癌特异性不足，可能会导致假阳性结果。

（李玉芬）

第三十七章 泌尿系统新业务和新技术的护理

第一节 单孔腹腔镜手术围手术期的护理

【概述】

单孔腹腔镜手术（laparoendoscopic single-site surgery，LESS）是指由一个 1.5 ～ 4cm 的小切口置入多个穿刺器或一个带有多个操作孔道的穿刺器，通过操作孔道置入手术器械完成手术操作。通常取脐部小切口，但不完全限于脐部。经脐单孔腹腔镜手术（LESS）是国际最前沿的微创技术，目前在世界范围内尚处于起步探索阶段。其仅在脐下方开一个手术操作的"钥匙孔"，利用脐部皱襞遮挡手术切口，手术部位隐蔽，创伤小、恢复快，治疗效果与标准腹腔镜手术相当。

【适应证】

单纯性肾囊肿、肾输尿管结石、精索静脉曲张、隐睾、前列腺癌、肾癌、肾盂癌及肾上腺疾病等。

【禁忌证】

未纠正的凝血障碍、肠梗阻、腹壁感染、大量腹腔积血、弥漫性腹膜炎及可疑恶性腹水。

【手术方式】

根据手术部位在腰部或紧邻脐孔下缘做长约 1.5cm 的弧形皮肤切口实施相应的手术，根据病情放置引流管并妥善固定于腹壁，手术结束后，切口分层关闭，皮肤切口进行皮内缝合，敷料覆盖。

【手术类型】

手术类型包括经腰单孔腹腔镜肾囊肿去顶术、经脐单孔精索静脉高位结扎术、经脐单孔腹腔镜肾癌根治术、经腰单孔腹腔镜肾上腺肿瘤切除术等。

【主要护理问题】

1. 疼痛　与手术创伤有关。

2. 焦虑　与患者因疼痛而产生恐惧，对新手术方式不了解，担心疾病预后有关。

3. 部分生活自理缺陷　与疾病、手术后管道限制等有关。

4. 知识缺乏　缺乏疾病、手术及护理的相关知识。

5. 潜在并发症　感染、皮下气肿、高碳酸血症、血管损伤多与手术有关。

【护理目标】

（1）患者疼痛减轻。

（2）患者焦虑程度有所减轻。

（3）患者术后基本生活需要得到满足。

（4）患者及家属能复述相关疾病、手术及护理的相关知识。

（5）术后未发生相关并发症，或并发症发生后能得到及时治疗与处理。

【术前护理措施】

1. 心理护理

（1）解释手术的必要性、手术方式和注意事项。

（2）鼓励患者表达自身感受，帮助患者适应并接受身体改变。

（3）介绍单孔腹腔镜的手术方式及同类手术治疗成功的例子，同时讲明单孔腹腔镜手术的特殊性和局限性，帮助患者客观、全面地认识单孔腹腔镜手术。

（4）在做好一般心理护理的同时，还必须提高患者对"术中转开放手术"及"术后并发症"的心理准备。

2. 胃肠道准备 术前1日禁食易产气食物。

3. 皮肤准备 需从腹腔镜手术的特殊要求和便于中转开放手术两方面考虑，备皮范围与开放手术相同，而单孔腹腔镜手术进路多在脐部，故术前应提前清洗脐部污垢，并且保证脐内皮肤完好无损伤。

4. 病情观察

（1）注意观察手术野皮肤状况并加强护理。

（2）糖尿病高血压患者应加强血压及血糖监测，给予降压药物及降糖药，并观察疗效及副作用，做好护理记录。

5. 术前常规准备

（1）术前行抗生素皮试，术晨遵医嘱带入术中用药。

（2）协助完善相关术前检查：血常规、凝血、心电图、胸部X线片、B超、CT或MRI等。

（3）术前8小时禁食，4小时禁饮。

（4）术晨与手术室人员进行患者、药物及其他相关信息核对后送入手术室。

【术后护理措施】

1. 外科术后护理常规 见表37-1。

表 37-1 常规护理内容

麻醉术后护理常规	了解麻醉和手术方式及术中情况
	持续低流量吸氧
	持续心电监护
	严密监测生命体征
	床挡保护防坠床
伤口观察及护理	观察伤口有无渗血、渗液，若有，及时处理并更换敷料
	观察腰腹部体征，有无疼痛及腹胀等
各管道观察及护理	保持管道通畅，妥善固定，避免打折、扭曲
拔管指征	观察引流液的量、颜色及性质，并做好记录
	患者能够下床活动即可拔除保留尿管
	创腔引流液一般 24 小时内为血性，量≤ 100ml，以后逐渐减少，24 ～ 72 小时拔除引流管
疼痛护理	评估患者疼痛情况
	有镇痛泵患者，注意检查管道是否通畅，评价镇痛效果是否满意
	遵医嘱给予镇痛药物
	提供安静、舒适的环境
心理护理	鼓励安慰患者，消除其紧张情绪

2. 饮食护理 根据手术部位和大小及患者身体状况决定。

（1）病灶小，且无恶心、呕吐、腹胀者，可于术后6小时进食术后流质饮食，次日过渡到术后半流质饮食，逐渐过渡到普食。

（2）切除病灶较大或存在手术并发症者，手术当天至肛门排气前禁食、禁饮。肛门排气后，可进术后流质饮食，若无腹胀、腹痛等不适，可逐步过渡至普食，宜少食多餐。

（3）多饮水、勤排尿，保持大便通畅，排便时避免过度用力。

3. 体位与活动 见表 37-2。

表 37-2 患者体位与活动

时间	体位与活动
全麻清醒前	去枕平卧位,头偏向一侧
全麻清醒后手术当日	抬高床头,协助患者床上轻微活动
术后次日	根据患者情况可适当室内活动

注:因为单孔腹腔镜手术是用钛夹来处理血管的,如果过早活动,可能会使钛夹脱落导致出血。活动应当根据患者个体化情况循序渐进,对于年老体弱患者应减慢活动进度。

4. 健康宣教 嘱患者出院后 3 个月到医院复查。如有切口继发性出血或分泌物溢出及不明原因的腹痛、发热,及时就诊。

【并发症的处理及护理】

并发症的处理及护理见表 37-3。

表 37-3 并发症的处理及护理

常见并发症	临床表现	处理
感染	体温升高,伤口分泌物增多和(或)有异味 咳嗽、咳痰 白细胞升高	需及时查找原因进行处理,使用抗生素对症治疗
皮下气肿	多发于胸部、腹部、阴囊等处 局部有捻发感,患者可有背痛、腹胀感	二氧化碳残留于人体疏松组织所致,一般无需处理可自行消失;如腹胀明显,可顺时针按揉腹部,动作应轻柔
高碳酸血症	呼吸浅慢,疲乏,烦躁,皮下气肿 咳嗽、胸痛及神经系统症状	半卧位 低流量间断吸氧

续表

常见并发症	临床表现	处理
出血	穿刺孔敷贴有渗血	伤口局部加压包扎
	创腔引流管引流量 2 小时大于 100ml，色鲜红	应用止血药物
		静脉补液或输血
	患者血压下降、出冷汗、口唇苍白	手术治疗

【特别关注】

（1）引流管的护理。

（2）皮肤护理。

（3）并发症的预防及护理。

【前沿进展】

微创化趋势的发展

单孔腹腔镜手术优势体现在：多采用脐部作为手术切口，隐藏或减小瘢痕，具有美容效果；其术后疼痛较开放性手术轻，花费时间与开放性手术相似。在单孔腹腔镜手术切除病灶和淋巴结数目同开腹手术没有差别，患者下床时间和平均住院时间缩短。

众多优点表明，单孔腹腔镜得到了大家的公认，是最具可行性的"No scar"技术，在临床上得到很好的推广和应用。

【知识拓展】

机器人辅助腹腔镜技术在泌尿外科的应用

在科学技术不断发展的今天，外科手术也在经历着自己的变革：从传统开放手术到微创的腹腔镜手术；在今天，其手术方式早已不再局限于人工，而是往机器人方向发展。机器人手术系统融合了诸多新兴学科，使外科手术的微创化、功能化、智能化和数字化程度大大提高，它的出现进一步完善了微创外科手术的概念。

机器人手术系统经历了 AESOP 系统、Zeus 系统以及现阶段的 Da Vinci 系统三个时期的发展。Da Vinci 机器人手术系统是美国 FDA 批准的首个可以在手术室使用的机器人系统，到目前为止全球装机量已有一千多台。是目前世界上最成熟、应用最广泛的机器人手术系统。以麻省理工学院研发的机器人外科手术技术为基础的 Da Vinci 机器人手术系统最为先进，Intuitive Surgical 公司随后与 IBM、麻省理工学院和 Heartport 公司联手对这一系统进行了进一步开发。

机器人手术系统首次应用于泌尿外科是在 1989 年，在国外多年的机器人手术临床实践，使得机器人手术适应证越来越广泛，系统也日趋成熟。Da Vinci 机器人手术系统踏入国门是在 2006 年，2007 年解放军总医院泌尿外科完成了我国首例 Da Vinci 机器人前列腺癌根治手术，填补了 Da Vinci 机器人在中国泌尿外科手术领域的空白。2015 年 3 月 17 日，四川大学华西医院泌尿外科团队使用达芬奇 SI 机器人系统成功开展了医院首台机器人辅助膀胱切除手术。我们相信，随着时间的推移，机器人泌尿外科手术会逐渐被更多的中国泌尿外科医生所接受，机器人手术将会成为以后微创手术的又一新篇章。

（邓钰涵）

第二节　输尿管软镜手术围手术期的护理

【概述】

输尿管软镜又称软性输尿管镜（flexible ureteroscope），

通过人体泌尿系统自然腔道逆行进入肾盂、肾盏并配合钬激光碎石治疗肾结石；具有高效、适应证广、并发症少、住院时间短等特点。

输尿管软镜与 ESWL 和 PCNL 在肾结石治疗上的对比显示：利用输尿管软镜碎石的成功率明显大于 ESWL，而与 PCNL 相比较无明显差异，但术后大出血、创伤、疼痛等风险可以降到最低。随着输尿管软镜技术的不断提高与普及，更多的患者开始选择输尿管软镜治疗肾结石。

在 20 世纪 50 年代，输尿管软镜逐步应用于泌尿系统结石的诊断与治疗中。随着输尿管软镜技术的改进及相关辅助设备制造的迅速发展，其图像清晰度明显提高，管径较以前更加纤细、更容易通过狭窄扭曲的输尿管腔；同时其主动弯曲和辅助弯曲功能能方便地进入各个肾盏，可探查到整个集合系统，无视野盲区。输尿管软镜联合钬激光碎石术无论在疗效还是安全性上都具有较高的水平。随着输尿管软镜技术的不断推广与普及，输尿管软镜联合钬激光碎石术将成为治疗肾结石的主要手段。

【适应证】

（1）患者输尿管条件好，无扭曲。

（2）既往有排石病史。

（3）有留置双 J 管的病史。

（4）结石 <20mm，以肾盂及中上盏为佳。

（5）轻度或者无积水的结石患者。

（6）严重肥胖、脊柱畸形不能行 PCNL 或 ESWL 治疗的患者。

（7）特殊并发症的结石患者：如合并马蹄肾、盆腔异位肾等。

【禁忌证】

（1）肾盂积水多且目标病变较小。

（2）病变较深入，在无法触及的肾盏内。

（3）位于肾盂侧方的下肾盏，由于软镜活动程度的限制无法触及。

（4）直径>20mm 的结石（手术时间长、对输尿管软镜的损耗较大）。

（5）严重心脏疾病和肺功能不全，无法耐受手术者。

（6）未纠正的重度糖尿病和高血压患者。

（7）患有不能控制的凝血障碍疾病的患者。

（8）曾行输尿管手术或已知输尿管狭窄患者，特别是结核或血吸虫性狭窄者。

【手术器材】

1. 主要器材　输尿管软镜（纤维、电子）、钬激光机、X 线 C 臂机。

2. 辅助设备　灌注设备、输尿管软镜鞘、激光光纤固定器、套石篮、导丝、输尿管支架管。

【手术方式】

患者取截石体位，在 X 线监视下，使用膀胱镜或输尿管硬镜经尿道插入膀胱，将原有输尿管支架管拔除，再向输尿管内插入 2 根导丝至肾盂，一根为安全导丝，另一根为工作导丝。退出输尿管硬镜，将安全导丝妥善固定，沿引导导丝插入输尿管软镜鞘直至肾结石位置，导入合适功率的钬激光光纤将结石击碎，使结石的直径<2mm。退出光纤、软镜及镜鞘，沿引导导丝置入输尿管支架管，并检

查支架管位置处于正常状态，留置硅胶尿管。

安全导丝在手术过程中全程留置于肾盂内，一旦出现肾盂穿孔、出血等严重并发症时可沿安全导丝置入双J管，随时终止手术。

【主要护理问题】

1. 疼痛 与疾病、排石过程有关。

2. 焦虑 与患者因疼痛而产生恐惧，担心病情的严重性及治疗细节有关。

3. 知识缺乏 缺乏手术和护理的相关知识。

4. 部分生活自理缺陷 与疾病、手术后管道限制等有关。

5. 潜在并发症 感染、出血、输尿管狭窄等，与结石及手术本身有关。

【护理目标】

（1）患者主诉疼痛缓解或减轻，舒适度增加。

（2）患者焦虑缓解。

（3）患者了解手术和疾病相关知识，并有一定的疾病防治知识。

（4）患者生活需求得到满足。

（5）患者无并发症，或并发症发生后能得到及时有效的处理。

【术前护理措施】

1. 门诊置管患者的管理

（1）术前门诊留置输尿管支架管2周，充分扩张输尿管。

（2）专人负责安置输尿管支架管时间，行门诊置管前健康指导。

（3）予置管后的健康指导：注意休息，适量多饮水，勤排尿，勿剧烈活动及伸展运动，防止支架管回缩或脱出；另外，注意观察尿液性状，有无发热及腰痛等。

（4）2周内电话随访，了解患者情况。

（5）如无发热、腰痛等不适则安排入院手术。

2. 心理护理

（1）解释手术的必要性、手术方式及注意事项。

（2）针对个体情况进行个性化护理。

（3）鼓励患者的家属和朋友给予患者关心和支持。

3. 病情观察及护理 观察患者的腰部症状、小便及体温情况，鼓励患者多饮水，达到内冲洗的目的。

4. 术前常规准备

（1）协助完善相关术前检查：静脉肾盂造影、腹部X线检查、利尿肾图等确定结石的部位、体积，评估肾功能和肾脏积水情况等。

（2）常规行尿常规、尿培养检查，根据检验结果确定术前是否应用抗生素。

（3）术前1日行抗生素过敏试验。

（4）术前8小时禁食，4小时禁饮；排空大便，必要时清洁灌肠。

【术后护理措施】

1. 外科术后护理常规 见表37-4。

表37-4 常规护理内容

麻醉术后护理常规	了解麻醉和手术方式及术中情况
	持续心电监护及吸氧
	床挡保护防坠床
	严密监测生命体征

疼痛护理	动态评估患者疼痛的性质、时间、部位、程度等
	疼痛时教导患者缓解疼痛的技巧，疼痛无法缓解时，需告知医护人员
	如果疼痛无法缓解即可遵医嘱给予止痛药，并观察及记录用药后的效果及副作用
	有镇痛泵患者，评价镇痛效果是否满意
基础护理	做好晨晚间护理、患者皮肤护理、定时翻身等工作

2. 尿管护理

（1）术后导尿管妥善固定，保持通畅，防止受压、反折、阻塞。

（2）一般术后第 2 日拔除导尿管，拔除导尿管后鼓励患者自解小便，如出现血尿可适当延长拔管时间。

（3）留置尿管期间做好尿道口护理，每日消毒尿道外口 2 次。

（4）术后第 2 日可协助患者复查腹部 X 线片，观察结石大小和排出情况。

（5）口服哈乐（坦索罗辛胶囊）0.2g/d，直至拔除输尿管支架管后 1 周，舒张输尿管平滑肌，以利于排石。

3. 安置输尿管支架管的护理

（1）输尿管支架管一般留置 2～4 周。

（2）血尿在术后 2～3 日逐渐减轻，活动后可稍加重。若患者突然出现鲜红血尿或肾区胀痛及腹部不适等症状时，应及时报告医生，检查输尿管支架管是否滑脱、上下移动或被尿液中沉淀物、黏液、血块阻塞。

（3）由于输尿管支架管因素使得输尿管膀胱开口抗反流机制消失，若在排尿状态，膀胱内压力增高会使少量尿液通过输尿管支架管反流至肾脏，可致使置管侧腰部胀痛不适，严重者会影响肾功能。所以应指导患者多饮水，保持每日尿量在 2000 ～ 3000ml，保持大便通畅，降低腹内压。避免剧烈活动，以免输尿管支架管移位，对排尿后腰部胀痛不能缓解者，及时报告医生。做腹部 X 线片或 CT 检查排除是否由于输尿管支架管引流不畅、打折、弯曲所致。

4. 饮食护理 见表 37-5。

表 37-5　患者饮食护理

时间	进食内容	备注
术后 6 小时	患者若无恶心、呕吐、腹胀等不适可予以术后流质饮食	鼓励患者多饮水，保持每日尿量在 2000 ～ 3000ml
术后第 2 日	普通饮食	严密观察小便颜色、性状、量、腹部体征及腰痛情况

5. 健康宣教 见表 37-6。

表 37-6　肾结石患者的出院宣教

饮食	根据结石的不同成分给予饮食指导,尽可能戒咖啡、茶、酒、菠菜及动物内脏等食物
活动	避免剧烈活动及伸展运动,防止输尿管支架管移位、脱出或刺激输尿管管壁而引起疼痛、出血等
并发症观察	观察排尿情况,如有小便异常、腰痛、尿路刺激症状、发热等异常表现时应及时就诊
复查	术后 2 ～ 4 周复诊,根据患者情况拔出输尿管支架管定期复查腹部彩超及肾功能等

【并发症的处理及护理】

并发症的处理及护理见表 37-7。

表 37-7 常见并发症的处理及护理

常见并发症	临床表现	处理
输尿管狭窄	腰痛	行球囊扩张
	小便量少	狭窄段内切开
	检查提示肾盂积水	狭窄段切除
感染	体温升高，血象升高，进展到感染性休克时，可有血压下降、心率加快、意识障碍等表现	严密观察体温的变化，给予物理降温或药物降温，并使用抗生素治疗
膀胱、输尿管痉挛	阵发性下腰腹部胀痛不适	调整体位，膀胱区热敷
	尿频、尿管周围漏尿	症状明显者给予解痉治疗
		通过膀胱镜调整输尿管支架管的位置
		突发而严重的膀胱痉挛应及时报告医生，行 KUB 检查输尿管支架管的位置

【特别关注】

（1）术前控制或预防尿路感染。

（2）保证尿管引流通畅。

（3）密切监测生命体征，有无感染性休克发生。

（4）双 J 管的护理及拔管时间。

（5）活动及注意事项。

【前沿进展】

如何提高输尿管软镜技术的治疗效果

（1）输尿管软镜操作程序标准化：①术前留置输尿管支架 2 周；②术中双导丝操作；③半硬性输尿管镜扩张；④使用较大输尿管软镜引导鞘（14～16Fr）；⑤使用双操作通道输尿管软镜；⑥可调控的冲洗系统；⑦钬激光完全击碎结石是输尿管软镜手术成功和提高结石清

除率的关键步骤。

（2）结石的部位、结石负荷等因素是输尿管软镜治疗泌尿系统结石疗效的影响因素。

【知识拓展】

新型的机器人导管系统的应用

随着时代的进步，一种新型的机器人导管系统已成为输尿管软镜发展的新方向。机器人软镜系统由外科操作台、软导管系统、电子架和机器人导管操纵器组成。外科操作台主要由液晶显示器和可直接调整导管转向的三维操纵杆、腔镜及X线透视两种模式组成，能通过操纵台上开关控制。术中通过遥控系统调节输尿管软镜，可达270°弯曲度，且在工作通道中可使用其他辅助设备，术者可通过机器人操作系统完成输尿管软镜碎石手术。Desai等学者远程操控了备有14F机器人导管的输尿管软镜，该系统操纵着一个安装在远程导管调制器上的光学纤维镜。机器人输尿管软镜可以成功地进入83%～85%的肾盏。检查耗时较传统输尿管软镜低。机器人输尿管软镜对比传统手动输尿管软镜，其优势在于运动范围大，仪器的稳定性增加，同时与人体工程学结合提高了工作效率。

（邓钰涵）

第三节　泌尿系统日间手术的护理

【概述】

日间手术（day surgery）亦称非住院手术（ambulatory sur-gery）、当日归宅手术，是指手术患者在入院前做完术前检查、麻醉评估，然后预约手术时间，当日住院，当日手术，24小时内出院的一种手术模式。具有快捷、安全、床位周转快、医疗资源利用率高、住院时间短、费用相对较少等优点。

这种手术治疗模式起始于20世纪初，近30年得到快速发展，目前日间手术量已占到美国择期手术的90%以上，在丹麦、西班牙、瑞典占到80%以上。上海在2005年首先引进这种服务，随后全国各大医院陆续开展，四川大学华西医院泌尿外科于2009年10月开展病房日间手术治疗，建立了门诊-病房-家庭式护理一体化模式。

【手术类型】

日间手术包括钬激光碎石术、经输尿管镜活检术、经尿道膀胱肿瘤切除术、经皮肾穿刺造瘘术、丝状探条扩张术、输尿管支架管拔除/置入术、尿道肉阜切除术、隐睾下降固定术、阴囊脓肿切开引流术、输尿管扩张术、无痛膀胱镜检查术、精道重建术、无张力吊带尿道悬吊术（TVT手术）、经尿道膀胱结石取石术、经输尿管镜取石术、囊肿去顶减压术、尿道狭窄冷切术、精索静脉高位结扎术、膀胱水扩张术等。

【流程】

日间手术主要包括门诊就诊、开具日间手术入院证、术前检查、麻醉评估、手术预约、手术、出院和术后支持指导等环节。

（1）门诊就诊：患者挂号就医，由泌尿外科专科医生根据日间手术入院标准选择患者并开具日间手术入院证及术前检查单（如血常规、出凝血时间、血型、输血全套、生化、尿常规、心电图、胸部X线片等项目）。

（2）患者把日间手术入院证及术前检查单拿到泌尿外科日间手术预约处备案，护士对患者进行术前检查的相关指导及资料收集。

（3）麻醉评估：若无手术禁忌证，患者拿术前检查结果再到麻醉门诊行麻醉术前评估。

（4）手术预约：若无麻醉禁忌证患者再到泌尿外科日间手术预约处预约手术日期，并进行入院指导和手术前宣教，到入院处办理好住院手续。

（5）手术：患者于手术当日早上 8：00～9：00 到泌尿外科病房入院，完成术前准备，如抗生素皮试和静脉通道的建立等，等待手术。

（6）术后恢复：手术后行专科护理措施及基础护理措施，包括饮食、活动、疾病相关知识及出院宣教等指导，次日协助办理出院相关手续。

（7）出院后一周进行电话随访，随访内容包括疾病康复情况，社保报销情况，患者对日间手术住院模式的满意度等。

【主要护理问题】

1. 焦虑/恐惧 　与患者对疾病的恐惧、担心出院后风险有关。

2. 疼痛 　与疾病引起的疼痛和术后创伤有关。

3. 舒适的改变 　与术后被动体位或安置引流管等有关。

4. 知识缺乏 　与对日间手术不了解有关。

5. 潜在并发症 　出血、伤口感染。

【护理目标】

（1）患者焦虑/恐惧程度减轻，配合治疗及护理。

（2）患者疼痛好转或减轻。

（3）患者主诉不适感减轻或消失。

（4）患者了解日间手术流程及出院后的安全保障。

（5）术后未发生相关并发症，或并发症发生后能得到及时治疗与处理。

【术前护理措施】

1. 心理护理

（1）解释日间手术方式和注意事项。

（2）减轻患者焦虑和恐惧情绪，主动关心患者，倾听述说，稳定患者情绪。

（3）教会患者自我放松的方法。

（4）给予患者精神及心理支持，增强自信心。

2. 饮食护理 术前一晚进食低蛋白、低脂肪、高纤维、高维生素食物；术前禁食 8 小时，禁饮 4 小时。

3. 用药护理 高血压、糖尿病患者定时监测血压和血糖，术前常规口服降压药和降糖药以控制血压和血糖。术前检查提示尿路感染者注意监测体温变化，并遵医嘱口服抗生素，控制感染后方可手术。

4. 术前常规准备

（1）行抗生素过敏试验，遵医嘱准备术中用药。

（2）更换清洁病员服，建立静脉通路。

（3）与手术室人员进行患者、药物等相关信息核对后，送入手术室。

【术后护理措施】

1. 外科术后护理常规 见表 37-8。

2. 饮食护理 日间手术患者术后 6 小时麻醉清醒后即可进食少量温水，如无腹胀、呕吐不适即可进术后流质饮食，次日可过渡至普通饮食。宜进营养丰富、易消化食物，忌生冷、产气、刺激性食物。

表 37-8 常规护理内容

麻醉术后护理常规	了解麻醉和手术方式、术中情况、切口和引流情况
	持续低流量吸氧
	持续心电监护
	床挡保护防坠床
	严密监测生命体征
伤口观察及护理	观察伤口有无渗血、渗液，若有渗湿，应及时更换敷料
	观察有无腰痛、腰胀等症状
各管道观察及护理	输液管保持通畅，留置针妥善固定，注意观察穿刺部位皮肤
	尿管按照尿管护理常规进行，一般次日拔除尿管
	膀胱冲洗管保持通畅，观察冲洗液的颜色及量，根据冲洗颜色调节冲洗速度，观察及处理膀胱痉挛。观察腹部体征，有无腹痛、腹胀等。认真做好护理记录，如需膀胱灌药者行膀胱灌注后再拔除保留尿管
	创腔引流管妥善固定，避免扭曲、打折及阻塞，记录引流量、颜色及性状，次日据情况拔除
疼痛护理	评估患者疼痛情况
	有镇痛泵患者，评价镇痛效果是否满意
	安慰鼓励患者
	必要时遵医嘱给予镇痛药物

3. 日间手术患者的出院健康宣教 见表 37-9。

4. 各类手术出院宣教 详见各疾病护理章节。

表 37-9 日间手术出院宣教

饮食	饮食规律，宜进高热量、低蛋白、低钠、营养丰富、易消化食物，鼓励患者多饮水，达到内冲洗的目的
活动	活动能力应当根据患者个体化情况循序渐进，对于年老或体弱的患者，应当适当推后活动进度
感染	重视家庭护理，学会自我监测体温、自解小便及伤口情况等，必要时到医院就诊
复查	术后定期门诊随访

【并发症的处理及护理】

并发症的处理及护理见表 37-10。

表 37-10 并发症的处理及护理

常见并发症	临床表现	处理
出血	膀胱冲洗引流液为红色或鲜红色	静脉滴注或肌内注射止血药
	膀胱冲洗液的颜色由浅变深或由暗红变为鲜红	加快冲洗速度；必要时用冰盐水冲洗或冲洗液中加入去甲肾上腺素
	小便颜色为鲜红色或伴大量的血凝块	保守治疗无效者应及时行再次手术
	引流管持续有新鲜血液流出	
	伤口敷料持续有新鲜血液渗出	
感染	小便浑浊	药物抗感染治疗
	尿路感染的症状	多饮水，达到内冲洗的目的
	血象增高	加强尿管护理和会阴部护理
	小便常规异常	必要时膀胱冲洗
	体温升高	
穿孔与尿外渗	膀胱区丰满	半卧位
	下腹部胀痛	低压膀胱冲洗或停止膀胱冲洗，严格记录出入量
	尿量减少或冲洗液呈负数	怀疑输尿管穿孔，应及时告知医生
	腹部疼痛或剧痛	
尿潴留	尿液不能排出	安置保留尿管
	膀胱区充盈	膀胱穿刺造瘘

【特别关注】

（1）加强术前管理。

（2）严格术后管理。

（3）严格离院评估。

（4）严格随访指导。

【前沿进展】

快速康复外科在日间手术中的应用

快速康复外科（fast-track surgery，FTS）是国外新近出现的一种新的外科康复模式，它是将麻醉、疼痛控制及外科手术方式等方面的新技术与护理新方法相结合，通过术前、术中、术后一系列措施的干预，达到患者术后快速康复的目的。包括：①术前患者的评估及教育；②术中麻醉方法的优化及微创手术方法的应用；③术后康复措施，包括早期进食、早期活动、早期拔除引流管等。

FTS 概念提出后，泌尿外科医生将 FTS 的系统理论应用于相关手术中，取得了很好的效果。McAchram 等报道对女性压力性尿失禁患者施行 TVT 或 TVT-O 等手术时，通过采取术前健康教育、术后不留置尿管以及不使用抗生素治疗等措施，使得患者的恢复时间大大缩短，平均在院时间仅为 2.4 小时。这与泌尿外科开展的日间手术模式——由门诊完成健康教育及检查，24 小时内完成入院、手术、出院不谋而合。同时泌尿外科日间手术主要以微创手术为主，而微创是实现泌尿外科手术快速康复的一个核心环节。当前泌尿外科发展的主流方向是微创泌尿外科技术的革新与应用，追求的是从"微创"到"无创"，最终实现减少创伤、加快患者术后康复的终极目标，日间手术模式的开展恰好印证了这一理念，与FTS 的理念一致。相信在日间手术模式的开展下，快速康复模式会得到很好的应用和推广。

【知识拓展】

日间手术的定义和范畴

日间手术的概念最早由英国的小儿外科医师 James

Nicoll 提出，1909 年《英国医学杂志》报道了 James Nicoll 在日间手术的基础上开展的儿科病例，包括腹股沟疝、包皮过长、马蹄足等手术。纵然如此，医学界对日间手术却一直没有给予肯定和支持，直到 20 世纪 60 年代日间手术才被关注，1995 年成立了国际日间手术协会。

国际日间手术协会的定义和范畴叙述如下。协会成立初期定义：日间手术涉及外科手术与诊断性介入，大部分患者夜间不需要住在医院，而且能够和住院患者一样得到尖端的技术和设施服务，同时有严格的术后随访观察。2003 年，国际日间手术协会将日间手术定义为：患者入院、手术、出院在 1 个工作日完成，诊所或医院开展的门诊手术除外。并界定了医疗服务和设施，包括：行日间手术必须具备一定资质和设备，有专门的手术室；有专门的麻醉监护设施和术后恢复病床，必须有经验丰富的外科医师和麻醉医师相互协作，并有专业护理人员对术前、术后进行护理和随访，保证 24 小时急救体制等。

美国的定义和范畴：日间手术在美国的定义有以下几个。美国外科医师学会的定义：在全麻、区域麻醉或局麻条件下开展的不需要在医院过夜的手术。美国退伍军人健康部的定义：由有资质的医师在日间手术中心或专门的外科手术室施行的外科手术或侵入性检查操作，施行手术当天在手术或操作的前后均有适当的护理或在院观察，但不留院。美国医院协会日间护理分会的定义：为择期手术患者提供不需要在医院过夜的手术治疗。从美国的文献资料来看，其日间手术的范围相对较广。

英国的定义和范畴：经筛选的择期手术患者入院、手术并于当天离院回家。同时也提出了"真正的日间手术"这一概念，其定义为：日间手术患者在有完备设施的手术室和（或）全麻下实施手术，且不包括门诊手术或内镜检查。

其他开展日间手术国家的概述：从 2011 年 5 月在丹麦召开的第 9 届全球日间手术会议摘要来看，大部分国家对日间手术的理解和实施与 2003 年国际日间手术协会的定义基本相符。在范畴上，大多将门诊手术排除在外，但需要麻醉医师参与的内镜检查却大多纳入在日间手术范畴内。

到目前为止，我国对日间手术的定义还没有相应的界定。从目前的文献资料和实践报道来看，对日间手术的理解主要源于国外的相关定义。除了直接使用相关定义外，较普遍的理解为：日间手术就是患者在 24 小时内完成由住院到手术再到出院的全过程。就我国的诊疗传统来看，包括无痛胃镜、结肠镜、膀胱镜等内镜检查多在门诊基础上完成，尚无内镜检查纳入日间手术的实践。

（邓钰涵）

参 考 文 献

毕丽云 . 2002. 整体护理健康教育手册 . 广州: 广东科技出版社,
　208.

卜秀梅 . 2012. 临床护理路径在慢性前列腺炎健康教育中的应
　用 . 全科护理, 10(9): 2483 ~ 2484.

曹华, 宁宁, 廖灯彬 . 2013. 伤口分类, 临床伤口护理 . 北京: 科
　学出版社, 14 ~ 15.

曹见娣 . 2009. 经阴道无张力尿道中段悬吊术治疗女性压力性
　尿失禁的护理 . 护理研究, 23(6): 1562 ~ 1563.

曹伟新 . 2002. 外科护理学 . 第三版 . 北京: 人民卫生出版社,
　479 ~482.

曹志红, 袁静红 . 2013. 癌症患者的疼痛护理进展 . 河北联合大
　学学报, 15(2): 225.

查普尔, 麦克迪尔梅德 . 2008. 轻松学习尿动力学, 第2版 . 关志
　忱译 . 北京: 北京大学医学出版社, 47.

车文芳, 郑水利 . 2008. 护理常规 . 北京: 科学出版社, 213 ~ 214.

陈安平, 苏燕, 汪官富, 等 . 2008. 肾周脓肿误诊原因探讨 . 临床
　医学, 28(3): 120 ~ 121.

陈乐仲, 陈海苑, 杜江滨, 等 . 2012. 五子衍宗丸加生精胶囊联合
　手术治疗精索静脉曲张不育症 . 岭南现代临床外科, 4(12):
　141~142.

陈利芬, 成守珍 . 2013. 专科护理常规 . 广州: 广东科技出版社,
　114 ~ 115.

陈强文 . 2009. 原发性醛固酮增多症的诊断和治疗进展 . 广西医
　学, 31(10): 1541 ~ 1543.

陈双, 杨斌 . 2005. 外科缝合材料进展与选择缝线的原则 . 中国
　实用外科杂志, 25(8): 511 ~ 512.

陈伟宝 . 2006. 人体石头记 . 台北: 原水文化 .

陈孝平, 汪建平 . 2013. 外科学 . 第8版 . 北京: 人民卫生出版

社, 103 ~ 104.

陈孝平. 2005. 外科学. 北京: 人民卫生出版社, 871.

陈孝平, 汪建平. 2013. 外科学. 第 8 版. 北京: 人民卫生出版社.

陈亚光, 熊波. 2006. 实用症状体征鉴别诊断治疗学. 北京: 科学技术文献出版社, 511, 526 ~ 528.

陈迎春, 李劲松. 2009. 实施日间手术治疗模式的探讨. 中国医院管理. 29(7): 23 ~ 25.

陈肇平, 李清水, 袁国奇, 等. 2014. 多排 CT 仿真膀胱镜技术在膀胱疾病诊断中的应用. 医学综述, 20(13): 2482 ~ 2484.

成守珍, 张美芬. 2013. 外科护理与风险防范. 北京: 人民军医出版社, 357 ~ 360.

程凌燕, 李亚楠, 范冬, 等. 2012. 建立无痛病房提高专科疼痛护理水平的做法及效果. 解放军护理杂志, 9: 3 ~ 4.

戴燕, 李继平, 刘素珍, 等. 2013. 华西医院日间手术模式构建. 四川医学, 34(7): 1124 ~ 1126.

邓耀良, 叶章群, 李虹. 2009. 泌尿系结石临床诊断治疗学. 北京: 人民卫生出版社, 302 ~ 303.

丁萍. 2014. 快速康复外科在泌尿外科患者围手术期护理中的应用进展. 护士进修杂志, 29(20): 1854 ~ 1857.

丁森泰, 吕家驹, 叶章群. 2007. α受体阻滞剂在输尿管下段结石治疗中的研究. 临床泌尿外科杂志, 22(5): 394 ~ 396.

丁炎明, 孙艳. 2008. 实用泌尿外科护理及技术. 北京: 科学出版社, 214 ~ 216.

董德鑫, 严维刚, 刘可, 等. 2009. 阴茎异物嵌顿致阴茎绞窄的诊治探讨. 临床泌尿外科杂志, 24(7): 553.

杜宁, 于广军, 杨佳泓. 2010. 13 家市级医院推进日间手术的效果分析. 中国医院, 14(1): 39 ~ 41.

杜锡林, 马庆久, 包国强, 等. 2006. 集束电极射频热毁损治疗肾上腺转移癌 37 例. 中华外科杂志, 44(22): 1572 ~ 1574.

樊文广, 王春森, 李翀, 等. 2009. 下尿路异物的诊断和治疗. 内蒙古医学院学报, 31(3): 295 ~ 298.

范瑾, 罗新. 2014. 输尿管瘘与输尿管阴道瘘临床处理. 中国实用妇科与产科杂志, 30(7): 505～507.

范宁, 王志平. 2014. 前列腺癌根治术后尿失禁的诊疗进展. 现代泌尿生殖肿瘤杂志, 12(6): 323.

方强, 陈志文. 2015. 膀胱过度活动症的诊断与药物进展. 西部医学, 27(2): 164～166.

方永刚. 2009. 后尿道损伤诊治体会. 实用医学杂志. 25(15): 2601～2602.

冯超, 徐月敏, 谢弘, 等. 2014. 索利那新预防尿道重建术后膀胱痉挛的疗效分析. 中华泌尿外科杂志, 1(35): 58～62.

冯月华, 志英, 孙桂芝. 2010. 后腹腔镜肾囊肿去顶术病人的护理. 全科护理, 8(3B): 711.

冯治芳, 朱艳玲. 2014. 前列腺癌的内分泌治疗现状及研究进展. 中国实用医药, 9(28): 255.

符伟军, 张秉鸿, 张旭, 等. 2009. 尿道移行上皮细胞与生物可降解尿道支架体外复合培养的研究. 临床泌尿外科杂志, 23(6): 468～471.

付强, 张道友. 2009. 肾血管性高血压的研究进展. 实用临床医学, 10(9): 123.

付玉秀, 杨艺, 蒋谊. 2013. CT引导下肾周脓肿穿刺置管负压引流患者的护理. 华夏医学, 26(3): 619～620.

高江平, 徐阿祥, 董隽, 等. 2009. 机器人辅助腹腔镜下根治性前列腺切除术16例报告. 中华泌尿外科杂志, 30(7): 472～475.

高小峰, 李凌. 2011. 输尿管软镜在肾结石治疗中的应用. 现代泌尿外科杂志, 16(5): 387～390.

葛均波, 徐永健. 内科学. 第8版. 北京: 人民卫生出版社, 510～511.

龚豪, 程斌. 2010. 成人重复肾输尿管畸形的诊断与鉴别. 临床和实验医学杂志, 9(6).

龚宇, 李为兵, 熊恩庆, 等. 2005. 泌尿系结石. 中华泌尿外科杂志, 1: 7.

辜晓岚. 2008. 超前镇痛的研究机制及其研究进展. 医学研究生学报, 1(21): 100～102.

顾方六 . 2004. 肾肿瘤 . 吴阶平泌尿外科学 . 济南：山东科学技术出版社 , 889 ～ 917.

顾炜，徐耀庭，黄汝强，等 . 2007. 锥形尿道扩张器在尿道外口狭窄治疗中的应用 . 临床泌尿外科杂志 . 22(1)：68 ～ 71.

关海英，夏术阶，韩邦旻，等 . 2011. 肾盂癌诊断治疗回顾性分析（附 15 例报告）. 现代泌尿生殖杂志 , 3(3)：140 ～ 142.

郭应禄，杨勇，李虹，等 . 2008. 泌尿外科学 . 北京：人民卫生出版社 , 281 ～ 282.

郭应禄 . 2004. 男科学 . 北京：人民卫生出版社 , 1588 ～ 1593.

郭震华，那彦群 . 2013. 实用泌尿外科学 . 第 2 版 . 北京：人民卫生出版社 .

胡爱玲，郑美春 . 李伟娟 . 2010. 现代伤口与肠造口临床护理实践 . 北京：中国协和医科大学出版社 , 14 ～ 86.

胡岚亭，张宇，汪清 . 2010. 铥激光治疗尿道肉阜 35 例报告 . 中国激光医学杂志 , 19(1)：62.

胡蓉 . 2014. 微创治疗前列腺增生症伴膀胱结石临床护理分析 . 护理研究 , 08：08 ～ 15.

胡少军，陈跃东，王钧，等 . 2008. 先天性巨输尿管症的诊治（附 17 例报告）. 现代泌尿外科杂志 , 13(2)：101.

化敏，郝玉梅 . 2014. 尿路造口并发症的预防与护理 . 护理研究 , 8(19)：124.

黄澄如 . 1992. 小儿泌尿外科学 . 济南：山东科学技术出版社 , 220 ～ 231.

黄健，尹心宝，玄绪军，等 . 2010. 经脐单孔腹腔镜下精索静脉高位结扎术（附 5 例报道）. 中国男科学杂志 , 24(2)：43 ～ 45.

黄曼容，洪涛 . 2010. 手术切口感染及脂肪液化的护理，现代伤口与肠造口临床护理实践 . 北京：中国协和医科大学出版社 , 94 ～ 97.

黄曼容 . 2010. 肠外瘘的护理，现代伤口与肠造口临床护理实践 . 北京：中国协和医科大学出版社 , 440 ～ 447.

黄秀艳，李永安 . 2011. 超声诊断在膀胱疾病中的应用价值 . 航空航天医学杂志 , 22(8)：1006 ～ 1007.

黄宇烽，李宏军．2009．实用男科学．北京：科学出版社．

黄宇烽．2010．精索静脉曲张与男性不育．中华男科学杂志，16(3)：195～200．

贾书雷，于德凯，杨东．2010．输尿管支架的生物相容性及临床应用．中国组织工程研究与临床康复，14(29)：5419～5422．

江汉声．2003．结石百问．台北：吴氏图书有限公司．

蒋大介，杨国源．1990．实用神经外科手术技巧．上海：上海科学技术出版社，324．

蒋理海．2011．游离移植物背腹侧联合镶嵌成形术治疗前尿道狭窄的临床研究．四川大学学报（医学版），42(5)：736～738．

蒋先镇，刘浔阳．2001．泌尿外科典型病例分析．北京：科学技术文献出版社，11．

蒋雄京，董徽．2011．肾血管病的经皮介入治疗：适应证与治疗经验．心血管病学进展，32(2)：153～155．

金讯波，张栋，夏庆华．2009．机器人辅助技术的未来及展望．山东医药，49(39)：112．

金讯波．2011．阴茎异常勃起诊疗指南．泌尿外科杂志，3(11)：55～56．

莒瑞红，张丽萍．2009．左肾静脉下移术治疗胡桃夹综合征．中国实用护理杂志，25(3)：28～29．

柯鑫文，张雁钢，冯少勇，等．2014．间质性膀胱炎/膀胱疼痛综合征的研究进展．中华临床医师杂志，8(11)：2133～2137．

雷益，李顶夫，郭琪，等．2011．急性睾丸闭合性损伤的 MRI 诊断价值．海南医学，22(1)：88～89．

李大伟，林飞鹤．2005．泌尿系结石 396 例临床分析．广东医学，26(3)：374-375．

李凡，袁宝强，程华，等．2010．结节性硬化症 7 例暨文献复习．徐州医学院学报，30(10)：685．

李芳家，曹薇．2010．间质性膀胱炎的护理．临床护理杂志，(6)：34～35．

李桂彩，王春光．2009．经直肠及经体表超声诊断男性尿道异物 1 例．中国超声诊断杂志，3(9)：693．

李汉忠 . 2004. 泌尿外科诊疗常规 . 北京：人民卫生出版社，46～59.

李汉忠 . 2012. 泌尿外科诊疗常规 . 第 2 版 . 北京：人民卫生出版社，10, 35～36, 42.

李和惠，黄钰雯，林丽秋，等 . 2008. 内外科护理学 . 第 2 版 . 台北：华杏出版股份有限公司，34～35.

李宏奎 . 2013. 80 例男性无精症和少精症的因素分析 . 甘肃医药，32(3)：198～199.

李静，贺绍君，刘德义 . 2015. 金钱草防治泌尿系统结石机理研究进展 . 辽宁中医药大学学报，17(3)：79～81.

李菊英 . 2009. 最新医院泌尿外科临床护理细节操作要点与护理质量安全管理及护士长工作必备手册 . 北京：人民卫生出版社，185.

李凯 . 2014. 阴茎异常勃起症的临床进展 . 国际泌尿系统杂志，34(5)：740.

李乐之，路潜 . 2012. 外科护理学 . 第 5 版 . 北京：人民卫生出版社，93, 632.

李孟喜，郑瑾 . 2014. 膀胱过度活动症评估工具的研究进展 . 护理研究，28(7)：2572～2574.

李鸣，那彦群 . 2011. 泌尿系肿瘤外科学 . 北京：人民卫生出版社，287～297.

李森恺 . 2008. 尿道下裂学 . 北京：科学出版社 .

李薇莉，李美丽，宋琇钰 . 2006. 护理诊断手册 . 台北：合记图书出版社 .

李小寒，尚少梅 . 2012. 基础护理学 . 第 5 版 . 北京：人民卫生出版社 .

李小寒，尚少梅 . 2008. 基础护理学 . 第 4 版 . 北京：人民卫生出版社，49～55.

李雅静，纪彩卿 . 2010. 女性改良式盆底重建术围手术期的护理 . 河北医药，32 (8)：1011.

李亚伟，杨致远 . 2014. 临床疾病护理常规 . 郑州：郑州大学出版社，535.

李州立 . 2011. 泌尿外科诊疗与风险防范 . 北京：人民军医出版社 , 10 ～ 16.

梁月有 , 戴宇平 , 曹明欣 , 等 . 2006. 肾上腺转移癌 21 例临床分析 . 癌症 , 25(10)：1275 ～ 1278.

廖灯彬 , 吕娟 , 王雅琴 . 2013. 负压封闭引流技术 , 临床伤口护理 . 北京：科学出版社 , 80 ～ 81.

廖利民 , 叶云龙 , 邱志勇 , 等 . 2008. 神经源性膀胱 A 型肉毒毒素膀胱壁注射后逼尿肌超微结构观察 . 上海交通大学学报 (医学版), 28 (7)：771 ～ 774.

廖利民 , 鞠彦合 . 2014. 膀胱过度活动症 (OAB) 研究进展 . 现代泌尿外科杂志 , (01)：15 ～ 18.

廖秀英 . 2015. 导尿管相关尿路感染危险因素及护理防控 . 当代医学 , 21(374)：118 ～ 119.

林莲恩 . 2013. 盆底超声在女性盆底功能障碍性疾病中的应用 . 中国中西医结合影像学杂志 , 11(3)：328.

刘春晓 . 2011. 实用经尿道手术学 . 北京：人民卫生出版社 , 5.

刘辉 . 2013. 实用泌尿微创外科护理学 . 天津：天津科学技术出版社 , 146 ～ 149.

刘玲 , 陈勇吉 , 何其英 , 等 . 2015. 下尿路及阴茎异物 20 年的诊治回顾分析 . 华西医学 , 30(1)：47。

鲁仕伟 . 2014. 泌尿外科手术及操作致输尿管损伤临床分析 . 中国实用医药 , 9(3)：93 ～ 94.

陆佳荪 , 温机灵 , 仇广明 , 等 . 2009. 腺性膀胱炎治疗方案选择 . 同济大学学报 , 30(4)：132 ～ 134.

罗秀琴 , 揭玲 , 张利琴 . 2014. 26 例腺性膀胱炎病人的治疗及护理 . 全科护理 , 12(23)：2166 ～ 2167.

吕军 , 黄晓东 . 2014. 男性生殖器硬化性苔藓样病的诊治现状 . 中华男科学杂志 , 20(7)：5795 ～ 85.

吕探云 . 2008. 健康评估 . 第 2 版 . 北京：人民卫生出版社 , 22 ～ 39.

马彩虹 , 乔杰 . 2012. 生殖医学微创手术学 . 北京：北京大学医学出版社 , 63 ～ 204.

马凤宁,张跃辉,施国伟,等.2012.306例膀胱结石成分及相关危险因素分析.现代泌尿外科杂志,17(6):587～589.

马建伟,程跃.2012.输尿管软镜碎石技术新进展.国际泌尿系统杂志,32(2):254～257.

马靖远.2010.经尿道选择性绿激光前列腺汽化术治疗前列腺增生.中国医药指南,8(28):63.

马莉,李继平,谷波.2009.70例应用口腔颊黏膜行尿道狭窄修补术的护理.中华护理杂志,44(9):792～793.

马莉,王志红,刘玲.2012.前尿道狭窄背腹侧联合镶嵌成形术患者的围手术期护理.护士进修杂志,27(7):616～617.

麦淑明.2012.整体护理对阴茎异常勃起患者的影响.临床医学工程,19(1):88～89.

毛燕君,许秀芳,杨继金,2007.介入治疗护理学.北京:人民军医出版社:177～182.

冒维海,陈义荣,张春锋.2014.急腹症患者腹腔镜手术后并发症16例临床分析.吉林医学,35(16):3568～3569.

梅延辉,迟玉友,尹洪山.2011.阴茎损伤的诊断与治疗.实用心脑肺血管杂志,19(7):1200～1202.

孟彬,朱文军,金惠红,等.2012.高频超声诊断闭合性阴茎损伤的临床价值.医学影像学杂志,22(4):646～647.

缪子敬,陆皡然,曾婧娉.2014.膀胱过度活动症药物治疗的进展.天津药学,26(3):67～69.

摩尔,比肖夫.2009.泌尿系肿瘤微创治疗学.孙颖浩译.北京:人民军医出版社,185～195.

牟君,杨金明.2006.下腔静脉后输尿管的诊断与治疗.中国实用医药,1(5):44.

那彦群,郭震华.2009.实用泌尿外科学.北京:人民卫生出版社.

那彦群,李鸣.2014.泌尿外科学高级教程.北京:人民军医出版社:29～33.

那彦群,叶章群,孙颖浩,等.2014.中国泌尿外科疾病诊断治疗指南,北京:人民卫生出版社.

那彦群 . 2010. 尿动力学检查操作指南 (2010 版), 12 ～ 16.

那彦群 . 2014. 中国泌尿外科疾病诊断治疗指南 . 北京：人民卫生出版社 , 586, 609 ～ 610, 616 ～ 617.

那彦群 , 孙光 . 2009. 中国泌尿外科疾病诊断治疗指南 . 北京：人民卫生出版社 , 39 ～ 59.

刘伶 , 李晓玲 . 2011. 泌尿外科护理手册 . 北京：科学出版社 , 279 ～ 280.

宁宁 , 成翼娟 . 伤口造口四川省专科护士培训教材 , 8 ～ 38.

宁宁 , 廖灯彬 , 刘春娟 . 2013. 临床伤口护理 . 北京：科学出版社 , 41 ～ 62, 181 ～ 185.

宁宁 , 廖灯彬 . 伤口及伤口愈合生理学 , 四川省伤口造口专科护士培训教材 . 成都：四川省护理学会 , 8.

欧建平 , 李阳 , 庄广伦 . 2004. 无精症睾丸活检病理学特点及对男性不育诊治的指导意义 . 中华泌尿外科杂志 , 25(5): 354 ～ 354.

潘进芳 . 2011. 输尿管镜气压弹道碎石术后护理 . 实用临床医药杂志 , 15(22): 133.

乔勇 , 胡晓勇 , 徐月敏 , 等 . 2008. 阴茎折断诊断及手术疗效长期观察 (附 9 例报告并文献复习). 临床泌尿外科杂志 , 5(23): 377 ～ 378.

秦赤子 , 赵伦华 , 李斌 , 等 . 2008. 男性不育睾丸活检的临床病理分析 . 郧阳医学院学报 , 27(2): 150 ～ 115.

秦薇 . 2014. 择期手术患者术前禁食禁饮时间的研究进展 . 中华护理杂志 , 49(01): 76 ～ 77.

丘周萍 , 张凯乔 , 桑颖颖 . 2014. 泌系疾病与护理 . // 王桂芸 , 刘雪娥 , 冯容芬 . 新编内外科护理学 . 台北：永大书局 , 1466 ～ 1475.

邱建宏 , 孟晓东 . 2014. 泌尿外科临床诊治路径 . 北京：人民军医出版社 , 18.

邱建宏 , 赵新鸿 , 东林 . 2014. 泌尿外科手术并发症防治 . 北京：人民军医出版社 , 230 ～ 232, 241 ～ 242.

邱建宏 , 郑妍 , 滑丽美 . 2014. 泌尿外科健康教育手册 . 北京：人民军医出版社, 30 ～ 33.

邱晓君, 粟素兰. 2008. 严重阴茎撕脱伤的护理体会. 实用医技杂志, 396.

任小刚, 江少波, 邬贤德, 等. 2014. 腺性膀胱炎诊疗进展. 中国中西医结合外科杂志, 20(1): 100 ～ 101.

阮浩然, 董文瑞. 2000. 罕见的泌尿系先天畸形 2 例. 四川医学, 21(4): 375.

邵惠弟, 王灵红. 2012. 前列腺术后膀胱痉挛的高危因素分析及护理对策. 中国实用护理杂志, 28(24): 52 ～ 53.

邵新华, 方朕, 杨炯, 等. 2010. 关于开展日间手术的实践和探索. 中国医院, 14(12): 36 ～ 38.

佘亚雄. 1978. 小儿外科学 (上). 上海: 上海科学技术出版社, 310.

沈思瑶, 薄隽杰. 2010. 单孔腹腔镜手术在泌尿外科的应用. 中国微创外科杂志, 10(1): 41 ～ 43.

沈周俊, 王先进. 2010. 机器人辅助腹腔镜前列腺癌根治术. 老年医学与保健, 16(4): 201 ～ 203.

沈周俊, 王先进. 2011. 机器人辅助腹腔镜手术在泌尿外科的应用现状. 现代泌尿生殖肿瘤杂志, 2(3): 1 ～ 5.

沈周俊, 夏磊磊. 2014. 嗜铬细胞瘤手术方法的选择. 现代泌尿外科杂志, 19(7): 426 ～ 428.

石林. 2001. 健康心理学. 北京: 北京师范大学出版社, 93.

史沛清, 叶章群, 张旭. 2014. 当代泌尿外科热点聚焦. 北京: 人民卫生出版社, 496.

宋晓丽, 申玉兰, 赵俊功, 等. 2013. MDCT 尿道造影在尿道阴道瘘诊断中的应用. 中国医学计算机成像杂志, 19(5): 414 ～ 417.

苏华荣, 王斌, 李敏. 2010. Prolift 应用于全盆底重建术的护理. 湖北医药学院学报, 29(5): 483.

孙万卉, 李爱阳. 2012. 成年女性压力性尿失禁流行病学调查研究. 中国全科医学, 7(15): 2314.

孙颖浩. 2010. 单孔腹腔镜在泌尿外科的发展现状及展望. 中国

微创外科杂志, 10(1): 23 ~ 24.

孙颖浩. 2011. 前列腺癌诊治进展. 上海医学, 34(7): 487 ~ 488.

张元方, 张颖浩, 王忠, 等. 2013. 实用泌尿外科和男科学. 北京: 科学出版社, 544.

汤菊萍, 顾利慧, 孙庆玲. 2011. 聚焦解决模式在膀胱疼痛综合征/间质性膀胱炎患者护理干预中的应用. 解放军护理杂志, (2): 12 ~ 20.

汤治平, 李朝龙, 陈建安, 等. 2003. 腹腔镜鞘状突高位结扎术. 腹腔镜外科杂志, 9(8): 115.

田平. 2014. 间质性膀胱炎的诊断和治疗. 医学理论与实践, (1): 30 ~ 32.

万德森, 朱建华, 周志伟, 等. 2006. 造口康复治疗理论与实践. 北京: 中国医药科技出版社.

汪灶昆, 钱涛, 张锦, 等. 2014. 输尿管镜下双J管置入术治疗输尿管损伤的疗效分析(附36例报告). 中国微创外科杂志, 14(9): 822 ~ 823.

王宇, 朱蜀侠, 袁丹, 等. 2010. 钬激光治疗尿道肉阜158例临床分析. 四川医学, 31(3): 326.

王承承, 孙晓玲, 吴长利. 2014. 前列腺癌的治疗研究进展. 天津医药, 42(10): 1051 ~ 1052.

王芬, 陈继英. 2014. 输尿管插管在预防妇科三、四级腹腔镜手术中输尿管损伤的应用价值. 中国微创外科杂志, 14(4): 301 ~ 307.

王光春. 2009. 睾丸肿瘤治疗的最新进展. 国际泌尿系统杂志, 29(2): 221 ~ 225.

王建荣, 周玉红. 2012. 外科疾病护理指南. 北京: 人民军医出版社, 426 ~ 428, 443, 446.

王剑火, 侯春林, 张伟, 等. 2008. 一种神经源性膀胱排尿报警装置的设计. 中国修复重建外科杂志, 22(5): 597 ~ 601.

王娟, 胡连莲, 李桂云, 等. 2014. 2例舌黏膜行前尿道狭窄修复术的护理体会. 天津护理, 22(1): 50 ~ 51.

王坤杰, 韩振伟. 2012. 骨盆骨折尿道损伤的早期处理. 现代泌尿外科杂志，16(6)：487～489.

王玲珑，杨嗣星．2002.显微泌尿外科学.北京：科学出版社，240～241.

王明松，孙中义，张勇，等.2014.输精管附睾显微吻合术治疗梗阻性无精症44例分析.第三军医大学学报，24(4)：50～52.

王朋林.2013.加减少腹逐瘀散治疗精索静脉曲张合并弱、少精症78例.河南中医，(3)：403～404.

王琴.2009.尿道中段悬吊术治疗女性压力性尿失禁的护理.解放军护理杂志，26(3B)：45～46.

王庆相.2011.引起男性不育的危险因素.健康博览，(5)：45～47.

王权胜，蓝广和，宾彬.2013.加味大黄虫颗粒治疗精索静脉曲张性不育40例.山东中医杂志，(6)：400～401.

王群，吕岩.2014.疼痛特异性学说与闸门控制学说.中国疼痛医学杂志，20(9)：609～613.

王珊珊.2014.高血压病病人的护理.全科护理，12(14)：1294～1295.

王石虎.2014.经尿道电切联合膀胱灌注化疗治疗腺性膀胱炎的疗效观察.中外医学研究，12(22)：113～114.

王伟录，李巧星，冷新，等.2007.应用膀胱镜治疗急性闭合性尿道损伤的体会(附20例报告).中国内镜杂志.13(3)：258～259.

王喜慧.2013.醉酒后膀胱破裂的护理.中国社区医师，15(5)：293～294.

王小榕，王鹏，翟桂荣.2006.不同产科因素对产后尿失禁的影响.哈尔滨医科大学学报，40(3)：236～237.

王晓民，李际桐，陈照彦，等.2011.男性泌尿及生殖系统肿瘤的外科治疗.北京：科学技术文献出版社，39，227，280～289.

王亚双，赵玲.2014.综合护理干预措施对慢性前列腺炎患者临床症状及生存质量的影响分析.中国医药指南，10(12)：361～362.

王益鑫.2010.男性不育症诊治新进展.现代泌尿外科杂志，

15(2)：84～88.

王永翔，赵立明. 2010. 机器人辅助腹腔镜在泌尿外科的应用现状. 中国微创外科杂志，10(10)：897.

王忠，王鸿祥. 2006. 特殊类型勃起功能障碍的手术治疗. 中国全科医学，9(21)：1752～1753.

魏恩. 2009. 坎贝尔泌尿外科学. 郭应禄，周利群译. 北京：北京大学医学出版社，1256～1262.

魏思. 2009. 坎贝尔-沃尔什泌尿外科学. 第9版. 郭应禄，周利群译. 北京：北京大学医院出版社.

文瀚东，潘铁军，李志强，等. 2004. 尿道镜在急性闭合性尿道损伤治疗中的应用价值(附22例报告). 临床泌尿外科杂志. 19(6)：347～348.

文建国. 朱文. 2013. 动态尿动力学检查的临床应用进展. 中华泌尿外科杂志，34(4)：317～320.

吴锋，谢永煌，黄远之，等. 2008. 医源性尿道损伤原因及防治. 湖北民族学院学报·医学版. 25(4)：62～63.

吴荟. 2013. 阴茎癌腹腔镜下区域淋巴结清扫术围手术期护理. 广西医科大学学报，07(30)：490-492.

吴阶平，2012. 吴阶平泌尿外科学. 济南：山东科学技术出版社，1671～1676，2129.

吴阶平，马永江. 1995. 实用泌尿外科学. 北京：人民军医出版社.

吴阶平，吴文斌，沈绍基，等. 1993. 泌尿外科. 济南：山东科学技术出版社.

吴阶平. 2005. 吴阶平泌尿外科学. 济南：山东科学技术出版社.

吴阶平. 2009. 实用泌尿外科学. 北京：人民卫生出版社.

吴孟超，吴在德. 2008. 黄家驷外科学. 第7版. 北京：人民卫生出版社，2400.

吴跃，胡华. 2010. 输尿管镜在11例输尿管梗阻患者致急性肾功能衰竭患者中的应用. 重庆医学，39(18)：2510.

吴在德，吴肇汉. 2003. 外科学. 北京：人民卫生出版社，661.

吴在德. 2000. 外科学. 第五版. 北京：人民卫生出版社，

769～770.

吴忠,丁强,姜吴文,等.2005.输尿管肾镜钬激光碎石术治疗输尿管结石.中华泌尿外科杂志,26(1):27～29.

席淑芳,周立.2007.临床专科监护技术.北京:人民军医出版社,125～126.

夏云,余明主.2012.男性后尿道损伤的治疗进展.南昌大学学报,6(52).

项艳,张晓红.2011.睾丸肿瘤患者心理护理干预体会.新疆医科大学学报,34(1):100～101.

谢松波,张广宇,刘志虎.2014.后腹腔镜联合膀胱镜下行肾盂癌根治术16例诊疗体会.中国现代药物应用,8(9):55～56.

熊军辉.2009.输尿管支架的研究进展.江西医药,44(2):171～174.

徐洪莲.2009.造口护理与造口治疗师的研究进展.上海护理,9(3):93~95.

徐琴,付沫.2014.留置气囊导尿管的护理进展.长江大学学报(自科版),11(12):105～108.

徐月敏.2010.尿道修复重建外科学.北京:人民卫生出版社,10～13.

许克新,王建业.2012.膀胱过度活动症的现状及展望.中华泌尿外科杂志,33(009):708～710.

许克新,胡浩,张石英,等.2014.膀胱过度活动症的客观评估指标.实用医院临床杂志,4:012.

许克新.2014.人工尿道括约肌置入术治疗男性前列腺术后压力性尿失禁.北京大学学报,4(46):507～509.

许晓明,董自强,朱世华,等.2003.医源性尿道损伤138例诊治体会.临床泌尿外科杂志.18(3):190～191.

严加兴,沈开霞.2009.超声介入治疗肾脓肿的临床应用.实用临床医药杂志,13(12):148～150.

杨建华.2007.男性不育诊疗学.上海:上海科学技术文献出版社.

杨军,雪松,李黎明,等.2009.肾上腺囊肿21例临床分析.天津医科大学学报, 15(3): 423～425.

杨军鹏, 陈专华. 2010. 良性前列腺增生的外科治疗现状及进展. 临床医学, 30(2): 120～121.

杨树源. 2002. 实用神经外科手术技巧. 天津: 天津科学技术出版社, 400.

杨为民, 袁晓奕. 2011. 膀胱过度活动症的诊断与治疗进展. 临床泌尿外科杂志, 26(1): 1～3.

杨晓生, 陈勤, 秦剑锋. 2012. 肾损伤的螺旋CT诊断分级方法及临床意义. 实用医学影像杂志, 13(6): 374～376.

杨子樱, 郝岩, 赵红. 2014. 个体指导联合小组活动应用于社区压力性尿失禁女性患者的效果观察. 护理学报, 11(21): 78.

姚海军, 应俊. 2006. 尿道下裂手术治疗的再认识. 中国全科医学, 9(21): 1753～1755.

姚俊波, 夏涛, 程汉波, 等. 2013. 经尿道钬激光联合后腹腔镜在肾盂癌治疗中的应用. 实用癌症杂志, 28(6): 728～730.

叶斌, 刘敏杰, 张凤兰. 2013. 外科护士实施术后疼痛循证评估现状及影响因素分析. 中国全科医学, 16(4): 1423～1426.

叶钢, 杨唐俊, 金锡御. 1997. 膀胱憩室的手术治疗. 中华外科杂志, 212～214.

叶广坡, 项和平. 2011. 肠造口并发症防治进展. 中国实用医学, 32(6): 246～248.

叶章群. 2013. 泌尿外科疾病诊疗指南. 第3版. 北京: 科学出版社, 23, 46, 69～70, 239～240.

殷磊. 2002. 护理学基础. 第3版. 北京: 人民卫生出版社, 26~27.

殷长军, 邵国飞, 秦超. 2013. 经腹腔途径前列腺癌根治术并发症的预防及处理. 现代泌尿外科杂志, 18(5): 422～423.

玉银华. 2011. 双J输尿管支架管生物相容性及新型可生物降解输尿管支架的研制. 中国组织工程研究院与临床康复, 15(12): 2221～2224.

袁航, 金讯波. 2012. 尿道狭窄的手术治疗进展. 泌尿外科杂志(电子版), 4(1): 33～36.

袁仁斌, 魏强, 李涛. 2008. 后尿道损伤不同术式处理后尿道狭窄发生率的 Meta 分析. 中华泌尿外科杂志, 29(6): 392～395.

袁巍, 周安方. 2010. 补肾活血方治疗精索静脉曲张性不育的临床研究. 医学信息, (10): 2749～2750.

约翰·布兰迪, 阿米尔·凯瑟瑞. 2014. 临床笔记: 泌尿外科学. 第六版. 郭媛译. 济南: 山东科学技术出版社: 22.

曾宏. 2011. 膀胱痉挛发生原因分析和治疗体会. 重庆医学, 7(40): 2180.

曾丽媛. 2014. 吡柔比星与丝裂霉素膀胱灌注化疗预防腺性膀胱炎术后复发的疗效比较及护理体会. 齐齐哈尔医学院学报, 13: 2014～2015.

翟春霞. 2012. 阴道前壁网片加固修补术治疗阴道前壁及膀胱膨出 60 例分析. 医学信息, 25(2): 530.

张彩君, 王卫红, 吴洁琼. 2009. 输尿管内支架留置的并发症发生原因及护理. 现代实用医学, 21(7): 781～782.

张金华, 刘红燕, 李微. 2012. 266 例良性前列腺增生术后膀胱痉挛相关因素分析及预防. 现代预防医学, 39(11): 2832.

张凯, 白文俊, 商学军, 等. 2013. 泌尿男科医师应用《CUA 前列腺炎诊断治疗指南》诊疗 CPPS 的调查. 中华男科学杂志, 19(2): 127～131.

张凯, 王晓峰. 2013. 中国前列腺研究和诊治现状. 中华男科学杂志, 19(2): 99～101.

张磊, 潘亚娟, 秦玉花, 等. 2014. 前列腺癌骨相关事件的治疗现状及研究进展. 中国医药科学, 4(21).

张冉, 石清. 2012. 长跑训练后血尿 21 例原因分析. 总装备部医学学报, 14(4): 221.

张文, 袁继炎, 周学锋, 等. 2010. 经脐入路腹腔镜下高位睾丸 I 期下降固定 26 例. 中华小儿外科杂志, 31(6): 426～428.

张西玲, 刘春来, 薛东炜, 等. 2014. 组合式输尿管软镜联合钬激光治疗上尿路结石 52 例报告. 山东医药, 54(22): 105.

张旭. 2014. 泌尿系内镜检查. 第 2 版. 北京: 人民卫生出版社,

4, 128.

张旭.2008.保留肾单位的腹腔镜肾肿瘤切除术.中华腹腔镜泌尿外科杂志,198～201.

张循亮,孙博泉,曹静.2004.快速切割法治疗阴茎异物嵌顿10例报告.山东医药,44(15):69.

张延龄,吴肇汉.2014.实用外科学(下).第3版.北京:人民卫生出版社,1761,2397.

张颜,芦桂芝,徐娜,等.2014.肠造口周围皮肤常见问题护理现状.护理管理,14(6):602~604.

张元芳.2003.现代泌尿外科和男科学.上海:复旦大学出版社,474～475.

张正潮.2014.成纤维细胞生长因子受体3与膀胱肿瘤治疗的研究进展.国际泌尿系统杂志,34(3):406～409.

章晓幸,张美琴.2013.基础护理技术.北京:高等教育出版社,216.

赵光恒.张芳.刘仁斌.2014.中药保留灌肠联合盐酸坦索罗辛缓释胶囊治疗慢性前列腺炎32例临床观察.河北中医,36(5):730.

赵光涛,郑国有,田静岩.2008.腔静脉后输尿管诊治5例临床分析.吉林医学,29(19).

赵继军.2010.疼痛护理学.第2版.北京:人民军医出版社,3.

郑美春.2010.癌症伤口护理,现代伤口与肠造口临床护理实践.北京:中国协和医科大学出版社,169.

中华人民共和国最高人民法院,最高人民检察院,公安部,等.2014.关于发布《人体损伤程度鉴定标准》的公告.司法业务文选

钟山,沈周俊.2014.机器人辅助腹腔镜肾部分切除术会成为"金标准".现代泌尿外科杂志,19(11):759～761.

周文龙,王翔.2014.泌尿外科手术并发症的早期诊断和处理.上海:世界图书出版公司,178～179.

周翔平.2008.医学影像学.北京:高等教育出版社.331.

周新作,梁勋厂,李洪珊.2010.女性尿失禁.香港:万里机构.

周燕玉. 2008. 阴茎再植术一例护理报告. 实用临床医学, 9(12): 129.

周总光, 赵玉沛. 2009. 外科学. 北京：高等教育出版社.

周作新, 梁勋厂, 汪玲. 2014. 男科疾病能防能治. 北京：金盾出版社, 51～56.

朱爱萍. 2010. 女性盆底重建手术的围手术期护理. 中国医药指南, 8(29): 143.

朱波. 2009. 肾上腺髓样脂肪瘤八例诊断及治疗. 实用心脑肺血管病杂志, 17(11): 984～985.

朱有华. 2013. 泌尿外科诊疗手册. 第4版. 北京：人民卫生出版社.

朱再生, 吴海啸, 周一波, 等. 2004. 睾丸扭转术后随访分析. 中华小儿外科杂志, 25(5): 427～429.

Abrams P, Artibani W, Cardozo L, et al. 2009. Reviewing the ICS 2002 terminology report: the ongoing debate. Neurourol Urodyn, 28(4): 287.

Accardo G, Vallone G, Esposito D, et al. 2014. Testicular parenchymal abnormalities in Klinefelter syndrome: a question of cancer?examination of 40 consecutive patients. Asian J Androl, 8(10): 682～684.

Acute Pain Management Guideline Panel of American Pain Society: Pain Assessment and Treatment in the Managed Care Environment. http: //www. ampainsoc. org/advocacy/assess_treat_mce. htm [2010-6-8].

Alan J. Wein. 2007. Campbell-Walsh urology. 9th ed. Holland: Elsevier Science.

Alp B, Akyol I, Adayener C, et al. 2009. The significance of potassium chloride sensitivity test and urinary uronic acid level in the diagnosis of chronic pelvic pain syndrome. Int Urol Nephrol, 41(3): 483～489.

Atala A, Bauer SB, Soker S, et al. 2006. Tissue-engineered autologous bladders for patients needing cystoplasty. Lanct,

367(9518): 1241 ~ 1246.

Bader MJ, Brian E, Porpiglia F, et al. 2012. Contemporary management of ureteral stones. Eur Urol, 61(4): 764 ~ 772.

Barbagli G, Guazzoni G, Lazzeri M. 2008. One-stage bulbar urethroplasty: retrospective analysis of the results in 375 patients. European urology, 53(4): 8281 ~ 833.

Bauer SB. 2008. Neurogenic bladder: etiology and assessment. Pediatric Nephrology, 23(4): 541 ~ 551.

Bhat AL, Kumar A, Mathur SC, et al. 1991. Penile strangulation. British Journal of Urology, 68(6): 618 ~ 621.

Bhatia SK. 2010. Tissue engineering for clinical applications. Biotechnol J. 5(12): 1309 ~ 1323.

Brady M, Kinn S, Ness V , et al. 2009. Preoperative fasting for preventing perioperative complications in children. Cochrane Database Syst Rev, (4) : D5285.

C. Türk, T. Knoll, A. Petrik, et al. Guidelines on urolithiasis 2010. http //www. uroweb. org/guidelines/online-guidelines/. Accessed May 15, 2010.

Carrico DJ, Peters KM, Diokno AC. 2008. Guided imagery for women with interstitial cystitis: results of a prospective, randomized controlledpilot study. J Altern Complement Med, 14(1): 53 ~ 60.

Champion J, Longhorn S. 2004. ary tract stones. *In*: Fillingham S, Douglas J. Urological nursing. Philadelphia: Elsevier, 93 ~ 122.

China Internet Network Information Center. 2015. CNNIC Released the 35th Statistical Report on Internet Development in China. http: //www1. cnnic. cn/AU/MediaC/rdxw/2015n/201502/t20150204_51650. htm[2015-3-23].

Cho KC, No GJ, Lo LJ, et al. 2013. Nephrolithiasis. *In*: Lerma EV, Rosner M, editors. Clinical decisions in nephrology, hypertension and kidney transplantation. New York: Springer, 633 ~ 656.

Corrales JG, Corbel L, Cipolla B, et al. 1993. Accuracy of

ultrasound diagnosisafter blunt testicular trauma . Urol, 150(6): 1834 ~ 1836.

Craven RF, Hirnle CJ. 2009. Fund amentals of nursing: Human health and function. Philadelphia Lippincott Williams & Wilkins.

Curham GC. Epidemiology. 2011. *In*: Rao NP, Preminger GM, Kavanagh JP. Urinary tract stone disease. London: Springer, 3 ~ 8.

Daudon M, Jungers P. 2011. Drug-induced renal stones. *In*: Rao NP, Preminger GM, Kavanagh JP. Urinary tract stone disease. London: Springer, 225 ~ 238.

Davydova NK, Sergeev VN, Girbul E. 2014. The role of humous acids in Acqua di Fiuggi Mineral Water in degrading stones formed in the urinary tract (review). Pharm Chem J, 48: 587 ~ 592.

DeWit SC, O'Neill PA. 2013. Fund amental concepts and skills for nursing. Louis: Elsevier Health Sciences, 535 ~ 566.

Di Silverio F, Ricciuti GP, D'Angelo AR, et al. 2000. Stone recurrence after lithotripsy in patients with recurrent idiopathic calcium urolithiasis: Efficacy of treatment with fiuggi water. Eur Urol, 37(2): 145 ~ 148.

Diegidio P, Jhaveri JK, Ghannam S, et al. 2011. Review of current varicocelecelectomy techniques and their outcomes. BJU Int, 108(7): 1157 ~ 1172.

Dozmorov MG, Kropp BP. Hurst RE, et al. 2007. Differentially expressed gene networks in cultured smooth muscle cells from normal and neuropathic bladder. J Smooth Muscle Res, 43(2): 55 ~ 72.

Droz J, Howard FM. 2011. Use of the short-form McGill pain questionnaire as a diagnostic tool in women with chronic pelvic pain. J Minim Invasive Gynecol, 18(2): 211 ~ 217.

Eknoyan G. 2000. Mich elangelo: art, anatomy, and the kidney. Kidney Int. , 57(3): 1190 ~ 1201.

Elliott SP. 2011. The use of penile skin graft versus penile skin flap in the repair of long bulbo-penile urethral stricture: a prospective randomized study. International Braz J Urol, 37(1): 124～125.

Ellis H. 1969. A history of bladder stones. Oxford: Blackwell.

Fenton BW, Palmieri PA, Fanning J. 2008. Receiver operatingcharacteristic curves of symptom scores in the diagnosis of interstitialcystitis/painful bladder syndrome. J Minim Invasive Gynecol, 15(5): 601～604.

Flagg L, Roedersheimer R. 2009. calculi: Nutrient strategies for preventing recurrence. In: Kohlstadt I. Food and nutrients in disease management. Boca Raton: Taylor and Francis Group.

Fukui Y, Kato M, Inoue Y, et al. 2009. A metabonomic approach identifies human urinary phenylacetylglutamine as a novel marker of interstitial cystitis. J Chromatogr B Analyt Technol Biomed Life Sci, 877 (30): 3806～3812.

Gabriela AK, David NH, Jong OL, et al. 2010. Extent and magnitude of catecholamine surge in pediatric burned patints . Shock, 33(4): 369～374.

Gallagher S, Tedstone DD, Moran R, et al. 2008. rnet use and seeking health information online in Ireland: Demographic characteristics and mental health characteristics of users and non users. HRB Research Series 4. Dublin: Health Research Board.

Gormley EA. 2010. Urologic complications of the neurogenic bladder. Urol Clin North Am , 37(4): 601～607.

Graham SD. 2013. Glenn's urologic surgery 2010 by LIPPINCOTT WILLIAMS&WILKINS, a WOLTERS KLUWER business 2001 Marker Street, Phiadelphia, PA 19103 U. S. A, 973～1045.

Grumbach M, Biler MK, Branustein G, et al. 2003. Management of clinically inapparent adrenal mass(incidentaloma). Ann Inter Med, 138(5): 424～429.

Harris SJ, Arambula-Cosio F, Mei Q, et al. 1997. The Probot-an actice rotot for prostate resection. Proc Inst Mech Eng H, 211(4)

317 ~ 325.

Hill JR, Isom-Batz G, Panagopoulos G, et al. 2008. Patient perceived outcomes of treatments used for interstitial cystitis. Urology, 71(1): 62 ~ 66.

Hollingsworth JM, Rogers MA, Kaufman SR, et al. 2006. Medical therapy to facilitate stone passage: a meta-analysis. Lancet, 368(9542): 1171 ~ 1179.

http: //www. auanet. org/guidelines. Accessed May 5, 2010.

Hyams ES, Munver R, Bird VG, et al. 2010. Flexible ureterorenoscopy and holmium laser lithotripsy for the management of renal stone burdens that measure 2 to 3 cm: a multi-institutional experience. Journal of Endourology, 24(10): 1583 ~ 1588.

Ishikawa T, Fujisawa M, Tamada H, et al. 2003. Fracture of the penis: nine cases with evaluation of reported cases in Japan . Int J Urol, 10 (5): 257 ~ 260.

Janice JL, Cheever KH. 2013. Brunner &Suddarth's textbook of medical-surgical nursing. Philadelphia: Lippincott Williams & Wilkins, 1526 ~ 1573.

Kalfa N, Paris F, Soyer-Gobillard MO, et al. 2011. Prevalence of hypospadias in grandsons of women exposed to diethylstilbestrol during pregnancy: a multigenerational national cohort study . Fertil Steril, 95(8): 2574 ~ 2577.

Kalfa N, Sultan C, Laurence S. 2010. Hypospadias: etiology and current research . Urol Clin North Am, 37(2): 159 ~ 166.

Kanematsu A, Yamamoto S, Iwai-kanai E, et al. 2005. Induction of smooth muscle cell-like phenotype in marrow-derived cells among regenerating urinary Bladder smooth muscle cells. Am J Pathol, 166(2): 565 ~ 573.

Kanematsu A, Yamamoto S, Ogawa O. 2007. Changing concepts of bladder regeneration. Int J Urol, 14(8): 673 ~ 678.

Kaouk JH, Goel R K, White MA, et al. 2010. Laparoendoscopic

single- site radical cystectomy and pelvic lymph node dissection initial experience and 2- year follow- up. Urology, 76(4): 857～861.

Karen A, Margaret J, Golosinskiy A. 2006. Ambulatory surgery in the United States. National Health Statistics Reports, 11(28) : 1～28.

Kehlet H, Wilmore D W. 2008. Evidence-based surgical care and the evolution of fast-track surgery . Ann Surg, 248 (2): 189～198.

Klausner AP, Steers WD. 2011. The neurogenic bladder: an update with management strategies for primary care physicians. Medical Clinics of North America, 95(1): 111～120.

Koener I, Ruebben H. 2010. Undescended testis: aspects of treatment. Urologe A, 49(9): 1199～1205.

Kuromitsu S, Yokota H, Hiramoto M, et al. 2008. Increased concentration of neutrophil elastase in urine from patients with interstitialcystitis. Scand J Urol Nephrol, 42(5): 455～461.

Leng J. 2009. Treatment of painful bladder syndrome/interstitial cystitis with combination of heparin and alkalinized lidocaine: report of 215 cases. UP-2. 031. UROLOGY 74 (Supplment4A), October .

Leung AK, Robson WL. 2007. Hypospadias: an update . Asian J Androl, 9(1): 16～18.

Lin HK, Cowan R. Moore P, et al. 2004. Characterization of neuropathic bladder smooth muscle cells in culture. J Urol, 171(3): 1348～1352.

Liu HT, Tyagi P, Chancellor MB, et al. 2010. Urinary nerve growth factor but not prostaglandin E2 increases in patients with interstitialcystitis/bladder pain syndrome and detrusor overactivity. BJU Int, 106(11): 1681～1685.

Lois W, Duncan G, Baumle W. 2010. Foundations of nursing. 3rd ed. ClinftonPark: Cengage Learning, 238～274.

Luo D, Li H, Wang K. 2012. Epidemiology of stone disease in

China. *In*: Talati J, Tiselius HG, Albala DM, et al. Urolithiasis: Basic science and clinical practice. London: Springer, 53 ~ 59.

Lutz C, Przytulski K. 2011. Nutrition and diet therapy. 5th ed. Philadelphia: F. A. Davis Company, 392 ~ 410.

Martinez-Pineiro L Jr, Cerezo E, Cerezo JM, et al. 1992. Value of testicularultrasound in the evaluation of blunt scrotal traumawithouthaematocele. Br J Urol, 69(3): 286 ~ 290.

Masarani M, Dinneen M. 2007. Ureteric colic: new trends in diagnosis and treatment . Postgrad Med J, 83(981): 469 ~ 472.

Matlaga BR, Lingeman J. 2012. cal management of upper urinary tract calculi. *In*: Wein A, Kavoussi L, Novick A, et al. Campbell-Walsh Urology. 10th ed. Philadelphia: Elsevier, 1357 ~ 1412.

McAchran SE, Goldman HB. 2009. Contemporary length of stay and resource utilization when using a fast-track regimen for mid-urethral sling surgery. Urology, 74(3): 531 ~ 534.

Melnyk M, Casey RG, Black P, et al. 2011. Enhanced recovery after surgery (ERAS) protocols: time to change practice. Canadian Urological Association Journal, 5(5): 342 ~ 348.

Merboth MK, Barnason S. 2000. Managing pain : the fifth vital sign. J Nurs Clin North Am, 35(2): 375 ~ 383.

Meyer A, Behrend M. 2005: Presentation and therapy of myelolipoma. Int J Urol, 12(3): 239 ~ 243.

Michell AR. 1989. Urolithiasis--historical, comparative and pathophysiological aspects: A review. J R Soc Med , 82(11): 669 ~ 672.

Mittendorf EA, Evans DB, Lee JE, et al. 2007. Pheochromocytoma advances in genetics, diagnosis, localization, and treatment. Hematol Oncol Clin North Am, 21(3): 509 ~ 525.

Moiz B, Biyabani SR. 2012. Shock wave lithotripsy, endourological intervention, and hemostatic defects. *In*: Talati J, Tiselius HG, Albala DM, et al. Urolithiasis Basic science and clinical practice. London: Springer, 557 ~ 562.

Mourtzinos A, Stoffel JT. 2010. Management goals for the spina bifida neurogenic bladder: a review from infancy to adulthood. Urologic Clinics of North America, 37(4): 527 ~ 535.

Mulatero P, Monticone S, Bertello C, et al. 2010. Evaluationo fprimaryaldosteronism. Current Opinion in Endocrinology, Diabetes&Obesity, 17(3): 188 ~ 193.

Nagelhou JJ, Plaus K. 2010. ook of nurse anesthesia. St. Louis: Elsevier, 298 ~ 310.

Nickel JC, Kaufman DM, Zhang HF, et al. 2008. Time to initiation of pentosan polysulfate sodium treatment after interstitial cystitis diagnosis: effect on symptom improvement. Urology, 71(1): 57 ~ 61.

Nickel JC, Shoskes D, Irvine-Bird K. 2009. Clinical phenotyping of women with interstitial cystitis/painful bladder syndrome: a key to classification and potentially improved management. J Urol, 182(1): 155 ~ 160.

Offiah I, McMahon SB, O'Reilly BA. 2013. Interstitial cystitis/ bladder pain syndrome: diagnosis and management. Int Urogynecol J, 24(8): 1243 ~ 1256.

Patel C, Kim R, Delterzo M, et al. 2006. Prolonged penile strangulation with metal clamps. Asian J Androl, 8(1) 105 ~ 106.

Paulson JD, Paulson JN. 2011. Anterior vaginal wall tenderness (AVWT) asa physical symptom in chronic pelvic pain. JSLS, 15(1): 6 ~ 9.

Pearle MS, Goldfarb DS, Assimos DG, et al. 2014. Medical management of kidney stones: AUA guideline. J Urol, 192(2): 316 ~ 324.

Pearle MS, Lotan Y. 2012. Urine lithiasis: etiology, epidemiology and pathogenesis. In: Wein A, Kavoussi L, Novick A, et al. Campbell-Walsh Urology. 10th ed. Philadelphia: Elsevier, 1257 ~ 1286.

Perlmutter AE, Morabito R, Tarry WF. 2006. Impact of patient age on distal hypospadias repair: a surgical perspective. Urology, 68(3): 648 ～ 651.

Persu C, Braschi E, Lavelle J. 2014. A review of prospective clinical trials for neurogenic bladder: the place of surgery, experimental techniques and devices. Central European journal of urology, 67(3): 270.

Porth C. 2011. Essentials of Pathophysiology: Concepts of Altered Health States. 3rd ed. Philadelphia: Lippincott Williams & Wilkins, 620 ～ 640.

Preminger GM, Assimos DG, Lingeman JE, Nakada SY, Pearle MS and Wolf JSJr: Report on the management of staghorn calculi.

Recasens Guinjuan JR, Flores Gonzalez JJ, Samso Pinol JM, et al. 2002. Vesico urethral lithiasis secondary to foreign body. Actas Urol Esp, 26(2): 136 ～ 138.

Rocco F, Cozzi LA, Cozzi G. 2014. Study of the renal segmental arterial anatomy with contrast-enhanced multi-detector computed tomography. Surg Radiol Anat, 37(5): 517-526.

Sastry DN, Hunter KM, Whitemore KE. 2010. Urodynamic testingandinterstitial cystitis/painful bladder syndrome. Int Urogynecol J, 21(2): 157 ～ 161.

Sengezer M, Deveci M, Ozturk S, et al. 2002. Two in one: patient controlled epidural analgesia(PECA)to prevent erection and control pain in adult hypospadias-surgery patients. Br J Plast Surg, 55(6): 494 ～ 497.

Smith AK, Hansel DE, Jones JS. 2008. Role of cystitis cystica et glandularis and intestinal metaplasia in development of bladder carcinoma. Urology, 71(5): 915 ～ 918.

Sood A, Sarangi S, Pandey A, et al. 2011. You Tube as a source of information on kidney stone disease. J Urol, 77(3): 558 ～ 562.

Stevens DJ, McKenzie K, Cui HW, et al. 2014. Smartphone apps for urolithiasis. Urolithiasis, 43(1): 13 ～ 19.

Takazawa R, Kitayama S, Tsujii T. 2012. Successful outcome of flexible ureteroscopy with holmium laser lithotripsy for renal stones 2 cm or greater. Int J Urol, 19(3): 264~267.

Tefekli A, Cezayirli F. 2013. The history of urinary stones: in parallel with civilization. Sci World J, 2013: 423964.

Tiselius H-G, Ackermann D, Alken P, et al. 2010. Guidelines on urolithiasis. http: //www. uroweb. org/nc/professional-sources/ guidelines/online. Accessed May 5, 2010.

Türk C, Knoll T, Petrik A, et al. 2014. Guidelines on urolithiasis. European Association of Urology.

Wang MP, Viswanath K, Lam TH, et al. 2013. Social determinants of health information seeking among Chinese adults in Hong Kong. PLoS one, 8(8): 1 ~ 7.

White MA, Haber GP, Autorino R, et al. 2010. Robotic laparoendoscopic single- site radical prostatectomy: technique and early outcomes. Eur Urol, 58(4): 544 ~ 550.

Winkelman C. 2013. Care of patients with urinary problems. In: Ignatavicius DD, Workman ML. Medical-surgical nursing: patient-centered collaborative care. 7th ed. St. Louis: Elsevier, 1489 ~ 1517.

Worcester EM. 2009. Pathophysiology and management of calcium stones. In: Pearle MS, Nakada SY. Urolithiasis: medical and surgical management of stone disease. London: Informa UK, 75 ~ 92.

Wu Z, Boersema GS, Jeekel J, et al. 2014. Nicotine gum chewing a novel strategy to shorten duration of postoperative ileus via vagus nerve activation. Medical Hypotheses, 83(3): 352 ~ 354.

Wyman JF, Burgio KL, Newman DK. 2009. Practical aspects of lifestyle modifications and behavioural interventions in the treatment of overactive bladder and urgency urinary incontinence. Int Jclin Pract, 63(8): 1177 ~ 1191.

Yorke E, Stafford S, Holmes D, et al. 2015. Aldosterone deficiency after unilateral adrenalectomy for Conn's syndrome a case report and literature review. International journal of surgery case reports, 7c: 141 ~ 144.

Zhang QH, Shen XC, Zhou ZS, et al. 2010. Decreased nanobacteria levels and symptoms of nanobacteria- associated interstitial cystitis/painful bladder syndrome after tetracycline treatment. Int Urogynecol J, 21(1): 103 ~ 109.

Ziada A, Hamza A, Abdel-Rassoul M, et al. 2011. Outcomes of hypospadias repair in older children: a prospective study . J Urol, 185(16): 2483 ~ 2486.